国学经典文库 图文珍藏版

中华食疗大全

闫松⊙主编

线装书局

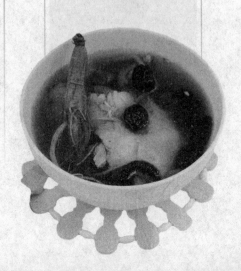

第七章 食疗保健饮品

一、活血化瘀、养血调经饮品

莲藕柏叶汁

【原料】鲜莲藕 500 克,生侧柏叶 100 克,蜂蜜 15 克。

【做法】将鲜莲藕连节洗净、细切绞汁;侧柏叶搅烂榨汁,混合二汁液,加入蜂蜜调匀,放入炖盅中,用中火隔水炖煮 5 分钟即可。

【服法】随量饮服。

【功效】清热凉血、散瘀止血。适用于跌打损伤、筋骨肿痛等症。

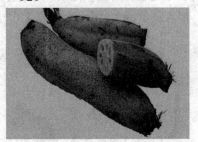

莲藕

山楂红糖汁

【原料】鲜山楂、红糖各适量。

【做法】将鲜山楂洗净、去核,用榨浆机榨取汁液;红糖放入锅中,加入适量清水熬煮,煮至红糖溶化,与山楂汁混合、拌匀即可。

【服法】每次 15 毫升,每日 3 次。

【功效】活血、化瘀、止痛。适用于跌打损伤者。

山楂香附汁

【原料】山楂 340 克,香附 15 克,红糖 20 克。

【做法】将香附洗净,放入干净的纱布袋中,扎紧袋口;山楂洗净、去核,放入锅中,加入清水约 100 毫升,投入药袋,大火煮沸后,改用小火煎煮半个小时,除去药袋,加入红糖,调匀即可。

【服法】温热顿服。

【功效】活血化瘀、行气止痛。适用于气滞血瘀、经脉阻塞所致的腹痛、恶露不止者。

荸荠茅根汁

【原料】荸荠 500 克,鲜茅根 500 克。

【做法】将荸荠洗净、去皮、榨汁,去渣备用;鲜茅根洗净,切成小段,绞汁、去渣,混合二汁,放入炖盅中,用中火隔水炖煮 5 分钟即可。

【服法】随量饮服。

【功效】清热、凉血、止血。适用于跌打损伤者。

红衣花生汁

【原料】花生米 100 克,干红枣 50 克,红糖适量。

【做法】将花生米以温水浸泡半个小时,取花生米皮及泡花生米的水备用;干红枣洗净后用温水泡发,与花生米皮一同放入铝锅中,倒入泡花生米的水,再酌情加入适量清水,用小火煎煮半个小时后,捞出花生米皮,加入红糖调味即可。

【服法】随量饮服。

【功效】养血补血。适用于身体虚弱者及产后、病后血虚,营养不良性贫血、恶性贫血等症。

蛋清白糖水

【原料】鸡蛋 2 个,白糖 30 克。

【做法】将鸡蛋磕破,蛋清盛入碗中,以沸水冲泡,调入白糖即可。

【服法】温凉饮服。

【功效】凉血、止血。适用于肺胃积热所致的鼻衄者。

姜枣红糖水

【原料】干姜、大枣、红糖各 30 克。

【做法】将干姜、大枣分别洗净,干姜切片,大枣去核,一同放入锅中,加入红糖,如常法水煎即可。

【服法】喝汤,吃枣,代茶频饮。

【功效】温经散寒、养血活血。适用于寒性痛经及黄褐斑等症。

桑椹藕粉露

【原料】新鲜熟桑椹(不可用未熟透者)150 克,藕粉、制蜂蜜各 30 克。

【做法】将藕粉以少许凉开水调溶,再冲入适量沸水,搅拌成稀糊待用;新鲜熟桑椹去蒂、洗净,放入盆中压碎,用干净的纱布过滤取汁,桑椹汁放入砂锅中,用小火熬煮至稍粘稠时,加入藕粉糊、制蜂蜜,反复搅拌、和匀,至汤汁浓稠时停火、起锅,待冷却后贮于瓶中即可。

【服法】每次取 10 克,以温开水冲服,每日早、晚各 1 次。

【功效】补肾养血、防老抗衰。适用于血虚所致的体弱、早衰等症。

韭菜月季饮

【原料】鲜韭菜 30 克,月季花 3 朵,红糖 10 克。

【做法】将韭菜、月季花分别择洗干净,榨汁去渣,加入红糖调味即可。

【服法】用黄酒冲服,服后俯卧半个小时。

【功效】理气、活血、止痛。适用于跌打损伤者。

归七山楂饮

【原料】当归 20 克,三七粉 10 克,山楂 20 克,红糖 30 克。

【做法】将当归洗净,与三七粉一同放入锅中,加入清水 250 毫升,煎煮 30 分钟,除去药渣,加入红糖,拌匀即可。

【服法】每日 1 剂。

【功效】活血化瘀、通络止痛。适用于产后瘀血内阻、气闭不行所致的产后昏厥、腹痛、恶露不下等症。

黑豆红花饮

【原料】黑豆 30 克,红花 6 克,红糖 30 克。

【做法】将黑豆、红花分别洗净,一同放入锅中,加入适量清水,先用大火煮沸 4 分钟后,再改用小火继续煮至黑豆烂熟,除去黑豆、红花,加入红糖调味即可。

【服法】每日 2 次,每次 2 杯。

【功效】活血化瘀、缓急止痛。适用于跌打损伤者。

鲜藕萝卜饮

【原料】鲜嫩藕 250 克,白萝卜适量,蜂蜜 30 克。

【做法】将嫩藕洗净、切碎,绞取汁液 120 毫升;白萝卜洗净、切碎,绞取汁液 60 毫升,混合两种汁液,调拌均匀,再加入蜂蜜,拌匀即可。

【服法】每日 1 次。

【功效】清热凉血、补中止血,常饮可预防鼻衄出血。

灵芝山楂饮

【原料】灵芝 30 克,三七粉 4 克,山楂汁 200 毫升。

【做法】将灵芝洗净,放入砂锅中,加入适量清水,用微火熬煮 1 个小时,取其汁液,兑入三七粉和山楂汁即可。

【服法】每日 1 剂,早、晚各 1 次,服前摇匀。

【功效】益气活血、通脉止痛。适用于跌打损伤、筋骨肿痛等症。

山楂益母饮

【原料】山楂 30 克,益母草 20 克,红糖 20 克。

【做法】将山楂、益母草分别洗净,一同放入砂锅中,加入适量清水,如常法熬煮,取其汁液,加入红糖,再继续熬煮至红糖完全溶化即可。

【服法】每日 1 剂,分 2 次饮服。

【功效】活血祛瘀。适用于跌打损伤、筋骨肿痛等症。

大蓟速溶饮

【原料】鲜大蓟 2500 克,白糖 500 克。

【做法】将鲜大蓟洗净、切碎,放入锅中,加入适量清水,以中火煮 1 个小时,除去药渣,留汁锅中,再用小火慢慢熬煮成膏后停火,待温热时,加入白糖,吸取药液,冷却晾干,轧粉装瓶即可。

【服法】每次取 10 克,用滚开水冲开后温服,每日 3 次。

【功效】清热、凉血、止血。适用于跌打损伤者。

白糖樱桃饮

【原料】熟透的樱桃 100 克,绵白糖 15 克。

【做法】将樱桃洗净、去梗、去核,放入锅中,加入清水 50 毫升及绵白糖,以小火煮 15 分钟,至樱桃熟烂即可。

【服法】每日饮用 30~40 克。

【功效】促进血液再生。适用于缺铁性贫血患者。

红枣绿豆饮

【原料】绿豆、红枣各 30 克,红糖适量。

【做法】将绿豆淘洗干净;红枣洗净,与绿豆一同放入锅中,加入适量清水,如常法煮至绿豆烂熟,加入红糖、调匀即可。

【服法】每日 1 次,连用 15 日。

【功效】补血养血、清热解毒。适用于缺铁性贫血等症。

归圆乌枣饮

【原料】制首乌、红枣各 15 克,当归 6 克,桂圆肉 20 克,冰糖 50 克。

【做法】将制首乌、当归拣去灰渣、烘干,共研为细末;红枣去核、洗净、切成细颗粒状;桂圆肉洗净、剁碎;锅中加入清水 700 毫升,放入制首乌、当归末,煮至沸腾,再加入桂圆肉、红枣碎、冰糖,继续熬煮至汤汁剩 300 毫升即可。

【服法】连服 30 日后停服 1 周,再继续饮服.

【功效】益血养肝。适用于产后血虚、精神不振等症。

荔枝红枣饮

【原料】荔枝干、红枣各 7 枚。

【做法】将荔枝干洗净;红枣洗净、去核,与荔枝干一同放入锅中,加入适量清水,如常法水煎,去渣取汁即可。

【服法】每日 1 剂,分 2 次饮完。

【功效】补益气血。适用于失血性贫血。

旱莲红枣饮

【原料】鲜旱莲草 50 克,红枣 8~10 枚。

【做法】将旱莲草择洗干净;红枣洗净、去核,与旱莲草一同放入锅中,加入清水 2 碗,如常法水煎至 1 碗量时,去渣留汁即可。

【服法】每日 2 次。

【功效】滋阴补血。适用于胃溃疡及十二指肠溃疡出血、失血性贫血等症。

茶叶黄酒饮

【原料】茶叶 5 克,黄酒 10 克,红糖 100 克。

【做法】将茶叶碾成细粉,与红糖一同放入碗中;黄酒烧热,趁热冲入碗中即可。

【服法】随量饮服。

【功效】养血悦颜、活血通络。适于中老年人日常饮用。

月季花饮

【原料】月季花 15 克,红糖适量。

【做法】将月季花洗净,放入锅中,加入适量清水,用大火煎沸 10 分钟,去渣取汁即可。

【服法】随量饮服。

【功效】疏肝理气、活血通经、润肤悦颜。适用于月经不调、痛经等症。

韭菜红糖饮

【原料】鲜韭菜 300 克,红糖 100 克。

【做法】将鲜韭菜择洗干净,沥干水分,切碎、捣烂,取汁备用;红糖放入铝锅中,加入少许清水煮沸,至糖溶后兑入韭菜汁即可。

【服法】随量饮服。

【功效】温经补气,润肤美容。适用于气血两虚型痛经患者。

茯苓红花饮

【原料】茯苓 50 克,红花 6 克,红糖适量。

【做法】将茯苓、红花分别洗净,一同放入砂锅中,加入适量清水,如常法水煎,除去药渣,加入红糖调味即可。

【服法】温热饮服,每日 1 次,连用 7 日。

【功效】祛湿化痰、活血通经。适用于妇女月经不调、痛经等症。

芹菜大戟饮

【原料】干芹菜 30 克,大戟 2 克。

【做法】将干芹菜、大戟分别洗净,一同放入锅中,加水 2 碗,煎至 1 碗量时即可。

【服法】于月经前 4~5 日温服,4~5 次即可。

【功效】调经止痛。适用于经前腹痛者。

冬青山楂茶

【原料】毛冬青 25 克,山楂 30 克。

【做法】将毛冬青、山楂分别洗净,一同放入锅中,加入适量清水,如常法水煎即可。

【服法】代茶频饮,每日 1 剂,不拘时候。

【功效】活血化瘀、消积化痰。适用于跌打损伤、筋骨肿痛等症。

四花红糖茶

【原料】月季花、玫瑰花、凌霄花、桂花各 1 克,红糖适量。

【做法】将月季花、玫瑰花、凌霄花、桂花分别拣洗干净,与红糖一同放入保温杯中,用沸水冲泡,再盖紧茶杯盖焖 5 分钟即可。

【服法】代茶饮服。

【功效】活血化瘀。适用于跌打损伤者。

清热调经茶

【原料】绿茶 25 克,白砂糖 100 克。

【做法】将绿茶、白砂糖一同放入容器中,用沸水浸泡 1 夜,次日饮服即可。

【服法】温热顿服,每日 1 剂。

【功效】清热调经。适用于月经骤停并伴有腰痛、腹胀者。

陈皮橘叶茶

【原料】陈皮、鲜橘叶各 20 克。

【做法】将鲜橘叶洗净,与陈皮一同切碎,放入砂锅中,加入适量清水,煎煮20分钟,再用洁净的纱布过滤取汁即可。

【服法】分2次代茶饮服。

【功效】活血化瘀、清热调经。适用于血瘀、血滞所致的月经延后、过少、不定期等症。

三花调经茶

【原料】玫瑰花、月季花各10克,红花3克。

【做法】将玫瑰花、月季花、红花分别拣净,一同制为粗末,放入杯中,以沸水焖泡10分钟即可。

【服法】每日1剂,不拘时温服,连服数日,以在行经前几日服用为宜。

【功效】活血调经、理气止痛。适用于气滞血瘀型痛经、月经量少、小腹胀痛、月经色暗或夹块、闭经等症。

当归熟地饮

【原料】当归、熟地各10克,红枣30克。

【做法】将当归、熟地、红枣分别洗净,一同放入砂锅中,加入适量清水,如常法水煎,除去药渣即可。

【服法】代茶饮服,每日1剂,不拘时候。

【功效】养血补血。适用于阴血亏虚所致的身体虚弱、面色萎黄、妇女月经不调等症。

黑豆酒

【原料】黑豆500克,白酒100克。

【做法】将黑豆拣净,放入锅中炒至有烟出时倒出,待凉后放入酒瓶中,倒入白酒,浸泡1日以上即可。

【服法】每日3次,每次饮30毫升,饮后务须出微汗。

【功效】活血通络、祛风解毒。适用于产后瘀血内滞所致的恶露不止者。

泽兰化瘀酒

【原料】泽兰30克,米酒300毫升。

【做法】将泽兰拣洗干净,放入砂锅中,加入米酒,用小火煎煮,至剩7成量时,离火候凉,过滤、去渣即可。

【服法】不拘时候,随酒量饮服。

【功效】活血通瘀。适用于妇女产后腹痛、恶露滞少、有紫黑瘀块者。

槐花调经酒

【原料】槐花 150 克,白酒 500 毫升。

【做法】将槐花拣净、焙焦,制成细末,收储备用。

【服法】每日 1 次,每次 15 克,以白酒送服。

【功效】清热凉血、止血调经。适用于崩漏、下血不止,或因愤怒过度所致的气郁、阴虚内热、经血量多,色深红、紫等症。

茴香桂枝酒

【原料】小茴香 60 克,桂枝 45 克,黄酒 1000 毫升。

【做法】将桂枝、茴香分别洗净,一同切碎,装入干净的纱布袋中,扎紧袋口,放入容器中,倒入黄酒密封,经常摇动,浸泡 7 日,取出药袋即可。

【服法】每日早、晚各服 1 次,每次 20~30 毫升。

【功效】温经散寒。适用于经期延后、色暗量少、小腹冷痛等症。

玫瑰根酒

【原料】玫瑰花根 6~10 克,红糖、黄酒各适量。

【做法】将玫瑰花根洗净,放入砂锅中,加入适量清水,如常法水煎,趁热加入黄酒和红糖,调拌均匀,续煮至糖溶即可。

【服法】每日早、晚各服 1 次,每次 10 毫升。

【功效】养血调经。适用于月经不调者。

芹菜藕片汤

【原料】鲜芹菜、鲜藕各 150 克,食油 250 克。

【做法】将芹菜洗净、切段;鲜藕洗净、切片;食油放入锅中烧热,下入芹菜、藕片,翻炒片刻,再加入清水 500 毫升,煮熟即可。

【服法】每日 1 剂,分 2 次饮服,7 日为 1 个疗程。

【功效】清热凉血、化瘀止血。适用于跌打损伤、筋骨肿痛等症。

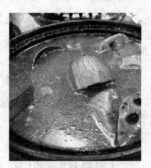

芹菜藕片汤

茜草猪蹄汤

【原料】猪蹄 250 克,茜草 30 克,红枣 5 枚,葱、姜、料酒、精盐各适量。

【做法】将猪蹄洗净、斩块;茜草择洗干净;红枣洗净、去核,与猪蹄、茜草一同放入锅中,加入清水 750 毫升,大火煮沸后,改用小火继续炖煮至猪蹄熟烂即可。

【服法】佐餐饮食。

【功效】养血补血、化瘀补虚。适用于气滞血瘀型患者。

三七鹿筋汤

【原料】鹿筋750克,三七5克,清汤1500克,精盐、味精、料酒、葱段、姜片各适量。

【做法】将三七洗净,放入罐中,加入适量清水,放入锅中蒸软,取出切片;鹿筋洗净,放入锅中,加入适量清水煮软,捞出切成长短一致的条,放入另一干净的锅中,加入葱段、姜片、料酒及适量清水,如常法煮熟,与三七一同放入干净的罐中;清汤放入锅中煮沸,趁热倒入盛有鹿筋、三七的罐中,加入精盐、味精调味,用油纸封严罐口,放入锅中蒸1个小时即可。

【服法】佐餐随量饮食。

【功效】化瘀止痛、生精壮阳。适用于气血不足型阳痿精亏者。

当归猪肝汤

【原料】当归15克,猪肝1500克,红花、胡椒、肉桂各9克。

【做法】将当归、红花、肉桂分别拣洗干净;胡椒拣去杂质,与当归、红花、肉桂共研为粗末;猪肝洗净,在其上切挖数孔,填入药末,放入锅中,加入清水2500毫升,用中火煮约1个小时即可。

【服法】吃肝、喝汤。

【功效】化瘀止痛、养血活血、温经散寒。适用于气滞血瘀所致的月经不调者。

乌豆益母汤

【原料】乌豆50克,干益母草25克,红糖100克,黄酒少许。

【做法】将乌豆、益母草分别洗净,与黄酒、红糖一同放入锅中,加入清水5碗,如常法煲至豆熟,除去药渣即可。

【服法】吃豆、喝汤。

【功效】活血化瘀。适用于经血不足及月经不调者。

乌豆益母汤

蹄心地榆汤

【原料】猪蹄2只,猪心1个,鲜地榆30克,葱、姜、精盐、味精各适量。

【做法】将猪蹄刮毛、洗净;猪心剖开、洗净、切片;地榆洗净,与猪蹄、猪心一同放入锅中,加入适量清水,以中火煮沸15分钟,再加入葱、姜、精盐,改用小火继续炖煮至猪蹄熟烂、汤汁浓稠时,除去地榆,加入味精调味即可。

【服法】吃肉、喝汤,分3日服完。

【功效】凉血、止血。适用于小儿癫痫、气血虚弱等症。

齿苋荠菜汤

【原料】荠菜、马齿苋各100克,精盐、醋、芝麻油各适量。

【做法】将荠菜、马齿苋分部洗净,一同放入锅中,加入适量清水,如常法煎汤,食用时加入精盐、醋、芝麻油调味即可。

【服法】喝汤、食菜。

【功效】清热、凉血、止血。适用于跌打损伤、崩漏、月经过多、产后恶露不绝等症。

虫草甲鱼汤

【原料】甲鱼1只(约500克),冬虫夏草20克,藕节50克,调料适量。

【做法】将甲鱼除去头及内脏,洗净、切块;冬虫夏草、藕节分别洗净,与甲鱼一同放入砂锅中,加入适量清水,用小火炖1个小时,加入调料调味即可。

【服法】饮汤、食肉。

【功效】滋阴清热、固冲止血。适用于经血过多、功能性子宫出血等症。

红糖豆腐汤

【原料】红糖50克,豆腐500克。

【做法】将豆腐切成小块,放入锅中,加入适量清水,如常法煮汤,煮至豆腐将熟时,加入红糖,再稍煮至沸即可。

【服法】佐餐饮食。

【功效】润燥止血。适用于胃热肺燥所致的鼻衄。

鲜菱止血汤

【原料】鲜菱250克,红糖适量。

【做法】将鲜菱连壳洗净,放入锅中,加入适量清水,如常法水煎1个小时,除去药渣,加入红糖调味即可。

【服法】每日分2次饮服,连服3~5日。

【功效】凉血止血。适用于月经过多、痔疮出血等症。

猪皮摄血汤

【原料】猪皮150克,黄酒30克,红糖30克。

【做法】将猪皮洗净,切成小块,与黄酒一同放入砂锅中,加入适量清水,先用大火煮沸,再改用小火继续炖煮约2个小时,至猪皮熟烂时,加入红糖,调匀即可。

【服法】每日1次。

【功效】养血滋阴、清热止血。适用于各种出血症的辅助治疗。

鸡冠花蛋汤

【原料】白鸡冠花20克,鸡蛋1只,调料适量。

【做法】将白鸡冠花洗净,放入砂锅中,加入清水2碗,用中火煮至剩1碗量时,除去药渣,留汁于锅中煮沸;鸡蛋打散,倒入煮沸的药汁中,加入调料调味即可。

【服法】佐餐饮食。

【功效】凉血止血。适用于痔疮出血、月经过多等症。

山药荆皮汤

【原料】山药30克,紫荆皮9克,红枣10枚。

【做法】将山药、紫荆皮、红枣分别洗净,一同放入锅中,加入适量清水,如常法水煎即可。

【服法】每日1剂,分3次饮服。

【功效】健脾益血、补肾养阴。适用于低热、贫血患者。

金蝉猪肝汤

【原料】猪肝200克,金蝉花10克,熟地黄15克,红枣5粒(去核),生姜3片,精盐适量。

【做法】将猪肝洗净,切成薄片;金蝉花、红枣、熟地黄、生姜分别用清水洗净,一同放入锅中,加入适量清水,煮至沸腾,再放入猪肝,继续煮至猪肝熟时,加入精盐调味即可。

【服法】佐餐饮食。

【功效】补血养肝、滋阴明目。适用于肝阴不足、视力渐退者。

猪肝木耳汤

【原料】猪肝50克,黑木耳10克,精盐适量。

【做法】将猪肝洗净、切片;黑木耳用清水泡发、洗净,与猪肝一同放入锅中,加入适量清水如常法煮汤,煮至猪肝熟透时,加入精盐调味即可。

【服法】佐餐饮食。

【功效】养血益肝。适用于缺铁性贫血等症。

猪肝补血汤

【原料】猪肝、菠菜各15克,黑木耳10克,葱花、味精、猪油、精盐各适量。

【做法】将猪肝洗净、切片;菠菜洗净、切段;黑木耳用清水泡发、洗净,与猪肝片一同放入锅中,加入适量清水,煮至汤沸后,加入菠菜,再稍煮片刻,加入猪油、葱花、精盐、味精调味即可。

【服法】佐餐饮食。

【功效】养血、补血。适用于贫血所致诸症。

牛心红枣汤

【原料】牛心200克,红枣10枚,黄酒、姜片、精盐、味精、麻油各适量。

【做法】将牛心剖开、洗净、切片;红枣洗净、去核,与牛心一同放入砂锅中,加入清水400毫升,大火烧开后,加入黄酒、姜片、精盐,改用小火继续煮至牛心熟透,下入味精,淋上麻油即可。

【服法】分1~2次趁热饮食。

【功效】补血养心、健脑安神。适用于血虚体弱、夜卧不宁、心悸、健忘等症。

黄芪鳝鱼汤

【原料】活鳝鱼(黄鳝)450克,黄芪30克,姜3克,精盐、味精各适量。

【做法】将活鳝鱼宰杀,除去内脏,洗净、切丝;黄芪清洗干净,用纱布袋装好,扎紧袋口备用;姜洗净、切片,与鳝鱼丝、黄芪袋一同放入砂锅中,加入适量清水,如常法煮汤,煮至鱼肉烂熟时,除去药袋,加入精盐、味精调味即可。

【服法】吃鱼,喝汤。

【功效】补血生血、祛湿通络。适用于因气血虚衰所致的气短懒言、头晕眼花、体倦乏力等症。

猪肉菜根汤

【原料】猪瘦肉150克,黄花菜根、当归各15克,素油、精盐、味精各适量。

【做法】将猪瘦肉洗净、切丝;黄花菜根、当归分别洗净,一同放入干净的纱布袋中,扎紧袋口,与猪肉一同放入锅中,加入适量清水,先用大火煮沸,再改用小火继续熬煮约30分钟,加入素油、精盐,继续煮至猪肉烂熟时停火,除去药袋,加入味精调味即可。

【服法】喝汤、吃肉。

【功效】益气补血、和血通脉。适用于气血亏虚所致的头晕目眩、疲倦乏力、身体瘦弱、闭经等症。

参枣猪肉汤

【原料】人参5克,山药50克,红枣20克,猪瘦肉250克,精盐适量。

【做法】将猪瘦肉洗净、切块;人参洗净;红枣洗净、去核;山药去皮、洗净、切片,与人参、红枣、猪肉一同放入砂锅中,加入适量清水,大火煮沸后,改用小火慢慢熬煮,煮至猪肉熟烂时,加入精盐调味即可。

【服法】佐餐饮食。

【功效】滋阴养血、健脾益气。适用于气血双亏、脾胃虚弱、消化不良、再生障碍性贫血等症。

鸡血牛筋汤

【原料】补骨脂 10 克,鸡血藤、牛蹄筋各 50 克。

【做法】将鸡血藤、补骨脂、牛蹄筋分别洗净,一同放入砂锅中,加入清水 300 毫升,用小火炖煮 50 分钟左右,至牛蹄筋熟烂即可。

【服法】饮汤,食牛蹄筋。

【功效】补肾生髓、养血通脉。适用于再生障碍性贫血、白细胞减少、血小板及骨髓造血功能减退等症。

水蟹地黄汤

【原料】水蟹 3 只(约 250 克),生地黄 150 克,蜜枣 2 枚,调料适量。

【做法】将生地黄洗净;水蟹削后洗净,与地黄、蜜枣一同放入锅中,加入适量清水,大火煮沸后,改用小火煲 2 个小时,加入调料调味即可。

【服法】佐餐饮食。

【功效】养阴和血、清热散结。适用于阴虚血亏者。

枸杞红枣汤

【原料】枸杞子 20 克,红枣 10 枚。

【做法】将枸杞子、红枣分别洗净,一同放入锅中,加入适量清水,大火煮沸后,改用小火煮约 1 个小时即可。

【服法】此为 1 日份,早、晚各饮服 1 次。

【功效】补血、养血。适用于贫血患者长期饮用。

桂圆红枣汤

【原料】桂圆肉 30 克,红枣 25 克,冰糖适量。

【做法】将桂圆肉、红枣分别洗净,一同放入砂锅中,加入适量清水,大火煮沸后,改用小火继续煎煮 15 分钟,加入冰糖,继续煮至糖溶即可。

【服法】每日睡前饮食。

【功效】补血养心、健脾益气。适用于心脾两虚所致的贫血者长期饮用。

冬瓜鸡颈汤

【原料】冬瓜 500 克,鸡颈半只,红枣 6 粒,精盐适量。

【做法】将冬瓜洗净,连皮切块;鸡颈原件洗净;红枣去核、洗净;锅中加入适量清水烧沸,放入冬瓜、鸡颈、红枣,大火煮沸后,改用小火煲 2 个小时,加入精盐调味即可。

【服法】佐餐饮食。

【功效】补血润燥。适用于夏天进补。

羊肝菠菜汤

【原料】羊肝 100 克,菠菜 250 克,鸡蛋 1 个,精盐、味精各适量。

【做法】将菠菜洗净、切段;羊肝洗净、切片,放入砂锅中,加入适量清水,如常法煮熟,捞出捣碎,加入菠菜,打入鸡蛋,打散、拌匀,继续煮至鸡蛋熟时,加入精盐、味精调味即可。

【服法】佐餐饮食。

【功效】补血养血、益肝明目。适用于缺铁性贫血、营养不良性贫血等症。

羊骨红枣汤

【原料】羊胫骨 500 克,红枣 100 克。

【做法】将红枣洗净、去核;羊胫骨洗净,放入锅中,加入适量清水,大火煮沸后,改用小火熬煮 1 个小时,加入红枣,继续用小火炖煮 2 个小时左右即可。

【服法】喝汤、吃枣,分 2~3 次饮食,连用 15 日为宜。

【功效】补血养血、健脾补肾。适用于再生障碍性贫血、血小板减少性紫癜等症。

桑椹猪肉汤

【原料】桑椹 20 克,猪瘦肉 250 克,柚皮 100 克,片糖 1 块。

【做法】将柚皮除去外皮,留肉晒干;猪瘦肉洗净、切片;桑椹洗净,与猪肉、柚皮一同放入锅中,加入清水 4 碗,用小火煲约 3 个小时,加入片糖,再稍煮片刻,糖溶即可。

【服法】佐餐饮食。

【功效】养血滋阴、凉血润燥。适用于心悸失眠、头晕目眩、耳鸣、便秘盗汗、瘰疬等症。

益母香附汤

【原料】益母草、香附各 100 克,鸡肉 250 克,葱白 5 根,精盐适量。

【做法】将葱白洗净、拍烂;鸡肉、益母草、香附分别洗净,与葱白一同放入锅中,加入适量清水,如常法水煎即可。

【服法】饮汤,食鸡肉。

【功效】养血调经、滋润皮肤。适用于痛经患者。

木瓜猪肝汤

【原料】红枣 20 枚,木瓜 1 个,猪肝 50 克,精盐适量。

【做法】将红枣洗净、去核;木瓜除去皮、瓤,冲洗干净,切成薄片;猪肝洗净、剁碎,与红枣、木瓜一同放入锅中,加入适量清水,先用大火煮沸,再改用小火继续炖煮 30 分钟,加入精盐调味即可。

【服法】每日 1 剂,分 2 次饮服,连用 15 日。

【功效】益气养血、通经活络。适用于月经不调者。

黑豆鸡蛋汤

【原料】黑豆 60 克,鸡蛋 2 个,米酒 120 毫升。

【做法】将黑豆、鸡蛋分别洗净,一同放入锅中,加入适量清水,用小火煮至鸡蛋熟后取出、去壳,放回锅中再煮一会儿即可。

【服法】服时调入米酒,吃蛋、喝汤,每日 2 次。

【功效】调中下气、和血止痛、润肤美容。适用于气血两虚型痛经及面色无华者。

海螵乌龟汤

【原料】乌龟 1 只,海螵蛸 30 克,茜草根 20 克,调料适量。

【做法】将乌龟用沸水烫死后,除去龟壳、头、爪及内脏,冲洗干净,斩成小块,与海螵蛸、茜草根一同放入砂锅中,加入适量清水,先用火烧沸,然后改用小火煮 3 个小时左右,加入调料调味即可。

【服法】随量饮食。

【功效】滋阴凉血、调经止血。适用于妇女月经不调、痛经等症。

山楂瓜子汤

【原料】山楂、葵花子仁各 50 克,红糖 100 克。

【做法】将山楂洗净、去核,与葵花子仁、红糖一同放入锅中,加入适量清水,如常法水煎,除去药渣即可。

【服法】随意饮服。

【功效】补中益气、健脾益胃、和血悦颜。适用于气血两虚型痛经及面色无华者。

【说明】此汤宜在月经来潮前 3~5 日饮用,止痛、美容效果更佳。

山楂桂枝汤

【原料】山楂肉 15 克,桂枝 5 克,红糖 30~50 克。

【做法】将山楂肉、桂枝分别洗净,一同装入瓦煲内,加入清水2碗,用小火煲至剩1碗量时,加入红糖,调拌均匀,再煮至沸即可。

【服法】温热饮服。

【功效】温经通脉、化瘀止痛。适用于妇女寒性痛经症及面色无华者。

姜枣花椒汤

【原料】生姜25克,大枣30克,花椒100克。

【做法】将生姜去皮、洗净、切片;大枣洗净、去核,与生姜、花椒一同装入瓦煲中,加入清水1碗半,用小火煲至剩大半碗量时,除去药渣即可。

【服法】每日一剂。

【功效】温中止痛、滋润皮肤。适用于寒性痛经及皮肤干糙者。

黄芪猪肝汤

【原料】猪肝500克,黄芪60克,调料适量。

【做法】将猪肝洗净、切片;黄芪洗净、切片,放入砂锅中,加入适量清水,煎煮30分钟后捞出,加入猪肝,大火煮沸后,加入调料,煮至再沸即可。

【服法】佐餐饮食。

【功效】补气养血。适用于气血两虚型闭经患者。

乌鸡知母汤

【原料】乌鸡1只,当归、熟地、白芍、知母、地骨皮各10克。

【做法】将乌鸡宰杀,除去毛及内脏,冲洗干净;当归、熟地、白芍、知母、地骨皮分别洗净,一同塞入鸡腹中,用白线封口,放入砂锅中,加入适量清水,先用大火煮沸,再改用小火慢慢炖煮至鸡肉熟透,除去药渣即可。

【服法】喝汤、吃肉。

【功效】补益气血。适用于气血两虚所致的月经不调、潮热、盗汗等症。

墨鱼当归汤

【原料】墨鱼250克,当归、生姜各30克,山药60克,羊肉500克,红枣10克,精盐适量。

【做法】将墨鱼放入盆中,加入适量清水,浸泡3~4个小时,除去鱼骨及内脏,冲洗干净;羊肉洗净、切块;当归洗净;山药去皮、洗净、切片;红枣洗净、去核;生姜洗净、切片,与红枣、山药、当归、羊肉、墨鱼一同放入锅中,加入适量清水,先用大火煮沸,再改用小火继续熬煮,煮至墨鱼肉、羊肉熟烂,加入精盐调味即可。

【服法】佐餐饮食。

【功效】养肝补血、和血调经。适用于血虚淤滞所致的月经不调、痛经、白带过多等症。

【说明】凡阴虚火旺、湿热带下者不宜饮用。

桃仁墨鱼汤

【原料】墨鱼200克,桃仁10克,葱、姜、精盐各适量。

【做法】将墨鱼用清水浸泡,除去骨、皮,冲洗干净,与桃仁一同放入锅中,加入葱、姜、精盐及适量清水,先用大火烧沸,再改用小火继续煮至墨鱼烂熟即可。

【服法】佐餐饮食,每日1次,经前连用3日。

【功效】养血、活血。适用于月经不调者。

芹菜益母汤

【原料】芹菜250克,益母草50克,鸡蛋2个,食油、精盐等调料各适量。

【做法】将芹菜、益母草分别择洗干净;鸡蛋刷洗干净;芹菜切段,与益母草、鸡蛋一同放入锅中,加入适量清水,用中火煮至蛋熟,加入食油、精盐等调料调味即可。

【服法】食蛋、饮汤。

【功效】养血调经。适用于妇女气血双亏、月经不调以及痛经等症。

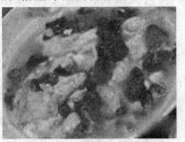
芹菜益母汤

猪肉调经汤

【原料】肥猪瘦肉、调经草各60克,葱、八角、茴香各5克,植物油10毫升,精盐、白糖、料酒各适量。

【做法】将猪肉、调经草分别洗净;猪肉切成2厘米见方的块;调经草、八角茴香一同装入纱布袋中,扎紧袋口;炒锅加入植物油10毫升,烧热后投入猪肉块,翻炒至水气散出时,加入清水1000毫升,放入葱、精盐、白糖、料酒及纱布袋,先用大火煮至汤汁沸腾,再改用小火煮90分钟左右即可。

【服法】佐餐饮食。

【功效】温中补气、调经止痛。适用于气滞血瘀型痛经患者。

豆腐羊肉汤

【原料】豆腐200克,羊肉50克,生姜15克,精盐适量。

【做法】将羊肉洗净、切块;豆腐切块;生姜洗净、切片,与羊肉、豆腐一同放入锅中,加入适量清水,如常法煮熟,饮用时加入精盐调味即可。

【服法】佐餐饮食。

【功效】养血调经、益胃健脾。适用于妇女体弱所致的月经不调及脾胃虚寒、腹痛等症。

干姜羊肉汤

【原料】干姜 30 克,羊肉 150 克,精盐、葱、花椒面、味精等调料各适量。

【做法】将羊肉洗净、切片,与干姜一同放入锅中,加入适量清水,用中火炖至羊肉烂熟时,加入精盐、葱、花椒面、味精调味即可。

【服法】食肉、饮汤。

【功效】止带调经。适用于妇女带下量多、月经不调、小腹发凉等症。

当归羊肉汤

【原料】当归、生地各 30 克,羊肉 250 克,精盐适量。

【做法】将羊肉洗净、切块;生地、当归分别洗净,与羊肉一同放入锅中,加入适量清水,如常法炖煮至羊肉熟烂时,加入精盐调味即可。

【服法】饮汤、食羊肉。

【功效】理血补虚。适用于妇女经血过多、功能性子宫出血等症。

参芪羊肉汤

【原料】党参、黄芪、当归、生姜片各 25 克,羊肉 300 克,精盐 3 克。

【做法】将羊肉洗净,切成小块;黄芪、当归、党参分别洗净,一同用干净的纱布袋装好,扎紧袋口,与羊肉一同放入砂锅中,加入清水 2000 毫升,用小火煨煮至羊肉将烂时,加入生姜片、精盐,继续熬煮至羊肉熟烂即可。

【服法】佐餐饮食。

【功效】补血行气、通经散寒。适用于病后体虚、产后血亏者。

僵蚕莲藕汤

【原料】僵蚕 7 个,莲藕 500 克,红糖 120 克。

【做法】将莲藕洗净、切碎,与僵蚕一同放入锅中,加入适量清水,如常法水煎,加入红糖调味即可。

【服法】吃莲藕、喝汤,每日 1 次,连用 7 日。

【功效】适用于血虚型痔疮患者,表现为便血日久、面色苍白等症。

益母鸡蛋汤

【原料】益母草 30~60 克,元胡 20 克,鸡蛋 2 个。

【做法】将益母草、元胡、鸡蛋分别洗净,一同放入锅中,加入适量清水,如常法煮至鸡蛋熟后,捞出、去壳,放回锅中再煮片刻,除去药渣即可。

【服法】吃蛋、喝汤,每日 1 次,经前连服 5~7 日。

国学经典文库

中华食疗大全

· 食疗保健饮品 ·

图文珍藏版

【功效】养血助孕、益气调经。适用于血虚型不孕症,表现为月经错后、经期腹痛、经血暗黑有块等。

木耳鹿角汤

【原料】白木耳 30 克,鹿角胶 6 克,冰糖 15 克。

【做法】将白木耳用温水泡发、洗净,放入砂锅中,加入适量清水,用小火熬煮,煮至木耳熟透时,加入鹿角胶和冰糖,继续熬煮至冰糖溶化,和匀、熬透即可。

【服法】每日 1 剂,分次饮食。

【功效】滋阴养血、填精助孕。适用于血虚型不孕症。

龙眼鸡蛋汤

【原料】鸡蛋 1 个,龙眼肉 50 克。

【做法】将龙眼肉洗净,放入锅中,加入适量清水,如常法水煎 5 分钟,然后打入鸡蛋,继续熬煮至蛋熟即可。

【服法】饮汤,食龙眼、鸡蛋,可经常饮食。

【功效】养血调经。适用于妇女产后血虚及月经不调等症。

党参黑豆汤

【原料】党参 9 克,黑豆、红糖各 30 克。

【做法】将党参、黑豆分别洗净,一同放入锅中,加入适量清水,用小火炖煮至黑豆熟烂,加入红糖,调匀即可。

【服法】吃豆、喝汤,每日 1 次,连用 6~7 日。

【功效】补气养血。适用于月经不调所致诸症。

二、散结消肿、宁神健脑饮品

海带豆浆汁

【原料】豆浆 300 克,海带 60 克,佛手 l0 克。

【做法】将海带、佛手分别洗净,一同放入锅中,加入适量清水,煎煮 30 分钟,再加入豆浆,继续熬煮 30 分钟即可。

【服法】1 次饮服,每日 1 次,连服 5 日。

【功效】行气解郁、散结通乳。适用于各类急性乳腺炎患者。

苦菜生姜汁

【原料】苦菜 100 克,生姜 50 克,黄酒 10 毫升。

【做法】将苦菜与生姜分别洗净、切碎、捣烂,用洁净的纱布绞取等量汁液,合并二汁,调和均匀即可。

【服法】每次取 30 毫升,兑入黄酒 10 毫升,用温开水冲服,每日 3 次。

【功效】解毒消肿。适用于痈肿、恶疮等症。

齿苋嫩藕汁

【原料】鲜马齿苋 500 克,嫩藕 500 克,稠米汤 100 克。

【做法】将鲜马齿苋、嫩藕分别洗净,鲜马齿苋放入温水中浸泡 30 分钟,捞出沥干;嫩藕除去藕节,切成小方块,与捞出的马齿苋一同放入榨汁机中榨取汁液,倒入容器中,调入米汤,拌匀即可。

【服法】早、晚 2 次分服。

【功效】清火止血。适用于痔疮出血者。

白糖茼蒿汁

【原料】茼蒿 250 克。白糖少许。

【做法】将茼蒿洗净、切碎,绞取汁液,兑入白糖,收起备用。

【服法】用温开水冲服,每次饮用 2 汤匙,每日 2 次。

【功效】清肝热、除心烦。适用于肝热所致的头昏目眩、心烦不安等症。

金针菜糖水

【原料】金针菜 60 克,红糖适量。

【做法】将金针菜洗净,放入锅中,加入适量清水,如常法熬煮,除去渣滓,调入红糖即可。

【服法】每日晨起时空腹饮服,连服数日。

【功效】清热利尿、养血平肝。适用于痔疮疼痛、出血者。

丹参冰糖水

【原料】丹参 30 克,冰糖适量。

【做法】将丹参洗净,放入锅中,加水 300 毫升,如常法水煎至 200 毫升,除去药渣,加入冰糖,以微甜为度,糖溶即可。

【服法】温热饮服。

【功效】活血化痰、除烦安神。适用于心烦不寐、长期失眠等症。

【说明】心肾不交者慎用。

双仁百合蜜

【原料】鲜百合 50 克(干品 25 克),柏子仁 10 克,酸枣仁 25 克,红枣 10 枚,蜂蜜 15 克。

【做法】将大枣洗净,去核备用;柏子仁、酸枣仁、百合分别洗净,一同放入砂锅中,加入适量清水,如常法水煎 2 次,合并 2 次煎汁,除去药渣,加入大枣及适量清水,以小火煎煮 30 分钟,调入蜂蜜,拌匀即可。

【服法】每日 1 剂,5~7 日为 1 个疗程。

【功效】养心安神。适用于阴虚火旺所致的心悸、失眠等症。

公英皂角饮

【原料】蒲公英 120 克(或干品 60 克),皂角刺 20 克,蜂蜜 10 克。

【做法】将蒲公英、皂角刺分别洗净,凉干或晒干,蒲公英切成小段,皂角刺切碎,一同放入砂锅中,加入适量清水,稍加浸泡,先用大火煮沸,再改用中火继续煎煮 30 分钟,用洁净的纱布过滤取汁,药汁盛入容器中,趁温热时调入蜂蜜,搅拌均匀即可。

【服法】早、晚 2 次分服。

【功效】清热解毒。适用于急性乳腺炎肿块较大者。

蜂房甘草饮

【原料】露蜂房 30 克,甘草 5 克。

【做法】将露蜂房、甘草分别洗净,晾干,露蜂房切碎,甘草切片,一同放入砂锅中,加入适量清水,稍加浸泡,先用大火煮沸,再改用中火继续熬煮 30 分钟,用干净的纱布过滤取汁即可。

【服法】早、晚 2 次分服。

【功效】通络消炎。适用于各类急性乳腺炎患者。

葱汁红糖饮

【原料】葱 120 克,红糖适量。

【做法】将葱洗净,捣烂取汁,加入红糖,以开水调化即可。

【服法】每次服 2~3 汤匙。

【功效】消肿化痈。适用于乳痈初起者。

冬瓜芦根饮

【原料】冬瓜子、芦根各 50 克,蜂蜜适量。

【做法】将冬瓜子、芦根分别洗净,一同放入锅中,加入适量清水,如常法水煎取汁,饮用时加入蜂蜜调味即可。

【服法】每日早、晚各服 1 次,可连续服用。

【功效】清热消痈。适用于肺痈患者。

· 食疗保健饮品 ·

图文珍藏版

荸荠冰糖饮

【原料】荸荠 150 克,冰糖适量。

【做法】将荸荠去皮、洗净、切块,放入锅中,加入适量清水及冰糖,如常法煮至荸荠烂熟即可。

【服法】每日 1 次。

【功效】散结消积、除湿解毒。适用于肠癌术后的辅助食疗。

海参阿胶饮

【原料】海参 200 克,阿胶、米汤各适量。

【做法】将海参洗净、晾干,研成细末;阿胶研末;每次取海参末 1.5 克,阿胶末 6 克,一同放入碗中,拌和均匀,再加水调成稀糊状,隔水炖至阿胶溶化即可。

【服法】空腹用米汤冲服,每日 2 次。

【功效】补虚养血。适用于出血日久、气血两虚型痔疮患者。

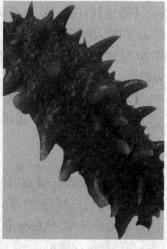

海参

香花双皮饮

【原料】夜来香花 50 克,冬瓜皮、西瓜皮各 300 克,红枣 25 克,蜂蜜、绵白糖各适量。

【做法】将夜来香花洗净、沥干;冬瓜皮、西瓜皮分别洗净,切成小块,一同放入干净的纱布袋中,扎紧袋口;红枣洗净、去核;锅中加入适量清水,放入夜来香花、药袋、红枣,大火煮沸后,改用中火继续熬煮至红枣熟烂,除去药袋,加入绵白糖、蜂蜜,调拌均匀即可。

【服法】每日 2 次。

【功效】散结消肿、健脾利水。适用于脾虚湿盛型水肿患者。

黄花鲜藕饮

【原料】黄花菜、鲜藕节各 60 克,白菜根 15 克。

【做法】将黄花菜择洗干净;鲜藕节、白菜根分别洗净、切片,与黄花菜一同放入锅中,加入适量清水,如常法水煎,去渣取汁即可。

【服法】每日 1 剂,可分 2~3 次饮服。

【功效】利水消肿、健脑安神。适用于湿盛水肿所致的神经衰弱者。

瓜皮蚕豆饮

【原料】冬瓜皮60克,蚕豆50克。

【做法】将冬瓜皮洗净,与蚕豆一同放入锅中,加入清水3小碗,如常法煎煮至剩1小碗量时,去渣取汁即可。

【服法】每日1~2次。

【功效】健脾利湿、利水消肿。适用于脾虚水肿、慢性肾炎水肿等症。

大蒜饮

【原料】大蒜30瓣(约100克)。

【做法】将大蒜去皮、洗净,放入锅中,加入清水750毫升,如常法煎煮至250毫升即可。

【服法】随量饮服。

【功效】温复阳气、醒神通窍。适用于阳气虚脱所致的昏厥者。

甘草麦枣饮

【原料】小麦30克,红枣10枚,甘草10克。

【做法】将小麦、红枣、甘草分别洗净,一同放入锅中,加入适量清水,如常法水煎取汁即可。

【服法】每日早、晚各服1次。

【功效】养心安神、祛燥除烦、润肤悦颜。适用于绝经前后伴有潮热出汗、烦躁心悸、忧郁易怒、面色无华等更年期综合征者。

龙眼芡实饮

【原料】龙眼肉、炒枣仁各10克,芡实12克。

【做法】将龙眼肉、炒枣仁、芡实分别洗净,一同放入锅中,加入适量清水,如常法水煎取汁即可。

【服法】不拘时候,代茶饮用。

【功效】养血、安神、补肾。适用于心神不安、少寐心烦、头昏目眩、夜睡多梦、美尼尔氏综合征及气血两虚所致的耳鸣、眩晕等症。

百合芡实饮

【原料】百合30克,芡实50克,白糖适量。

【做法】将百合、芡实分别洗净,一同放入锅中,加入适量清水,如常法水煎,除去药渣,加入白糖调味即可。

【服法】每次饮1小碗,每日1~2次。

【功效】补肾固精、养心安神。适用于肾虚所致的失眠、多梦、遗精、头晕患者。

冰糖莲子饮

【原料】去心莲子150克，银耳25克，冰糖200克，桂花卤少许。

【做法】将莲子用清水浸泡、胀发后，以温水洗净，放入碗中，加入适量开水，以漫过莲子为宜，上笼蒸50分钟左右后，取出待用；银耳用温水泡软、胀发，摘去黄根，掰成小瓣，放入碗中，上笼蒸熟待用；锅中倒入清水1500毫升，加入冰糖、桂花卤，大火烧开后，撇净浮沫，再放入银耳略烫一下，捞出放入大汤碗中，然后将蒸熟的莲子放入盛银耳的汤碗中，并将锅内的冰糖汁浇入汤碗中即可。

【服法】可佐餐饮食。

【功效】滋阴养血、补脾安神。适用于心悸、失眠等症。

香芹冰糖饮

【原料】鲜香芹菜1000克，冰糖适量。

【做法】将香芹菜洗净、去叶、切段，放入榨汁机中榨取汁液（或细切后，以干净的纱布绞取汁液）；锅中加入冰糖及适量清水煮沸，兑入芹菜汁，搅拌均匀即可。

【服法】每日3~4次，每次1杯。

【功效】清热平肝。适用于肝经有热或肝阳上亢所致的头晕目眩者。

人参远志饮

【原料】人参10克，远志30克。

【做法】将人参、远志一同研为细末，分包贮存，每包8克。

【服法】每次1包，以沸水冲泡代茶饮，连服7~10天。

【功效】益气养心、益智明目。适用于头昏目眩等症。

黑豆小麦饮

【原料】黑豆、小麦各30克。

【做法】将黑豆、小麦分别洗净，一同放入锅中，加入适量清水，如常法水煎，煎至黑豆烂熟，去渣取汁即可。

【服法】每日1剂，可连服5~7日。

【功效】养心益肝、清热止渴。适用于心阴不足所致的心神不宁、夜卧不安等症。

人参核桃饮

【原料】核桃仁25克，人参6克，生姜3片，冰糖少许。

【做法】将人参洗净，与核桃仁、生姜一同放入锅中，加入适量清水，如常法水煎，煎至核桃仁熟透，除去姜片，加入冰糖，再稍煮片刻，糖溶即可。

【服法】每日临睡前饮服,每日 1 次,连用 3~5 日。

【功效】温肾安神。适用于心肾阳虚所致的心悸者。

佛手桃仁饮

【原料】丹参 15 克,佛手 6 克,核桃仁 150 克,白糖 50 克。

【做法】将佛手洗净、切片;核桃仁与白糖一同捣烂如泥状;丹参洗净,与佛手一同放入锅中,加入适量清水,如常法水煎,煎至汁成时,除去药渣,加入核桃泥,再用小火煎煮 10 分钟即可。

【服法】每日 2 次,连服数日。

【功效】疏肝解郁、养血安神。

龙眼洋参饮

【原料】龙眼肉 30 克,西洋参、白糖各 10 克。

【做法】将龙眼肉、西洋参、白糖一同放入带盖的碗内,放入锅中,隔水蒸成膏状即可。

【服法】每晚服用 1 次,每次 1 匙。

【功效】补脾养心、益气养阴。适用于失眠、头晕、心悸、健忘、乏力、烦躁等症。

桑椹杞枣饮

【原料】枸杞子、桑椹子、红枣各等份。

【做法】将枸杞子、桑椹子、红枣分别洗净,一同放入锅中,加入适量清水,如常法水煎,煎至汁成时,去渣取汁即可。

【服法】每日早、晚各 1 次。

【功效】健脑利目、益肾强身。适用于头晕目眩、饮食不香、困倦乏力及面色苍白等更年期综合征患者。

半夏小米饮

【原料】半夏 5 克,小米 15 克。

【做法】将半夏洗净;小米淘洗干净,与半夏一同放入锅中,加入适量清水,如常法熬煮稀粥,煮至小米熟烂、汤汁微稠即可。

【服法】饮汤、吃粥。

【功效】养心安眠。适用于间断性失眠并伴有噩梦者。

藤草小麦饮

【原料】蝉蜕 2 克,浮小麦 6 克,钩藤 3 克,甘草 2 克,大枣 3 枚。

【做法】将浮小麦、大枣、钩藤分别洗净,与蝉蜕、甘草一同放入锅中,加入适量清水,如常法煎煮至剩1小杯量时即可。

【服法】每日1次。

【功效】镇定安神、平肝养心。适用于小儿受惊夜啼不止等症。

黄花鲜藕饮

【原料】黄花菜、鲜藕节各60克,白菜根15克。

【做法】将黄花菜、鲜藕节分别洗净,鲜藕切片,与黄花菜一同放入锅中,加入适量清水,如常法水煎取汁即可(或将黄花菜水煎,鲜藕捣汁)。

【服法】每日可分2~3次饮服。

【功效】养血平肝、镇静安神、利水消肿。适用于湿盛水肿、心神不宁者。

龙骨小麦饮

【原料】小麦30克,生地、生龙骨各18克,百合15克,甘草10克,红枣10枚。

【做法】将小麦、生地、生龙骨、百合、甘草分别洗净;红枣洗净、去核;生龙骨放入锅中,加入适量清水,旺火煮沸后,改用小火煮15~20分钟,再加入小麦、生地、百合、甘草、红枣,煎煮1个小时,去渣取汁即可。

【服法】代茶频饮。

【功效】清热滋阴、养心宁神。适用于肝肾阴亏所致的头昏失眠、腰软无力等症。

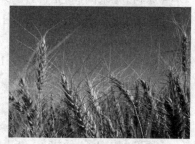
小麦

牛奶参果饮

【原料】牛奶180毫升,鸡蛋黄30克,胡萝卜半根,苹果、橘子各1个,人参1.5克。

【做法】将牛奶煮沸;鸡蛋黄蒸熟、打散,放入牛奶中,拌和均匀待用;胡萝卜、苹果、橘子分别洗净、切片,一同放入榨汁机中榨汁,汁液倒入蛋黄奶中;人参洗净、切片,放入锅中,加入适量清水,如常法水煎取汁,煎汁兑入混合过的牛奶中,拌和均匀即可。

【服法】每日1剂,晚上睡前半小时饮服。

【功效】补脑益智、强心爽神。适用于脑力劳动者用于补脑,尤其适宜于夜间工作的脑力劳动者饮用。

牛蒡蜂蜜饮

【原料】牛蒡子15克,蜂蜜25克,薄荷10克。

【做法】将牛蒡子洗净,放入锅中,加入清水500~1000毫升,用中火煮沸20分钟,加入薄荷,再稍煮片刻,除去药渣,调入蜂蜜,拌匀即可。

【服法】分次顿服。

【功效】清热解表、益智健脑。适于脑力劳动者经常饮用。

蕹菜蜂蜜膏

【原料】蕹菜 2000 克,蜂蜜 250 克。

【做法】将蕹菜洗净、切碎、捣汁,汁液放入锅中,先用大火煮沸,再改用小火慢慢煎煮、浓缩,至汤汁稠黏时停火,待温冷时调入蜂蜜,装瓶备用即可。

【服法】每次取一汤匙,用沸水冲化饮服,每日 2 次。

【功效】清热解毒、利尿止血。适用于外痔患者。

枸杞桂圆膏

【原料】枸杞子、桂圆肉各 500 克。

【做法】将枸杞子洗净,与桂圆肉一同放入砂锅中,加入适量清水,用小火煎煮,边煮边搅动,不使结底、粘锅,并时时加水,不使干枯,直至熬成膏状,用瓷罐收贮即可。

【服法】每次取 1 匙,用开水化开后饮服,每日 2 次。

【功效】补益心脾、滋养肝肾、养血安神、明目益智。适用于思虑过度、心脾损伤、肾精亏耗所致的头晕目眩、眼冒金星、视物不清、神疲健忘、时时走神、浑身乏力、腰背酸痛等症,也可作为脑力劳动者的日常饮品。

百合蜂蜜膏

【原料】生百合 50 克,蜂蜜适量。

【做法】将百合洗净、蒸熟,用蜂蜜拌和均匀,调成膏状即可。

【服法】临睡前适量服食。

【功效】滋阴清心、除烦安神。适用于更年期烦躁易怒、失眠多梦者。

五味蜂蜜膏

【原料】五味子 250 克,蜂蜜适量。

【做法】将五味子洗净,以清水浸泡半日,放入锅中,加入适量清水,如常法煮烂,滤去渣滓,再用小火浓缩成膏,加入蜂蜜拌匀,储于瓶中备用。

【服法】每日 2~3 次,每次饮用 20 克。

【功效】对中枢神经系统功能有调节作用。适用于各种神经衰弱、失眠等症。

豆衣清凉饮

【原料】绿豆皮、扁豆皮各 10 克,茶叶 5 克。

【做法】将绿豆皮、扁豆皮一同放入锅中炒黄、倒出,与茶叶一同放入杯中,以沸开水冲沏即可。

【服法】代茶饮服。

【功效】清热化湿。适用于头晕目眩等症。

党参枸杞汁

【原料】枸杞 20 克,党参 15 克。

【做法】将枸杞、党参分别洗净,一同放入锅中,加入适量清水,每次用水 300 毫升,煎半个小时,水煎 2 次,混合 2 次煎汁,去渣取汁即可。

【服法】代茶饮服。

【功效】补气养血、滋肝益肾。适用于肝肾不足、气血两虚所致的腰腿酸软、头昏眼花等症。

合欢大枣汁

【原料】绿茶 1 克,合欢花 15 克,大枣 25 克。

【做法】将绿茶、合欢花、大枣分别择洗干净,一同放入锅中,加水 350 毫升,先用大火煮沸后,改用小火再煮 3 分钟即可。

【服法】分 2 次温服,每日 1 剂,大枣可食用。服 10 剂后,合欢花改用百合花 15 克,以后交替续服。

【功效】养心安眠。适用于神经衰弱、失眠等症。

合欢芡实饮

【原料】红茶 1 克,合欢皮 15 克,甘草 3 克,芡实、红糖各 25 克。

【做法】将合欢皮、芡实、甘草分别洗净,一同放入锅中,加水 1000 毫升,大火煮沸后,改用小火继续熬煮 30 分钟,除去合欢皮和甘草渣,加入红糖,继续煎至汁液剩 300 毫升时停火,加入红茶,浸泡一会儿即可。

【服法】分 3 次温服,每日 1 剂。

【功效】宁心安眠。适用于神经衰弱、失眠等症。

酸枣绿茶饮

【原料】绿茶 15 克,酸枣仁粉 10 克。

【做法】将绿茶放入杯中,加入滚开水冲泡即可。

【服法】每日清晨 8 点以前将绿茶分 2 次饮完,8 点以后忌饮,晚上就寝前冲服酸枣仁粉。

【功效】清火安神。适用于神经衰弱、失眠等症。

五味绿茶饮

【原料】绿茶 1 克,五味子 250 克,蜂蜜 25 克。

【做法】将五味子放入炒锅中,用小火炒至微焦为度,与绿茶一同放入杯中,加入开水 400~500 毫升冲泡即可。

【服法】分 3 次温饮,日服 1 剂。

【功效】清心安神。适用于神经衰弱、失眠等症。

双花麦冬饮

【原料】酸豆 25 克,茉莉花 40 克,啤酒花 50 克,麦冬 100 克,冰糖、精盐各适量。

【做法】将酸豆、茉莉花、啤酒花、麦冬分别洗净;锅中加入适量清水,先用大火煮沸,酸豆放入滚水锅中,先用大火煮滚,再改用小火煲半个小时,加入茉莉花、啤酒花、麦冬,再煲半个小时,除去渣滓,加入冰糖、精盐调味即可。

【服法】代茶饮服。

【功效】清热生津、消食安神。适用于心烦不安、夜寐烦躁等症。

大枣红糖饮

【原料】大枣 100 克,红糖适量。

【做法】将大枣洗净,放入锅中,加入适量清水,如常法水煎即可。

【服法】代茶饮用。

【功效】健脾养胃、益心安神、补血益智。适用于夜寐烦躁、失眠多梦、脾胃虚弱者。

龙齿安神饮

【原料】龙齿 10 克,石菖蒲 3 克。

【做法】将龙齿洗净,放入锅中,加入适量清水,先用大火煎沸,改用小火再煮 10 分钟,然后加入石菖蒲,再煎沸 10~15 分钟即可。

【服法】每日 1~2 剂,代茶饮服,不拘时候。

【功效】宁心安神。适用于心神不安、心悸胆怯、寐差等症。

枸杞酸枣饮

【原料】枸杞、酸枣仁各 30 克,红糖适量。

【做法】将枸杞、酸枣仁分别洗净,一同放入茶杯中,冲入滚开水,加盖盖紧,焖 20 分钟即可代茶饮用。

【服法】代茶饮用。

【功效】补养肝肾、健脑明目。适用于阴虚精亏、头晕眼花、心烦意乱、心悸不宁、记忆力减退、失眠神疲等症,对中老年人及脑力劳动者也具有较好的健脑益智和延缓衰老的功效。

人参菠萝露

【原料】人参 10 克,菠萝汁 30 毫升,白糖 30 克,蜂蜜 60 克。

· 食疗保健饮品 ·

图文珍藏版

【做法】将人参洗净、切片,用开水浸润、捣烂,再加入部分白糖浸渍,剩余白糖与蜂蜜一同放入锅中,加入清水 500 毫升煮沸,再加入菠萝汁,搅拌均匀,兑入人参汁,调拌均匀即可。

【服法】每日 2~3 次,每次 2 匙,以开水调服。

【功效】补元气、抗疲劳。适用于神疲乏力、心神不安、失眠多梦、气短自汗、体质虚弱等症。

鲜橙汁酒

【原料】鲜橙 1 个,黄酒 20 毫升。

【做法】将鲜橙洗净,除去皮、核,用榨汁机或干净的纱布绞取汁液,调入黄酒即可。

【服法】每日早、晚各服 1 次,每次 1 剂,用适量温开水冲服。

【功效】舒肝行气、通脉止痛。适用于乳腺癌伴有肿块者。

蚕蛹酒

【原料】蚕蛹 100 克,米酒 500 克。

【做法】将蚕蛹放入黄酒中浸泡约 1 个月即可。

【服法】每日 2 次,每次 2 匙。

【功效】安神助眠。适用于烦躁、失眠者。

五味子酒

【原料】五味子 50 克,白酒(60 度)500 毫升。

【做法】将五味子洗净,放入细口瓶中,注入白酒,封严瓶口,每日振摇 1 次,浸泡约半个月即可。

【服法】每日 3 次,每次 3 毫升,饭后或佐餐饮服。

【功效】养心安神。适用于神经官能性衰弱所致的失眠、头晕、心悸、健忘、烦躁、乏力等症。

桑椹柠檬酒

【原料】桑椹 100 克,柠檬 5 个,白糖 100 克,米酒 1800 毫升。

【做法】将桑椹、柠檬分别洗净,柠檬切片,与桑椹一同放入容器中,倒入米酒,密封 10 日,过滤、去渣,加入白糖,糖溶即可(若能浸泡 1~2 个月效果更佳)。

【服法】每日早、晚各服 1 次,每次 50~100 毫升。

【功效】滋补阴虚、养心活脉。适用于头晕、眼花、耳鸣、腰膝酸软等症。

菊花枸杞酒

【原料】白菊花、枸杞子各 60 克,蜂蜜适量,黄酒 1000 毫升。

【做法】将白菊花、枸杞子分别拣洗干净，一同放入容器中，倒入黄酒，密封15日，过滤、去渣，加入蜂蜜，溶化即可。

【服法】每日早、晚各服1次，每次15毫升。

【功效】清肝明目、止眩止痛。适用于头风头痛、目眩头晕等症。

红枣双仁酒

【原料】核桃仁、小红枣各60克，杏仁30克，酥油、白蜜各30毫升，白酒1500毫升。

【做法】将白蜜、酥油分别溶化，倒入白酒中，调拌均匀；小红枣洗净、去核、烘干，与核桃仁、杏仁一同研为碎末，倒入白酒中，密封浸泡21日即可。

【服法】每次15毫升，每日2次。

【功效】补脑安神。适用于健忘症患者。

绿豆薏仁汤

【原料】绿豆、薏苡仁各80克，蜂蜜10克。

【做法】将绿豆、薏苡仁分别洗净，一同放入锅中，加入适量清水，用小火炖煮至熟后停火，再焖几分钟，趁热调入蜂蜜，即可饮用。

【服法】随量饮用。

【功效】清热散结。适用于粉刺、皮疣、脂溢性皮炎等症。

桃枝鸡蛋汤

【原料】鸡蛋4个，鲜核桃枝适量。

【做法】将鲜核桃枝洗净、切段，用干净的纱布袋装好，扎紧袋口；鸡蛋刷洗干净，与药袋一同放入锅中，加入适量清水，如常法煮至鸡蛋熟时捞出、去壳，再放回锅中，稍煮片刻即可。

【服法】吃蛋、喝汤，每日于上、下午分服，2个月为1个疗程。

【功效】消坚散结、抗癌解毒。适用于肝癌、子宫颈癌的预防及辅助食疗。

黄瓜蚕豆汤

【原料】蚕豆20克，黄瓜100克，紫菜15克，精盐、味精、麻油各适量。

【做法】将蚕豆洗净，放入锅中，加入清水300毫升，先用大火烧开；黄瓜洗净、切片；紫菜洗净泥沙，与黄瓜片一同放入煮沸的蚕豆汤中，改用小火慢慢熬煮至熟，加入精盐、味精，淋上麻油即可。

【服法】分1~2次食瓜、喝汤。

【功效】清热解毒、止渴利尿。适用于肾炎水肿、咳嗽等症。

葫芦双皮汤

【原料】葫芦壳 50 克，冬瓜皮、西瓜皮各 30 克，红枣 10 克。

【做法】将葫芦壳、冬瓜皮、西瓜皮、红枣分别洗净，一同放入锅中，加入清水 400 毫升，煎至约 150 毫升，去渣取汁即可。

【服法】每日 1 剂，以浮肿消退为度。

【功效】利水消肿。适用于慢性肾炎水肿患者。

腥草猪肺汤

【原料】鱼腥草 50 克，金银花 20 克，杏仁 10 克，猪肺 200 克，调料适量。

【做法】将鱼腥草、金银花、杏仁分别洗净、晾干，鱼腥草切碎，与金银花、杏仁一同放入纱布袋中，扎紧袋口备用；猪肺洗净，切成小块，放入锅中焯去血水，与药袋一同放入另一锅中，加入适量清水，先用大火沸煮，再改用小火煮 1 个小时，取出药袋，加入调料，继续煮至猪肺熟烂即可。

【服法】佐餐饮食。

【功效】清热解毒。适用于痔疮肿痛者。

莲桂罐头汤

【原料】莲子（湘莲）120 克，鲜菠萝 30 克，罐头青豆、罐头樱桃、桂圆肉各 15 克，冰糖 180 克。

【做法】将莲子洗净，除去皮、心，放入碗中，加入温水 50 毫升，上笼蒸至熟软，莲肉盛入大碗中；桂圆肉用温水洗净；鲜菠萝去皮、洗净，切成 1 厘米见方的丁块；锅中放入冰糖，加入清水 500 毫升煮沸，至冰糖完全溶化时，过滤去渣，倒回锅中，加入青豆、樱桃、桂圆肉、菠萝煮沸，趁热冲入盛有莲子的碗中即可。

【服法】每日 1 次。

【功效】养心安神、健脾补肾。适用于失眠、遗精、遗尿等症。

桂圆鹌蛋汤

【原料】鹌鹑蛋 3 个，桂圆肉 20 克，红糖适量。

【做法】将桂圆肉洗净，放入汤碗中，磕入鹌鹑蛋，加入红糖，再加入适量清水，放入锅中，隔水蒸熟即可。

【服法】每日 1 次。

【功效】养心安神、补气养血。适用于心血亏虚所致的失眠多梦、记忆力减退等症。

莲桂鹌蛋汤

【原料】莲子 30 克，桂圆肉 15 克，鹌鹑蛋 4 个，白糖适量。

【做法】将莲子洗净、去心,用清水浸泡半个小时;桂圆肉洗净;鹌鹑蛋刷洗干净,放入锅中,加入适量清水煮熟,捞出、去壳、洗净,与莲子肉、桂圆肉一同放入锅中,加入适量清水,大火煮沸后,改用小火继续煮至莲子熟软,加入白糖,继续熬煮至再沸即可。

【服法】随量饮服。

【功效】养血安神。适用于失眠、多梦、烦躁、心悸等症。

腐乳鸡蛋汤

【原料】红腐乳汁、鸡汤各 750 克,鸡蛋 5 个,味精 2 克,精盐 3 克,葱花 10 克,鸡油 25 克,胡椒粉适量。

【做法】将鸡蛋磕入碗中调匀,加入少量鸡汤、精盐搅匀,上笼蒸熟;剩余鸡汤及红腐乳汁一同放入锅中煮沸,加入精盐调味,起锅倒入大汤碗中,加入蒸熟的蛋羹,撒上葱花、胡椒粉,淋上鸡油即可。

【服法】佐餐饮食。

【功效】养心安神、润燥滋阴。适用于心烦不眠、眩晕、乳汁减少、胎动不安等症。

山药瘦肉汤

【原料】淮山药 30 克,瘦肉 100 克。

【做法】将瘦肉洗净、切片;淮山药去皮、洗净、切片,与瘦肉片一同放入锅中,加入适量清水,如常法炖煮至肉烂、汤熟即可。

【服法】吃肉、喝汤,每日 1 次。

【功效】益气养血。适用于头晕目眩、饮食不香、困倦乏力、面色苍白等更年期综合征患者。

附片鲤鱼汤

【原料】制附片 15 克,鲤鱼 1 条(重约 500 克),姜末、葱花、精盐、味精各适量。

【做法】将附片洗净,放入锅中,加入适量清水,如常法水煎 2 个小时;鲤鱼除去鳞、鳃、内脏。冲洗干净,放入锅中,加入附片煎汁,用中火煮至鲤鱼熟烂,加入姜末、葱花、精盐、味精调味即可。

【服法】佐餐饮食。

【功效】利水除湿、温中散寒。适用于更年期头目眩晕、耳鸣腰酸,或下肢水肿、喜温恶寒,或白带清冷、小腹冷痛、面色无华等症。

双仁百合汤

【原料】生枣仁、熟枣仁各 15 克,百合 30 克。

【做法】将百合洗净;生、熟枣仁一同放入锅中,加入适量清水,煎煮片刻,除去药渣,再加入百合,继续煎煮至熟即可。

【服法】食百合、饮汤。

【功效】镇静安神、清心养血。适用于失眠多梦者。

百合枣仁汤

【原料】鲜百合50克,枣仁15克。

【做法】将百合用清水浸泡一昼夜,捞出洗净;枣仁放入锅中,加入适量清水,如常法水煎,除去药渣,加入泡好的百合,煮熟即可。

【服法】饮汤、吃百合,每日1剂。

【功效】滋阴清热、宁心安神。适用于更年期综合征患者。

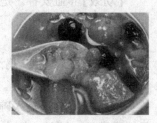
百合枣仁汤

百合猪肉汤

【原料】莲子、百合各30克,猪瘦肉250克,调料适量。

【做法】将莲子、百合分别洗净;猪瘦肉洗净、切片,与莲子、百合一同放入锅中,加入适量清水,如常法煮汤,食用时加入调料调味即可。

【服法】每日1次。

【功效】健脑安神。适用于心悸心烦、情绪波动、时喜时悲、头晕耳鸣、健忘失眠等更年期综合征患者。

百合竹鸡汤

【原料】竹丝鸡1只,小麦150克,百合100克,桂圆肉25克,红枣12粒,调料适量。

【做法】将竹丝鸡剥净,除去内脏,冲洗干净;小麦、百合、桂圆肉、红枣分别洗净,红枣去核;锅中加入适量清水煲滚,放入竹丝鸡、小麦、百合、桂圆肉、红枣,先用大火煮滚,再改用小火煲2个小时,加入调料调味即可。

【服法】佐餐饮食。

【功效】安神除烦、养心益智。适用于精神恍惚、心中烦乱、失眠多梦、坐卧不安、喜怒无常、神经衰弱等症。

百合鸡蛋汤

【原料】百合、熟地黄叶各50克,鸡蛋2只,蜜糖适量。

【做法】将百合、熟地黄叶分别洗净;鸡蛋刷洗干净,放入锅中,加入适量清水,煮熟、去壳,与百合、熟地黄叶一同放入另一锅中,加入适量清水,大火煮滚后,改用小火煲1个小时,加入少许蜜糖调味即可。

【服法】随量饮食。

【功效】宁心安神。适用于心神不安、失眠多梦、烦热、精神恍惚等症。

核桃丹参汤

【原料】核桃仁 150 克,佛手 6 克,丹参 15 克,白糖 50 克。

【做法】将佛手洗净、切片;丹参、核桃仁分别洗净,与佛手一同放入锅中,加入适量清水,如常法水煎,除去药渣待用;核桃仁、白糖一同捣烂如泥状,放入锅中,加入丹参、佛手煎汁,再用小火煎煮 10 分钟即可。

【服法】每日 2 次,中老年人可经常饮用。

【功效】舒肝解郁、清心安神、理气养血。适用于心烦抑郁、烦躁失眠者。

参果瘦肉汤

【原料】太子参 50 克,无花果 75 克,瘦肉 250 克,蜜枣 5 粒,调料适量。

【做法】将太子参稍洗;无花果洗净、切片;瘦肉放入滚水中煮 5 分钟,捞出、过冷,冲洗干净;锅中加入适量清水煲滚,放入太子参、无花果、瘦肉、蜜枣,大火煮沸后,改用小火煲 3 个小时,加入精盐调味即可。

【服法】佐餐饮食。

【功效】润肺、养阴、益气。适用于身体虚弱所致的神经衰弱、失眠、心慌等症。

红枣芹菜汤

【原料】红枣 200 克,芹菜 500 克,红糖适量。

【做法】将红枣洗净、去核;芹菜除去根、叶,留茎洗净、切段,与红枣一同放入锅中,加入适量清水,煎煮 20 分钟,除去药渣,加入红糖调味即可。

【服法】分次饮服。

【功效】补益脾胃、养血安神。适用于眩晕、失眠、多梦、神经衰弱等症。

竹叶积具汤

【原料】竹叶卷心(鲜晶)100 克,灯芯草 5 钱,枳具子 150 克。

【做法】将竹叶卷心、灯芯草、枳具子分别洗净;锅中加入适量清水煲滚,放入枳具子、灯芯草,先用大火煮滚,再改用小火煲 1 个小时,加入竹叶卷心,再煲半个小时即可(不需放糖)。

【服法】每日饮 3~4 次,每次 1 杯。

【功效】清心安神。适用于心神烦乱、坐卧不安、失眠多梦等症。酒精中毒性精神病、狂躁忧郁症、精神分裂症患者饮用本汤也有一定疗效。

葱白红枣汤

【原料】大红枣 20 枚,葱白 1 根。

【做法】将红枣洗净,用清水泡发;葱白(连须)洗净备用;红枣放入铝锅中,加入适量清水,用大火烧沸 20 分钟,加入葱白,再改用小火煎煮 10 分钟即可。

【服法】吃枣、喝汤。

【功效】健脑安眠。适用于气虚所致的神经衰弱、失眠多梦、记忆力减退等症。

豆豉驴肉汤

【原料】驴肉 300 克,豆豉 20 克,黄酒、姜片、葱段、五香粉、味精、精盐、麻油各适量。

【做法】将驴肉洗净、切块;豆豉除去杂质,洗净后与驴肉一同放入锅中,加入适量清水及精盐、姜片、葱段,先用大火煮沸,再改用小火继续熬煮 1 个小时,煮至驴肉熟烂时,加入味精、五香粉调味,淋上麻油即可。

【服法】空腹饮食。

【功效】补益心血、镇静宁神。适用于癫痫狂躁、神志不安、郁闷不乐及女性更年期综合征等。

圆枣鸭肉汤

【原料】鸭 1 只,桂圆肉 30 克,陈皮 6 克,大枣 10 枚,调料适量。

【做法】将桂圆肉、陈皮分别洗净;鸭宰杀,除去毛及内脏,洗净、切块,与桂圆肉、陈皮一同放入锅中,加入适量清水,大火煮沸后,改用小火继续熬煮,煮至鸭肉熟烂,加入调料调味即可。

【服法】吃肉、喝汤。

【功效】补心安神、清热滋阴。适用于心血不足所致的心悸、失眠等症。

洋葱红枣汤

【原料】红枣 20 个,洋葱 20 克。

【做法】将红枣洗净、去核;洋葱剥皮、洗净、切片,与红枣一同放入锅中,加入适量清水,煎煮 20 分钟即可。

【服法】吃枣、喝汤。

【功效】安神益气。适用于神经衰弱、病后体虚、胸中烦闷、失眠多梦、记忆减退等症。

银耳莲子汤

【原料】银耳 5 克,莲子 30 克,料酒、精盐、味精、白糖、鸡汤各适量。

【做法】将银耳放入碗中,加入适量温水发好、捞出,择洗干净,盛入大碗中,加入部分鸡汤,蒸透取出;莲子剥去青皮和一层嫩白皮,切去两头,择去莲心,用沸水焯透后捞出,再用开水浸泡一会儿,捞出放入盛有银耳的碗中;锅中加入剩余鸡汤烧沸,加入料酒、精盐、白糖、味精,注入盛有银耳、莲子的碗中即可。

【服法】随量饮食。

【功效】滋阴补虚。适用于神经衰弱并心肾不交者。

莲子芦根汤

【原料】莲子、芦根各30克,生牡蛎20克,白糖适量。

【做法】将莲子洗净、去心;生牡蛎取肉、洗净;芦根洗净,与莲子、牡蛎肉一同放入锅中,加入适量清水,如常法煮熟,加入白糖调味即可。

【服法】佐餐饮食。

【功效】健脾安神、清热除烦。适用于热病伤阴、心烦失眠、梦滑遗精等症。

白鸭冬瓜汤

【原料】白鸭1只,茯神、麦冬各30克,冬瓜500克,精盐、味精各适量。

【做法】将白鸭宰杀,除去毛及内脏,冲洗干净;冬瓜洗净、切块;茯神、麦冬分别洗净,用纱布袋装好,扎紧袋口,纳入鸭腹中;锅中加入清水1000~1500毫升,放入白鸭先煮30~40分钟,加入冬瓜,煮至鸭肉熟透、冬瓜烂熟时,加入精盐、味精调味即可。

【服法】吃鸭肉、冬瓜,饮汤汁,分2~3餐食完,可常食。

【功效】清热宁心、滋阴安神。适用于心烦失眠、心悸怔忡等症。

山药老鸽汤

【原料】老鸽2只,猪瘦肉500克,淮山药100克,芡实50克,桂圆肉25克,生姜4片,调料适量。

【做法】将老鸽宰杀,除去毛及内脏,冲洗干净,放入沸水锅中氽去血水,捞出过冷;猪肉洗净、氽水、过冷;淮山药、芡实、桂圆肉、生姜分别洗净,与鸽子、猪肉一同放入锅中,加入适量清水,大火煮滚后,改用小火煲3个小时,加入调料调味即可。

【服法】饮汤、吃鸽肉。

【功效】养心安神。适用于食欲不振或心悸失眠等症。

参枣鸽肉汤

【原料】党参12克,枸杞子9克,红枣6粒,老鸽1只,猪瘦肉120克,精盐、葱、姜各适量。

【做法】将老鸽宰杀,除去毛及内脏,冲洗干净;党参、枸杞子、红枣分别洗净;猪瘦肉原块洗净,与鸽肉、党参、枸杞子、红枣一同放入锅中,加入清水5碗,熬煮约4个小时,加入精盐、葱、姜调味即可。

【服法】饮汤、吃鸽肉。

【功效】益智宁神。适用于头晕目花、神疲乏力、失眠多梦等症。

乌龟百合汤

【原料】乌龟 1 只(250 克左右),百合 30 克,红枣 10 枚,冰糖适量。

【做法】将百合、红枣分别洗净;乌龟除去甲及内脏,洗净、切块,放入锅中,加入适量清水煮熟,放入百合、红枣,继续熬煮至龟肉烂熟、药物煮透时,加入冰糖,炖化即可。

【服法】饮汤、吃龟肉。

【功效】养血安神。适用于心烦失眠等症。

紫菜猪心汤

【原料】紫菜 50 克,猪心 250 克,猪油、料酒、味精、精盐、葱、姜、肉汤各适量。

【做法】将紫菜用清水泡发,除去杂质,洗净泥沙;猪心剖开、洗净,放入沸水锅中,焯去血水后捞出,洗净、切片;葱洗净、切段;姜洗净、切片;锅中放入猪油烧热,煸入葱、姜,放入猪心片,烹入料酒,继续煸炒至水干时,加入精盐、味精、肉汤,用中火煮至猪心熟透,加入紫菜,再煮至沸即可。

【服法】佐餐饮食。

【功效】养心安神。适用于惊悸、怔忡、自汗、失眠等症。

参桂猪心汤

【原料】猪心 1 个(约 300 克),桂圆肉、党参各 30 克,红枣 5 枚。

【做法】将猪心剖开、洗净、切片,切去肥油;红枣洗净、去核;桂圆、党参分别洗净,与红枣、猪心一同放入锅中,加入适量清水,大火煮沸后,改用小火再煲 2 个小时,加入调料调味即可。

【服法】每日分 2 次饮食。

【功效】养心安神、益气补血。适用于气血亏虚所致的失眠、健忘等症。

莲芡猪心汤

【原料】猪心 1 个,莲子(不去心)、芡实各 100 克,麦冬(不去心)50 克,枸杞子 30 克,蜜枣、调料各适量。

【做法】将猪心洗净、切片;莲子、芡实、麦冬、枸杞子分别洗净;锅中加入适量清水煲滚,放入猪心、莲子、芡实、麦冬、枸杞子、蜜枣,先用大火煮沸,再改用小火煲 2 个小时后,加入调料调味即可。

【服法】佐餐饮食。

【功效】清心除烦,降压安眠。适用于心烦失眠、心悸怔忡、精神萎靡、神经衰弱、高血压病、神经官能症、脑动脉硬化等症。

核桃猪心汤

【原料】猪心1个，核桃仁50克，调料适量。

【做法】将猪心剖开、洗净，切去油脂，切成小块，与核桃仁一同放入锅中，加入适量清水，如常法煮至猪心熟烂，加入调料调味即可。

【服法】佐餐饮食。

【功效】养心宁神、纳气镇定。适用于气血不足所致的心悸、失眠等症。

甘麦大枣汤

【原料】甘草10克，浮小麦30克，大枣6枚。

【做法】将甘草、浮小麦、大枣分别洗净，一同放入锅中，加入2碗清水，以中火煎至一碗量时停火，去渣取汁即可。

【服法】饮汤，连服5~7天。

【功效】纳气镇静、清心安神。适用于时有幻觉、烦躁不安、失眠多梦、潮热盗汗等症。

山药甲鱼汤

【原料】淮山药25克，桂圆肉15克，鳖1只，料酒、精盐、葱、姜、鸡汤各适量。

【做法】用热水烫杀甲鱼，使其排尽尿液，切开洗净，除去壳、内脏、头、足，冲洗干净，与山药、桂圆肉、料酒、精盐、葱、姜一同放入炖盅中，注入鸡汤，上笼蒸至鳖肉熟烂时，拣去葱、姜即可。

【服法】佐餐饮食。

【功效】滋养肝肾、补益心脾、益智安神。适用于中老年肾虚体弱、心神不宁等更年期综合征。

莲子龙眼汤

【原料】莲子、龙眼肉各30克，白木耳15克，冰糖适量。

【做法】将莲子、龙眼肉分别洗净；白木耳用温水泡开（约6个小时），择洗干净；莲子、龙眼肉、白木耳、冰糖一同放入锅中，加入8碗清水，先用大火煮沸，再改用小火炖约半个小时停火，待冷却后放入冰箱中，冷藏一段时间即可。

【服法】依量饮用。

【功效】健脾养胃、清心安神、补血益智。适用于脾胃虚弱、失眠、多梦等症。

枣杞黑豆汤

【原料】黑豆60克，小红枣12枚，枸杞子10克。

【做法】将黑豆、小红枣、枸杞子分别洗净,一同放入砂锅中,加入适量清水,用小火煎煮,煮至黑豆酥烂即可。

【服法】吃黑豆、红枣、枸杞子,喝汤,每日1剂,分2次饮食。

【功效】滋养肝肾、补益心脾。适用于肝肾亏虚、心脾不足所致的腰膝酸软、头晕眼花、心悸健忘、面色苍白等症,尤其适用于记忆力减退,兼见视力下降、神疲乏力者。

【说明】湿热内盛者慎用。

参桂羊肉汤

【原料】羊腿肉750克,桂圆肉50克,红枣10粒,党参25克,生姜4片,食油、精盐等调料各适量。

【做法】将羊腿肉洗净、斩件;锅中放入适量食油烧热,用姜爆香,加入羊肉,炒干水分后倒出;桂圆肉、党参、红枣分别洗净,红枣去核,与桂圆肉、党参、生姜、羊腿肉一同放入锅中,加入适量清水,大火煮滚后,改用小火再煲3个小时,加入精盐等调料调味即可。

【服法】佐餐饮食。

【功效】宁心安神。适用于心悸怔忡、夜睡不安、头晕眼花等症。

血藤竹鸡汤

【原料】竹丝鸡1只,鸡血藤100克,生姜4片,红枣4粒,调料适量。

【做法】将鸡血藤洗净、斩碎;红枣洗净、去核;竹丝鸡剥净,除去毛及内脏,洗净、斩件,放入滚水锅中煮五分钟,取出过冷;鸡血藤、生姜、红枣、竹丝鸡一同放入锅中,加入适量清水,大火煮滚后,改用小火煲2个小时,加入调料调味即可。

【服法】佐餐饮食。

【功效】补血活血。适用于心悸怔忡、眩晕等症。

芹菜枣仁汤

【原料】鲜芹菜90克,酸枣仁9克。

【做法】将芹菜洗净、切段,与酸枣仁一同放入锅中,加入适量清水,如常法煮汤即可。

【服法】睡前饮服。

【功效】平肝清热、养心安神。适用于虚烦、神经衰弱所致的失眠健忘及高血压所致的头晕目眩等症。

莲桂蛤肉汤

【原料】桂圆肉(干)10克,蛤蜊肉、莲子各15克,调料适量。

【做法】将莲子去心、洗净,放入清水中浸泡 1 个小时;桂圆肉、蛤蜊肉分别洗净,与莲子肉一同放入锅中,加入适量清水,先用大火煮沸,再改用小火煲 2 个小时,加入调料调味即可。

【服法】佐餐饮食。

【功效】宁心安神。适用于脾胃虚弱、失眠多梦等症。

天麻鱼头汤

【原料】鲢鱼头 1 个,天麻 25 克,笋片、猪瘦肉片、粉丝、辣椒、食油、精盐、料酒、高汤各适量。

【做法】将鱼头去鳃、洗净、开边,放入热油锅中煎至五六成熟后取出;粉丝浸软;天麻用适量清水浸软;用煎鱼头的原锅焖炒笋片、猪瘦肉片、辣椒,加入高汤,放入鱼头,加入天麻(连同浸天麻的汁),加入精盐、料酒少许,煮至沸腾后,倒入砂锅中,炖约 1~2 个小时,放入浸软的粉丝,再煮 5~10 分钟即可。

【服法】佐餐饮食。

【功效】健脑益智。适用于头晕目眩症。

三、疏肝利胆、利水通便饮品

芹菜蜂蜜汁

【原料】新鲜芹菜 100~150 克,蜂蜜适量。

【做法】将新鲜芹菜洗净、捣烂,菜汁放入锅中煮熟,服用时加入蜂蜜调味即可。

【服法】随意服食。

【功效】舒肝利胆、降低血压。适用于肝炎患者。

芹菜冰糖汁

【原料】鲜香芹菜 1000 克,冰糖适量。

【做法】将芹菜洗净、切段,放入搅拌机中绞汁(或将芹菜洗净、切细,用干净的白纱布绞取汁液)备用;冰糖放入锅中,加入适量清水,大火煮沸后冲入芹菜汁,搅匀即可。

【服法】每日饮 3~4 次,每次 1 杯。

【功效】清热平肝、利水降压。适用于肝经有热、肝阳上亢、头晕目眩者。

砂仁萝卜汁

【原料】砂仁 60 克,生萝卜汁 60 克。

【做法】将砂仁洗净,以生萝卜汁浸泡 1 宿,晒干、再浸,浸泡 7 次后晾干,研为细末,每次取药末 3 克,以米汤调服即可。

【服法】每日 3 次。

【功效】和胃行气。适用于肝胃气滞型肝炎、肝硬化患者。

萝卜蜜糖汁

【原料】鲜萝卜 250 克,蜂蜜或白糖适量。

【做法】将鲜萝卜洗净、切碎、略捣,绞取汁液,服用时加入蜂蜜或白糖调味即可。

【服法】每次冷服 2 匙,每日 2~3 次。

【功效】清肝利胆。适用于口渴、消渴多饮、胆石症,也可防止胆石形成、煤气中毒等症。

苹果芹菜汁

【原料】芹菜 100 克、青椒 1 个、苹果 1 个、蜜糖 10 克。

【做法】将芹菜、青椒、苹果分别洗净,再用冷开水冲洗一遍,切碎,放入榨汁机中,加入凉开水 150 毫升榨汁,除去渣滓,加入蜜糖,调匀即可。

【服法】每日 1 次,可连服 7~10 日。

【功效】清肝利胆。适用于胆道感染和胆结石患者。

玫瑰百合汁

【原料】玫瑰花干 10 克,百合干 30 克,蜂蜜 20 克。

【做法】将玫瑰花干、百合干分别拣净一同放入锅中,加入清水 200 毫升,如常法水煎至 100 毫升,加入蜂蜜 20 克,调匀即可。

【服法】每日 1 次,1 周为 1 个疗程。

【功效】理气通便。适用于老年人上腹胀满、肝胃气痛、便秘等症。

萝卜蜂蜜汁

【原料】白萝卜 100 克,蜂蜜适量。

【做法】将白萝卜洗净、拍碎,放入榨汁机中绞汁,加入蜂蜜调服即可。

【服法】每日 1 次,可常服。

【功效】清热通便。适用于便秘患者。

茉莉花糖水

【原料】茉莉花 15 克,白砂糖适量。

【做法】将茉莉花、白砂糖一同放入锅中,加入清水 750 毫升,如常法煎至 500 毫升,除去药渣即可(或茉莉花以沸水冲泡,再加入适量白糖调味)。

【服法】代茶频饮。

【功效】疏肝理气、除烦解郁。适用于肝胆不适等症。

生地枸杞蜜

【原料】鲜生地、鲜枸杞各1千克,蜂蜜100克。

【做法】将鲜生地、鲜枸杞分别洗净、榨汁(或水煎取汁),然后倒入锅中熬煮、浓缩至煎汁呈稀饴糖状时,放入蜂蜜,调匀即可。

【服法】每日早、晚饭前取10~15克,用温黄酒或白开水调服。

【功效】养血益肝。适用于肝血不足、肝火旺盛所致的头晕目眩、月经不调等症。

芝麻醋蛋蜜

【原料】芝麻30克,醋40克,红皮鸡蛋1个,蜂蜜30克。

【做法】将芝麻拣去杂质,研为细末,加入醋、蜂蜜、打入蛋清,搅拌均匀即可。

【服法】1剂分6次饮服,每日3次。

【功效】润燥通便。适用于大便秘结者。

佛手菊花饮

【原料】佛手10克,菊花10克,白糖适量。

【做法】将佛手、菊花分别洗净,一同放入锅中,加入适量清水,如常法水煎,除去药渣,加入白糖调味即可。

【服法】代茶饮服。

【功效】疏肝清热。适用于肝气郁结、肋痛不舒者。

金橘蔻仁饮

【原料】金橘200克,白蔻仁20克,白糖适量。

【做法】将金橘洗净,放入锅中,加入适量清水,以中火煮5分钟,加入白蔻仁、白糖,再改用小火继续熬煮片刻即可。

【服法】每日1剂,或随意饮服。

【功效】疏肝解郁、调和脾胃。适于脾胃不和者经常饮食。

马兰茵陈饮

【原料】新鲜马兰头1000克,车前草500克,茵陈500克。

【做法】将马兰头、车前草、茵陈分别洗净,一同放入锅中,加入适量清水,先用大火煮沸,再改用小火慢慢煎煮至1000毫升,过滤、去渣即可。

【服法】每次服用20毫升,每日3次。

【功效】清热利湿、养肝退黄。适用于黄疸型肝炎患者。

黄精香附饮

【原料】黄精、灵芝各 15 克,陈皮、香附子各 10 克,泽泻 6 克。

【做法】将黄精、灵芝、陈皮、香附子、泽泻分别洗净,一同放入锅中,加入适量清水,如常法水煎即可。

【服法】每日分 2~3 次饮服。

【功效】健脾利湿、疏肝理气。适用于肝郁脾虚型脂肪肝所致的食欲不振、胸腹胀满、胁肋疼痛,或恶心呕吐、便溏腹泻等症。

骨草红枣饮

【原料】鸡骨草 60 克,红枣 10 枚。

【做法】将鸡骨草洗净;红枣洗净、去核,与鸡骨草一同放入砂锅中,加入清水 750 毫升,如常法煎煮至 250 毫升量时,除去药渣即可。

【服法】每日 1 次,连服 1~3 个月。

【功效】清热利湿。适用于乙型肝炎湿热较重者。

金针红糖饮

【原料】金针菜、红糖各 30 克。

【做法】将金针菜洗净,放入锅中,加入适量清水,如常法水煎,滗出汤汁,加入红糖,调匀即可。

【服法】不拘时候。

【功效】清热利湿、补血扶正。适用于病毒性肝炎患者。

肝菜枯草饮

【原料】鲜狗肝菜 400 克,夏枯草 50 克,蜜枣、冰糖各适量。

【做法】将狗肝菜、夏枯草、蜜枣分别洗净;冰糖打碎;狗肝菜、夏枯草、蜜枣一同放入沸水锅中,先以大火煮沸,再改用小火煲约 1 个小时,加入打碎的冰糖,继续熬煮至糖溶即可。

【服法】每日饮 3~4 次,每次 1 杯。

【功效】清肝热、散肝火。适用于热性病(肝经风热)所致的发热头痛、咽痛咽干、耳聋、耳肿、高血压、急性结膜炎、青光眼等症。

青葙白糖饮

【原料】青葙子 300 克,白糖 400 克。

【做法】将青葙子洗净,用适量冷水泡透,放入锅中,加入适量清水,如常法煎煮 3 次,每次 20 分钟,合并 3 次煎汁,继续用小火浓缩至汤汁稍粘稠,将要干锅时停火,候凉,拌入白糖,洗净药液,晒干、压碎,装瓶即可。

【服法】每次取 10 克,以沸水冲化,每日 3 次。

【功效】清肝明目。适用于肝热所致的目赤肿痛等症。

天麻钩藤饮

【原料】天麻 20 克,钩藤 30 克,白蜜 10 克。

【做法】将天麻洗净,放入锅中,加入清水 500 毫升,如常法水煎至 300 毫升,再加入钩藤,炖煮 10 分钟,除去药渣,加入白蜜,调匀即可。

【服法】代茶饮服。

【功效】平肝熄风。适用于肝风内动所致的惊风抽搐、口眼歪斜等症。

葱白琥珀饮

【原料】葱白 100 克,琥珀末 1.5 克。

【做法】将葱白洗净、切细,放入锅中,加入适量清水,如常法水煎即可。

【服法】以药汁冲服琥珀末,每日 2 次。

【功效】利水消石。适用于泌尿系统结石患者。

二瓜双皮饮

【原料】丝瓜 60 克,木瓜 15 克,西瓜翠衣 10 克,姜皮 5 克。

【做法】将丝瓜洗净、切片;木瓜洗净、切块;西瓜翠衣洗净、切丝,与姜皮、木瓜、丝瓜一同放入锅中,加入适量清水,煎煮 20~30 分钟,除去药渣即可。

【服法】每日 1 剂,分 3 次饮服。

【功效】清热利尿、化湿消肿。适用于水肿患者。

赤豆红糖饮

【原料】赤小豆 100 克,红糖适量。

【做法】将赤小豆淘洗干净,放入锅中,加入适量清水,如常法煎汤,加入红糖调味即可。

【服法】分数次饮服。

【功效】健脾利湿、缓急利尿。适用于尿急尿痛、小便不利等症。

大蒜绿豆饮

【原料】大蒜 15 克,绿豆 250 克,白糖适量。

【做法】将绿豆淘洗干净,用清水浸泡半天;大蒜去皮、洗净,与绿豆一同放入砂锅中,加入适量清水,如常法煮至绿豆熟烂时,加入白糖调味即可。

【服法】分次酌量饮食。

【功效】清热利尿。适用于肝硬化、肝癌所致的腹水患者。

绿豆车前饮

【原料】绿豆 60 克，车前子 30 克。

【做法】将车前子拣洗干净，用干净的纱布包好；绿豆淘洗干净，与药包一同放入锅中，加入适量清水，如常法煎汤即可。

【服法】代茶频饮。

【功效】清热利尿。适用于热淋尿涩、小便不利等症，也适用于小儿神经性尿频患者。

决明蜂蜜饮

【原料】决明子 15 克，蜂蜜适量。

【做法】将决明子洗净，用开水冲泡，除去药渣，加入蜂蜜调味即可。

【服法】代茶饮用。

【功效】清热明目。适用于内热便秘、目赤肿痛等症。

锁阳红糖饮

【原料】锁阳 15 克，红糖适量。

【做法】将锁阳洗净，放入锅中，加入适量清水，如常法水煎，除去药渣，加入红糖调味即可。

【服法】每日 1 剂，分两次服完。

【功效】温阳、润肠、通便。适用于便秘患者。

红枣银耳饮

【原料】红枣 10 枚，银耳 3~6 克，冰糖 25 克。

【做法】将银耳用清水泡发半天，择洗干净，盛入碗中；红枣洗净、去核，放入盛有银耳的碗中，加入冰糖，隔水炖煮 1 个小时即可。

【服法】每日晨起空腹饮食，每日 1 次，连服数日。

【功效】养血润燥、通便润肠。适用于血虚肠燥所致的便秘患者。

红枣银耳饮

首乌玉竹饮

【原料】生首乌 30 克，玉竹 15 克。

【做法】将生首乌、玉竹分别洗净，一同放入锅中，加入适量清水，如常法水煎即可。

【服法】代茶饮服。

【功效】养血润燥。适用于老年体弱者的便秘患者。

首乌蜂蜜饮

【原料】何首乌 15 克,蜂蜜 20 克。

【做法】将何首乌洗净、切片,放入锅中,加入适量清水,如常法水煎,除去药渣,兑入蜂蜜,调匀即可。

【服法】每日早、晚各饮服 1 次。

【功效】养血润燥。适用于血虚肠燥所致的便秘。

人参芝麻饮

【原料】人参 5~10 克,黑芝麻 15 克,白糖适量。

【做法】将黑芝麻捣烂备用;人参洗净、切片,放入锅中,加入适量清水,如常法水煎,除去药渣,加入黑芝麻及白糖,再煮至沸即可。

【服法】早、晚饮服。

【功效】益气润肠、滋养肝肾。适用于便秘患者。

天麻茶

【原料】天麻 3~5 克,绿茶 1 克。

【做法】将天麻、绿茶一同放入杯中,用沸水冲泡,再加盖焖 5 分钟即可。

【服法】每日可在饭后代茶饮服,可连续冲泡几次,直至冲淡为止。

【功效】平肝、熄风、定惊,对肝阳上亢所致的眩晕症有较好的治疗效果,特别是高血压患者尤宜。

山楂茯苓茶

【原料】山楂 30 克,菊花、茶叶、茯苓、莱菔子各 15 克,麦芽、陈皮、泽泻、赤小豆、夏枯草、草决明各 10 克。

【做法】将上述各药分别拣净,一同捣为粗末即可。

【服法】每日取药末 10 克放入杯中,用沸水冲泡,浸焖数分钟后代茶频饮,边饮边兑入白开水,直至茶水泡淡为止。每日 1 次,连续服用 15 日为 1 个疗程。

【功效】消食化积、清肝明目、利尿渗湿。适用于身体肥胖、高血压、高血脂患者。

消炎利胆茶

【原料】玉米须、蒲公英、茵陈各 30 克,白糖适量。

【做法】将玉米须、蒲公英、茵陈分别洗净,一同放入锅中,加水 1000 毫升,如常法水煎,除去药渣,加入白糖,糖溶即可。

【服法】每次温服 250 毫升,每日 3 次。

【功效】清热消炎、利胆健胃。适用于急性黄疸型肝炎患者。

蒿草排石茶

【原料】金钱草、酱草、茵陈蒿各 30 克,白糖适量。

【做法】将金钱草、酱草、茵陈分别择洗干净,一同放入锅中,加入清水 1000 毫升,大火煮沸后,改用小火继续熬煮 30 分钟,再用洁净的纱布过滤取汁,药汁中加入白糖调味即可。

【服法】每日 1 剂。

【功效】消石利胆。适用于胆结石症患者。

三金消石茶

【原料】灸鸡内金 180 克,金钱草 300 克,广郁金香 200 克。

【做法】将上述各药一同研为细末即可。

【服法】每次取药末 30~40 克,以开水冲泡,代茶饮服,每日 1 剂。

【功效】消积化石、疏肝利胆。适用于胆石症、慢性胆囊炎等症。

利胆消石茶

【原料】金钱草 300 克,炒黄柏 150 克,炒枳实 135 克,大黄 75 克。

【做法】将上述各药一同研为细末即可。

【服法】每次取药末 40~50 克,用开水冲泡,代茶饮服。

【功效】清肺通腑、利胆消石。适用于胆石症、胆囊炎等症。

黄绿利胆茶

【原料】过路黄 10 克,绿茶 1 克。

【做法】将过路黄洗净、晒干、切碎、装瓶,与绿茶一同放入杯中,以沸水冲泡,再加盖焖 5 分钟即可。

【服法】代茶频饮。

【功效】利水排石。适用于胆石症患者。

三皮利尿茶

【原料】西瓜皮 60 克,冬瓜皮、瓠瓜皮各 30 克。

【做法】将西瓜皮、冬瓜皮、瓠瓜皮分别洗净,一同放入锅中,加入适量清水,如常法水煎,除去药渣即可。

【服法】代茶饮服。

【功效】清热利湿。适用于湿热内蕴型肾炎、尿道炎、小便不利等症。

玉须利尿茶

【原料】鲜玉米须适量。

【做法】将鲜玉米须收集后晒干,研成细末,收起备用。

【服法】每日取玉米须5~10克,放入杯中,用沸水浸泡片刻即可。边饮边兑入白开水,但不要放糖,待冲入2~3次开水后,即一次量。

【功效】利尿轻身。适用于肥胖症及胆固醇较高者。

双草大枣茶

【原料】金钱草30~50克,甘草3克,大枣3枚。

【做法】将大枣洗净、去核;甘草、金钱草分别择洗干净,与大枣一同放入锅中,加入适量清水,如常法水煎即可。

【服法】代茶频饮。

【功效】除湿利尿、清热通淋。适用于尿频尿痛、排尿不畅等症。

瓜皮茅根茶

【原料】西瓜皮60克,白茅根(鲜品)90克。

【做法】将西瓜皮、白茅根分别洗净,一同放入锅中,加入适量清水,如常法水煎,除去药渣即可。

【服法】随量饮服,每日3次。

【功效】清热、凉血、利尿。适用于慢性肾炎血尿、蛋白尿、管型尿、水肿、高血压等症,对急性肾炎水肿症也有一定疗效。

枸杞茯苓茶

【原料】枸杞子50克,茯苓100克,红茶100克。

【做法】将枸杞子与茯苓分别洗净,一同研为粗末,每次取药5~10克,加入红茶6克,用开水冲泡即可。

【服法】每日2次,代茶饮服。

【功效】健脾益肾、利尿通淋。适用于慢性肾炎、少尿、尿痛、尿道炎等症。

核桃茶

【原料】核桃肉200克,大西米100克,白糖150克。

【做法】将大西米淘洗干净,放入锅中,加入适量清水煮沸,停火静置,待水凉后取出,用清水淘洗干净,另取一锅,加入适量清水煮沸,下入大西米,煮至沸腾后离火、加盖、焖至水凉;胡桃肉舂为细末,或用石墨磨碎,放入容器中,加入适量清水,调成浆;锅中加入清水 1000 毫升煮沸,下入白糖,冲入核桃浆,加入发好的西米,继续熬煮至汤汁沸腾即可。

【服法】代茶频饮。

【功效】补虚通便。适用于气血亏虚、津液不足所致的便秘、久喘等症。

决明子茶

【原料】决明子 20 克。

【做法】将决明子放入炒锅中,以小火炒黄,倒入杯中,以沸水冲泡即可。

【服法】代茶饮服。

【功效】祛风散热、清肝明目、润肠通便。适用于虚火上炎、目赤肿痛、头痛、视物模糊、大便燥结及高血压等症。

四仁通便茶

【原料】杏仁(炒)、松子仁、大麻子仁、柏子仁各 9 克。

【做法】将杏仁(炒)、松子仁、大麻子仁、柏子仁分别拣净,用榨浆机一同捣烂,倒入杯中,用开水冲泡,加盖稍闷片刻即可。

【服法】代茶频饮。

【功效】滋阴、润燥、通便。适用于阴虚、老年津枯液少所致的便秘等症。

芝麻杏仁糊

【原料】黑芝麻、大米各 30 克,杏仁 10 克。

【做法】将黑芝麻、大米分别用清水浸透至软,研磨成糊;杏仁研为细末,调入芝麻、大米糊中,再冲入适量沸水,调匀即可。

【服法】每日 1 次。

【功效】健胃滋阴、润肠通便。适用于肺燥便秘者。

双仁芝麻糊

【原料】黑芝麻、胡桃仁、松子仁各 30 克,蜂蜜适量。

【做法】将黑芝麻、胡桃仁、松子仁用榨浆机一同捣烂,加入蜂蜜调匀,以温开水冲服即可。

【服法】每日 1 次,可常服。

【功效】滋阴润肠。适用于阴虚所致的肠燥、便秘等症。

大米芝麻糊

【原料】大米 250 克,黑芝麻 100 克,白糖 100 克,香油 50 克,食油适量。

【做法】将大米淘洗干净，放入清水中浸透；黑芝麻去杂、洗净；锅中放入食油烧热，下入黑芝麻，炒出香味，加入泡好的大米，拌和均匀，加入适量清水，用小石磨（或榨浆机）磨成米浆；另取一锅，加入适量清水及香油、白糖煮沸，倒入米浆，拌匀即可。

【服法】随量饮食。

【功效】润肠通便、滋补益智。尤其适于老年人常服。

土豆玉米糊

【原料】土豆 100 克，玉米粒 100 克，牛奶 100 毫升。

【做法】将土豆去皮、洗净，切成小颗粒状；玉米粒洗净，与土豆一同放入锅中，加入牛奶，大火煮沸后，改用慢火再煲 15 分钟，至玉米、土豆熟烂时连汤倒入搅拌机中拌成茸状即可。

【服法】随量饮食。

【功效】润肠通便。适于常人常服。

猕猴桃酒

【原料】猕猴桃 250 克，白酒 1000 毫升。

【做法】将猕猴桃洗净、去皮，放入容器中，倒入白酒密封，每 3 日搅拌 1 次，浸泡 20~30 日即可。

【服法】每日 1~2 次，每次饮 15~25 毫升。

【功效】清热养阴、利尿通淋。适用于维生素缺乏症、热病烦渴、热雍反胃、尿涩、尿道结石、黄疸、痔疮等症，常饮对健康人亦有益处。

桃花润肠酒

【原料】阴干桃花 250 克，白芷 30 克，50 度白酒 1000 毫升。

【做法】将桃花、白芷分别拣洗干净，一同放入容器中，倒入白酒密封，每 2 日摇动 1 次，浸泡 1 个月即可。

【服法】每日 1 次，每次饮 10~20 毫升，儿童酌减。

【功效】润肠通便。适用于大便干结、便秘等症。

黑芝麻酒

【原料】黑芝麻 140 克，黄酒 1000 毫升。

【做法】将黑芝麻除去杂质，淘洗干净，放入锅中炒出微香，捣烂如泥状，放入容器中，加入黄酒，搅匀、密封，放在阴凉、干燥处，每日摇动 1 次，浸泡 7 日，待酒液澄清即可。

【服法】每日早、晚各 1 次，每次饮 15~20 毫升。

【功效】滋补肝肾、润养五脏。适用于肝肾精血不足引起的眩晕、须发早白、腰膝酸软、步履艰难、肠燥便秘等症。

【说明】善饮酒者可用白酒浸制,亦可佐餐饮服。

蜂蜜红曲酒

【原料】蜂蜜 500 克,红曲 50 克。

【做法】将蜂蜜倒入容器中,加入清水 1000 毫升;红曲研末,倒入蜂蜜水中,搅拌均匀,用牛皮纸封口,发酵一个半月,过滤、去渣即可。

【服法】随量饮服。

【功效】滑肠通便、润肺补中、缓急解毒。适用于肠燥便秘、肺虚久咳者,特别适用于老年人长期饮用。

养颜润肠酒

【原料】核桃肉、小红枣各 120 克,杏仁 30 克,蜂蜜 100 克,酥油 60 克,上等烧酒 2000 毫升。

【做法】将杏仁用清水浸泡,除去皮、尖,放入锅中,加入适量清水,煮 3~5 沸,取出晾干;红枣、核桃肉分别洗净,与杏仁一同捣碎,放入容器中,倒入白酒;酥油、蜂蜜加热溶解,趁热倒入盛白酒的容器中,密封 10 日即可。

【服法】每日早、晚各服 1 次,每次 50 毫升,空腹饮服。

【功效】生精益气、润肺健脾。适用于肺肾两虚、咳嗽气喘、老年便秘等症。久服能乌须发、泽肌肤、美容颜。

无花果酒

【原料】生无花果 9 个,白酒 1000 毫升。

【做法】将生无花果洗净,放入容器中,倒入白酒,浸泡 7 日,取出无花果即可。

【服法】每日早、晚各 1 次,每次饮 15~20 毫升。

【功效】清热润肠、健脾养胃、消肿解毒。适用于久治不愈的便秘及痔疮患者。

【说明】无花果浸泡时间不宜过长,以防溶化在酒中。

人参枸杞液

【原料】人参 3~5 克,枸杞子 5 克,蜂蜜适量。

【做法】将人参、枸杞子分别洗净,一同放入锅中,如常法水煎,服用时加入蜂蜜调味即可。

【服法】温热饮用。

【功效】平肝益气。适用于慢性肝炎患者。

茭白芹菜饮

【原料】鲜茭白 100 克,芹菜 50 克。

【做法】将鲜茭白、芹菜分别洗净,茭白切片,芹菜切段,一同放入锅中,加入适量清水,如常法水煎即可。

【服法】每日早、晚各 1 次。

【功效】消炎潜阳。适用于肝炎患者。

茵陈大枣饮

【原料】大枣 200 克,茵陈 9 克。

【做法】将大枣、茵陈分别洗净,一同放入锅中,加入适量清水,如常法水煎即可。

【服法】食枣、饮汤,早、晚分服。

【功效】清热、利湿、保肝。适用于慢性肝炎、肝硬化患者。

脊骨海带汤

【原料】海带丝、动物脊骨各适量,精盐、醋、味精、胡椒粉各适量。

【做法】将海带丝洗净,放入锅中先蒸一下;动物脊骨洗净,放入锅中,如常法炖汤,煮至汤沸后,撇去浮沫,投入海带丝炖烂,加入精盐、醋、味精、胡椒粉调味即可。

【服法】食海带、饮汤。

【功效】平肝去脂。适用于脂肪肝患者。

耳草鸡蛋汤

【原料】地耳草(田基黄)60 克,鸡蛋 2 个。

【做法】将地耳草洗净;鸡蛋刷洗干净,与地耳草一同放入锅中,加入适量清水,如常法煮至鸡蛋熟时,捞出、去壳,再放回汤中,稍煮片刻即可。

【服法】吃蛋、喝汤,每日 1 次,连服 5~7 日。

【功效】清热利湿。适用于病毒性肝炎、肝经有湿热者。

鸡蛋菜根汤

【原料】鸡蛋 2 个,芹菜根 250 克,调料适量。

【做法】将芹菜根洗净;鸡蛋刷洗干净,与芹菜根一同放入锅中,加入适量清水,如常法煮汤,煮至鸡蛋熟时捞出、去壳,放回汤中,加入少许调料调味即可。

【服法】饮汤、吃蛋,每日 1 剂,连服数日。

【功效】平胆潜阳。对于肝阳上亢所致的头痛时发时止、经久不愈患者最为

· 食疗保健饮品 ·

图文珍藏版

适宜。

决明猪脑汤

【原料】猪脑 1 个,天麻 10 克,石决明 15 克,调料适量。

【做法】将猪脑、天麻、石决明分别洗净一同放入锅中,加入适量清水,用小火烧煮约 1 个小时,炖成厚羹汤,捞出天麻、石决明即可。

【服法】食猪脑、喝汤,分 2~3 次食完,宜常服。

【功效】平肝潜阳。适用于肝阳头痛、头晕胀痛、心烦易怒、睡眠不宁等症。

香菇瘦肉汤

【原料】香菇 20 克,猪瘦肉 100 克,调料适量。

【做法】将猪瘦肉洗净、切片;香菇以温水泡发,去蒂、洗净,放入砂锅中,加入适量清水,以小火煮至香菇熟烂时,加入猪瘦肉,继续熬煮至猪肉熟烂,加入调料调味即可。

【服法】每日 1 次,可常食。

【功效】补肝肾、健脾胃。尤其适用于病毒性肝炎、肝脾虚弱等症。

冬葵赤豆汤

【原料】玉米须 60 克,冬葵子 15 克,赤小豆 100 克,白糖适量。

【做法】将玉米须、冬葵子分别洗净,一同放入锅中,加入适量清水,如常法水煎,除去药渣,留汤锅中;赤小豆淘洗干净,放入留有药汁的锅中,以药汁如常法煮汤,食用时加入白糖调味即可。

【服法】吃豆、喝汤,分 2 次服完。

【功效】利胆除湿、利水消肿。适用于水湿停滞型脂肪肝患者。

车前茵陈汤

【原料】玉米须 30 克,茵陈、车前草各 30 克,白糖适量。

【做法】将玉米须、茵陈、车前草一同放入锅中,加入清水 500 毫升,如常法浓煎,除去药渣,加入白糖调味即可。

【服法】每次 200 克,每日 3~5 次。

【功效】清热祛湿、利胆退黄。适用于肝炎、胆囊炎所致的黄疸患者。

鸡骨草肉汤

【原料】鸡骨草 60 克,猪瘦肉 100 克,调料适量。

【做法】将鸡骨草洗净;猪瘦肉洗净、切丝,与鸡骨草一同放入锅中,加入适量清水,以中火熬煮 1~2 个小时,除去药渣,加入调料调味即可。

国学经典文库

中华食疗大全

· 食疗保健饮品 ·

图文珍藏版

【服法】每日 1 次,可连服。

【功效】清热利湿。适用于湿热内盛所致的病毒性肝炎患者。

茵陈玉须汤

【原料】绵茵陈 30 克,玉米须 45 克,蚌肉 120 克,调料适量。

【做法】将绵茵陈、玉米须、分别洗净;蚌肉洗净,放入锅中,加入适量清水稍煮,再加入玉米须、绵茵陈,先用大火煮沸,再改用中火煮 1 个小时,除去药渣,加入调料调味即可。

【服法】每日分 3 次饮食。

【功效】清热利湿。适用于胆囊炎、胆结石患者。

茵陈公英汤

【原料】蒲公英、茵陈、白糖各 50 克,大枣 10 枚。

【做法】将大枣、蒲公英、茵陈分别洗净、切碎,一同放入锅中,加入适量清水,如常法水煎,除去药渣,留下大枣,取汁 1 碗,加入白糖,稍炖即可。

【服法】温热饮服。

【功效】利胆退黄、解毒清热。适用于急性黄疸型肝炎患者。

瓜皮蚕豆汤

【原料】冬瓜皮 60 克,蚕豆 60 克。

【做法】将冬瓜皮洗净、切片,与蚕豆一同放入锅中,加入清水 750 毫升,煎煮至 250 毫升,除去药渣即可。

【服法】每日分 2 次温服。

【功效】健脾、利湿、消肿。适于脾虚所致的小便不利者常服。

茶蒜鲫鱼汤

【原料】鲫鱼 1 条(约 500 克),松萝茶 15 克,独头蒜 10 个,胆矾 9 克。

【做法】将鲫鱼除去鳞、鳃、内脏,冲洗干净;独头蒜去皮、洗净,与松萝茶、胆矾一同放入鱼腹中扎紧,放入砂锅,加入适量清水,如常法煮熟即可。

【服法】每日分 2 次饮食,可连用 1 周。

【功效】健脾行气、利水消肿。适用于慢性肾炎、小便不利者。

冬瓜苡仁汤

【原料】冬瓜 500 克,水发苡仁 100 克,大葱、生姜、精盐、味精、熟鸡油各适量。

【做法】将冬瓜去皮、洗净、切块;苡仁洗净;生姜洗净、拍破;大葱去须、洗净、切段;锅中加入适量清水煮沸,下入冬瓜、苡仁、生姜、大葱、绍酒,煮至冬瓜熟烂,拣出葱、姜,加入精盐、味精,淋上鸡油,撒入葱花,调匀即可。

【服法】佐餐饮食。

【功效】清热利水。适用于水肿、小便不利等症。

冬瓜赤豆汤

【原料】带皮冬瓜250克,赤小豆50克。

【做法】将冬瓜连皮洗净、切块;赤小豆淘洗干净,与冬瓜块一同放入锅中,加入清水600毫升,先用大火烧开,再改用小火炖至瓜、豆酥烂即可(不加盐或糖)。

【服法】分1~2次服,连服3日。

【功效】清热解毒、利尿消肿。适用于慢性肾炎腹水、肝硬化轻度腹水等症。

冬瓜瘦肉汤

【原料】冬瓜1000克,瘦肉400克,蚝豉3粒,薏米50克,果皮、精盐各适量。

【做法】将冬瓜洗净,连皮切成大块;瘦肉放入沸水锅中煮5分钟,捞出洗净;蚝豉洗净,用清水浸泡半个小时;薏米淘洗干净,放入滚水中煮5分钟,捞出过冷;果皮浸软,刮瓤、洗净;锅中加入适量清水煲沸,放入冬瓜、瘦肉、蚝豉、薏米、果皮,先用大火煲沸,再改用慢火煲3个小时,加入精盐调味即可。

【服法】佐餐饮食。

【功效】利水消肿。适用于身体燥热、风湿骨痛、肠胃不适、双脚浮肿、肝热黄疸、小便不利等症。

冬瓜干贝汤

【原料】冬瓜250克,土鸡腿1只(选油脂较少者),鲜干贝6粒,姜3片,精盐适量。

【做法】将土鸡腿洗净,剁成小块;鲜干贝洗净;冬瓜除去皮、瓤,洗净、切块;锅中加入清水5碗煮沸,下入鸡块,撇去浮沫,再加入冬瓜、姜片,如常法煮至鸡肉、冬瓜熟透时,加入干贝,再煮二三沸,加入精盐调味即可。

【服法】佐餐饮食。

【功效】利水消肿。适用于浮肿、虚胖者。

八味利水汤

【原料】冬瓜500克,生、熟薏米各50克,赤小豆、扁豆各50克,莲叶1块,川萆草15克,灯心球3个。

【做法】将冬瓜连皮洗净、切块;薏米、赤小豆、扁豆分别淘洗干净;莲叶、川萆草、灯心球分别洗净;锅中加入适量清水煮沸,下入所有原料,大火煮沸后,改用小火煲3个小时即可。

国学经典文库

中华食疗大全

· 食疗保健饮品 ·

图文珍藏版

【服法】随量饮服。

【功效】利水祛湿。适用于暑热烦闷、小便不利等症。

冬瓜鸡肉汤

【原料】鸡脯肉、冬瓜各200克,黄芪、党参各3克,黄酒、精盐、味精各适量。

【做法】将鸡脯肉洗净、切丝;冬瓜除去皮、瓤,洗净、切片;党参、黄芪分别洗净,与鸡肉一同放入砂锅中,加入清水500毫升,以小火炖煮至鸡肉八成熟时,余入冬瓜,加入黄酒、精盐、味精调味,继续炖煮至冬瓜、鸡肉熟透即可。

【服法】佐餐饮食。

【功效】健脾利湿、利水消肿。适用于食少倦怠、头面虚胖者。

参鸡瓜仁汤

【原料】党参10克,鸡肉300克,冬瓜500克,苡仁20克,葱段、姜片、精盐、味精各适量。

【做法】将党参洗净、烘干、切片、研粉;苡仁去壳、洗净;鸡肉洗净、切条;冬瓜去掉粗皮,洗净、切块;锅中放入适量清水,加入鸡肉条煮沸,撇去浮沫,再加入苡仁、葱段、姜片,煮至鸡肉熟透时,加入冬瓜、党参,继续煮沸,再改用小火炖煮至鸡肉、冬瓜熟烂,加入精盐、味精,调匀即可。

【服法】佐餐饮食。

【功效】利水渗湿、消肿轻身。适用于脾胃虚弱、四肢浮肿、头面虚胖等症。

丝瓜鸡蛋汤

【原料】丝瓜200克,鸡蛋1个,鸡汤400克,花生油10克,料酒、精盐、味精、麻油各适量。

【做法】将丝瓜去掉外皮,冲洗干净,切成小的条状块;鸡蛋磕入碗中,搅匀;炒锅放入花生油,烧至六成热时,下入丝瓜,煸炒至丝瓜呈绿色时,加入鸡汤、精盐、味精煮沸,淋入蛋液,加入料酒,继续煮至汤沸后,撇去浮沫,淋上麻油即可。

【服法】佐餐饮食。

【功效】利尿消肿、活血解毒。适用于小便不利、水肿患者。

杞蛋车前汤

【原料】鲜车前草60克,枸杞枝(连叶)200克,鸡蛋1个,调料适量。

【做法】将枸杞叶摘下、洗净,枝洗净、折段;车前草连头洗净,与枸杞枝一同放入锅中,加入适量清水,煮沸15分钟,除去枸杞枝及车前草,放入枸杞叶,打入蛋清(蛋黄不用),搅拌均匀,煮至沸腾,加入调料调味即可。

【服法】随量饮食。

【功效】清肝泄热、利水降压。适于血压偏高、小便不利者饮用。

鸭肉车前汤

【原料】活鸭 1 只,川厚朴、杜仲各 10 克,车前子 20 克,精盐、黄酒、味精各适量。

【做法】将活鸭宰杀,除去毛及内脏,洗净、切块;川厚朴、杜仲、车前子分别洗净,一同放入锅中,加入适量清水,如常法水煎,除去药渣,加入鸭块、黄酒、精盐、味精,用小火炖煮至鸭肉熟透即可。

【服法】佐餐饮食,可连用 10 日。

【功效】健脾益气。适用于病后体虚、浮肿等症。

冬瓜鸭脯汤

【原料】熟鸭脯肉 200 克,冬瓜、松子仁、水发冬菇、火腿、精盐、味精、猪油、清汤各适量。

【做法】将熟鸭脯肉切丁待用;冬菇去蒂、洗净、切丁;火腿切丁;冬瓜除去皮、瓤,洗净、切丁;松子仁以小火炒熟,与鸭丁一同放入碗中;锅中加入清汤、冬瓜、冬菇、火腿、精盐、味精煮沸,撇去浮沫,加入猪油,继续熬煮至沸,趁热倒入盛有松子、鸭丁的碗中即可。

【服法】佐餐饮食。

【功效】清火利水,润肠通便,去脂降压。适于中老年人经常饮食。

草果豆鸭汤

【原料】青头鸭 1.5 千克,草果 5 克,赤豆 250 克,葱白 25 克,精盐适量。

【做法】将青头鸭宰杀,除去毛及内脏,冲洗干净;草果、赤豆分别洗净,一同放入鸭腹中,用线缝好,放入锅中,加入适量清水,先用大火煮沸,再改用中火煮至鸭肉七成熟时,加入葱白、精盐,继续炖煮至鸭肉熟烂即可。

【服法】佐餐饮食。

【功效】利尿消肿、扶正祛邪。适用于肺、脾、胃失调所致的全身水肿、尿少不畅、倦怠嗜睡,或肝脾不和、肝郁气滞所致的胸腹胀满、小腹气窜、双耳失聪、头晕目眩等症。

芹菜肉片汤

【原料】猪瘦肉 250 克,芹菜 750 克,大豆腐 1 块,调料适量。

【做法】将猪瘦肉洗净,切成薄片,用调味料腌 10 分钟;芹菜去叶、洗净、切段;大豆腐切成 2 厘米见方的小块,放入煲中,加入适量清水,先用大火煮沸,再改用小火煲 5 分钟,下入猪肉片,大火煮沸后加入芹菜段,再煮一二沸,加入调料调味即可。

【服法】随量饮食。

【功效】醒脾利尿、消食美肤、消除口臭。适用于脾虚内热、高血压等症。

豆芽芹菜汤

【原料】绿豆芽 50 克,芹菜 30 克。

【做法】将芹菜洗净、切碎,与绿豆芽一同放入容器中,用开水冲泡 1~2 分钟后即可。

【服法】饭前饮食,每日 2~3 次。

【功效】行气通淋、利水消石。适用于腰痛、神疲乏力、血尿、舌红、苔薄黄等症。

山楂赤豆汤

【原料】山楂、大枣各 15 克,赤小豆(即红豆)100 克,泽泻 10 克。

【做法】将泽泻洗净,放入锅中,加入适量清水,如常法水煎,除去药渣,留汁锅中;赤小豆、山楂、分别洗净,一同放入留有药汁的锅中,以药汁如常法煮汤即可。

【服法】每日 1 次。

【功效】健脾利水、降脂减肥。适用于高脂血、脂肪肝以及肥胖等症。

砂仁西瓜汤

【原料】阳春砂仁 20 克,独头蒜 1 个,西瓜 1 个。

【做法】将阳春砂仁去皮;独头蒜去皮、洗净;西瓜除去薄皮、切块,与砂仁、独头蒜一同放入锅中,加入适量清水,大火煮沸后,改用小火继续熬煮 10 分钟即可。

【服法】分 2~3 次饮食,每日 1 剂。

【功效】利水行气。适用于肝硬化、肝癌所致的腹水患者。

白菜萝卜汤

【原料】大白菜、白萝卜、大豆腐各 250 克,酱油、豆瓣酱、花生油、精盐、味精、麻油各适量。

【做法】将大白菜洗净、切条;白萝卜除去根须,去皮、洗净、切片;豆腐切块,放入开水锅中稍焯后捞出;锅中放入花生油烧热,下入豆瓣酱稍炒,加入酱油、味精调匀,盛出待用;另取一锅烧热,放入花生油,下入萝卜片稍炒,再加入白菜翻炒片刻,加入适量清水,用大火煮至萝卜、白菜熟烂时,下入豆腐块,再加入精盐稍煮,起锅加入调好的豆瓣酱,淋入麻油、撒上味精即可。

【服法】佐餐饮食。

【功效】温中下气、利水减肥。老幼皆宜,经常饮食有益,尤其适于身体偏胖者长期饮食。

白菜鲫鱼汤

【原料】白菜 500 克,鲫鱼 100 克,精盐、味精、胡椒粉、高汤各适量。

【做法】将白菜洗净、细切;鲫鱼除去鳞、鳃、内脏,冲洗干净;锅中放入高汤,加入鲫鱼先用大火煮沸,再改用小火熬煮至鱼肉八成熟时,下入白菜,继续煮至鱼肉烂熟,加入精盐、味精、胡椒粉调味即可。

【服法】佐餐饮食。

【功效】清热解毒、利水通便。适于中老年人经常饮食。

慈菇茯苓汤

【原料】慈姑 250 克,土茯苓 6 粒,猪瘦肉 200 克,生姜 2 片,调料适量。

【做法】将慈姑、土茯苓分别洗净;猪瘦肉洗净、切片,与慈姑、茯苓、生姜一同放入锅中,加入清水 5 碗,用小火煮 2 个小时左右,至猪肉熟烂时,加入调料调味即可。

【服法】佐餐饮食。

【功效】利水通便。适用于营养不良性水肿、小便不利等症。

【说明】慈菇有活血、滑胎的功效,故怀孕初期的孕妇不宜多食。

泻叶鸡蛋汤

【原料】番泻叶 5~10 克,鸡蛋 1 个,菠菜少许,精盐、味精等调料各适量。

【做法】将菠菜洗净、切段;鸡蛋打入碗中,搅散备用;番泻叶洗净,放入锅中,加入适量清水,如常法水煎,除去药渣,鸡蛋倒入药汁中,加入菠菜、精盐、味精等调料调味,继续熬煮至沸即可。

【服法】喝汤、食蛋,每日 1 次,可服用 5~7 日。

【功效】泄热通便。适用于便秘患者。

松子核桃汤

【原料】松子仁、核桃仁各 50 克,蜂蜜 500 克。

【做法】将松子仁、核桃仁分别去衣、烘干,一同研为细末,与蜂蜜和匀即可。

【服法】每日早、晚各服 2 匙。

【功效】养阴润肠。适用于便秘患者,尤其适宜老年人经常饮用。

核桃木耳汤

【原料】核桃 30 克,白木耳 10 克,猪瘦肉 100 克,调料适量。

【做法】将白木耳水发、去蒂、洗净;猪瘦肉洗净、切片,与白木耳、核桃仁一同放入锅中,加入适量清水,如常法煮汤,煮至猪肉熟烂,加入调料调味即可。

【服法】佐餐饮食。

【功效】滋阴润肠、和中摄血。适用于痔疮、便秘、肛裂出血等症。

豆腐鱼头汤

【原料】豆腐 4 块，咸鱼头 1 个，白菜干 100 克，调料适量。

【做法】将咸鱼头洗净，用清水浸泡半个小时，捞出、斩件；豆腐冲洗干净；白菜干用清水浸软，捞出、洗净、切段；锅中加入适量清水煲滚，加入咸鱼头、豆腐、白菜干，先用大火煮沸，再改用慢火煲 3 个小时，加入调料调味即可。

【服法】佐餐饮食。

【功效】清除肠胃湿热。适用于肠胃湿热所致的便秘、风火头痛、牙肉肿痛、喉干咽痛、声音沙哑、饱滞不饥、皮肤疮毒等症。

菠菜猪血汤

【原料】菠菜 500 克，熟猪血 250 克，精盐适量。

【做法】将菠菜洗净、切段，放入开水锅中略烫；熟猪血冲洗干净，切成小块，放入锅中，加入适量清水煮沸，放入菠菜，煮至菜熟，加入精盐调味即可。

【服法】每日或隔日饮食 1 次。

【功效】润肠通便、补血止血。适用于痔疮、习惯性便秘、老年肠燥便秘等症。

菠菜豆腐汤

【原料】菠菜 200 克，豆腐 250 克，虾皮 50 克，精盐、味精、葱末、蒜蓉、姜末、花椒水、花生油各适量。

【做法】将菠菜去根、洗净、切段；豆腐切片，与菠菜分别放入沸水锅中稍焯，捞出、沥干；锅中放入花生油烧热，下入葱末、姜末、蒜蓉爆香，加入适量清水，放入虾皮、花椒水、豆腐、精盐煮沸，再加入菠菜煮熟，加入味精调味即可。

【服法】随量饮食。

【功效】泻火通便。适用于便秘者。

白菜青蒜汤

【原料】大白菜 500 克，青蒜 2 根，葱花、姜片、精盐、味精各适量。

【做法】将大白菜洗净、切丝；青蒜去须、洗净、切段；锅中加入适量清水，大火煮沸后，下入大白菜、青蒜、姜片，如常法煮至大白菜、青蒜熟透，加入葱花、精盐、味精调味即可。

【服法】佐餐饮食。

【功效】清热解毒、润肠通便。

四、减脂降压、美容驻颜饮品

双花山楂汁

【原料】金银花、菊花、生山楂各 6 克, 桑叶 4 克, 冰糖 20 克。

【做法】将金银花、菊花、桑叶、生山楂分别用清水洗净, 装入干净的纱布袋中, 扎紧袋口, 放入锅中, 加入适量清水, 煎煮 10 分钟, 加入冰糖, 继续熬煮至糖溶即可。

【服法】每日 1 剂, 代茶频饮, 10~30 日为 1 个疗程。

【功效】清肝明目、降脂降压。适用于高血脂、高血压、动脉硬化等症。

银花山楂汁

【原料】金银花 12 克, 山楂 30 克, 白糖 20 克。

【做法】将山楂、金银花分别洗净、沥干, 一同放入锅中, 以中火炒热, 加入白糖, 改用小火炒成糖钱, 收起备用。饮用时用沸水冲泡即可。

【服法】每日 1 剂, 分 3 次饮服。

【功效】降脂减肥。适用于高脂血、肥胖症。

大蒜萝卜汁

【原料】大蒜 60 克, 萝卜 120 克, 白糖适量。

【做法】将大蒜头剥去外皮, 洗净、切碎, 剁成大蒜泥汁; 萝卜去根、洗净, 连皮切碎, 捣烂取汁, 用洁净的纱布过滤, 与大蒜汁混合, 拌和均匀, 加入白糖调味即可。

【服法】早、晚 2 次分服。

【功效】行气降脂。适用于高脂血患者。

芹菜萝卜汁

【原料】大红萝卜 1 个, 芹菜 150 克, 小洋葱 1 个。

【做法】将大红萝卜除去根、须及绿头, 切碎; 芹菜去叶、洗净, 切为小段; 小洋葱剥除老皮, 切碎为丁, 所有原料一同放入榨汁机中榨汁即可。

【服法】每日 1 次。

【功效】行气凉血。适用于痤疮患者。

苹果萝卜汁

【原料】苹果、胡萝卜各 400 克, 包心菜 200 克, 蜂蜜适量。

【做法】将苹果、胡萝卜、包心菜分别洗净、切碎, 一同放入榨汁机内榨汁, 饮用时加入蜂蜜调味即可。

【服法】常服无妨。

【功效】润肠通便、明目美容。适用于痤疮患者。

健美果蔬汁

【原料】鲜芹菜、西红柿、橙子各适量。

【做法】将芹菜择洗干净,去叶、切段;西红柿洗净、切片;橙子去皮、切片;将以上各原料一同放入榨汁机内搅汁即可。

【服法】每日饮1~2杯。

【功效】滋润皮肤、降脂降压、减肥健美。适于常人常饮。

芹菜雪梨汁

【原料】芹菜100克,番茄、雪梨各150克,柠檬1/5个。

【做法】将芹菜去叶、洗净,切为小段;番茄洗净、去皮;雪梨洗净,除去皮、核,与柠檬一同放入榨汁机中榨汁即可。

【服法】每日1次。

【功效】清热凉血。适用于痤疮患者。

核桃山楂水

【原料】山楂150克,核桃仁200克,白糖适量。

【做法】将山楂洗净,除去皮、核,与核桃一同放入锅中,加入适量清水,熬煮至山楂熟烂时,加入白糖,再稍煮片刻即可。

【服法】随意饮服。

【功效】降脂降压。适合于冠心病、高血压、高脂血患者,老年人常饮有益。

山楂桃仁露

【原料】新鲜山楂1000克,桃仁60克,蜂蜜250克。

【做法】将新鲜山楂洗净、去核,用刀背拍碎,与桃仁一同放入锅中,加入适量清水,如常法水煎2次,除去药渣,煎好的药汁盛入碗中,调入蜂蜜,盖上盖子,隔水蒸1个小时后,离火冷却,装瓶备用。饮用时用开水冲服即可。

【服法】每次1勺,每日2次,早、晚饭后饮用。宜长期饮用。

【功效】健脾养胃、降胆固醇、降血脂、降血压、增加心肌供血。适用于高脂血及冠心病患者。

枣胶美容露

【原料】红枣500克,阿胶250克,黑芝麻、胡桃肉、桂圆肉各150克,冰糖250

克,黄酒800克。

【做法】将黑芝麻炒熟;红枣洗净、去核,与黑芝麻、胡桃肉、桂圆肉一同研为碎末;阿胶放入黄酒中浸泡12天,即成为阿胶酒,再将阿胶酒倒入陶瓷器皿中隔水蒸煮,蒸至阿胶完全融化时,加入研好的碎末,拌和均匀,加入冰糖,蒸至冰糖完全融化时取出,待冷却后,放入冰箱内保存即可。

【服法】每日晨起时舀冻状露3汤匙,并用开水冲化饮服。

【功效】养血润肤、悦色美颜。适于中老年常饮,尤其适于中老年妇女饮用。

山楂香橙糊

【原料】山楂肉30克,香橙2只,荸荠粉l0克。

【做法】将山楂肉洗净,放入锅中,加入适量清水,煎煮30分钟,用干净的纱布过滤,留汁待用;香橙除去皮、核,捣烂后过滤取汁,混合二汁,兑入荸荠粉,打芡成糊即可。

【服法】饭后饮食,可连用7~10日。

【功效】减脂降压、理气活血、化痰消食。适用于气虚血淤型高脂血、高血压患者。

七味消脂饮

【原料】生山楂、黄芪、莱菔子、肉苁蓉各30克,何首乌、泽泻各20克,白术15克。

【做法】将上述各味中药分别拣洗干净,一同放入锅中,加入适量清水,如常法水煎,除去药渣即可。

【服法】每日饭前饮服1碗,每日1剂,连服2个月以上。

【功效】消脂减肥。适用于高脂血、内分泌紊乱所致的肥胖者。

消脂健身饮

【原料】焦山楂15克,荷叶3克,生大黄5克,生黄芪15克,生姜2片,生甘草3克。

【做法】将焦山楂、荷叶、生大黄、生黄芪、生姜、生甘草一同放入锅中,加入适量清水,如常法水煎即可。

【服法】每日1剂,随时频饮。

【功效】益气消脂、轻身健步。适用于高脂血、肥胖症患者。

荷叶降脂饮

【原料】夏季采摘的新鲜荷叶100张,生薏苡仁、生山楂(干品)各1000克,橘皮500克。

【做法】将荷叶洗净,切成细条后晾干,再与生薏苡仁、山楂、橘皮一同研成细末,拌匀后分装成 100 包即可。

【服法】每日早晨取一包放入热水瓶中,以沸水浸泡后,代茶饮服,当天若喝完,可再加入开水泡饮。每日 1 包,连服 100 天可见成效。

【功效】健脾除湿、降脂减肥。适用于肥胖症和高脂血等症。

绿茶山楂饮

【原料】绿茶粉 6 克、山楂 15 克。

【做法】将山楂洗净、去核,与绿茶粉一同放入锅中,加入 3 碗清水,煮至沸腾后再煮 5~6 分钟即可。

【服法】早、午、晚饭后饮服,还可加开水冲泡续饮,每日 1 剂。

【功效】祛脂散淤。可以消除赘肉、油脂,对淤血的散化也很有效。

山楂茵陈饮

【原料】茵陈 20 克,山楂 30 克,生姜 3 片。

【做法】将山楂洗净、去核;茵陈洗净,与山楂、姜片一同放入锅中,加入适量清水,煎煮 20~30 分钟即可。

【服法】每日 1 剂,分 2~3 次饮服。

【功效】活血降脂、利水消食。适用于高脂血患者。

山楂消脂饮

【原料】山楂 50 克,荷叶 15 克,鲜槐花 20 克,决明子 10 克,白糖适量。

【做法】将山楂洗净、去核,切成薄片;荷叶洗净,剪成小块;鲜槐花、决明子分别洗净、沥干,与山楂片、荷叶一同放入锅中,每次用水 500 毫升,煎半个小时,水煎 2 次,混合 2 次煎汁,除去药渣,加入白糖,调匀即可。

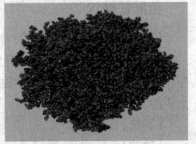

决明子

【服法】分 3 次饮服。

【功效】健脾除湿,祛脂降压。适用于高血脂、高血压患者。

首乌山楂饮

【原料】山楂、何首乌各 15 克,白糖 50 克。

【做法】将何首乌洗净、切碎;山楂去核、洗净、切碎,与何首乌碎一同放入锅中,加入适量清水,浸渍 2 个小时,再加入白糖,熬煮 1 个小时,除去药渣即可。

【服法】每日 1 剂,分 2 次饮服。

【功效】降脂减肥。适用于高脂血、肥胖症。

莲芯甘草饮

【原料】莲子芯 2 克，生甘草 3 克。

【做法】将莲子芯、生甘草分别洗净，一同放入杯中，以开水冲泡即可。

【服法】每日数次，代茶饮服。

【功效】清心、安神、降压。

玉须香蕉饮

【原料】玉米须、西瓜皮、香蕉各适量。

【做法】将西瓜皮洗净、切块；香蕉剥皮、切块，与西瓜皮、玉米须一同放入锅中，加入适量清水，如常法水煎即可。

【服法】温热饮服，宜常服。

【功效】清热平肝、滋阴除烦。适用于原发性高血压患者。

三味降压饮

【原料】菊花、生山楂、草决明各 15 克。

【做法】将菊花、草决明分别洗净；生山楂洗净、去核，与菊花、草决明一同放入保温杯中，以沸水冲泡，加盖盖严，温浸半个小时即可。

【服法】代茶饮服，每日 1 剂。

【功效】平肝降压、清心利目。适用于高血压、冠心病患者。

美肤祛皱饮

【原料】芹菜、花椰菜、西红柿、红葡萄、柚子、橘子、蜂蜜、牛奶各适量。

【做法】将芹菜、花椰菜、西红柿、柚子、橘子分别洗净、切段或切块，一同放入榨汁机中榨汁；红葡萄洗净，单独榨汁备用；将蜂蜜和牛奶加入适量温水调匀，与以上 2 汁混合，拌匀即可。

【服法】每日 1~2 次。

【功效】丰肌润肤、悦颜美容。美容佳饮，老少皆宜，尤其适宜女性常饮。

养血美容饮

【原料】酒白芍、红花、香附、党参、白术、生地、当归各 10 克，北沙参 15 克，茯苓、川芎、广木香各 6 克。

【做法】将以上述各药分别洗净，一同放入砂锅中，先用大火煮沸，再改用小火煎半个小时，滤出药液后，再加入适量清水，如上法煎煮，再次取汁，混合 2 次药汁即可。

【服法】每日 3 次，每次空腹饮 30~50 毫升，连服 1 周为 1 个疗程，共用 3 个疗程。

【功效】养血美容。适用于祛除面部雀斑。

绿茶苡仁饮

【原料】绿茶粉、薏苡仁(糙米粉、黄豆均可)、奶油各适量。

【做法】将薏苡仁炒熟、研末；绿茶粉放入碗中，加入炒好的薏苡仁粉(糙米粉、黄豆粉)及奶油，搅拌均匀，以沸水冲泡即可。

【服法】随意服食。

【功效】美容美颜、肤质透嫩、利尿消脂。

苦瓜清火饮

【原料】苦瓜半条。

【做法】将苦瓜洗净，切成小丁，放入锅中，加入适量清水，如常法煮至苦瓜熟烂即可。

【服法】代茶饮服(不可放任何调味料)，每日 1 剂。

【功效】清火凉血。适用于痤疮患者。

养颜抗皱膏

【原料】人参 80 克，桃仁 200 克，白芷 100 克，蜂蜜 300 克。

【做法】将人参、桃仁、白芷分别洗净，一同放入锅中，加水 500 毫升，连煎 3 次，每次取汁 200 毫升，混合 3 次煎汁，以小火慢慢熬煮浓缩为 300~400 毫升，调入蜂蜜，继续熬煮至药汁沸腾时停火，冷却收瓶即可。

【服法】每日早、晚饮服，每次 2 匙。

【功效】益气活血、养颜抗皱。适用于身体早衰、面部过早出现皱纹等症。

枸杞龙眼膏

【原料】枸杞 600 克，龙眼肉 500 克，蜂蜜 200 克。

【做法】将枸杞、龙眼肉分别洗净，一同放入砂锅中，加入适量清水，以小火煎煮至枸杞、龙眼肉无味时，除去药渣，继续熬煮，待煮成膏状时调入蜂蜜，再煮一二沸即可，用瓷罐收贮备用。

【服法】每日早、晚饮服，每次 2 匙。

【功效】补气养血、润肤驻颜。适于中老年人常饮。

首乌消脂茶

【原料】首乌 30 克，槐角、冬瓜皮、山楂肉各 15 克，乌龙茶 3 克。

【做法】将首乌、槐角、冬瓜皮、山楂肉分别洗净,一同放入锅中,加入适量清水,如常法水煎,除去药渣,以药汁冲泡乌龙茶即可。

【服法】频频饮服。

【功效】清热祛脂、生津助食。适于高脂血、高血压、冠心病、脑血管病、消化不良等症。

荷叶降脂茶

【原料】干荷叶 60 克,生山楂、生薏米各 10 克,花生叶 15 克,橘皮 5 克,茶叶 60 克。

【做法】将干荷叶、生山楂、生薏米、花生叶、橘皮、茶叶分别拣净,一同研为细末,放入杯中,以沸水冲泡即可。

【服法】代茶频饮,每日 1 剂。

【功效】清热消食、降脂化湿。适用于血脂偏高者。

山楂消食茶

【原料】山楂 10 克,茶叶 5 克。

【做法】将山楂洗净,捣为粗末,放入锅中,加入适量清水,煎煮至沸,再煮片刻;茶叶放入杯中,倒入煮沸的煎汁,浸泡数分钟即可。

【服法】代茶频饮。

【功效】消食化积、轻身散瘀。适用于肥胖症、高血压病、高血脂患者。

苏叶山楂茶

【原料】紫苏叶、石菖蒲、泽泻、山楂各等份,上等茶叶适量。

【做法】将山楂、泽泻分别洗净,切成细丝;紫苏叶、石菖蒲分别洗净、捣碎,加入茶叶及山楂、泽泻丝备用。每次取 20 克,放入杯中,倒入沸水冲泡,加盖稍焖即可。

【服法】每日 1 剂,代茶饮服。

【功效】消脂减肥、消食化积、祛脂降压。适于血脂偏高、消化不良者常饮。

山楂青叶茶

【原料】山楂、大青叶各 30 克,当归 15 克。

【做法】将山楂、当归、大青叶分别洗净,一同放入锅中,加入适量清水,如常法水煎,除去药渣即可。

【服法】每日上、下午各饮适量。

【功效】滋阴养血、化瘀活血、清热解毒。适用于高脂血、高血压、病毒性感冒等症。

山楂乌龙茶

【原料】陈皮 10 克,山楂 20 克,乌龙茶 5 克。

【做法】将陈皮、山楂分别洗净,一同放入砂锅,加入适量清水,煎煮 30 分钟,除去药渣,以药汁冲泡乌龙茶,加盖焖 10 分钟即可。

【服法】代茶频饮。

【功效】化痰降脂、降压减肥。适用于高血压、高脂血、单纯性肥胖等症。

清宫降脂茶

【原料】荷叶、紫苏叶、山楂、乌龙茶、六安茶各适量。

【做法】将荷叶、紫苏叶分别洗净、切碎;山楂洗净、去核、切碎,与荷叶、紫苏叶一同研为粗末,与乌龙茶、六安茶混合即可。

【服法】每次取 6 克,每日 2 次,以沸水冲泡,代茶饮服。

【功效】降脂通络。适用于血脂偏高者及肥胖者常饮。

降脂轻身茶

【原料】萝卜籽、花生壳、淫羊藿各 15 克,何首乌、泽泻、黄芪、夏枯草各 20 克,红小豆 30 克。

【做法】将上述各药分别洗净,一同研末,放入保温瓶中,以沸水冲泡,密闭、浸泡约 60 分钟即可。

【服法】代茶饮服。

【功效】降脂减肥。适用于中老年肥胖者,或因内分泌紊乱所致的肥胖患者。

菊花山楂茶

【原料】菊花 15 克,生山楂 20 克。

【做法】将菊花、生山楂分别洗净,一同放入锅中,加入适量清水,如常法水煎即可(或以沸水冲泡 10 分钟后代茶饮用)。

【服法】代茶频饮。

【功效】扩张冠状动脉、舒张血管,增加冠脉血流量、祛脂降压。适用于冠心病、高血压、心功能不全等症。

桃仁决明茶

【原料】桃仁 10 克(打碎),决明子 12 克,蜂蜜适量。

【做法】将桃仁、决明子一同放入锅中,加入适量清水及蜂蜜,如常法水煎即可。

【服法】代茶饮服。

【功效】活血降压、润肠通便。适用于高血压、脑血栓形成并有热象者。

【说明】此方不适用于脑出血病人。

双花降压茶

【原料】荠菜花、蚕豆花各 12 克。

【做法】将荠菜花、蚕豆花分别拣洗干净,一同放入杯中,用适量的升水冲泡即可。

【服法】代茶饮服。

【功效】清脑降压。适用于高血压所致的头晕目眩等症。

枯草降压茶

【原料】夏枯草 10 克,车前草 12 克。

【做法】将夏枯草、车前草分别洗净,一同放入茶壶中,用沸水冲泡即可。

【服法】不拘时候,每日 1 剂。

【功效】清热利水、降低血压。适用于高血压、头晕目眩、头痛等症。

【说明】本茶可以作为高血压患者的日常饮料,但在饮用过程中要经常测量血压,以免血压相对过低而引起头昏。

菊槐二花茶

【原料】菊花、槐花各 10 克。

【做法】将菊花、槐花分别洗净,一同放入杯中,用沸水冲泡,加盖焖 10 分钟即可。

【服法】一般可冲泡 3~5 次,当天饮完。

【功效】平肝降压、软化血管。适用于各种高血压病,对老年人高血压并伴有动脉粥样硬化者尤为适宜。

菊花檀香茶

【原料】菊花 10 克,红花 5 克,檀香 3 克。

【做法】将菊花、红花、檀香一同放入有盖的杯中,用沸水冲泡即可。

【服法】代茶频饮,一般可冲泡 3~5 次,当天饮完。

【功效】降低冠脉阻力、增加冠脉流量、改善心肌微循环。适用于冠心病、心绞痛患者。

菊花枸杞茶

【原料】菊花 10 克,枸杞子 30 克。

【做法】将枸杞子洗净,放入锅中,加入 3~5 杯清水,煮沸 10 分钟,然后放入菊花再煮 2~3 分钟,过滤、去渣,药汁倒入保温瓶中即可。

【服法】分 3~4 次饮用,1 日饮完。

【功效】可预防和治疗各种眼病、高血压、冠心病,最适宜于老年人饮用。

丹参绿茶

【原料】丹参 9 克,绿茶 3 克。

【做法】将丹参制成粗末,与绿茶一同放入杯中,以沸水冲泡 10 分钟即可。

【服法】代茶频饮。

【功效】活血祛瘀、止痛除烦。适用于冠心病、高血压患者。

贝母山楂茶

【原料】贝母 12 克,桃仁、山楂各 10 克,荷叶半张,绿茶适量。

【做法】将贝母、桃仁、山楂、荷叶分别洗净,一同放入锅中,加入清水 1000 毫升,先用大火烧开,再改用小火煎 15 分钟,除去药渣,装入暖瓶,以热药汁冲泡绿茶即可。

【服法】1 日内饮完,连服 30 日即可见效。

【功效】清火凉血、润肠利便。适用于痤疮患者。

菊花醪

【原料】干菊花 10 克,糯米酒酿适量。

【做法】将菊花洗净,放入锅中,加入适量清水,如常法水煎,除去药渣,药汁与糯米酒酿一同放入小锅内拌匀,煮滚即可。

【服法】顿服,每日 2 次。

【功效】清肝降压。适用于肝热型高血压眩晕症。

香菇柠檬酒

【原料】香菇 75 克,蜂蜜 250 克,柠檬 3 枚,白酒 1500 毫升。

【做法】将香菇、柠檬分别洗净、晾干;柠檬洗净,对切成两半,与香菇、蜂蜜一同放入容器中,加入白酒,密封 7 日,取出柠檬,继续密封 7 日即可。

【服法】每日早、晚各服 1 次,每次 15~20 毫升。

【功效】健脾益胃、有降血压、降胆固醇和增强免疫功能的作用。适用于血脂、血压偏高者。

润肤驻颜酒

【原料】小红枣、胡桃肉各 120 克,杏仁 30 克,酥油 60 克,蜂蜜 100 克,白酒 1500 毫升。

【做法】将杏仁洗净,用适量清水浸泡片刻,除去皮、尖,放入锅中,加入适量清水煮沸,捞出晾干;红枣洗净、去核,与胡桃肉、杏仁一同捣烂,放入白酒中浸泡,加入溶化后的酥油、蜂蜜,搅拌均匀,密封10日即可。

【服法】每日2次,每次50毫升,空腹饮服。

【功效】润肤、乌发、美颜。适于中老年人常饮。

芍药驻颜酒

【原料】柚子5个,地黄、当归、芍药各40克,蜂蜜50克,白酒4000毫升。

【做法】将柚子洗净、拭干,切成边长2~3厘米的正方块;地黄、当归、芍药分别拣洗干净,与柚子一同放入容器中,倒入白酒,密封2个月,过滤去渣即可。

【服法】每日1次,每次20~40毫升。

【功效】养血驻颜。适于皮肤色素沉着、皮肤老化、面部痤疮者常饮。

桃花润肤酒

【原料】刚开的桃花20克,白酒250毫升。

【做法】桃花放在阴凉、干燥处晾干,放入容器中,倒入白酒,密封15日即可。

【服法】每日早、晚各服1次,每次15毫升,或临睡前服20毫升。

【功效】活血润肤、益颜悦色。适于皮肤老化、肤色无华者常饮。

葡萄干酒

【原料】葡萄干250克,细神曲适量,糯米1250毫升。

【做法】将葡萄干拣洗干净,与神曲一同研为细末;糯米淘洗干净,放入锅中,加入适量清水煮熟,取出待冷,装入容器中,加入细神曲与葡萄干末,再加入清水10公斤,搅拌均匀,放在保温处,发酵、酿熟即可。

【服法】不拘时候,随量温饮。

【功效】滋补脾肾、益气养血、驻颜悦色。适用于气血不足、脾肾虚损所致的脾虚气弱、肌肤粗糙、容颜无华等症。

番茄鸡蛋汤

【原料】番茄250克,鸡蛋1个,葱1根,姜片、精盐、味精各适量。

【做法】将葱去须、洗净,切成葱花;鸡蛋磕破,蛋清打入碗中(蛋黄不用),搅拌均匀;番茄洗净、切块,放入锅中,加入适量清水,煮至番茄熟时,下入蛋清,搅拌均匀,加入葱花,煮至再沸,加入姜片、精盐、味精调味即可。

【服法】随量饮食。

【功效】健胃消食、利水生津、降脂减肥。适于

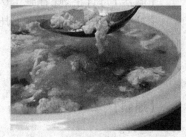

番茄鸡蛋汤

体态偏胖者长期饮食。

紫菜虾皮汤

【原料】小虾皮 50 克,紫菜 12 克,葱 5 克,清汤、酱油、麻油、精盐、味精各适量。

【做法】将葱去须、洗净,切成葱花;小虾皮浸软、洗净;紫菜用清水浸润,拣去杂质,洗净、撕碎,与葱花、小虾皮一同放入汤碗中;锅中放入清汤煮沸,加入酱油、精盐、味精调味,趁热冲入盛有紫菜、虾皮、葱花的汤碗中,淋上麻油即可。

【服法】佐餐饮食。

【功效】软坚化痰、利水降脂。适于高脂血、高血压、冠心病患者日常饮食。

紫菜豆腐汤

【原料】紫菜 20 克,猪瘦肉 50 克,嫩豆腐 100 克,鲜汤及各种调料适量。

【做法】将紫菜撕成小片;豆腐切成条;猪肉洗净,切成薄片;锅中放入鲜汤,以中火烧开,加入紫菜、豆腐,煮至沸腾时,再加入猪肉片,继续熬煮至肉片将熟时,加入味精、淋上香油即可。

【服法】佐餐饮食。

【功效】软坚化痰、清热降脂。适于高脂血、高血压患者日常饮食。

芽菜豆腐汤

【原料】黄豆芽 250 克,雪里蕻 100 克,豆腐 200 克,豆油、葱花、味精精盐各适量。

【做法】将黄豆芽去皮、洗净;豆腐洗净、切丁;雪里蕻洗净;锅中放入豆油烧热,下入葱花煸香,加入黄豆芽,炒至出香味时,加入适量清水,先用旺火烧开,煮至豆芽熟烂时,加入雪里蕻、豆腐,再改用小火炖煮 10 分钟,加入精盐、味精调味即可。

【服法】佐餐饮食。

【功效】清热降脂。适于高脂血、高血压患者日常饮食。

蘑菇豆腐汤

【原料】水发香菇 100 克,豆腐 200 克,蒜苗 25 克,海米 25 克,米醋、精盐、味精、麻油、胡椒粉、清汤各适量。

【做法】将蘑菇去蒂、洗净、切片;豆腐切片;海米用温水泡发;蒜苗择洗干净、切段;锅中放入清汤,加入豆腐、蘑菇、泡好的海米、精盐煮沸,撇去浮沫,加入胡椒粉、米醋,淋上麻油,撒上味精、蒜苗即可。

【服法】佐餐饮食。

【功效】生津化痰、降脂降压。适用于高脂血、冠心病、高血压、肥胖症患者。

香菇豆腐汤

【原料】干香菇 25 克,豆腐 400 克,鲜笋 60 克,豆油、味精、精盐、料酒、胡椒粉、麻油、葱段、姜末、淀粉各适量。

【做法】将香菇用清水泡发、洗净、切丝;鲜笋洗净、切丝,豆腐切丁,锅中放入豆油烧热,下入香菇丝略炒、起锅;另取一锅,加入适量清水煮沸,加入炒好的香菇丝、笋丝、豆腐煮沸,再加入精盐、料酒、胡椒粉、姜末调味,以水淀粉勾芡、起锅,撒入味精、淋上麻油即可。

【服法】佐餐饮食。

【功效】降脂减肥、降压、降糖。适用于高脂血、糖尿病、肥胖症患者。

香菇降脂汤

【原料】鲜香菇 90 克,精盐、植物油各适量。

【做法】将香菇择洗干净;锅中加入植物油烧热,放入香菇、精盐煸炒片刻,再加入适量清水,如常法煎煮为汤即可。

【服法】佐餐饮食。

【功效】降低血脂。适于动脉硬化、高血压者长期饮食。

香菇萝卜汤

【原料】水发香菇 50 克,白萝卜 500 克,豌豆苗 25 克,料酒、精盐、味精、豆芽汤各适量。

【做法】将香菇去蒂、洗净、切丝;白萝卜去根、洗净,切成细丝,放入沸水锅中焯至八成熟时捞出待用;豌豆苗择洗干净,放入沸水锅中稍余;锅中放入豆芽汤、料酒、精盐、味精煮沸,撇去浮沫,下入萝卜丝、香菇丝稍烫,捞出盛入大汤碗中,汤汁继续煮沸,撒上豆苗,趁热冲入盛有萝卜丝、香菇丝的汤碗中即可。

【服法】随量饮食。

【功效】消食降脂、补虚抗衰。适于中老年人经常饮食。

瓜皮海带汤

【原料】冬瓜皮 20 克,海带 15 克,紫菜 5 克,精盐少许。

【做法】将紫菜、海带分别泡发、洗净,紫菜撕成小块,海带切块;冬瓜皮洗净,与紫菜、海带一同放入锅中,加入适量清水,如常法煮至海带熟时,加入精盐调味即可。

【服法】每日 1 次。

【功效】降脂降压、利水除湿。适用于高脂血、高血压、肥胖症、糖尿病患者。

海带苡仁汤

【原料】海带、薏苡仁各 30 克,鸡蛋 150 克,精盐、味精、胡椒粉、猪油各适量。

【做法】将鸡蛋磕入碗中,搅拌均匀;海带洗净、切块;薏苡仁洗净,与海带一同放入锅中,加入适量清水,如常法煮至海带、薏苡仁熟烂待用;锅中放入熟猪油烧热,下入鸡蛋炒熟,趁热冲入海带、苡仁汤汁,加入精盐、味精、胡椒粉调味即可。

【服法】佐餐饮食。

【功效】降脂通便、益气轻身。适用于高脂血、肥胖症、便秘患者。

海带木耳汤

【原料】海带、黑木耳各 20 克,猪瘦肉 50 克,味精、精盐、淀粉各适量。

【做法】将海带、木耳分别泡发、洗净、切丝;猪瘦肉洗净、切丝,用淀粉拌匀,与海带、木耳一同放入锅中,加入适量清水煮沸,再加入精盐、味精、淀粉,拌和均匀,继续煮至海带、猪肉熟透即可。

【服法】每日 1~2 次,可常食。

【功效】降脂减肥、通络活血。适用于高脂血、糖尿病、肥胖症患者,一般人常食可防止血脂升高及肥胖。

芦笋百合汤

【原料】罐头芦笋 250 克,百合 50 克,黄酒、味精、精盐、素汤各适量。

【做法】将百合用清水发好、洗净;芦笋倒入大碗中;锅中放入素汤,加入百合,煮几分钟后,加入黄酒、精盐、味精调味,倒入盛有芦笋的碗中即可。

【服法】每日 1 次,佐餐饮食。

【功效】降脂减肥、补肺养胃。适用于肺肾阴虚所致的高脂血及肥胖症。

山楂鲤鱼汤

【原料】鲤鱼 1 条(约 500 克),山楂 25 克,面粉 150 克,鸡蛋 1 个,食油、黄酒、精盐、葱段、姜片、白糖各适量。

【做法】将鲤鱼宰杀,除去鳞、鳃、内脏,洗净、切块,用黄酒、精盐腌渍 15 分钟;面粉加入适量清水及白糖,打入鸡蛋,搅拌成糊状,放入鱼块浸透,取出再蘸些干面粉;锅中放入食油烧热,放入姜片爆香,加入鱼块炸 3 分钟,捞出待用;山楂洗净、去核,放入干净的锅中,加入适量清水煮化,调入少许生面粉,加入鱼块煮 15 分钟,再加入葱段、味精调味即可。

【服法】佐餐饮食。

【功效】降脂减肥、利水消肿。适用于高脂血、肥胖症,常人饮食可预防血脂升高及肥胖。

丝瓜肉片汤

【原料】丝瓜 25 克,猪瘦肉 50 克,精盐、味精、麻油、清汤各适量。

【做法】将猪肉洗净,切成薄片;丝瓜去皮、洗净、切片;锅中放入清汤煮沸,余入肉片,继续煮至汤汁微沸,撇去浮沫,下入丝瓜,加入精盐、味精,再稍煮片刻,淋上麻油即可。

【服法】佐餐饮食。

【功效】通络行气、健脾利湿、利水祛脂。适于中老年人经常饮食。

枸杞猪肉汤

【原料】猪瘦肉 250 克,枸杞子 15 克,食用油、精盐、味精、葱段、姜片、胡椒粉、黄酒、猪肉汤各适量。

【做法】将枸杞子择去杂质,冲洗干净;猪瘦肉洗净、切丝;锅中放入食用油烧热,下入猪肉丝,炒至肉丝呈白色时,加入黄酒、葱段、姜片、精盐煸炒一会儿,注入猪肉汤,放入枸杞子,煮至猪肉熟烂时停火、出锅,加入胡椒粉、味精调味即可。

【服法】佐餐饮食。

【功效】降脂减肥。适用于高脂血、肥胖症患者,健康人常食可预防高脂血、肥胖症的发生。

冬瓜三鲜汤

【原料】冬瓜 500 克,虾仁、海带各 200 克,猪瘦肉 100 克,姜片、精盐各适量。

【做法】将虾仁洗净、沥干;海带浸透,洗去杂质,切片待用;猪瘦肉洗净、切片;冬瓜去皮、洗净,切成粒状,与海带一同放入锅中,加入适量沸水,熬煮 30 分钟,加入肉片,再煲 1 个小时,加入虾仁、姜片煮沸,再稍煮片刻,加入精盐调味即可。

【服法】佐餐饮食。

【功效】降脂减肥。适于中老年人经常饮食。

海蜇瘦肉汤

【原料】海蜇、马蹄、排骨各 250 克,瘦肉 400 克,姜片、精盐各适量。

【做法】将海蜇洗净(要多洗几次,使减去咸味及异味),放入滚水中煮 5 分钟,捞出过冷,沥干水分;马蹄去皮、洗净;排骨洗净、斩件,与洗净的瘦肉一同放入滚水中煮 5 分钟,捞出过冷;锅中加入适量清水煲滚,加入海蜇、瘦肉、排骨、马蹄、姜片,煮至沸腾后,改用慢火煲 3 个小时,加入精盐调味即可。

【服法】佐餐饮食。

【功效】降压去积。适用于小儿积滞症。

荸荠蛰皮汤

【原料】荸荠、海蜇皮各 100 克。

【做法】将荸荠洗净、去皮、切片；海蜇用清水浸泡、透发、洗净、切丝，与荸荠一同放入锅中，加入适量清水，如常法煮至海蜇皮熟烂即可。

【服法】每日 1 剂。

【功效】降低血压。适用于高血压患者。

虫草乌龟汤

【原料】冬虫夏草、土茯苓各 15 克，川芎 5 克，淫羊藿 10 克，肉苁蓉 12 克，草龟 1 只(约 300 克)，各种调料各适量。

【做法】将草龟洗净、斩件；冬虫夏草、土茯苓、川芎、淫羊藿、肉苁蓉分别洗净，与草龟肉一同放入锅中，加入适量清水，以小火煮 3 个小时，加入各种调料调味即可。

【服法】佐餐饮食。

【功效】补肾、活血、降压。适用于高血压所致的气滞血淤、头晕头痛、心悸失眠者，正常人饮食也有很好的保健作用。

银黑双耳汤

【原料】银耳、黑木耳各 10 克，冰糖 30 克。

【做法】将银耳、黑木耳分别泡发、去根、洗净，除去杂质，一同放入碗中，加入冰糖及适量清水，上笼蒸 1 个小时，至木耳熟透即可。

【服法】可分次或 1 次食完，可长期饮食。

【功效】软化血管，降低血压。适用于阴虚所致的血管硬化、高血压等症。

海带决明汤

【原料】海带 20 克，决明子 15 克，冰糖 30 克。

【做法】将海带泡开、洗净，切成 3 公分长的方块，与决明子、冰糖一同放入锅中，加入适量清水，煎煮约 40 分钟即可。

【服法】佐餐饮食。

【功效】降血脂、降血压。适用于动脉硬化患者。

海带菠菜汤

【原料】海带 50 克，菠菜 200 克，麻油、精盐、味精各适量。

【做法】将海带泡发，洗净、切丝，放入锅中，加入清水 300 毫升，以中火煮 15 分钟；菠菜择洗干净、切段，投入海带汤中同煮 10 分钟，加入麻油、精盐、味精，调匀即可。

【服法】分 1~2 次,趁热饮服。

【功效】祛脂降压。适用于高血压、高血脂患者。

鲜奶芦笋汤

【原料】白芦笋 300 克,鲜牛奶 500 毫升,鸡汤 50 毫升,精盐、味精、淀粉、猪油各适量。

【做法】将白芦笋洗净,用开水略烫;砂锅置于旺火上,加入鸡汤、白芦笋、精盐、味精烧 5 分钟,待鸡汤快开时,兑入鲜牛奶,继续烧开后,淋入湿淀粉勾芡,并淋入猪油稍煮,舀入汤盆即可。

【服法】佐餐饮食。

【功效】清热解暑、健脾降压。适用于高血压所致的头昏脑涨等症。

天麻豆腐汤

【原料】天麻 10 克,豆腐、调料各适量。

【做法】将豆腐切成大块;天麻浸软、切片,放入锅中,加入适量清水,如常法水煎,除去药渣,留汁锅中,加入豆腐煮熟,食用时加入调料调味即可。

【服法】佐餐饮食。

【功效】清热、平肝、利尿。适用于肝阳上亢所致的血压升高、头晕、头痛等症。

木耳豆腐汤

【原料】黑木耳 10 克,豆腐 100 克,冬笋、胡萝卜各 20 克,食醋、葱花、胡椒粉、精盐、味精、水淀粉、麻油各适量。

【做法】将豆腐切成条块状,放入沸水锅中略焯后捞出;黑木耳用温水泡发,择洗干净,撕成小朵;冬笋、胡萝卜分别洗净、切丝;锅中放入适量清水,用大火烧沸,下入豆腐条、黑木耳、冬笋、胡萝卜,煮至再沸,加入精盐、味精、食醋,用水淀粉勾芡,撒上葱花、胡椒粉,淋上麻油即可。

【服法】佐餐饮食。

【功效】降脂降压、清热解毒。适用于高血压、高脂血、动脉硬化、冠心病等症,中老年人可经常饮食。

鲍鱼干菜汤

【原料】鲍鱼 2 个,白菜干 100 克,生姜 2 片,精盐适量。

【做法】将鲍鱼用水浸泡 4 个小时后,用清水冲洗干净;白菜干用清水浸软,切成短段;锅中加入适量清水煲滚,加入鲍鱼、白菜干、生姜片,大火煮沸后,改用慢火煲 4 个小时,加入精盐调味即可。

国学经典文库

中华食疗大全

·食疗保健饮品·

图文珍藏版

【服法】佐餐饮食。

【功效】清火降压。适用于高血压、阴虚火旺、头昏脑涨、掌心发热、眼目干燥、眼底出血等症。

鲍鱼瘦肉汤

【原料】鲍鱼2个，瘦肉150克，生姜2片，枸杞子10克，精盐适量。

【做法】将鲍鱼用清水浸发透，洗净、切片；瘦肉放入滚水中煮5分钟，取出洗净；枸杞子洗净；锅中加入适量清水煲滚，放入鲍鱼、瘦肉、枸杞子、生姜，先用大火煮沸，再改用慢火煲4个小时，加入精盐调味即可。

【服法】佐餐饮食。

【功效】明目滋阴、平肝热、养津液。适用于高血压、肺结核所致的潮热、盗汗等症。

鲫鱼黄芪汤

【原料】鲫鱼1条（约200克），黄芪10克，生姜2片，精盐、味精、麻油、玉米油各适量。

【做法】将鲫鱼宰杀，除去鳞、鳃、内脏，冲洗干净；黄芪洗净、切片，放入锅中，加入清水3碗，煎煮至剩约半碗量时取汁，再加入清水，如此反复煎煮3次，合并3次煎汁，与鲫鱼、姜片一同放入炖盅中，隔水炖约1个小时，加入玉米油、精盐、味精调味，淋上麻油即可。

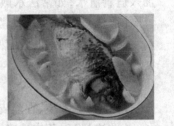

鲫鱼黄芪汤

【服法】佐餐饮食。

【功效】益气补虚、利水降压。适于身体虚弱、血压偏高的老年人经常饮食。

紫菜蚕豆汤

【原料】鲜蚕豆150克，紫菜、虾米各25克，绍酒、精盐、味精、麻油各适量。

【做法】将紫菜用清水泡发，拣去杂质，洗净、撕碎；虾米以绍酒泡软；蚕豆洗净、去皮，与紫菜、泡好的虾米一同放入锅中，加入适量清水，以中火煮至蚕豆熟透、汤汁沸腾时，加入紫菜稍煮，撇去浮沫，加入精盐、味精，淋上麻油即可。

【服法】佐餐饮食，

【功效】开胃益气、降压减脂。适于中老年人经常饮食。

荠菜枯草汤

【原料】鲜荠菜、夏枯草各50克。

【做法】将鲜荠菜、夏枯草分别洗净，一同放入锅中，加入适量清水，每次用水400毫升，煎煮20分钟，水煎2次，混合2次煎汁，除去药渣即可。

【服法】分 2~3 次饮服。

【功效】清火降压。适用于高血压患者。

猪肉枯草汤

【原料】猪瘦肉 50 克,夏枯草 20 克,酱油、白糖、食醋各适量。

【做法】将猪瘦肉洗净,切成薄片,与夏枯草一同放入锅中,加入适量清水,先用大火烧沸,再改用小火慢炖,炖至汤将熟时,加入酱油、白糖、食醋调味即可。

【服法】可与中、晚餐时佐餐饮食。

【功效】疏肝解郁、降低血压。适用于高血压所致的头晕、头痛等症。

玉须瓜皮汤

【原料】玉米须、西瓜皮、香蕉各适量。

【做法】将西瓜皮洗净、切块;香蕉去皮切块,与西瓜皮、玉米须一同放入锅中,加入适量清水,如常法水煎即可。

【服法】温热饮服,宜常饮。

【功效】滋阴平肝、清热除烦。适用于原发性高血压患者。

玉须栀子汤

【原料】玉米须、香蕉皮各 30 克,栀子 10 克。

【做法】将香蕉皮洗净,与玉米须、栀子一同放入锅中,加入适量清水,每次用水 500 毫升,煎半个小时,水煎 2 次,混合 2 次煎汁,除去药渣即可。

【服法】分 2~3 次饮服,连服 10 日为 1 个疗程。

【功效】清热降压。适用于高血压患者。

玉须乌龟汤

【原料】玉米须 120 克,乌龟 1 只(500 克以上)。

【做法】将玉米须洗净;乌龟放入盆中,倒入热水,使其排尽尿液,除去头、足、内脏,放入砂锅中,加入玉米须及适量清水,大火煮沸后,改用小火煮至龟肉熟透即可。

【服法】吃肉、喝汤。

【功效】滋补肝肾、降低血压。适用于肝肾阴虚型高血压患者。

水芹黑枣汤

【原料】水芹 200 克,黑枣 120 克。

【做法】将水芹择洗干净、切段;黑枣洗净、去核,与水芹一同放入锅中,加入清水 600 毫升,煎至 300 毫升,拣出水芹即可。

【服法】分 2 次食枣、喝汤。

【功效】祛脂降压。适用于高血脂、高血压患者。

芹菜大枣汤

【原料】芹菜 250 克,大枣 10 克,精盐、味精、葱段、花生油各适量。

【做法】将芹菜除去根及老叶,洗净、切段;红枣洗净、泡发、去核;锅中放入花生油烧热,下入葱段煸香,加入芹菜稍炒,再加入适量清水及红枣、精盐、味精,如常法煮至汤成即可。

【服法】佐餐饮食。

【功效】清热利湿、降压减肥。适于血压偏高、身体偏胖者长期饮服。

灵芝鹌蛋汤

【原料】鹌鹑蛋、红枣各 12 个,灵芝 60 克,白糖适量。

【做法】将灵芝洗净,切成细块;红枣洗净、去核;鹌鹑蛋刷洗干净,放入锅中,加入适量清水煮熟、去壳,与灵芝、红枣一同放入另一锅中,加入适量清水,大火煮沸后,改用小火煲至灵芝出味,加入白糖,再煲至沸即可。

【服法】佐餐饮食。

【功效】补血益精、悦色减皱。适于中老年人长期饮食。

笋耳鹌蛋汤

【原料】水发木耳、笋片各 25 克,鹌鹑蛋 10 个,酱油、花生油、葱花、姜丝、精盐、味精、鸡汤各适量。

【做法】将鹌鹑蛋刷洗干净,放入锅中,加入适量清水煮熟,取出放入冷水中,待蛋凉后,剥去蛋壳;水发木耳去蒂、洗净;炒锅放入花生油烧热,下入葱花、姜丝煸香,放入熟鹌鹑蛋、木耳、笋片稍炒,加入鸡汤、精盐、味精、酱油,炖煮至鹌鹑蛋入味即可。

【服法】佐餐饮食。

【功效】抗衰驻颜。适于中老年人经常饮食。

鹧鸪枸杞汤

【原料】鹧鸪 1 只(约 70 克),枸杞子、水发蘑菇、水发木耳、笋片各 25 克,料酒、精盐、味精、胡椒粉、姜片、葱段、鸡油、鸡汤各适量。

【做法】将鹧鸪宰杀,除去毛、内脏、爪,冲洗干净,放入沸水锅中焯透,捞出、洗净,斩成小块;枸杞子、笋片分别洗净;水发木耳、水发蘑菇分别去蒂、洗净;锅中放入鸡汤,加入鹧鸪、木耳、枸杞子、蘑菇、笋片、葱段、姜片、料酒、精盐、味精、胡椒粉,如常法煮至鹧鸪肉熟烂时,拣出葱、姜,淋入鸡油即可。

【服法】佐餐饮食。

【功效】补益肝肾、抗衰驻颜。适于中老年经常饮食,也是妇女保健美容的佳品。

参芪蔬菜汤

【原料】黄芪15克,党参、枸杞子各10克,黄豆芽150克,高丽菜300克,土豆1个,番茄1个,胡萝卜1个,洋葱半个,精盐6克,黑胡椒粉4克。

【做法】将黄芪、党参、枸杞子分别洗净,一同放入锅中,加入清水8碗,如常法水煎至6碗量时,除去药渣,留汤锅中;黄豆芽洗净、沥干;洋葱除去外层老皮,洗净、切丁;胡萝卜去皮、洗净、切丁;高丽菜洗净、切丝;番茄洗净、去皮;土豆去皮、洗净、切丁,与番茄、高丽菜、胡萝卜、洋葱、黄豆芽一同放入留有药汁的锅中,大火煮沸后,改用小火熬煮至汤汁浓稠时,加入精盐、撒上胡椒粉,调拌均匀即可。

【服法】佐餐饮食。

【功效】润肤去脂、延缓衰老。适于中老年女性常食。

水鸭银花汤

【原料】金银花25克,水鸭1只,无花果2粒,陈皮1小片,姜2片,精盐适量。

【做法】将金银花择洗干净;水鸭洗净,除去毛及内脏,放入滚水中煮5分钟后取出;陈皮洗净、泡软,刮去瓤;锅中加入清水1000毫升煮沸,放入金银花、水鸭、无花果、陈皮、姜片,先用大火煲滚,再改用小火煲两个半小时,加入精盐调味即可。

【服法】佐餐饮食。

【功效】滋润肌肤。适用于面部暗疮及多种皮肤病症。

海带枇杷汤

【原料】海带、绿豆各30克,枇杷叶15克,玫瑰花10克,红糖适量。

【做法】将海带洗净、切碎;绿豆淘洗干净;枇杷叶、玫瑰花分别拣洗干净,用纱布袋装好,扎紧袋口,与绿豆一同放入锅中,加入适量清水,煮沸15分钟后,兑入红糖,搅拌至红糖完全融化时,取出纱布袋即可。

【服法】吃海带、绿豆,饮汤。

【功效】清火凉血。适用于肺热型痤疮患者。

荷叶山楂饮

【原料】荷叶1张,山楂30克,香蕉2个,冰糖适量。

【做法】将荷叶洗净,切成小片;香蕉剥皮,切成小块;山楂洗净、去核,与荷叶、香蕉一同放入锅中,加入适量清水,如常法煮汤,食用时加入冰糖调味即可。

【服法】随量饮用。

【功效】清热散瘀。适于青春期面部痤疮者常饮。

荷叶冬瓜汤

【原料】荷叶 1 张,鲜冬瓜 500 克,精盐少许。

【做法】将荷叶洗净,撕成碎片;冬瓜连皮洗净,除去瓜蒂、切片,与荷叶一同放入锅中,加入适量清水,如常法煮至汤成,拣去荷叶,加入精盐调味即可。

【服法】喝汤、吃冬瓜。

【攻效】清凉解暑。适用于痤疮初期。

菜心红枣汤

【原料】大白菜心 250 克,红枣 8 枚,牛奶 100 毫升,鸡蛋 1 个,料酒、精盐、葱花各适量。

【做法】将大白菜心洗净,切成 5 厘米长的段,放入沸水中焯一下、捞出;红枣洗净、去核,加入清水 2 碗,如常法水煎 40 分钟左右,加入牛奶、精盐、料酒、葱花,煮至再沸后加入白菜心,继续煮滚,打入鸡蛋,迅速搅散成蛋花即可。

【服法】每日早、晚餐饮食。

【功效】补血养颜、洁肤润肤。适于容颜憔悴、肌肤粗糙者日常佐餐饮食。

冰雪如玉饮

【原料】雪耳 50 克,雪梨两个,冰糖适量。

【做法】将雪耳浸透、洗净,择成小朵;雪梨削皮、去心,切成小块,与雪耳、冰糖一同放入炖盅中,加入 4 杯开水,炖 30 分钟即可。

【服法】随量饮食。

【功效】润嗓止咳、养颜润肤。适于中老年人常饮。

莲藕猪骨汤

【原料】猪脊骨、莲藕各 500 克,生地黄 60 克,红枣 10 枚,调料适量。

【做法】将生地黄洗净;莲藕洗净、切片;红枣洗净、去核;猪脊骨洗净、斩件,与生地黄、莲藕、红枣一同放入锅中,加入适量清水,大火煮沸后,改用小火煲 3 个小时,加入调料调味即可。

【服法】佐餐饮食。

【功效】养血和血、美容悦颜。适于中老年人经常饮食。

猪肝地黄汤

【原料】猪肝、猪瘦肉各 100 克,生地黄 30 克,天冬 15 克,鲜菊花 10 朵,陈皮 5 克,调料适量。

【做法】将猪肝、猪瘦肉分别洗净,切成薄片,用油料腌渍 15 分钟;生地黄、鲜菊花、天冬、陈皮分别择洗干净,一同放入煲中,加入适量清水,煲半个小时,再加入猪瘦肉、猪肝,再煲半个小时,加入调料调味即可。

【服法】佐餐饮食。

【功效】养肝舒肝、黑发养颜。适用于肝血不足、肝气郁结所致的心烦失眠、口干口苦、面色青白无华等症。

银菇鸡肉汤

【原料】银耳 50 克,干香菇、鲜韭黄各 30 克,鸡肉丝 100 克(最好不是冷冻肉),精盐适量。

【做法】将银耳用适量清水浸泡 1 个小时,除去杂质备用;干香菇浸泡、透发,切除菇蒂,切成细条;鸡肉洗净、切丝;鲜韭黄洗净、切段,与银耳、香菇、鸡肉一同放入汤锅中,加入适量清水,先用大火炖煮至沸,再用中火炖煮,至鸡肉煮烂时加入精盐调味即可。

【服法】随量饮食。

【功效】滋阴润肺、养颜美容、生津美肤。适于中老年人经常饮食。

首乌脊骨汤

【原料】猪脊骨 500 克,当归 10 克,生地黄、首乌各 20 克,红枣 5 粒,调料适量。

【做法】将猪脊骨洗净、斩件;当归、生地黄、首乌、红枣分别用清水洗净,与猪脊骨一同放入煲中,加入适量清水,煲 3 个小时,加入调料调味即可。

【服法】佐餐饮食。

【功效】益精补髓、润肤美颜。适用于精血不足、面容憔悴、须发早白者长期饮食。

参竹猪皮汤

【原料】沙参 30 克,玉竹 15 克,陈皮 3 克,新鲜猪皮 250 克,精盐少许。

【做法】将猪皮表面的毛刮净,置于沸水中焯 5 分钟,以减少皮下的油脂,捞出切成粗条;沙参、玉竹、陈皮分别洗净,陈皮切成细丝;沙参洗净,折断成约 3 厘米长的条,与陈皮、玉竹、猪皮一同放入汤煲中,加入适量清水,先用大火煮沸,再改用小火煲 2 个小时,加入精盐调味即可。

【服法】佐餐随量饮食。

【功效】润泽肌肤。适于皮肤粗糙者长期饮食。

莲子瘦肉汤

【原料】瘦肉 250 克,莲子 50 克,百合 20 克,蜜枣 4 粒,精盐适量。

【做法】将莲子、百合、蜜枣分别洗净;瘦肉放入滚水中煮5分钟,取出过冷,冲洗干净,锅中加入适量清水煲滚,放入瘦肉、莲子、百合、蜜枣,大火煲滚后,改用小火继续煲3个小时,加入精盐调味即可。

【服法】佐餐饮食。

【功效】滋补中气、健肺养颜。适用于中老年人日常饮食。

牛展养颜汤

【原料】牛展300克,花生仁100克,淡奶1小杯,红枣5粒,精盐适量。

【做法】将牛展洗净,放入沸水锅中煮5分钟,取出洗净;花生仁、红枣分别洗净,与煮好的牛展一同放入煲中,加入适量清水,煲3个小时,兑入淡奶,再煮5分钟,加入精盐调味即可。

【服法】佐餐饮食。

【功效】补血养血、滋润容颜。适于中老年人经常饮食。

眉豆猪蹄汤

【原料】白眉豆、干花生米各100克,鲜猪蹄(非冰冻肉)500克,生姜3片,精盐少许。

【做法】将鲜猪蹄表面的毛刮净,洗净、砍件,放入沸水锅中焯5分钟后捞出,冲洗干净;白眉豆、花生米分别洗净,与猪蹄、生姜一同放入汤煲中,煲约一个半小时,加入精盐调味即可。

【服法】佐餐饮食。

【功效】润滑肌肤。适于中老年人经常饮食。

红苋猪肉汤

【原料】红苋菜150克,猪瘦肉60克,精盐、麻油、清汤各适量。

【做法】将红苋菜用适量清水浸泡一会儿,捞出洗净,切成3厘米长的段;猪肉洗净,切成薄片,放入沸水锅中汆一下后捞出,以温水洗去血水;锅中放入清汤,加入红苋菜及猪肉片,先用大火煮沸,撇去浮沫,再改用中火继续煮约15分钟,加入精盐、淋上麻油,拌和均匀即可。

【服法】佐餐随量饮食。

【功效】润滑肌肤。适用于痤疮痊愈后的恢复。

生地鸡蛋汤

【原料】黄精、生地各50克,鸡蛋3个,冰糖20克。

【做法】将黄精、生地分别洗净、切片;鸡蛋刷洗干净,放入锅中,加入适量清水煮熟、去壳,与黄精、生地一同放入砂锅中,加入适量清水,大火煮沸后,加入冰糖,再改用小火煲半个小时即可。

【服法】饮汤、吃蛋，每日 1 剂。

【功效】滋润养颜。适于颜面憔悴无华、毛发干枯脱落、面皱肤糙者长期饮食。

益母鸡蛋汤

【原料】益母草 30 克，桑寄生 30 克，鸡蛋 4 个，冰糖适量。

【做法】将益母草、桑寄生分别洗净；鸡蛋刷洗干净，与益母草、桑寄生一同放入锅中，加入适量清水，以小火煮 30 分钟即可。

【服法】佐餐饮食。

【功效】益肝养血、活血祛斑。适于面部粉刺、色素沉着者长期饮食。

鱼胶豆苗汤

【原料】鱼胶 100 克，豆苗 250 克，大蒜 1 头（约 10 粒），食油、精盐、味精各适量。

【做法】将鱼胶制成鱼丸；豆苗择洗干净，大蒜掰瓣、去皮、洗净、拍烂；锅中放入食油烧热，下入大蒜爆香，再加入适量清水煮沸，氽入鱼丸，再加入豆苗，如常法煮至鱼丸熟透时，加入精盐、味精调味即可。

【服法】佐餐饮食。

【功效】健脾益胃、补益气血、祛斑养颜。适于中老年人经常饮食，或日常佐餐饮食。

当归乌鸡汤

【原料】乌骨鸡 1 只，当归、生地、丹皮、红花各 10 克，姜、精盐各适量。

【做法】将乌鸡宰杀，除去毛及内脏，冲洗干净，切成块状；当归、生地、丹皮、红花分别洗净，用干净的纱布袋装好，扎紧袋口，与鸡肉一同放入锅中，加入姜、精盐及适量清水，如常法炖煮至鸡肉熟烂即可。

【服法】喝汤、吃肉，佐餐饮食。

【功效】养血祛斑。适用于黄褐斑、蝴蝶斑等症。

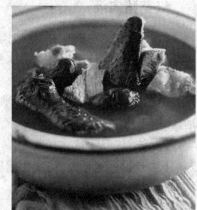

当归乌鸡汤

祛斑猪肝汤

【原料】猪肝 300 克，柴胡、白术、当归、白芍各 10 克，红花 5 克，姜片、葱段、精盐各适量。

【做法】将猪肝洗净、切片；柴胡、白术、当归、白芍、红花分别择洗干净，一同放

国学经典文库

中华食疗大全

·食疗保健饮品·

图文珍藏版

入锅中,加入适量清水,如常法水煎,除去药渣,加入猪肝、姜片、葱段、精盐,继续熬煮至猪肝熟透即可。

【服法】佐餐饮食。

【功效】养血疏肝、祛除色斑。适用于面部色斑沉着者。

三白丝瓜汤

【原料】丝瓜络、白僵蚕、白茯苓、白菊花各 10 克,珍珠母 20 克,玫瑰花 3 朵,红枣 10 枚。

【做法】将丝瓜络、白僵蚕、白茯苓、白菊花、珍珠母、玫瑰花分别择洗干净,一同放入锅中,加入适量清水,如常法煎取浓汁即可。

【服法】温热饮服。

【功效】养血祛斑。适用于蝴蝶斑、黄褐斑等症。

番茄鸡肉汤

【原料】番茄 4 个,鸡肉 300 克,红花 10 克,莴苣、大蒜、青菜、调料各适量。

【做法】将红花、莴苣、青菜分别洗净;大蒜去皮、洗净、切碎;番茄洗净,其中 2 个榨汁,另 2 个切块;鸡肉洗净、切块,放入锅中,加入清水 6 碗,大火煮沸后,撇去浮油,加入西红柿、西红柿汁、红花,改用小火继续炖煮,煮至鸡肉烂熟,加入青菜及调料调味即可。

【服法】佐餐饮食。

【功效】养血活血、消肿祛斑。适于面部生斑者长期饮食,也可作日常佐餐食品。

第八章 四季食疗养生

人与自然是一个统一的整体,人体的脏腑功能活动和气血运行与季节的变化息息相关。而面对不同季节,人体发生的病症不同,在制作药膳的同时,也要注意因时制宜。例如春天多用发散芳香的中药,夏天多用清热解毒的中药,秋天多用甘润生津的中药,冬天多用温阳散寒的中药,只要把握了这样一个原则,四季都可以制作出具有养生奇效的药膳。

一、春季食疗养生

(一)春季养生特点

(1)春季多风,而风邪是春季疾病外感因素的主要因素,它可能引发各种传染性、流行性疾病,如感冒、白喉、猩红热、麻疹、流脑、水痘、扁桃体炎、肺炎等,所以春季要谨防流行病。

(2)春季是冬夏转换交替的季节,冷暖气流互相交争,时寒时暖,乍阴乍晴,天气变化无常。气候的不稳定,使对气候敏感的人有诸多不适应,对此,敏感之人要注意起居调摄。

(3)春气内应肝,阳气升发,肝气、肝火易随春气上升,而肝阳旺盛,易导致高血压、眩晕、肝炎等疾病。肝气旺盛也使得人的精神情绪随之高昂亢进,使原有精神分裂症、躁狂症等疾患的人易因天气的变化而出现激愤、骚动、暴怒、吵闹等状态。

(4)外界气候变化对人体气血有显著影响:如天寒时气血凝滞沉涩,天热时气血畅通易行。春天,气候变暖,气血活动也随之加强,人体新陈代谢活跃起来。对此变化,健康的人能够很快适应,体弱多病者以及老人和孩子则易产生不适应症,使旧病复发或病情加重,因此春季在疾病的防治上要早做准备。

春季在饮食上的注意事项:

(1)饮食要营养平衡

从饮食科学的观点来看,春季强调蛋白质、碳水化合物、维生素、矿物质要保持相对比例,防止饮食过量、暴饮暴食,避免引起肝功能障碍和胆汁分泌异常。

(2)春季饮食养肝为先

按中医观点,春季养阳重在养肝。在五行学说中,肝属木,与春相应,主升发,在春季萌发、生长。因此，患有高血压、冠心病的人更应注意在春季养阳。且春季是细菌、病毒繁殖滋生的旺季，肝脏具有解毒、排毒的功能，负担最重，而且由于人们肝气升发，也会引起旧病复发，如春季肝火上升，会使虚弱的肺阴更虚，故肺结核病会乘虚而入。中医认为，春在人体主肝，而肝气自然旺于春季。如果春季养生不当，便易伤肝气。为适应季节气候的变化，保持人体健康，在饮食调理上应当注意养肝为先。

（3）饮食要养阳

阳，是指人体阳气，中医认为"阳气者，卫外而为"，即指阳气对人体起着保卫作用，可使人体坚固，免受自然界六淫之气的侵袭。春天在饮食方面，要遵照《黄帝内经》里提出的"春夏补阳"的原则，宜多吃些温补阳气的食物，以使人体阳气充实，增强人体抵抗力，抵御风邪为主的邪气对人体的侵袭。李时珍在《本草纲目》里亦主张"以葱、蒜、韭、蓼、蒿、芥等辛嫩之菜，杂和而食"。另一方面，由于肾阳为人体阳气之根，故在饮食上养阳，还应包括温养肾阳之意。春天时人体阳气充实于体表，而体内阳气都显得不足，因此在饮食上应多吃点培补肾阳的东西。目前除了蓼、蒿等野菜已较少食用外，葱、蒜、韭等都是养阳的佳品。

（4）多食甜，少食酸

唐代名医孙思邈说："春日宜省酸，增甘，以养脾气。"意思是当春天来临之时，人们要少吃点酸味的食品，多吃些甜味的饮食，这样做的好处是能补益人体脾胃之气。我国医学认为，脾胃是后天之本，是人体气血化生之源，脾胃之气健旺，人可延年益寿。但春为肝气当令，根据中医五行理论，肝属木，脾属土，木土相克，即肝旺可伤及脾，影响脾的消化吸收功能。中医又认为，五味入五脏，如酸味入肝、甘味入脾、咸味入肾等，因此若多吃酸味食物，会加强肝的功能，使本来就偏亢的肝气更旺，这样就能伤害脾胃之气。有鉴于此，在春季人们要少吃些酸味的食物，以防肝气过于旺盛。而甜味的食物入脾，能补益脾气，故可多吃一点，如大枣、山药、锅巴等。

（二）春季对症食方

参归炖猪心

【用料】党参50克、当归10克、猪心1只、味精、食盐各适量。

【做法】将猪心去油脂，洗净。选择上好党参（最好用潞党参）；当归用秦归的归头或归身。将党参、当归和猪心放入砂锅内，加水适量，用文火炖至猪心炆烂即可。食用时，放味精和食盐少许。

【功效】益心气、补心血。适用于心血虚、心气不足所致的心悸怔忡、失眠多梦等症。

巴戟炒小龙虾

【用料】巴戟天20克,小龙虾300克,素油35毫升,盐3克,味精2克,料酒20毫升,鸡精2克,生姜5克,白糖10克,葱10克。

【做法】巴戟天去内梗,切2厘米长的段,用盐水炒后晾冷。小龙虾去头,洗净,生姜切片,葱切段。将炒锅放武火烧热,加入素油,烧六成热时,下生姜、葱爆香,随即放入小龙虾,炒变色,加入盐、白糖、鸡精,炒熟加味精。

【功效】补肾阳、强筋骨。适用于腰膝无力、关节酸痛、阳痿、小腹冷痛、遗精等症。西医用于疝气、肾功能不全、尿毒症等病症的辅助治疗。

【注意】阴虚火旺、痰湿实热内盛、外感表证禁用。

人参枸杞酒

【用料】人参20克,冰糖15克,枸杞30克,白酒500毫升,熟地黄10克。

【做法】人参用湿布润软,切片,枸杞除去杂质,与人参同装纱布袋内,扎紧口备用。冰糖放入锅中,用适量水加热溶化至沸,微炼至黄色时,趁热用纱布过滤去渣待用。

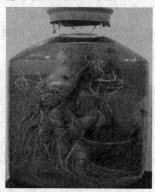

人参枸杞酒

将白酒装入酒瓶内,将药袋放入酒中,加盖密闭,浸泡10~15日,每日摇动1次,泡至参杞色淡味薄,加入冰糖即可。

【功效】大补元气、安神固脱、滋肝明目。适用于劳伤虚损、少食倦怠、惊悸健忘、头痛眩晕、阳痿、腰膝酸痛等症。西医用于心功能不全、萎缩性胃炎、肺结核、更年期综合征等病症辅助治疗。

薏苡烧田螺

【用料】薏苡仁30克,田螺肉300克,菜胆500克,葱10克,味精2克,鸡精2克,红海椒1个,胡椒粉3克,料酒10毫升,盐3克,生姜5克,素油35毫升。

【做法】将薏苡仁洗净,去杂质,用清水泡软。田螺放入盆内,加入清水,加盐少许,净放2小时后,将田螺捞出,用沸水煮15分钟,用牙签将肉挑出,除去肠杂,洗净。菜胆洗净,煮熟,红海椒洗净,切尖丝,插入菜胆头部,生姜切片,葱切段。将炒锅放武火上烧热,加入素油,烧六成热时,下生姜葱爆炒,再下入田螺肉、薏苡仁、上汤少许,烧熟,加入盐、味精、鸡精、胡椒粉。将田螺放入盘中,四周放上菜胆即成。

【功效】清热利湿、健脾补肺、利水消肿。适用于筋脉拘挛、屈伸不利、水肿、脚气、肺痨、肺痈、淋浊、白带、热结尿不通、黄疸、痔疮、便血、目赤肿痛、糖尿病等症。

【注意】不宜与石榴、葡萄、柿子、猪肉、木耳、蛤、香瓜、冰类同食。

五宝茶汤

【用料】玉米粉500克，芝麻、怀山药各200克，牛乳、牛骨髓、香油各100克。

【做法】将芝麻、玉米粉炒香，芝麻、山药研细末，备用。用香油在锅中将牛骨髓化开，下玉米粉炒拌，再下牛乳、山药末，在锅中炒和均匀即成。每日空腹用开水冲服炒混合面50克。

【功效】补肾精、养心脾。适用于心脾不足、肾精亏损之心悸怔忡、食少神衰、腰膝酸软、遗精多梦等症。

【注意】大便溏泄者不宜服用。

杏仁麦冬煲猪肺

【用料】麦冬20克，杏仁12克，猪肺1具，红枣6枚，鸡精2克，料酒20毫升，鸡油35克，胡椒粉3克，盐3克，生姜5克，葱10克，味精2克。

【做法】将麦冬洗净，拍破，除去内梗；杏仁去皮尖，洗净；红枣洗净，去核；生姜拍松，葱切段。猪肺用清水从喉管灌入，反复冲洗干净，用沸水焯去血水，捞出。将猪肺、杏仁、麦冬、红枣、生姜、葱、料酒同放炖锅内，加水约3000毫升，置武火烧沸，再用文火炖煮35分钟，加入盐、味精、鸡精、胡椒粉、鸡油即可。食用时将猪肺切薄片。

【功效】清心除烦、养阴润肺。适用于肺虚咳嗽、咯血、肺痈、虚劳烦热、热病伤津、便秘等症。也用于失眠、老年人肺气肿喘咳、肺脓肿、肺结核、便秘、更年期综合征、神经官能症、呼吸道感染后期、支气管扩张等病症的辅助治疗。

【注意】不宜与黄瓜、萝卜、维生素K、动物肝脏、鲤鱼、鲫鱼同吃。

杞枣麦饭石茶

【用料】麦饭石15~30克，枸杞子5克，红枣5枚。

【做法】将枸杞子、麦饭石、红枣同放入水壶中，加水4千克左右，先浸泡15分钟，用中火煮沸，再用小火煮5~30分钟。代茶频饮，药料可重复使用五六次。

【功效】扶正祛病健身，且有健胃、保肝、利尿等功效。具有促进机体生长发育、抗疲劳、抗缺氧和增强机体免疫力等显著作用，并能促进儿童发育成长、改善儿童缺锌状况。

活血首乌刺参

【用料】制何首乌50克，三七5克，刺参250克，猪肚200克，绿竹笋130克，香菇3朵，绍酒1大匙，姜汁、糖、酱油、盐、麻油、胡椒粉各适量。

【做法】香菇洗净，泡软，去蒂，切半，制何首乌、三七稍冲洗后，加水3杯以大火煮开,改用小火煮至汤汁剩约半杯时,去渣,药汤待用。

刺参去内脏洗净,放开水中煮 2 分钟后,取出洗净,切滚刀块,竹笋洗净,入开水中煮熟(约 30 分钟),取出晾凉,亦切滚刀块。

猪肚洗净,入开水中煮 5 分钟,取出洗净,加水 5 杯以大火煮开,改小火煮至熟烂(约 1 小时),取出切成 2 厘米×4 厘米的长块待用。

锅舀入油 1 大匙烧热,入香菇炒香,再入猪肚、刺参、竹笋、调味料及药汤,开后勾芡。

【功效】补血活血、益肾养肝、降血脂、抗衰老。适用于老年性高血脂血管硬化、神经衰弱等病。

枸杞木耳炒猪肉

【用料】黑木耳 30 克,枸杞子 20 克,黄瓜 30 克,莴苣 50 克,猪瘦肉 250 克,红樱桃 8 个,芡粉 25 克,红柿子椒 20 克,葱 10 克,盐 3 克,味精 3 克,素油 35 毫升,生姜 5 克,料酒 15~20 毫升。

【做法】将枸杞子去果柄、杂质,洗净,黑木耳用温水发透,切成丝状,莴苣去皮切丝,红柿子椒洗净,去子、筋,切细丝;黄瓜切圆片,生姜切片,葱切段,芡粉用水搅匀,猪瘦肉洗净,切肉丝,用水芡粉抓匀。将炒锅放武火上烧热,加入素油,烧六成热时,下生姜、葱爆炒,下猪瘦肉丝、料酒,炒变色,放入黑木耳丝、莴苣丝、红柿子椒丝、盐炒熟,加入枸杞子,味精,略炒,装入盘内。黄瓜片摆在盘的周围,放入红樱桃装饰即可。

【功效】润肺、滋肾、补肝、明目。适用于肝肾阴亏、腰膝酸软、头晕、目眩、多泪、虚劳咳嗽、消渴、遗精、面色无华等症。西医用于白内障、青光眼、糖尿病、老年人肺气肿喘咳、肺结核、贫血、阳痿等病症的辅助治疗。

【注意】服用维生素类、四环素类、红霉素、甲硝唑、西咪替丁药物不宜食用黑木耳。不宜与黄豆、羊肝同食。

法制猪肚

【用料】猪肚 1 具,人参 6 克,干姜 10 克,胡椒 2 克,糯米 50 克,葱白 7 茎。

【做法】将猪肚洗净;人参、干姜、胡椒研末;与葱白、糯米拌匀,(猪肚大者可适当增加糯米量)然后装入猪肚肉,扎紧或缝合胃口,勿令泄气。将装入药的猪肚放入砂锅内,加水适量微火煨炖,至熟烂为止。

【功效】温中暖胃、补气健脾。适用于气虚脾弱胃寒证所出现的四肢无力、精神困倦、腹胀食少、胃脘冷痛等症。

党参炒肚片

【用料】党参 20 克,生姜 5 克,肚片 300 克,葱 10 克,胡萝卜 50 克,盐 3 克,白木耳 30 克,味精 2 克,料酒 10 毫升,鸡精 2 克,素油 50 毫升。

【做法】用大米将党参炒黄。猪肚反复洗净,切成片状,胡萝卜去皮,切片,白木耳泡发后,去蒂头,撕成片状,生姜切片,葱切段。将炒锅放武火上烧热,加入素油,烧六成热时,下生姜、葱爆香,随即下入猪肚片、料酒,炒变色,加入胡萝卜、党参、盐、白木耳炒熟,放入味精即可。

【功效】止渴生津、补中益气。适用于脾胃虚弱、气血两亏、体倦无力、食少、口渴、久泻、脱肛等症。西医用于厌食、习惯性腹泻、消化不良、胃肠功能紊乱、胃炎、胃溃疡、结肠炎、贫血、糖尿病、胃下垂等病症的辅助治疗。

【注意】饮酒不吃胡萝卜,因胡萝卜素与酒精一同进入人体,在肝脏中产生毒素,导致肝细胞损害。

百合蒸丝瓜

【用料】百合 30 克,盐 3 克,丝瓜 500 克,味精 2 克,料酒 10 毫升,鸡精 2 克,生姜 5 克,芝麻油 30 毫升,葱 10 克,蜂蜜 30 克。

【做法】将百合去杂质,洗净,用蜂蜜 30 克,浸泡 4 小时,丝瓜去皮,切片。将丝瓜下入盆内,加生姜、葱、盐、味精、鸡精、芝麻油浸味 30 分钟,除去生姜、葱,将丝瓜整齐地摆放在蒸盘内,上面摆放百合,放在蒸笼内武火蒸 7 分钟即可。

【功效】清心安神、润肺止咳、凉血解毒。适用于热病身热烦渴、痰喘咳嗽、痰中带血、虚烦惊悸等症。西医用于支气管扩张、肺气肿、更年期综合征、神经官能症、肺结核等病症辅助治疗。

【注意】不宜与豆腐、韭菜同食。

豆腐蛋羹

【用料】嫩豆腐 100 克,鸡蛋 1 个,虾皮 6 克,虾皮末、黄酒、麻油、葱花、精盐、味精各适量。

【做法】将嫩豆腐洗净沥干后打散,加入蛋清、虾皮末、麻油、黄酒、葱花、精盐、味精及水少许,拌匀,上屉用旺火蒸 10~15 分钟。

【功效】益气养血。适用于气血不足、食少乏力等症。

山药烧鸡翅

【用料】山药 30 克,鸡精 2 克,鸡翅 300 克,酱油 10 毫升,料酒 10 毫升,鸡蛋 1 个,生姜 5 克,芡粉 25 克,葱 10 克,小茴香 3 克,盐 3 克,胡椒粉 3 克,味精 2 克,素油 1000 毫升。

【做法】山药研成细末,鸡翅洗净,余去血水,生姜切片,葱切段,山药粉、芡粉放入碗中,加入鸡蛋清、酱油、料酒、生姜、葱、盐、胡椒粉、小茴香,水少量,调成糯糊状,再将鸡翅放入糊状碗里,挂糊。将炒锅放武火上烧热,加入素油,烧六成热时,下入鸡翅炸成金黄色,将多余素油倒出,锅内留油 30 毫升,再置武火上烧热,下生

·四季食疗养生·

图文珍藏版

姜、葱爆香,随即下炸好的鸡翅、山药,加上汤少许,烧熟,加入盐、鸡精、味精即可。

【功效】健脾、补肺、固肾、益精。适用于脾胃虚弱,久痢、虚劳咳嗽、消渴、遗精、带下、尿频数等症。西医用于习惯性腹泻、肺结核、盆腔炎、糖尿病、胃肠功能紊乱、肺气肿等病症辅助治疗。

【注意】不宜与鲤鱼、兔肉、人蒜同食。

蒜拌马齿苋

【用料】大蒜30克,盐3克,马齿苋500克,味精2克,酱油10毫升,鸡精2克,食醋5毫升,芝麻油25毫升。

【做法】将大蒜去皮(最好独头蒜),切薄片;马齿苋去老梗黄叶,洗净,用沸水焯一下。

将马齿苋、酱油、大蒜、食醋、盐、味精、鸡精、芝麻油同放拌盆内,拌匀即成。

【功效】清热解毒、散血消肿、杀虫除湿、温中消食。适用于热痢脓血、热淋血淋、带下、痈肿恶疮、丹毒、瘰疬、水肿气满、宿食不消、杀钩虫,蛔虫等。

【注意】阴虚阳亢,痰湿实热禁用。

八宝薏米饭

【用料】糯米150克,薏米100克,水发冬菇50克,净冬笋30克,豆腐干100克,白莲子50克,槟榔芋100克,红萝卜100克,酱油20毫升,味精4克,花生油50毫升。

【做法】薏米、糯米分别淘净,清水浸半小时。水发冬菇、冬笋、豆腐干均切成1厘米方粒;槟榔芋刨皮、红萝卜去冠,也均切成1厘米方粒。薏米加清水焖烧熟透,糯米焖成饭,白莲子加水蒸透;薏米及糯米饭加熟花生油30毫升、酱油10毫升拌匀。炒锅置旺火上,下花生油烧热,放豆腐干略煎,然后加入冬笋、冬菇、槟榔芋、红萝卜各粒,加入酱油烧20分钟,加味精盛起。大扣碗一个,碗底涂抹花生油、防粘碗,排入白莲子,拨入薏米、糯米饭一半,摊平;装入各馅料,再拨入薏米、糯米饭压实,浇入各料的汁,上蒸笼蒸20分钟取出,翻扣于盘中即可。

【功效】具有健脾益胃的功效。

枸杞拌高笋

【用料】枸杞子20克,葱10克,高笋300克,盐3克,大蒜30克,鸡精2克,生姜5克,芝麻面20克,味精3克。

【做法】枸杞子去杂质、洗净,高笋剥去壳,切片,生姜切片,葱切段,大蒜去皮切片。将高笋片放入开水锅内煮3分钟,捞出,沥干水分,倒入盆内,加入大蒜、枸杞子、生姜、葱、盐、味精、鸡精、芝麻面,拌匀即可。

【功效】滋肾润肺、益肝明目。适用于肝肾阴亏、腰膝酸软、头晕、目眩多泪、虚劳咳嗽、消渴、遗精等症。西医用于青光眼、白内障、高血压、肺气肿、肺结核等辅助治疗。

【注意】儿童不宜多食。

百参菠耳羹

【用料】北沙参、百合各9克,菠萝50克,银耳6克,冰糖和水适量,盐少许。

【做法】北沙参、百合洗净,百合去皮和北沙参共切成片;菠萝去皮后先放淡盐水中浸渍2~3分钟,并切成小块;银耳用温水泡发后去除黄蒂、杂质,洗净撕成小朵后放入瓷碗或盆中,再放入少许清水与北沙参、菠萝、百合和冰糖,入锅,隔水蒸至熟软即成。羹药共用,每日1次,晨起或睡前服用,连服5日为1疗程。

【功效】祛湿利尿、补虚润肺、止血止咳,并可提高血压。适用于肺燥干咳痰少或痰中带血、低血压眩晕、手足软弱无力者食用。

双耳汤

【用料】白木耳10克,黑木耳10克,冰糖30克。

【做法】将白木耳、黑木耳用温水泡发,除去杂质,洗净,放在碗内,加冰糖、水适量,置蒸笼中,蒸1小时,待木耳熟透时即成。可分次或1次食用。吃木耳,喝汤,每日2次。

【功效】补肾健脑、滋阴润肺。适用于肾阴虚、血管硬化、高血压、肺阴虚咳嗽、喘息等症。

鸡丝炒牛膝

【用料】牛膝20克,鸡胸脯肉300克,红皮萝卜30克,红海椒20克,盐3克,生姜5克,料酒20毫升,葱10克,荬粉25克,白糖5克,素油35毫升,鸡精2克,味精2克。

【做法】将牛膝切成3厘米长的段,用料酒喷淋拌匀,焖润后,置锅内炒至微干。鸡胸脯肉切成细丝,红皮萝卜、红海椒,洗净切条块,生姜切片,葱切段,鸡胸脯肉用荬粉抓匀。

将炒锅放武火上烧热,加素油,烧六成热时,下鸡丝、料酒炒变色,下牛膝、红皮萝卜、红海椒、白糖、盐、鸡精炒熟,放入味精即可。

【功效】活血化瘀、止痛、滋补肝肾、强健筋骨。适用于腰膝酸软,月经不调、闭经、痛经、吐血、尿血、鼻出血、口舌生疮、尿不利、头痛眩晕等症辅助治疗。

【注意】不宜与牛肉、兔肉、鲤鱼、大蒜同食。

银耳鲜莲汤

【用料】干银耳10克,鲜莲子30克,鸡清汤1500毫升,料酒、盐、白糖、味精各适量。

【做法】把银耳泡好,放一大碗内,加鸡汤150毫升蒸1小时左右,将银耳完全蒸透取出。将鲜莲子剥去青皮和一层嫩白皮,切掉两头,捅去心,用水汆后仍用开水浸泡(鲜莲子略带脆性,不要泡得很烂)。烧沸鸡汤,加入料酒、盐、味精、白糖适量,将银耳莲子装在碗内,注入清汤即可。

【功效】补脾安神、滋阴润肺。适用于心烦失眠、干咳痰少、口干咽干、食少乏力症。健康人食用能消除疲劳、促进食欲、增强体质。

西洋参炖乌鸡

【用料】西洋参20克,乌骨鸡1只,盐3克,料酒10毫升,葱10克,生姜5克,鸡精2克,胡椒粉3克,鸡油35克,味精2克。

【做法】将西洋参润透后,切片,乌骨鸡溺杀后,去毛、内脏及爪,生姜拍松,葱切段。将西洋参、生姜、葱、料酒、盐、鸡精、胡椒粉、鸡油抹在乌鸡上,再加汤少许于蒸盆内。将蒸品置蒸笼内,武火蒸35分钟,揭开蒸笼盖,取出乌骨鸡,除去生姜、葱,加入味精即成。

【功效】润肺清热、益气生津。适用于气阴虚、口干口渴、乏力等症。西医用于老年人肺气肿喘咳、冠心病、肺结核、心功能不全等病症的辅助治疗。

【注意】不宜与兔肉、鲤鱼、大蒜、萝卜同食。

桂圆粥

【用料】薏苡仁30克,紫米、糯米各80克,红枣9枚,桂圆肉、红糖各25克。

【做法】将薏苡仁、紫米、糯米淘洗干净,红枣去核洗净切成4瓣,3种米注入适量清水同煮至沸,待米熟,再加入红枣、桂圆肉、红糖煮成粥。每日早、晚服,体质虚弱、营养不良者可长期食用。

【功效】补益气血、健脾开胃。适用于脾胃虚寒、营养不良、体质虚弱、消渴多尿、自尿便溏等症。

【注意】大便干结及菌痢者禁服。

莲子白木耳羹

【用料】白木耳20克,莲子肉30克。

【做法】莲子肉、白木耳用水400毫升文火煮烂,放冰糖少许即成。每日清晨食之,食后稍事活动。

【功效】莲子肉善入脾、胃二经,能补脾胃之虚。白木耳善入肺、胃二经,能滋养肺胃之阴。二药相用,能气阴双补。健康人食用,益于心脾。

当归蒸鱼头

【用料】当归15克,川芎10克,鱼头500克,

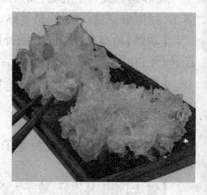

白木耳

菜胆 50 克,料酒 20 毫升,胡椒粉 2 克,生姜 5 克,鸡油 30 克,葱 10 克,盐 3 克,鸡精 2 克,味精 2 克。

【做法】当归润透,切片,下入容器内,用川芎 10 克,料酒 20 毫升浸泡。菜胆去黄叶,洗净,用水煮熟备用。鱼头去鳃、鳞,剁成四大块,生姜切片,葱切段。将当归、鱼头、生姜、葱、盐、鸡精、胡椒粉、鸡油、料酒同放蒸盘内,置蒸笼内武火蒸 20 分钟,放入熟菜胆、味精即可。

【功效】调经上痛、补血和血。适用于月经不调、血虚头痛、眩晕、肠燥便秘等症。西医用于偏头痛、老年性便秘、闭经、贫血、高血压等病症的辅助治疗。

砂仁肘子

【用料】砂仁 50 克,猪肘子 500 克,葱白 10 克,生姜 30 克,绍酒 100 毫升,花椒 5 克,麻油少许。

【做法】肘子刮洗干净,沥去水;用竹签将皮扎满成小眼,花椒、食盐放锅内炒烫,倒出稍凉,趁热在肘子上揉搓,后放于陶瓷容器内腌 24 小时。葱切段,砂仁为细末;将腌好的肘子再刮洗一遍,沥去水分,在肉的内面撒上砂仁细粉,用净布包卷成筒状,再用绳捆紧。将捆紧的猪蹄盛入盆子内,放上姜片、葱段、绍酒,旺火上蒸 1.5 小时,取出待凉,解去绳布,抹上香油。

【功效】健胃行气、滋养补虚。适用于脾胃虚弱、脾虚湿滞者,服之不致腹胀纳呆。

春盘面

【用料】白面粉 3000 克,羊肉 1000 克,羊肚 500 克,鸡蛋 5 个,蘑菇 200 克,韭黄 250 克,白菜心 500 克,生姜、食盐、胡椒粉、料酒、醋各适量。

【做法】将羊肉、羊肚洗净,切成 2 厘米见方的小块;蘑菇洗净,一切两块;白菜心洗净,切段;韭黄洗净,与白菜心剁碎待用。将白面粉用水发透,放入韭黄、食盐,揉成面团,用擀面杖擀薄,切成面条。将羊肉块、羊肚块下入铝锅内,加入生姜、蘑菇,置武火上烧开,然后将面条下入,烧沸,加入食盐、料酒、醋、胡椒粉即可。

【功效】补中益气。适用于脾胃气虚、营养不良所致的气短、懒言、肢体困倦、身体消瘦等症。

生地酒

【用料】生地黄 60 克,白酒 500 毫升。

【做法】将生地黄洗净,切成小块,放入酒瓶中,倒入白酒,密封浸泡半月左右即可。

【功效】养阴生津、清热凉血。适用于温热病热入营血之身热口干,及后期津液大伤所致之夜热早凉、虚热无汗、舌红脉数之症。

【注意】生地性寒、质腻,脾虚腹满便溏者及胸闷纳呆者忌食。

枣芪肉燥饭

【用料】黄芪 35 克,红枣 15 克,猪绞肉 300 克,香菇 5 朵,虾米 1 大匙,酱油 4 大匙,米酒 1 大匙,糖 1 小匙,盐适量。

【做法】药材稍冲洗后,红枣切开去核,加水 5 杯以大火煮沸,改小火,煮至汤汁剩约 2 杯时,去渣,药汤待用。香菇洗净泡软,去蒂切丁;虾米稍泡软,沥干水分,切碎备用。锅热加油 2 大匙烧热,入香菇及虾米爆香,续入绞肉炒至出油,再入调味料、药汤及水 1 杯煮开,改用小火,加盖续煮 50 分钟。即为肉燥。将肉燥淋于米饭上即成。

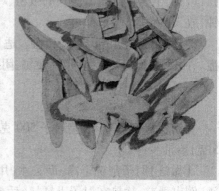
黄芪

【功效】益卫固表、补气升阳、抗毒生肌、利水退肿。用于自汗、盗汗、血痹浮肿、脱肛与一切气衰血虚之症。

何首炖乌鸡

【用料】黄芪 30 克,山药 15 克,当归、制何首乌、熟地各 12 克,枸杞子 3 克,乌骨鸡 1500 克,米酒 1 杯,黑豆 1 杯,盐 1 小匙,老姜 5 片。

【做法】药材稍冲洗后,以过滤袋装好,即为药材包;黑豆洗净备用。鸡洗净,切块,入沸水中煮 5 分钟,取出洗净待用。锅内入鸡块、药材包、黑豆、调味料及水 12 杯,以大火煮开,再改小火煮至熟烂(约半小时),去药材包即可。

【功效】健脾补肾、养血补气。对于气血虚弱、手足冰冷、男子精虫数目稀少、妇女不孕症有功效。

玉笋鸡翅

【用料】党参、枸杞子各 5 克,桑枝、炒白术、黑杜仲、葛根各 3 克,鸡翅 6 只,玉米笋、绿芦笋各 70 克,宽粉条 1 把(60 克),胡萝卜 30 克,老姜 5 片、葱 4 段、酱油 2 大匙,米酒 1 大匙,糖 1 小匙。

【做法】药材稍冲洗后,加水 3 杯以大火煮开,改用小火煮至汤汁剩约 1 杯时,去渣,药汤待用。玉米笋洗净,切两段,绿芦笋洗净,切 5 厘米长的段,胡萝卜切 2 厘米×4 厘米的斜片,三者均入开水中煮 3 分钟后,捞起入冷水中,漂凉,沥干;鸡翅洗净,切块;小宽粉入开水中余烫,随即捞起入冷水中漂凉,沥干。锅热加油 1 大匙烧热,入葱、姜爆香,再入酱油、米酒、糖、鸡翅及药汤,以大火煮开,改小火加盖焖煮至熟烂(约 15 分钟),再加酱油、米酒、糖拌炒均匀。

【功效】滋养补气,有养颜美容、疏筋壮骨、清利头目之作用。

萝卜天门冬汤

【用料】天门冬 15 克,萝卜 300 克,火腿 150 克,葱花 5 克,精盐 3 克,味精、胡椒粉各 1 克,鸡汤 500 毫升。

【做法】将天门冬切成 2~3 毫米厚的片,用约 2 杯水,以中火煎至 1 杯量时,用布过滤,留汁待用。火腿切成长条形薄片;萝卜切丝;锅内放鸡汤 500 毫升,将火腿肉先下锅煮,煮沸后将萝卜丝放入,并将煎好的天门冬药汁加入,盖锅煮开后,加精盐调味,再略煮片刻。食前加葱花、胡椒粉、味精调味。

【功效】止咳祛痰、消食轻身、抗疲劳。常食能增强呼吸系统功能,增强精力、消除疲劳。

回春炖盅

【用料】桑葚子、枸杞子、红枣各 30 克,女贞子 20 克,柏子仁 15 克,菟丝子、覆盆子各 10 克,鸡腰子 20 个,老姜 3 片,葱 3 段,米酒、盐适量。

【做法】药材冲洗后,加水 6 杯以大火煮开,改小火煮至汤汁剩约 2 杯时,去渣。红枣去核,药汤待用。鸡腰子洗净,入开水氽烫,随即捞起,洗净沥干。炖盅入红枣、鸡腰子、调料及药汤,加盖入锅蒸至熟透(约 20 分钟)即可。

【功效】补肾益精、养心安神。适用于中老年人身体虚弱、腰膝酸疼、四肢冰冷、阳痿早泄、子宫虚寒。

二、夏季食疗养生

(一)夏季养生特点

夏季养生,夏季是阳气最盛的季节,气候炎热而生机旺盛。此时是新陈代谢的时期,阳气外发,伏阴在内,气血运行亦相应地旺盛起来,活跃于机体表面。夏季养生重在精神调摄,保持愉快而稳定的情绪,切忌大悲大喜,以免以热助热,火上加油。心静人自凉,可达到养目的目的。

夏季的饮食调节:

(1)多吃瓜类:夏季气温高,人体丢失的水分多,须及时补充。蔬菜中的水分,是经过多层生物膜过滤的天然、洁净、营养且具有生物活性的水。瓜类蔬菜含水量都在 90% 以上。多吃有助于降低血压、保护血管。

(2)多吃凉性蔬菜:吃些凉性蔬菜,有利于生津止渴,除烦解暑,清热泻火,排毒通便。瓜类蔬菜除南瓜属温性外,其余如苦瓜、丝瓜、黄瓜、菜瓜、西瓜、甜瓜都属于凉性蔬菜。番茄、芹菜、生菜等都属于凉性蔬菜。

（3）多吃"杀菌"蔬菜：夏季是人类疾病尤其是肠道传染病多发季节。多吃些"杀菌"蔬菜，可预防疾病。

夏季的饮食调养，应以低脂、低盐、多维生素且清淡为主。人们出汗多，食欲不好，可用各种营养保健粥来开胃，并调理身体。如早、晚进餐时食粥，午餐时喝汤，这样既能生津止渴、清凉解暑，又能补养身体。在煮粥时加些荷叶（称荷叶粥），味道清香，粥中略有苦味，可醒脾开胃，有消解暑热、养胃清肠、生津止渴的作用。在煮粥时加些绿豆或单用绿豆煮汤，有消暑止渴、清热解毒、生津利尿等作用。干扁豆浸透与大米同煮成粥，能清暑化湿、健脾止泻。此外，红小豆粥、薄荷粥、银耳粥、葛根粥、苦瓜粥都是夏季的好食品。

（二）夏季对症食方

竹荪口蘑汤

【用料】水发竹荪30克，水发口蘑30克，绿叶菜20克，鸡汤500毫升，精盐、鸡油各少许。

【做法】将竹荪、口蘑洗净，漂入清水中浸透；竹荪再放入开水锅中烫一下，除去异味，然后捞出，切成3厘米左右的长段；口蘑切成薄片。鸡汤入锅置火上，加盐，用大火烧开，加入余熟的绿叶菜、竹荪、口蘑片，再烧开，装入汤碗，浇上鸡油即可。

【功效】镇静降压、清热泻火。四季均可食用，夏季尤宜。

酸辣笋瓜汤

【用料】嫩笋瓜400克，姜、蒜、葱、辣椒油各10毫升，白糖30克，醋40毫升，精盐5克，味精1克，麻油25毫升，酱油20毫升，汤1000毫升。

【做法】将笋瓜洗净去皮，对剖后挖尽瓜瓤，再对剖成4瓣，横切成2毫米厚的片，码上少许精盐，腌渍5分钟，挤干水分，放入汤盆中待用。锅放火上，下汤烧沸，下姜、蒜片烧一下，加入酱油、白糖、醋、麻油、盐、辣椒油烧开，除浮沫，将葱花放入盆中，味精撒在瓜片上，把微开的汤徐徐倒入笋瓜汤盆中即可。

【功效】开胃消食、祛暑清心。适用于夏季食用。

荷叶粉蒸鸡

【用料】（大份）鲜荷叶1张，光嫩鸡1只（约1250克），炒米粉150克，猪肥膘150克，酱油20毫升，食盐1.5克，白糖20克，味精1.5克，绍酒25毫升，汤100毫升。

【做法】将鸡冲洗干净之后，剔去骨，剁去爪，翅不用，再把肉切成大片，加调料、汤拌匀，再加炒米粉拌和均匀，干湿适度，米粉粘实，另将肥膘肉切成片待用。

荷叶洗净揩干,平放在案桌上,每一鸡片夹一片肥膘,折转来口向下,整齐地排列在荷叶的中央,包好后放入盘内,上笼旺火蒸约 40 分钟,取出后放在圆盘内打开荷叶装盘,将荷叶修齐即可。

【功效】此本为一般的滋养品,利用清芬的荷叶,既可清热解暑,又能升运脾阳,非常适宜于体虚脾弱,易为暑湿所伤,而致食欲不振,甚或泄泻的病人食用。

玫瑰麦冬羹

【用料】麦冬 20 克,冰糖 20 克,玫瑰花 5 朵,藕粉 30 克。

【做法】麦冬用清水浸泡 1 夜,拍破,除去内梗,鲜玫瑰花撕下花瓣,用水洗去泥土,用清水浸泡后,沥尽水分,冰糖打碎成屑。用清水 150 毫升煮冰糖 15 分钟,将鸡蛋清放入冰糖汁内,用勺将其打调均匀。用 150 毫升清水将藕粉混匀。将锅置武火上,再把调好的藕粉煮熟。将玫瑰花、麦冬置锅内,加水 150 毫升,煮 25 分钟与藕粉合并,加入冰糖汁液即可。

【功效】清心除烦、养阴润肺、益胃生津。适用于肺燥干咳、咯血、肺痨、肺痈、虚劳烦热、热病伤津、便秘等症。西医用于肺气肿、支气管扩张、感染后期、便秘、肺结核、肝硬化、更年期综合征辅助治疗。

【注意】不宜与鲤鱼、鲫鱼同食。感冒风寒或有痰饮湿浊的咳嗽,及脾胃虚寒泄泻者忌食用。

酸辣海参汤

【用料】水发海参 250 克,水发黄花 50 克,精盐 3 克,味精 1 克,料酒 5 毫升,醋 10 毫升,胡椒面 1 克,葱丝 10 克,姜汁 10 毫升,鸡油 10 克,清汤 1200 毫升。

【做法】将海参冲洗干净,切成条块状;黄花去尽根蒂洗净,沥干水;汤锅置火上,下汤 250 毫升,将海参条同黄花氽过后,倒出汤备用。原汤锅再置火上,倒入汤,放入味精、精盐、料酒、海参、黄花、鸡油,开后撇去浮沫,起锅盛入装有葱丝、姜汁、醋、胡椒面的汤碗内即可。

【功效】开胃去腻、润肠通便、祛火清热。为夏季保健汤菜。

白菜炖鸭头

【用料】鲜鸭头(连颈)1 个,白菜 200 克,生姜 15 克,猪油 50 克,精盐 5 克,味精 1 克,料酒 10 毫升。

【做法】将新鲜鸭头去尽残毛、嘴壳,打开口腔洗净,入开水氽一下,沥水,斩成几节待用;将白菜洗净,切段,沥干水。

锅放火上,加入清水适量,下入鸭头、生姜、料酒、精盐、猪油,用大火煮成八成熟,再下白菜煮熟,调入味精即成。

【功效】消肿解毒、清热润燥、利尿通便。对夏日胸闷烦热、唇焦咽痛有较好的食疗作用。

猪肺马蹄汤

【用料】马蹄 20 克,猪肺 1 具,姜 10 克,葱 15 克,精盐 5 克,肉汤 1000 毫升。

【做法】将马蹄去皮、蒂,切厚片,用水洗净,待用;姜拍破,葱挽结。将猪肺的喉部套在水龙头上,灌入清水令猪肺胀大充满水,用手挤压出水;如此反复多次,直至猪肺呈白色,再将猪肺切成块,放沸水锅中煮 5 分钟捞出待用。锅放火上,下肉汤、肺块、姜、葱、盐,煮至肺熟,打去浮沫,去姜、葱不用,再下马蹄片煮入味,即可出锅装碗。

【功效】生津止渴、利气除痰,是夏日较好的保健汤菜。

菖蒲药酒

【用料】石菖蒲 25 克,白酒 500 毫升。

【做法】将石菖蒲洗净,切成片,用纱布袋包起扎紧口,放入盛有白酒的瓶中,浸泡半月即成。

【功效】定志安神、祛痰开窍、健脾化湿。适用于痰迷中风、癫证、狂证,及痰扰心神之惊悸、失眠、健忘等。还可用于湿困脾胃之纳呆、困倦等。

【注意】阴虚阳亢者禁食。

荷叶蒸排骨

【用料】荷叶 1 张,鸡精 2 克,猪排骨 500 克,葱 10 克,料酒 10 毫升,白糖 15 克,盐 3 克,酱油 10 毫升,味精 2 克,米粉 80 克,生姜 5 克。

【做法】将荷叶用沸水煮 3 分钟,捞起,沥干水分,切成块,生姜切片,葱切段。将炒过的米粉放入容器内,加盐、味精、鸡精、白糖、酱油、料酒、生姜、葱及水少许,拌匀,然后放进排骨,将排骨粘上米粉,裹匀。荷叶摊在案板上,每张荷叶放一节挂上米粉的排骨,然后扎紧,用线绳缠紧,放入蒸盘内,锅内加开水适量,将蒸盘置蒸笼内,武火蒸 30 分钟即可。

【功效】利湿清暑、止血。适用于暑湿泄泻、眩晕、水肿、吐血、鼻出血、崩漏、便血、产后血晕等症。西医用于中暑、高血压、急性肾小球肾炎、胃溃疡等病症辅助治疗。

【注意】不宜与羊肝、黄豆、甲鱼同食。

豆腐鸡血羹

【用料】鸡血 150 克,豆腐 100 克,鸡汤 750 毫升,料酒 5 毫升,精盐 8 克,味精 1

克,鸡蛋 1 个,胡椒粉 1 克,淀粉 30 克,菜油 50 毫升,葱、姜各 5 克。

【做法】鸡血先用开水浸透,再用凉水过凉,然后切成小片;豆腐切片,用开水氽一下,沥水;姜、葱洗净切片;鸡蛋打入碗内搅散待用。炒锅置旺火上,下菜油烧热,油热后投入葱、姜片,炸出香味,加入鸡汤、鸡血、豆腐、料酒、精盐、味精,烧开后撇去浮沫,用水淀粉勾芡,淋上鸡蛋液,撒入胡椒粉即可。

【功效】滋阴润燥、养心除烦。适宜于心烦不眠、目赤口渴者食用。

银菊山楂饮

【用料】银花 500 克,菊花 500 克,山楂 500 克,精制蜜 5000 克。

【做法】将菊花、银花择选干净,用水淘洗后放在洁净的锅内,山楂择选后洗净,一同放在锅里,注入清水(约 30 千克),用文火烧沸约半小时,起锅,滤出煎液备用。

将所需蜂蜜倒入干净的锅内,用文火加热保持微沸,炼至色微黄,粘手成丝即可。

将炼制过蜂蜜缓缓倒入熬成的汁内,搅拌均匀,待蜂蜜全部溶化后,用纱布二层过滤去渣,冷却后即可。

【功效】银花、菊花同用能解暑热、清头目,配山楂消饮食,通血脉又增酸味,入蜂蜜加营养,补中气又合甜酸。用于伤暑身热、眩晕、烦渴、火毒目赤、咽痛、疮疖等症。可作高血压、高脂血症、冠心病、痢疾、化脓性感染患者之饮料,更是夏季优良的清凉饮料。

丁香酸梅汤

【用料】乌梅 1 千克,山楂 20 克,陈皮 10 克,桂皮 30 克,丁香 5 克,白砂糖 5 千克。

【做法】将乌梅、山楂择选洗净后,逐个拍破,同陈皮、桂皮、丁香一道装入纱布袋中,扎口。

将洁净锅放火上,注入清水约 55000 毫升,把药包投入水中,用旺火烧沸,再转用小火熬约 30 分钟,除去药包,离火后,静置沉淀约 15 分钟,滤出汤汁,加入白砂糖溶化,过滤后即成。

【功效】本方用乌梅、山楂生津消食,用陈皮、肉桂、丁香行气温中,白糖调味,使敛中有散,酸中有甜,用于暑热伤津之口渴、心烦、暑夹寒湿之口渴、食少、脘痞、吐泻等症。乌梅、山楂、肉桂、丁香对多种胃肠道易感病菌有较强的抑制作用。故本方可作肠炎、痢疾患者的饮料。

翠皮爆鳝丝

【用料】西瓜皮 200 克,鳝鱼 1000 克,芹菜 500 克,泡辣椒 50 克,鸡蛋 2 个,葱

20 克,生姜 15 克,蒜 20 克,食盐 6 克,酱油 30 毫升,味精 3 克,白砂糖 3 克,食醋 2 毫升,麻油 3 毫升,绍酒 3 毫升,胡椒粉 3 克,猪油 250 克,淀粉 30 克,汤 50 毫升。

【做法】西瓜皮洗净后榨汁,用纱布过滤备用。鳝鱼洗净,后剖开腹,剔去骨,抠去内脏,斜切成丝。芹菜择去叶和老茎,用清水洗净,切成 3 厘米长的段(粗的要切开),泡辣椒切成斜口条,姜、葱、蒜择选、洗净后均切丝,鸡蛋去黄留清待用。鳝丝用淀粉、食盐、蛋清,一半西瓜皮汁调匀浆好,用绍酒、酱油、白砂糖、味精、淀粉、汤和另一半西瓜皮汁兑成汁。锅置火上,加入猪油烧至六成热,下鳝丝滑散,倒入漏勺。原锅重置火上,放入少许猪油,将芹菜、泡辣椒、姜、葱、蒜一起下锅翻炒,放鳝丝,烹入味汁,加醋、麻油,炒匀即可。

【功效】本方用西瓜翠皮清热解暑,用富含营养、能祛风湿、补虚损、强筋骨之鳝肉作主食,再配以平肝清热、祛风利湿之芹菜,药食同用,共奏补虚健骨、清暑疗痹之功。用于体弱消瘦乏力、腰腿疲软、内湿肢体疼痛、屈伸不利,及暑热烦渴、尿赤等症,有一定疗效。本方是高血压、营养不良、风湿性关节炎患者夏季的理想膳食。

荷叶乌鸡汤

【用料】鲜荷叶 1 张,乌骨鸡 1 只,枸杞子 15 克,鸡精 2 克,料酒 10 毫升,胡椒粉 3 克,盐 4 克,生姜 5 克,鸡油 25 克,葱 10 克,味精 2 克。

【做法】荷叶洗净,用沸水焯一下,除去涩味;枸杞子去果柄、杂质,洗净;乌骨鸡宰杀后,去毛、内脏及爪;生姜拍松,葱切段。将荷叶、乌鸡、料酒、生姜、葱、盐、鸡精放入煲内,加水约 2800 毫升,置武火烧沸,再用文火炖煮 35 分钟,加入胡椒粉、枸杞子、味精即可。

【功效】升发清阳、清暑利湿。适用于暑湿泄泻眩晕、水肿、吐血、出血、崩漏、便血、产后血晕等病。西医用于中暑、肾病综合征、牙龈出血、月经量多、产后体虚、痔疮等病症辅助治疗。

【注意】不宜与兔肉、鲤鱼、大蒜同食。

乌梅清暑茶

【用料】乌梅 15 克,石斛 10 克,莲心 6 克,竹叶卷心 30 克,西瓜翠衣 30 克,冰糖适量。

【做法】将石斛下砂锅先煎,后下诸药共煎取汁,去渣,调入冰糖令溶化即可。代茶频频饮之。

【功效】生津止渴、清热祛暑。适用于心热烦躁、消渴欲饮不已、舌红绛、苔黄燥等症。

三鲜苦瓜汤

【用料】嫩苦瓜 500 克,水发冬菇 100 克,罐头冬笋 150 克,精盐 3 克,味精 1 克,鲜汤 1000 毫升,菜油 50 毫升。

【做法】将苦瓜去两头,洗净,剖开,挖去瓤,切成 5 毫米厚的片;冬笋切成 2 毫米厚的片;冬菇去蒂,片成薄片。锅中放清水适量,置旺火上烧开,下苦瓜片汆一下,沥去水。汤锅洗净放旺火上,倒入菜油烧至七成熟时,放苦瓜微炒,掺入鲜汤,沸时下冬笋片、冬菇片同煮至㸆软,加入精盐、味精调味起锅,舀入汤盆上桌。

【功效】利尿祛湿、清热消暑、明目解毒。对夏日烦热、小便不畅、皮肤生痱子有食疗作用。

菜胆拌党参

【用料】菜胆 500 克,党参 20 克,红海椒 15 克,胡萝卜 15 克,鸡精 2 克,料酒 10 毫升,芝麻油 30 毫升,盐 3 克,葱 10 克,生姜 5 克,味精 2 克。

【做法】党参去杂质,润透,用大料清炒,炒黄,菜胆拣去老叶,红海椒洗净,切丝,胡萝卜去皮,切成五星形,生姜切片,葱切段。

将锅置武火上烧开,菜胆下入煮 3 分钟,捞出沥干水分,放入拌盆内,加入党参、盐、味精、鸡精、生姜、葱、芝麻油拌匀,放置 30 分钟。然后去调料,只用菜胆,在菜胆头开小口,加入红海椒,再将党参、胡萝卜放在菜胆上即可。

【功效】生津、补中益气。适用于脾胃虚弱、气血两亏、体倦无力、食少、口渴、久泻、脱肛等症。西医用于胃肠功能紊乱、贫血、消化功能不良、习惯性腹泻、脏器下垂等病症辅助治疗。

【注意】不宜与藜芦、氢氯噻嗪、维生素 C、白萝卜同食。

竹蔗茅根茶

【用料】鲜白茅根 60 克,竹蔗 250 克。

【做法】将上述两味放入锅内煎汤。每日 1 次,代茶频饮。

【功效】生津润燥、清热凉血。适用于热病津伤、心烦口渴、鼻衄、尿血、小便不利等症。本茶是具有清补作用的夏令饮料,夏季经常服用,对清除暑热、颐养津液有良好效用。

氽鸭心

【用料】鸭心 10 个,水发玉兰片 25 克,水发香菇 15 克,水发木耳 50 克,黄瓜 25 克,酱油 10 毫升,精盐 1 克,姜汁 2 克,料酒 5 毫升,味精 2 克,高汤 750 毫升。

【做法】鸭心去蒂,洗净血水,一切两瓣,每瓣从内面(即切口一面)用斜刀片几刀,再换个方位也斜片几刀,将鸭心片成薄片而不断皮。

将玉兰片切长方形片;冬菇改十字;黄瓜切长片;木耳大的改小待用。

汤锅放火上,放入高汤,把鸭心放入汤碗中,加入料酒、酱油抓匀,放入汤锅内,煮至八成熟捞出,倒入大汤碗内的玉兰片上,去净浮沫,放入冬菇、木耳、黄瓜片、姜汁、精盐、味精,侍汤开后,起锅盛入大汤碗内即成。

【功效】提神解腻、祛火清心、降压醒脑。尤适宜于老人夏日食用。

酸菜活鲫鱼

【用料】活鲫鱼 500 克,酸菜 100 克,净苦笋 100 克,化猪油 50 克,姜、葱各 25 克,胡椒面 1 克,料酒 10 毫升,味精 1 克,精盐 3 克,高汤 1000 毫升。

【做法】将活鲫鱼抠鳃、去鳞,去内脏,洗净,用干净布揾尽血污;酸菜片成薄片;苦笋切成 5 厘米长、2 厘米宽的薄片备用。化猪油放锅内烧至五成热,投入姜片、葱段略煸炒,放高汤烧开,捞出葱、姜,放入鲫鱼、酸菜、苦笋片、胡椒面、料酒、盐烧开,去尽血沫,加盖煮约 5 分钟,下味精起锅即可。佐餐食。

【功效】清热开胃、生津止渴、补益身体。为夏季清补佳肴,尤适宜于妇女食用。

桑葚子酒

【用料】桑葚子 200 克,白酒 500 毫升。

【做法】将桑葚子洗净,放入瓶中,倒入白酒,浸泡半月即可。

【功效】滋阴养血、清热润肺。适用于肺阴不足之干咳燥咳、劳嗽咯血,胃阴不足之口干、口渴,及心烦失眠、阴虚有热、身热夜甚,及温热病热入营血之身热口干,后期津液大伤所致之夜热早凉,虚热无汗、舌红脉数之症。还可用于治疗慢性病阴虚发热,及血热妄行,吐血、衄血、尿血、便血等。

天冬炒田螺

【用料】天冬 20 克,味精 2 克,田螺肉 400 克,鸡精 2 克,胡萝卜 30 克,白糖 15 克,料酒 10 毫升,酱油 10 毫升,生姜 5 克,胡椒粉 3 克,葱 10 克,素油 50 毫升。

【做法】将天冬用清水浸泡 1 夜,切片,用蜂蜜浸泡 2 小时。田螺肉洗净,加少许食醋抓匀,然后用清水冲洗干净,胡萝卜去皮,洗净,切片,葱切段,生姜切片。

将炒锅放武火上烧热,加入素油,烧六成热时,下入生姜、葱爆香,随即放入田螺、料酒、天冬、胡萝卜、盐、白糖、酱油、鸡精、胡椒粉、味精炒熟即可。

【功效】滋阴清热、润肺生津。适用于阴虚发热、咳嗽吐血、肺痨、消渴、便秘、咽喉肿痛等症。

【注意】脾胃虚寒、食少便溏者不宜用。

苦瓜肉丝汤

【用料】鲜苦瓜 200 克,猪瘦肉 200 克,料酒 15 毫升,精盐 4 克,葱末 10 克,猪油 50 克,肉清汤 750 毫升。

【做法】将苦瓜剖开,去尽肉瓢,用盐少许稍腌,放沸水锅中汆一下,捞出沥尽苦水,洗净,切条待用。猪肉洗净,下沸水锅烫一下,捞出沥尽水,切丝。锅置火上,烧热下猪油,放入葱末煸香,再加肉丝煸炒至水干,烹入料酒,加入盐、肉汤,烧煮至肉熟,放入苦瓜条,煮熟,盛汤盆即可。

【功效】清热解毒、祛暑明目。对热病烦渴、中暑目赤等症有食疗作用。

七鲜汤

【用料】鲜藿香 6 克,鲜佩兰 6 克,鲜梨汁 10 毫升,鲜荷叶 6 克,鲜生地 6 克,鲜首乌 5 克,鲜建兰叶 6 克。

【做法】鲜藿香、鲜佩兰、鲜荷叶、鲜生地、鲜首乌、鲜建兰叶洗净后切片、节。

将生地、首乌下入锅内,掺入清水,在火上烧沸约 15 分钟后,放入其他药一同煎约 5 分钟,滤出原汁,冲入梨汁搅匀,即可饮用,饮用时可加点白糖调味。

【功效】藿香、佩兰化湿祛暑,荷叶升阳清暑,梨汁益胃生津,首乌、生地泻热生津,建兰叶清热利湿。诸药煎汤,加糖调味,共奏清热解暑、生津除烦利湿之功。

柠檬乳鸽汤

【用料】肥嫩乳鸽 2 只,鲜柠檬 1 个,料酒 10 毫升,味精 2 克,白糖 5 克,酱油 10 毫升,高汤 750 毫升,菜油 500 毫升(实耗约 50 毫升)。

【做法】将乳鸽闷死后,用开水烫毛,去尽毛及内脏,洗净,鸽身腹腔内外用料酒、酱油抹匀,腌一会儿后,放入沸油锅中炸约 3 分钟,捞起;柠檬去皮、核,切成薄片备用。

锅放火上,加入高汤烧开,放入乳鸽、柠檬片,白糖、味精、酱油、料酒烧开,去尽浮沫,改用文火炖至鸽肉熟烂,盛盆即可。佐餐食。

【功效】祛暑补精、生津止渴。为夏日保健菜肴。

绿豆粥

【用料】绿豆 50 克,北粳米 100 克。

【做法】先将绿豆洗净,用温水浸泡 2 小时,然后与粳米同入砂锅内加水 1000 毫升,煮至豆烂米开汤稠。每日 2~3 次顿服,夏季可当冷饮频食用。

【功效】清热解毒、解暑止渴、消肿降脂。适用于中暑、暑热烦渴、疮毒疖肿、食物中毒等,还可预防动脉硬化。

【注意】脾胃虚寒腹泻者不宜食用。

枇杷竹叶消暑茶

【用料】鲜枇杷叶、竹叶各30克，白糖适量，食盐少许。

【做法】将鲜枇杷叶刷去茸毛，与鲜竹叶一同洗净，撕成小块，加水800毫升，煎沸10分钟，去渣，趁热加入白糖、食盐、搅拌均匀。晾凉后代茶饮。

【功效】清热和胃、生津止渴。适用于暑热烦渴、小便短赤等。此方适于夏伏季节饮用。

海带冬瓜豆瓣汤

【用料】冬瓜1000克，海带、豆瓣各60克，素油、细盐适量。

【做法】先将海带用温水泡发2小时，洗净，切丝；冬瓜削皮，去瓤，切成小块备用。将海带丝及豆瓣一同放入素油锅内爆炒一下，再加入适量清水，烧煮至豆瓣熟透时，把切洗后的冬瓜及细盐一同放入锅中，再注入些水，煮至冬瓜熟烂即可。饮汤，食豆瓣。每日1~2次，每次1碗。宜连服5日左右。

【功效】消暑、清热、利水。适用于暑热烦渴、夏季汗出过多等症。

百合烧鱼肚

【用料】百合30克，鱼肚400克，料酒10毫升，鸡精2克，生姜5克，胡椒粉3克，葱10克，酱油10毫升，素油45毫升，盐3克，味精2克，白糖15克。

【做法】将百合用温水浸泡，然后放入蜂蜜水中浸泡4小时，鱼肚用素油发透，加入碱水洗净油渍，生姜切片，葱切段。将炒锅放武火上烧热，加素油，烧六成热时，下生姜、葱爆香，随即放鱼肚、料酒、百合、白糖、酱油、加水适量，烧熟，加入盐、鸡精、胡椒粉、味精即可。

【功效】润肺止咳、清心安神。适用于阴虚久咳、痰中带血、虚烦惊悸、肾虚遗精、崩漏、破伤风等症。也用于肺气肿、支气管扩张、肺结核、更年期综合征、神经官能症、月经过多等病症辅助治疗。

【注意】寒湿痰盛、大便溏泄、肾阳衰退忌用。

西瓜鸭

【用料】鸭1只(重约1500克)，西瓜1个，生姜10克，葱15克，料酒20毫升，精盐4克，白糖5克，胡椒粉3克，味精1.5克。

【做法】将鸭宰杀后去净毛，剖腹去内脏，剁去脚爪不用，洗净下沸水锅内氽透，剔去大骨切成块；生姜洗净切片，葱切成长段。在西瓜蒂处切开茶杯口大的口，用汤匙挖去瓜瓤，将鸭块放入瓜壳内，再放入姜片、葱段、料酒、精盐、白糖、胡椒粉、味精，加水淹浸鸭块，把切下的瓜蒂盖盖在西瓜开口处，用竹签插住封好。取瓷盆

1 个, 将西瓜放入瓷盆中, 上笼用大火蒸约 2 小时, 至鸭肉酥烂取出; 食时打开瓜蒂盖即成。

【功效】滋阴补津、清热解毒、消暑利水。对暑热烦渴、热盛伤津、小便不利者有较好的食疗功效, 是夏季的清补佳品。

参芪鲤鱼

【用料】黄芪 12 克, 党参 8 克, 鲤鱼 600 克, 香菇 13 朵, 熟笋丝半杯, 葱、蒜头、老姜、高汤、酱油、酱色、糖、米酒、盐适量。

【做法】药材稍冲洗后, 加水 3 杯以大火煮开, 改小火煮至汤汁剩约 1 杯时, 去渣, 药汤备用。

鲤鱼洗净, 在肉厚处每隔 3 厘米划一斜刀, 炸前再于鱼身上抹一层薄芡粉; 香菇洗净泡软, 去蒂切丝; 蒜头切片; 葱洗净切丝, 泡水 3 分钟, 捞出沥干。锅热入油 6 杯烧至七分热, 入鱼以大火炸至两面皆酥脆, 即捞出沥油。另锅入油 2 大匙烧热, 入姜、蒜爆香, 续入香菇、笋丝炒香, 再入鱼、药汤及调味料, 以大火煮开, 改小火煮至鱼两面稍软, 将鱼盛起, 余汁勾芡后淋在鱼上, 最后上葱丝。另外, 酱色做法: 锅热入油 1 大匙烧热, 入糖 1 杯干炒至糖溶化且沸腾, 再入水 1 杯煮开即熄火, 平日可装于容器内盖起来, 置于阴凉处保存即成。

【功效】利水消肿、健脾益气。适用于脚气、消化障碍、咳嗽、呼吸不畅等症。

萝卜鸭肫汤

【用料】大白萝卜 1 个, 新鲜鸭肫 2 个, 生姜 2 片, 精盐 3 克, 香油 10 毫升, 鲜汤 1000 毫升。

【做法】将鸭肫剖开, 除去肫内的污物(鸭内金保留), 用清水洗净, 备用。大白萝卜同生姜分别用清水洗净, 去皮, 切块; 生姜切片。锅放火上, 下鲜汤烧沸, 下鸭肫、姜、盐, 用旺火煮沸, 改用中火煮 1 小时, 再下萝卜块, 煮熟, 淋香油即可出锅。

【功效】清热解毒、开胃消食、润燥理气。夏季常用, 可开胃健体、保健防病。

苦瓜炒玉竹

【用料】玉竹 30 克, 苦瓜 500 克, 红海椒 30 克, 鸡精 2 克, 料酒 10 毫升, 胡椒粉 3 克, 盐 3 克, 生姜 5 克, 素油 40 毫升, 葱 10 克, 味精 2 克。

【做法】将玉竹浸软, 切段, 苦瓜去瓤, 洗净, 切小片, 红海椒去子, 洗净, 切长块, 生姜切片, 葱切段。将炒锅放武火上烧热, 放入素油, 烧六成热时, 下入生姜、葱爆香, 随即下入苦瓜、玉竹、料酒、红海椒炒熟, 加入盐、味精、鸡精、胡椒粉即可。

【功效】生津止渴、养阴润燥。适用于热病阴伤、咳嗽、烦渴、虚劳发热、尿频数、糖尿病等症。西医用于感染性疾病后期、肺结核、肺气肿等病症辅助治疗。

【注意】苦瓜烹调加热时间不应过长。

豆腐炖泥鳅

【用料】活泥鳅250克,豆腐500克,料酒10毫升,精盐5克,葱末5克,姜末10克,猪油50克。

【做法】将活泥鳅放清水中,滴几滴醋盆养数天,其间多换几次水,让其吐净泥沙,然后洗净沥干水。锅置火上,下豆腐、料酒、盐、葱、姜、猪油,将泥鳅放入,加水适量,因加热泥鳅穿入豆腐之中,炖至泥鳅肉熟即可。

【功效】利湿消肿、清热解毒、补中益气。是夏季的保健菜肴。

马蹄海蜇汤

【用料】海蜇100克,马蹄(荸荠)250克,料酒5毫升,精盐2克,蒜茸3克,姜片5克,葱段5克,胡椒粉1克。

【做法】将海蜇洗净切成丝;荸荠洗净去皮切薄片备用。锅放火上,注入清水适量,放入海蜇、荸荠、蒜茸、盐、料酒、姜片、葱段煮开,打尽浮沫,再煮至海蜇、荸荠熟,捞去姜、葱不用,撒上胡椒粉即可。

【功效】清热化痰、开胃消食、醒酒除湿。对夏日发热、目赤、热咳、口干等症有辅助治疗作用。尤适宜于小儿食用。

苡仁绿豆粥

【用料】绿豆、薏苡仁各30克,藿香5克,粳米100克。

【做法】薏苡仁、绿豆、粳米淘洗干净,加清水共煮为稀粥。另将藿香单煎,取少许药汁,粥熟后加入调匀,稍煮片刻即成。温热服食,每日1~2次。

【功效】适用于暑湿证、清暑化湿、暑湿困阻中焦,症见发热烦渴、汗出溺短、身重如裹、胃脘痞满、脉洪数。

【注意】寒湿困脾者不宜使用。

三、秋季食疗养生

(一)秋季养生特点

　　秋气应肺,而秋季干燥的气候极易伤损肺阴,从而产生口干咽燥,干咳少痰,皮肤干燥,便秘等症状,重者还会咳中带血,所以秋季养生要防燥。秋季,在燥气中还暗含秋凉。人们经夏季过多的发泄之后,机体各组织系统均处于水分相对贫乏的状态,如果这时再受风着凉,极易引发头痛,鼻塞,胃痛,关节痛等一系列症状,甚至使旧病复发或诱发新病。老年人和体质较弱者对这种变化适应性和耐受力较差,更应注意防凉。

秋季的饮食调节：

（1）养肺为要

秋气内应肺。肺是人体重要的呼吸器官，是人体真气之源，肺气的盛衰关系到寿命的长短。秋季气候干燥，很容易伤及肺阴，使人患鼻干喉痛、咳嗽胸痛等呼吸疾病，所以饮食应注意养肺。要多吃些滋阴润燥的食物，如银耳、甘蔗、燕窝、梨、芝麻、藕、菠菜、鳖肉、乌骨鸡、猪肺、豆浆、饴糖、鸭蛋、蜂蜜、龟肉、橄榄。多食芝麻、核桃、糯米、蜂蜜、甘蔗等，可以起到滋阴润肺养血的作用。

（2）少辛增酸

秋季，肺的功能偏旺，而辛味食品吃得过多，会使肺气更加旺盛，进而还会伤及肝气，所以秋天饮食要少食辛味食物，如：葱、姜、蒜、韭菜、辣椒等。在此基础上多吃些酸味食物，以补肝气，如：苹果、石榴、葡萄、芒果、樱桃、柚子、柠檬、山楂、番茄、荸荠等。

（3）宜多吃粥

初秋时节，天气仍较热，空气潮湿，闷热蒸人，且秋季瓜果成熟，难保人们不贪食过度，这些均会伤损脾胃，所以秋天早晨多吃些粥，既可健脾养胃，又可带来一日清爽。秋天常食的粥有：山楂粳米粥、鸭梨粳米粥、兔肉粳米粥、白萝卜粳米粥、杏仁粳米粥、橘皮粳米粥、柿饼粳米粥等。

（4）宜补充健身汤

秋季饮食以滋阴润燥为原则，在此基础上，每日中、晚餐喝些健身汤，一方面可以渗湿健脾、滋阴防燥，另一方面还可以进补营养、强身健体。秋季常食的汤有：百合冬瓜汤、猪皮番茄汤、山楂排骨汤、鲤鱼山楂汤、鲢鱼头汤、鳝鱼汤、赤豆鲫鱼汤、鸭架豆腐汤、枸杞叶豆腐汤、平菇豆腐汤、平菇鸡蛋汤、冬菇紫菜汤等。

（5）宜多吃鱼

秋天是需要进补的季节，但很多人都害怕大量进补导致肥胖，不妨吃点鱼肉，鱼肉脂肪含量低，其中的脂肪酸被证实有降糖、护心和防癌的作用。

（二）秋季对症食方

枸杞麦冬烧鲳鱼

【用料】枸杞20克，味精2克，麦冬20克，鸡精2克，鲳鱼400克，大蒜10克，料酒10毫升，盐3克，生姜5克，胡椒粉3克，葱10克，素油50毫升，蜂蜜、桂皮适量。

【做法】麦冬、枸杞子洗净，去杂质，麦冬去内梗，用蜂蜜浸泡，鲳鱼去鳃、内脏及鳞，用桂皮水泡一下，生姜切片，葱切段，大蒜去皮，切片。将炒锅置武火上烧热，加入素油,烧六成热时,下入生姜、葱爆香,注入清水约 1800 毫升,烧沸,下入鲳鱼、盐、鸡精、麦冬、大蒜、枸杞子、胡椒粉,煮熟加入味精即可。

【功效】滋阴补肾、清心除烦、益胃生津、润肤益颜。适用于肝肾亏损、腰膝酸软、目眩、头晕、目昏多泪、虚劳咳痰、消渴、遗精等症。

麦冬蒸南瓜条

【用料】麦冬 20 克,南瓜 500 克,料酒 10 毫升,鸡精 2 克,生姜 5 克,盐 3 克,鸡油 25 克,葱 10 克,味精 2 克。

【做法】将麦冬去内梗洗净,南瓜去皮,切条,生姜切片,葱切段。将南瓜条放在盆内,加入料酒、生姜、葱、盐、味精、鸡精、麦冬拌匀,入味 30 分钟。将麦冬、南瓜放入蒸盘内,入蒸笼内武火蒸 25 分钟即可。

【功效】清心除烦、养阴润肺、益胃生津。适用于肺燥干咳、吐血、咯血、肺痨、虚劳烦热、热病伤津、便秘等症。

【注意】不宜与菠菜、油菜、番茄、圆辣椒、小白菜、花菜、鲤鱼、鲫鱼同食。南瓜不宜与羊肉同食。易致胸闷、腹胀。

燕窝粥

【用料】燕窝 3 克,冰糖 30 克。

【做法】取燕窝放入盅内,用 50 毫升的温水浸泡至燕窝松软,用镊子择去燕毛,捞出用清水洗净,沥去水分,撕成细条,放入干净的碗中待用。锅中加入清水约 250 毫升,下冰糖,置文火上烧开溶化,撇净浮沫,用纱布滤除杂质,倒入净锅中,下燕窝,再置文火上加热至沸后,倒入碗中即可。

【功效】燕窝能补虚损、润肺燥、滋肾阴,加冰糖为汤,味尤甘美。

当归红枣炒肉丝

【用料】当归头 15 克,盐 3 克,红枣 6 枚,味精 2 克,猪里脊肉 400 克,鸡精 2 克,料酒 10 毫升,荧粉 20 克,生姜 5 克,白糖 15 克,葱 10 克,素油 50 毫升。

【做法】将当归头润透,切片,撒入料酒,炒香,晾冷,红枣洗净,切片,去核,猪肉切丝,再放入沸水锅氽一下,去血水,用荧粉、白糖、味精、鸡精抓匀,生姜切片,葱切段。将炒锅放武火上烧热,加入素油,烧六成热时,下入生姜、葱爆香,随即加入肉丝、料酒、当归片、红枣、炒熟,加入盐、鸡精、味精即可。

【功效】调经止痛、补血和血、润燥滑肠。适用于月经不调、经闭腹痛、癥瘕结聚、崩漏、眩晕、痿痹、血虚头痛、肠燥便秘、赤痢后重、痈疽疮疡、跌打损伤等症。

【注意】不宜与豆类、黄瓜、萝卜、维生素 K、动物肝脏、甲鱼同吃。

蜜蛋茶

【用料】蜂蜜 35 克,鸡蛋 1 个。

【做法】蜂蜜加水适量烧沸;将鸡蛋磕入碗内,用筷子搅散,用烧沸的蜜水冲蛋服。每日 1~2 次,温服。

【功效】宣肺润喉、止咳。适用于慢性支气管炎、声音嘶哑等。宜常服之有效。

萝卜羊肉汤

【用料】萝卜 1000 克,羊肉 500 克。

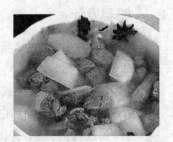

萝卜羊肉汤

【做法】将羊肉片去筋膜,切成约 2.5 厘米见方的块,先入沸水锅内焯约 2 分钟,除去血水,捞出沥干水后放在锅内。萝卜削去表皮,冲洗干净,切成约 3 厘米的滚刀块(菱角块)待用。先将羊肉锅置武火上烧沸后,改用文火煮约 30 分钟,放入切好的萝卜同煮至羊肉熟烂即可。

【功效】本方祛痰力优,且有凉血止血作用,可作肺结核咯血、支气管扩张患者之膳食。

莲子炖猪肚

【用料】莲子 40 粒,味精 2 克,猪肚 1 个,生姜 5 克,芝麻油 15 毫升,葱 10 克,盐 4 克,蒜 10 克。

【做法】将猪肚翻转洗净,再翻转过来,装入莲子,用线缝合,放入锅内,加清水适量,置武火上烧沸,再移文火上炖熬至熟。捞出猪肚,晾冷,切成丝条,与莲子共置盘中,淋芝麻油、食盐、葱、生姜、蒜、味精拌匀即可。

【功效】益胃健脾、补虚损。适用于食少、消瘦、泄泻、水肿等症。

秋梨白果膏

【用料】白果、秋梨汁、鲜藕汁、甘蔗汁、山药汁各 120 毫升,霜柿饼、生核桃仁各 120 克,蜂蜜 120 克。

【做法】先将白果去膜、心,秋梨、鲜藕、甘蔗、山药去皮后切碎,共捣烂取汁,再把柿饼、核桃仁捣烂成泥。把蜂蜜加适量清水稀释后,加入上药汁和泥膏,搅拌均匀、微微加热,融合后,离火待凉,用力搅匀,瓷罐收藏。每次服 2 汤匙,每日 3~4 次,可常服。

【功效】本方具有清虚热、止咳止血的功能。适用于肺结核长期低热、咳喘、声音嘶哑、咯血、口渴咽干等症。

【注意】咳嗽咳痰量多者禁服。

玉露糕

【用料】天花粉、葛根、桔梗各 10 克,绿豆粉 500 克,白糖 250 克。

【做法】葛根、天花粉、桔梗切片,烘干研细末,与豆粉、白糖和匀,加清水调湿,置饭盒内,用武火蒸 30 分钟,取糕,切成重约 25 克的块。

【功效】润肺止咳、清热生津。适用于肺燥干咳、痰少及胃热口渴喜饮等症。

鸭梨蜜汁

【用料】鸭梨 2 个,蜂蜜 25 克,青梅、京糕各 15 克,香油 10 毫升,白糖 100 克,香精 1 滴。

【做法】把梨去皮,切成 4 片,去核,再切成滚刀块,入开水内稍烫捞出;青梅、京糕切小丁。锅中放香油和白糖,炒成金黄色,加水和蜂蜜烧沸,加入梨,用文火烧至梨烂,捞出放盘内,撒上青梅、京糕丁,锅内的蜜汁加香精,浇在梨上即可。每日 2 次,每次 50~100 克。

【功效】止渴除烦、清热生津、化痰益胃、补气阴。

罗汉果烧兔肉

【用料】罗汉果 1 个,兔肉 300 克,莴苣 100 克,料酒、酱油各 10 毫升,姜、葱各 10 克,盐 4 克,味精 3 克,鲜汤 300 毫升,素油 50 克。

【做法】将罗汉果洗净,打破;兔肉洗净,切成 3 厘米见方的块;莴苣去皮,切成 3 厘米见方的块;姜切片,葱切段。将炒锅放火上烧热,加入素油,烧至六成热时,下入姜、葱爆香,再下入兔肉、罗汉果、莴苣、料酒、酱油、白糖、盐、味精、鲜汤,烧熟即可。

【功效】止咳、润肺、美容。宜用于肺热干咳、肌肤不润、面色无华等症。

枸杞蒸鱼翅

【用料】珍珠 6 克,鱼翅 300 克,枸杞子 20 克,鸡精 2 克,料酒 10 毫升,胡椒粉 3 克,生姜 5 克,鸡汤 500 毫升,豆腐 50 克,葱 10 克,鸡油 30 克,盐 3 克,味精 2 克。

【做法】珍珠洗净,用纱布包好,加入豆腐与水共煮 2 小时,取出珍珠,洗净,捣碎,加水少许,研为细粉。鱼翅发好,枸杞洗净,去果柄、杂质,生姜切片,葱切段。将料酒、珍珠粉、鱼翅、生姜、葱、鸡油、胡椒粉、枸杞子、鸡汤同放蒸盘内,武火蒸 9 分钟,取出,除去生姜、葱,加入味精即成。

【功效】养阴息风、清热祛痰、去翳明目、解毒生肌、润肤美容。适用于惊悸、肌肤不润、面色无光、烦热消渴、喉痹、怔忡、癫痫、惊风抽搐、目生翳障、疮疡久不收口等症。

天冬烧乳鸽

【用料】天冬 20 克,葱 10 克,乳鸽 1 只,盐 3 克,胡萝卜 30 克,味精 2 克,番茄汁 20 毫升,鸡精 2 克,料酒 10 毫升,胡椒粉 3 克,生姜 5 克,白糖 15 克,酱油 10 毫升,素油 35 毫升。

【做法】将天冬用清水浸泡 1 夜,切薄片,用蜂蜜浸泡 2 小时,胡萝卜去皮,洗净,切块,乳鸽用清水溺死,去毛、内脏及爪,切块,生姜切片,葱切段。将炒锅放武火上烧热、放入素油,烧六成热时,下入生姜、葱爆香,随即下入乳鸽、料酒,炒变色,加入天冬、胡萝卜、白糖、酱油及清汤少许,烧熟,加入盐、味精、鸡精、胡椒粉、番茄汁即可。

【功效】润肺生津,滋阴清热。适用于阴虚发热,咳嗽咯血、肺痨、消渴便秘、咽喉肿痛等症。

红枣灵芝乌鸡煲

【用料】灵芝 25 克,乌骨鸡 1 只,枸杞子 20 克,红枣 8 枚,菜胆 50 克,竹荪 30 克,鳖血 30 毫升,料酒 10 毫升,鸡精 2 克,胡椒粉 3 克,鸡油 30 克,生姜 5 克,葱 10 克,盐 3 克,味精 2 克。

【做法】灵芝切片,用鳖血炒制,乌骨鸡宰杀后,去毛、肠杂及爪,红枣去核,洗净,竹荪用温水发透,菜胆洗净,生姜拍松,葱切段。将灵芝、乌鸡、料酒、生姜、葱、红枣同放煲内。注入清水约 2800 毫升,置武火上烧沸,用文火煲 25 分钟,加入竹荪、菜胆、枸杞子、盐、鸡精、胡椒粉、鸡油,煮熟加入味精即可。

【功效】止咳喘、利关节、益精气、安神、降血糖。适用于老年性慢性支气管炎、支气管哮喘、白细胞减少、冠心病、心律失常、急性传染性肝炎、各种癌症、高血糖等病症辅助治疗。

【注意】不宜与兔肉、鲤鱼、大蒜同食。不宜与铁剂、左旋多巴、黄瓜、萝卜、维生素 K、动物肝脏同食。

川明参排骨煲

【用料】川明参 20 克,料酒 10 毫升,猪排骨 400 克,盐 4 克,味精 2 克,猪肉馅 100 克,菜胆 50 克,鸡精 2 克,生姜 5 克,胡椒粉 3 克,葱 10 克,鸡蛋 3 个。

【做法】将川明参洗净,浸泡 2 小时,猪排骨洗净,在沸水锅内除去血水,剁成 5 厘米长的段,肉馅加入盐、料酒,制成肉丸,鸡蛋在锅内摊平,煎成蛋皮,包上肉丸,制作成蛋饺备用,菜胆洗净,生姜拍松,葱切段。将排骨、川明参、生姜、葱、料酒放入煲内,加清水约 2800 毫升,放武火烧沸,放用文火煮 45 分钟,加入蛋饺、菜胆、

· 四季食疗养生 ·

图文珍藏版

盐、鸡精、胡椒粉，煮熟，加入味精即可。

【功效】化痰、清肺、平肝、和胃、解毒。适用于痰火咳嗽、喘逆、头晕、呕吐、目赤、白带、疔毒疮疡等症。

【注意】不宜与羊肝、黄豆、甲鱼同食。

麦冬卤猪舌

【用料】麦冬20克，大茴香2粒，猪舌400克，山奈10克，料酒10毫升，草果2个，生姜5克，桂皮10克，葱10克，白糖15克，盐4克，酱油15毫升，味精2克，素油50毫升，鸡精2克，蜂蜜少许。

【做法】麦冬去内梗，用蜂蜜浸泡，猪舌洗净，用沸水煮5分钟，捞起，刮去猪舌上白色苔，生姜切片，葱切段，大茴香等香料洗净，山奈与猪舌先煮12分钟，捞起，沥干水分。将炒锅放武火上烧热，加入素油，烧六成热时，下入生姜、葱爆香，随即加入白糖、酱油、大茴香等香料，炒成枣红色，加入清水约800毫升，下山奈煮45分钟，加入麦冬、猪舌，卤35分钟切片即可。

【功效】清心除烦、养阴润肺、益谓生津。适用于肺燥干咳、吐血、咯血、肺痨、肺痈、热病伤津、便秘等症。

【注意】不宜与鲤鱼、鲫鱼同吃。阴虚火旺或有痰饮湿浊的咳嗽及脾胃虚寒泄泻者忌食用。

玉竹沙参粥

【用料】沙参、玉竹各15~20克(鲜品用30~60克)，粳米100克，冰糖少许。

【做法】先将新鲜沙参、肥玉竹洗净，去掉根须，切碎煎取浓汁后去渣或用干沙参、玉竹煎汤去渣，入粳米，加水适量煮为稀粥，粥成后放入冰糖，稍煮1~2沸即可。每日2次，5~7日为1疗程。

【功效】生津止渴、滋阴润肺。适用于糖尿病、高热病后的烦渴、口干舌燥、阴虚低热不退，并可用于各类心脏病、心功能不全的辅助食疗。

【注意】胃有痰湿致胃部饱胀、口腻多痰、消化不良、不喜饮水、舌苔厚腻者禁服。

三冬火腿

【用料】天门冬、麦门冬各10克，冬瓜500克，中式火腿50克，高汤4杯，老姜、米酒、盐适量。

【做法】药材稍冲洗后，加水3杯以大火煮开，改用小火煮至汤汁剩约1杯时，去渣，药汤待用。火腿洗净切0.5厘米的厚片，入锅蒸数分钟，冬瓜洗净，去皮、子，切1厘米的厚片。锅内加冬瓜、作料及药汤，以大火煮开，改小火煮至熟透(约15

分钟),入火腿再煮开即成。

【功效】清凉止渴。有生津清热、消暑益气之作用。

生姜地黄粥

【用料】生地黄汁约 50 毫升(或干地黄 60 克),粳米 100 克,生姜 2 片。

【做法】取新鲜生地黄适量,洗净后切段,每次榨取生地黄汁约 50 毫升,或用干地黄 60 克,煎取药汁先用粳米加水煮,煮沸后加入地黄汁和生姜,煮成稀粥。空腹食,不宜长期食用。

【功效】凉血止血、清热生津。适用于热病后期、阴液耗伤、低热不退、劳热骨蒸,或高热心烦、口干作渴、口鼻出血。

【注意】脾胃虚寒者禁用。忌吃葱白、韭白、薤白及萝卜。

蜜饯白果

【用料】白果 1000 克,白砂糖 500 克。

【做法】鲜白果砸去硬壳,用清水淘洗干净,用沸水稍焯,捞出后撕去外膜,抠去心,漂洗后再放入锅内,置中火上煮沸后约 40 分钟,再捞出沥水分备用。将白果仁放在方盘内待凉,撒入白砂糖和匀,装入洁净的小坛内、封口,蜜渍 24 小时后,即可。

【功效】白果有补脾、定喘、收敛之功,用白砂糖制成蜜饯,不仅可添甜味、利食用,还能止咳嗽、增营养。本方可供慢性气管炎、肺气肿、遗尿症患者食用,但不宜多食。

九月肉片

【用料】九月鲜菊花瓣 100 克,猪瘦肉 600 克,鸡蛋 3 个,鸡汤 150 毫升,食盐 3 克,白砂糖 3 克,绍酒 20 毫升,胡椒粉 2 克,麻油 3 毫升,姜 20 克,葱 20 克,湿淀粉 50 克。

【做法】猪肉去皮、筋,切片;菊花瓣洗净;姜、葱切成指甲片。将肉片用蛋清、食盐、绍酒、胡椒粉、味精、淀粉调匀浆好;把食盐、白砂糖、鸡汤、胡椒粉、味精、湿淀粉、少许麻油兑成汁。锅内放猪油 1000 克,待油烧至五成热时,投入肉片,滑散后倒入漏勺沥油。锅再上火,放 50 克熟油,烧至五成热时,下姜、葱稍煸,即倒入肉汁,烹入绍酒炝锅,把兑好的汁搅匀,倒入锅内,翻炒几下,倒入菊花瓣,翻炒均匀。

【功效】养血益寿,祛风明目。适用于虚风之头痛头昏、眼花干涩等症。本品可作为高血压、冠心病患者之膳食。身体虚弱或无病者常食,能健身益寿,中老年人尤为适宜。

雪梨银耳膏

【用料】水发银耳 10 克,雪梨 1 个,冰糖 15 克。

【做法】梨去核,切片,加适量水,与银耳同煮至汤稠,再加入冰糖溶化即成。每日 2 次,吃雪梨、银耳饮汤。

【功效】润肺止咳、养阴清热。适用于小儿阴虚肺燥、干咳痰稠及肺虚久咳之症。

豆蔻爆肚丁

【用料】白豆蔻 20 克,盐 3 克,猪肚 400 克,味精 2 克,料酒 10 毫升,鸡精 2 克,生姜 5 克,胡椒粉 3 克,葱 10 克,芹菜梗 30 克,红柿子椒 30 克,素油 50 毫升。

【做法】将白豆蔻去壳,炒香,碾成细粉,猪肚反复洗干净,在沸水锅内焯一下,切丁,红柿子椒洗净,切丁,芹菜梗洗净,切丁,生姜切碎烂,葱切丁。将炒锅放武火上烧热,加入素油,烧六成热时,加入生姜、葱爆香,随即加入猪肚、料酒、白豆蔻粉炒变色,加入红柿子椒、芹菜梗丁,炒熟,加入盐、味精、鸡精、胡椒粉即可。

【功效】化湿行气、温中止呕。适用于脘腹胀痛、恶心呕吐、食欲不振等症。

【注意】不宜与羊肝、黄豆、甲鱼同食。

菊花烩鱼翅

【用料】鲜菊花 50 克,鱼翅 300 克,料酒 10 毫升,鸡汤 300 毫升,鸡精 2 克,生姜 5 克,白糖 15 克,葱 10 克,胡椒粉 3 克,盐 3 克,素油 35 毫升,味精 2 克。

【做法】将鲜菊花撕成瓣状,用水泡漂 2 小时,沥干水分,鱼翅用温水发好,再用鸡汤蒸发 2 小时,生姜切片,葱切段。将锅放武火上烧热,加入素油,烧至六成热时,下入生姜、葱爆香,除去生姜、葱,加入鱼翅、料酒,再加入鸡汤烩熟,放入盐、鸡精、胡椒粉,炒匀,再加入鲜菊花、味精即成。

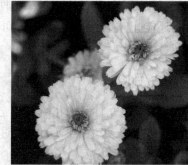
鲜菊花

【功效】明目、清热、疏风、解毒。适用于头痛、眩晕、目赤、心胸烦热、疔疮肿毒等症。

菊花玄麦饮

【用料】菊花 10 克,玄参、麦冬各 15 克,蜂蜜 30 克,桔梗 3 克。

【做法】先将菊花、玄参、麦冬、桔梗共煎水取药汁。将药汁滗出,放入蜂蜜,搅匀,即可饮用。不分次数,频频代茶饮。

【功效】疏风润燥。适用于秋天感受燥热邪、恶心发热、咽干喉痛、口渴干咳等症。

四、冬季食疗养生

(一)冬季养生特点

(1)冬季气候寒冷,寒气凝滞收引,易导致人体气机、血运不畅,而使许多旧病复发或加重。特别是那些严重威胁生命的疾病,如中风、脑出血、心肌梗死等,不仅发病率明显增高,而且死亡率亦急剧上升。所以冬季养生要注意防寒。

(2)冬季,人体阳气收藏,气血趋向于里,皮肤致密,水湿不易从体表外泄,而经肾、膀胱的气化,少部分变为津液散布周身,大部分化为水,下注膀胱成为尿液,无形中就加重了肾脏的负担,易导致肾炎、遗尿、尿失禁、水肿等疾病。因此冬季养生要注意肾的养护。

冬季的饮食调节:

(1)养肾为先

寒气内应肾。肾是人体生命的原动力,是人体的"先天之本"。冬季,人体阳气内敛,人体的生理活动也有所收敛。此时,肾既要为维持冬季热量支出准备足够的能量,又要为来年贮存一定的能量,所以此时养肾至关重要。饮食上就要时刻关注肾的调养,注意热量的补充,要多吃些动物性食品和豆类,补充维生素和无机盐。狗肉、羊肉、鹅肉、鸭肉、大豆、核桃、栗子、木耳、芝麻、红薯、萝卜等均是冬季适宜食物。

(2)温食忌硬

黏硬、生冷的食物多属阴,冬季吃这类食物易损伤脾胃。而食物过热易损伤食道,进入肠胃后,又容易引起体内积热而致病;食物过寒,容易刺激脾胃血管,使血流不畅,而血量减少将严重地影响其他脏腑的血液循环,有损人体健康,因此,冬季饮食宜温热松软。

(3)增苦少咸

冬天肾的功能偏旺,如果再多吃一些咸味食品,肾气会更旺,从而极大地伤害心脏,使心脏力量减弱,影响人体健康。因此,在冬天里,要少食用咸味食品,以防肾水过旺;多吃些苦味食物,以补益心脏,增强肾脏功能,常用食物如:槟榔、橘子、猪肝、羊肝、大头菜、莴苣、醋、茶等。

(二)冬季对症食方

鹿茸粥

【用料】鹿茸 3~6 克,粳米 100 克,生姜 3 片,盐少许。

【做法】先将鹿茸炙酥为末,再煮粳米做粥,待沸后放入鹿茸末、生姜同煮为稀粥。分2次服,温热食3~5日为1疗程。

【功效】益精血、温肾阳。适用于肾阳不足所致的阳痿、早泄、滑精、腰痛、妇女子宫虚冷、不孕、崩漏、带下者。

【注意】口干舌燥、阴虚火旺、尿黄便秘或感冒发热者忌服,适宜于冬季食用。

大虾煮鹿茸

【用料】鹿茸15克,大虾400克,鸡汤1800毫升,白糖10克,料酒10毫升,酱油10毫升,生姜5克,胡椒粉3克,葱10克,大茴香2粒,盐3克,山奈10克,鸡精2克,味精2克。

【做法】取鹿茸片,放在蒸杯内,加入少量料酒,蒸50分钟。活大虾滴少量料酒,然后用水冲洗,用沸水烫死后用小刀从尾部破开,将虾肉翻开。生姜切片,葱切段。将大虾、鹿茸、生姜、葱、盐、鸡汤、白糖、酱油、胡椒粉、大茴香、山奈等下入锅内,加入鸡汤煮12分钟,加入味精即可。

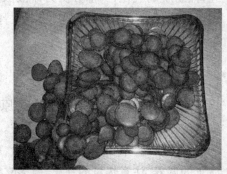

鹿茸

【功效】壮肾阳、强筋骨、补精髓。适用于肾阳不足、精血亏虚、畏寒肢冷、阳痿早泄、宫冷不孕、尿频数、腰膝酸软、头晕耳聋、精神疲乏、精血不足、筋骨无力、小儿发育不良、妇女任冲虚寒、带下过多等症。

【注意】不宜与维生素C、铁剂、地高辛同食。

党参黄米茶

【用料】党参15~30克,炒米30克。

【做法】将上两味入锅内。加水4碗煎至1碗半。代茶饮用,隔日服1次。

【功效】温阳益气、健脾和胃。适用于脾阳虚食少、倦怠、形寒肢冷、大便溏泄,或肠鸣腹痛、妇女白带清稀、舌淡苔白、脉虚弱或沉迟者。

【注意】凡属阴虚火旺及身体壮实者不宜服用。炎热夏季慎用,以秋冬季节服用为佳。

沙参炖肉

【用料】北沙参20克,玉竹15克,百合15克,淮山30克,猪瘦肉500克,精盐、料酒、葱、姜、胡椒粉各适量。

【做法】北沙参、百合、玉竹,洗净装纱布袋扎口;葱、姜拍碎。猪肉洗净,下沸水锅焯掉血水,捞出切成块状。猪肉、药袋、淮山、葱、姜、盐、料酒一同入锅,注入适量清水;用武火烧沸,撇去浮沫,文火炖至猪肉熟烂;拣出药袋、姜、葱,加盐、胡椒粉调味即可。

【功效】此汤菜重在滋补强壮。可用于肺胃阴虚、久咳伤肺、痰中带血、虚痨发热、虚烦惊悸,消渴,或肝肾阴虚等症。

巴戟煮虾

【用料】巴戟 20 克,大虾 400 克,鸡精 2 克,料酒 10 毫升,白糖 15 克,生姜 5 克,酱油 10 毫升,葱 10 克,胡椒粉 3 克,盐 3 克,鸡汤 1500 毫升,味精 2 克。

【做法】将巴戟用盐水混匀,入笼蒸透,抽去木心,大虾用料酒少许洗净,生姜切片,葱切段。将生姜、葱、盐、鸡精、白糖、酱油、巴戟放入锅内,加入鸡汤,放武火上烧沸,再下入大虾、料酒,煮 5 分钟,加入味精即可。

【功效】祛风除湿、补肾壮阳。适用于阳痿、遗精、尿频、宫寒不孕、月经不调、小腹冷痛、寒湿痹痛、软弱无力等症。

鹿肾羹

【用料】鹿肾 2 对,猪精肉 500 克,胡椒粉、葱末、肉汤、精盐各适量。

【做法】将鹿肾收拾干净切丁;猪肉洗净,入沸水锅中略余,捞出切丁备用。将鹿肾丁、猪肉丁、作料及肉汤放入锅中,共煮至两丁熟烂,放入碗中即成。

【功效】益精暖宫、补肾壮阳。适用于阳痿、早泄、遗精、肾虚、耳聋、女子宫寒不孕、慢性睾丸炎等病人食用。无病食之可强壮身体。

【注意】阴虚火旺者禁食此羹。

三子泥鳅汤

【用料】活泥鳅 200 克,韭菜子、枸杞子、菟丝子各 20 克,水 600 毫升,盐、味精各少许。

【做法】将泥鳅沸水烫杀,剖腹去内脏及肠杂;韭菜子、枸杞子、菟丝子均洗净,韭菜子与菟丝子装入一纱布袋,口扎紧;然后将泥鳅、枸杞子、纱布袋共下锅,加入水,用旺火煮沸后再改用文火煨至水剩余 300 毫升左右时,取出布袋,加入盐及味精即可。食肉饮汤,每日 1 次。

【功效】具暖中益气、补肾壮阳之效。适用于阳痿、早泄、贫血者食用。

巴戟炒牛肉

【用料】巴戟 20 克,牛肉 400 克,鸡精 2 克,料酒 10 毫升,嫩肉粉 15 克,山楂 15 克,葱 10 克,白糖 15 克,盐 3 克,酱油 15 毫升,素油 60 毫升,胡椒粉 3 克,味精

2 克。

【做法】巴戟拣去杂质,用温热水泡透后,抽去木心,切段,用盐水混匀,入笼蒸透。牛肉切薄片,放入嫩肉粉和山楂加少量水浸泡。葱切段。炒锅置武火上烧热,倒入素油,烧六成热时,下葱爆香,下入巴戟、白糖、酱油、牛肉、料酒,炒熟,加入盐、味精、鸡精、胡椒粉即可。

【功效】祛风除湿、湿肾壮阳。适用于阳痿遗精、尿频、宫冷不孕、月经不调、小腹冷痛、软弱无力等症。

【注意】牛肉不宜与猪肉、白酒、韭菜、大蒜、生姜同食,易致牙龈炎。牛肉不宜与氨茶碱、牛膝、仙茅同用。

八宝鸡

【用料】母鸡 1 只(约 1750 克),香菇、干贝、姜末各 10 克,薏苡仁、芡实、百合各 15 克,糯米 60 克,莲子 30 克,熟火腿 18 克,盐 3 克,胡椒粉 0.6 克,熟猪油 1000 克,糖醋生菜 150 克,椒盐调料 2 碟,料酒 10 毫升,麻油 30 毫升。

【做法】将鸡去毛及内脏,整鸡出骨,洗净。用料酒、盐姜末将鸡身内外抹匀,腌渍约 30 分钟。将薏苡仁、糯米、百合、莲子(去心)、芡实分别泡涨、洗净,盛入碗内,上笼蒸熟。火腿、香菇均切成与薏苡仁同样大小的颗粒。把几种辅料成入盆内,加猪油 60 克,盐 1.5 克,胡椒粉 0.6 克拌匀,装入鸡腹内,鸡颈开口处和肛门均用竹签封严,盛在盆内,上笼蒸 2 小时至九成烂,取出,沥水,待冷。用细竹签在鸡胸部、鸡腿部戳几个气眼。将铁锅放旺火上,下猪油烧至六成热,放入鸡炸至呈淡黄色,捞出,抽出竹签,在鸡脯上均匀地用刀划成 1 寸长的斜方刀口,盛入盘内,将麻油烧热,淋在鸡脯刀口处,与糖醋生菜、椒盐调料 2 碟一同上桌。

【功效】润肺健脾、养心补肾。适用于脾虚湿困、遗精、阳痿、遗尿等症。

人参灵芝酒

【用料】灵芝 50 克,人参 25 克,冰糖 500 克,白酒 2000 毫升。

【做法】将灵芝洗净,切片,人参切成薄片,放入盛有白酒的瓶或罐中,加入冰糖,浸泡半月至 1 个月即可。

【功效】大补元气、益肺健脾。适用于各种气虚之症,尤适于脾肺气虚之食欲不振、倦怠无力、脘腹胀满、反胃及呼吸短促、喘促、久嗽、肺痨等。

【注意】人参不宜与萝卜同吃,饮此酒的同时,不宜饮茶。

桔梗炒肉片

【用料】桔梗 30 克,猪瘦肉 400 克,鸡精 2 克,料酒 10 毫升,芡粉 25 克,生姜 5 克,鸡蛋 1 个,葱 10 克,红皮萝卜 30 克,盐 3 克,红柿子椒 30 克,素油 50 毫升,味精

2克。

【做法】将桔梗加清水煮熟，捞起，切段或片，猪瘦肉洗净，用沸水焯去血水，切薄片，用鸡蛋清、茨粉抓匀，红皮萝卜、红柿子椒洗净，切块，生姜切片，葱切段。将炒锅放武火上烧热，倒入素油，烧六成热时，加入生姜、葱爆香，加入肉片、料酒、红柿子椒、红皮萝卜片，炒熟，加入熟桔梗、盐、味精、鸡精即成。

【功效】排除脓肿、宣肺祛痰。适用于痰多、痰吐不畅、咽喉肿痛、疮痈肿毒等症。

【注意】不宜与人参、豆类、羊肝、胡萝卜、甲鱼、牛肉同食。

桂心粥

【用料】桂心末30克，粳米120克，冰糖适量。

【做法】将桂心末同洗净的米，加适量水煮粥，粥将熟时，加入桂心末和冰糖，稍煮片刻，停火起锅。早、晚温热服食，一般3~5日为1疗程。

【功效】补元阳、暖脾胃、除积冷、通血脉。适用于命门火衰、肢冷脉数、亡阳虚脱、腹痛泄泻、寒疝疼痛、腰膝冷痛等。

【注意】凡实证、热证，阴虚火旺的病人忌食。

阿胶蒸乌鸡

【用料】阿胶20克，盐3克，乌鸡1只，味精2克，料酒10毫升，鸡精2克，生姜5克，胡椒粉3克，葱10克，鸡油25克。

【做法】将蛤粉放锅内加热，至酥松时放入切好的阿胶丁，炒至成阿胶珠，呈白色立即取出，筛去蛤粉，放凉。乌骨鸡用清水溺杀，去毛、肠杂及爪，生姜切片，葱切段。将乌骨鸡放在盘中，加入盐、鸡精、料酒、胡椒粉、生姜、葱，码味30分钟，加入阿胶珠、鸡油，上蒸笼内武火蒸35分钟，加入味精即可。

【功效】补血止血、滋阴润肺。适用于贫血、心悸、燥咳、咯血、崩漏、胎动不安、产后血虚、腰酸乏力等症。

【注意】不宜与铁剂、左旋多巴、兔肉、鲤鱼、大蒜同食。

川椒烧狗肉

【用料】狗肋条肉1500克，陈皮9克，炒茴香6克，生姜30克，葱白10根，胡椒30粒，川椒50粒，酱油适量。

【做法】先把狗肉洗净，去血水，整块放入砂锅内，加食盐、葱、姜、胡椒、花椒、陈皮，放入冷水，淹浸狗肉约3指，加盖，武火煮沸，用文火煨烂。取出狗肉切块，再放入原汁原锅内煨烧，加入酱油，烧透即可。

【功效】温补脾肾。适用于脾肾虚损之阳痿、腰膝冷痛、性欲低下、身体畏寒等症。常服定会收到较好效果。

加味雀儿粥

【用料】麻雀 5 只,菟丝子 30~45 克,覆盆子、五味子各 10~15 克,枸杞子 20~30 克,巴戟、淫羊藿各 10 克,粳米 100 克,细盐少许,葱白 2 茎,生姜 2 片。

【做法】将麻雀去毛及内脏洗净,洗净菟丝子、覆盆子、五味子、枸杞子、巴戟、淫羊藿,并一同放砂锅内煎取药汁去渣,将麻雀用酒炒,然后与粳米、药汁加适量水一并煮粥,待粥欲熟时,放入葱白、细盐、生姜煮至米熟。每日 1~2 次。

【功效】益肝养血、补肾壮阳、填精暖腰。适用于肾气不足所致的阳虚体弱、性功能减退、遗精、早泄、腰膝冷痛、尿频、余沥不尽、遗尿、妇女带下症等。

羊肉乌药汤

【用料】乌药 10 克,羊肉 100 克,高良姜 10 克,白芍 25 克,香附 8 克,生姜、葱、黄酒、花椒、白糖、盐各适量。

【做法】将乌药、高良姜、白芍、香附、花椒研成末,放入纱布袋中,下入砂锅内,羊肉洗净,切小块,入砂锅,加水适量,先以大火煮沸,再改文火慢炖至羊肉烂熟,加入盐即可。

【功效】温脾散寒、益气补虚。

参蒸鳝段

【用料】大鳝鱼 1000 克,党参 10 克,当归 5 克,熟火腿 150 克,软绵纸 1 张,食盐 6 克,绍酒 30 毫升,胡椒粉 2 克,生姜 10 克,葱 20 克,味精 2 克,食盐 10 克,清鸡汤 500 毫升。

【做法】当归、党参洗润后切片待用。将鳝鱼剖后除去内脏,用清水洗去血污,再用开水稍烫一下捞出,刮去黏液,剁去头尾,再把肉剁成 6 厘米长的段;熟火腿切成大片;姜、葱洗净后切成姜片、葱段备用。锅内加入清水,下入一半的姜、葱、绍酒,烧沸后把鳝鱼段下入锅内烫一下捞出,装入汤碗内,面上放火腿、党参、当归,加入葱、姜、绍酒、胡椒粉、食盐,灌入清鸡汤,盖好盖,把绵纸浸湿封严口,上笼蒸约 1 小时,取出启封,挑出姜、葱,加味精调好味即可。

【功效】本品有温补气血、强健筋骨、活血通络之效。可用于肝肾虚损、腰膝酸痛、步履乏力及风湿关节冷痛、重痛或浮肿等。

枸杞海马卤驴肉

【用料】海马 1 个,枸杞子 20 克,驴肉 500 克,白糖 15 克,小茴香 6 克,酱油 10 毫升,生姜 5 克,大茴香 2 粒,葱 10 克,桂皮 10 克,草果 2 个,山奈 10 克,素油 50 毫升,料酒 20 毫升,盐 5 克,鸡精 3 克,味精 2 克。

【做法】将驴肉洗净,用滚水焯去血水,海马用料酒浸泡 2 小时,枸杞去果柄、杂质,大茴香等香料洗净,生姜切片,葱切段,驴肉与海马先煮 12 分钟。将炒锅放武火上烧热,加入素油,烧六成热时,下入生姜、盐、白糖、大茴香、酱油,烧成枣红色,加入盐、鸡精及清水约 2800 毫升,煮 40 分钟,放入驴肉、海马、枸杞子卤 35 分钟,加入味精即可。

【功效】补气、养血、益肾、壮阳。适用于气血不足、阳痿不举、举而不坚等症。

【注意】食驴肉不宜立即饮茶。

腽肭脐酒

【用料】腽肭脐 30~50 克,白酒 500 毫升。

【做法】将腽肭脐洗净,切小块,用纱布袋装,扎紧口,放入盛酒的瓶中,浸泡 1 星期即可。

【功效】温肾壮阳适用于肾阳虚之阳痿、遗精、精冷、腰痛、畏寒喜暖及男子不育、女子不孕等症。

【注意】腽肭脐性热,故素体有热者、阴虚火旺者忌饮。

人参全鹿汤

【用料】鹿肉 7500 克(75 份),党参 30 克,黄芪 30 克,白术 15 克,杜仲 6 克,芡实 10 克,枸杞子 15 克,茯苓 12 克,熟地 12 克,肉苁蓉 10 克,肉桂 3 克,白芍 15 克,益智仁 10 克,仙茅 6 克,补骨脂 6 克,泽泻 6 克,枣仁 10 克,山药 15 克,远志 6 克,当归 12 克,菟丝子 15 克,怀牛膝 9 克,淫羊藿 6 克,生姜 100 克,葱白 250 克,胡椒 6 克,食盐 100 克。

【做法】将鹿肉用清水洗净,剔下骨头,除去筋膜,入沸水锅内焯一下,捞出切成约 2 厘米见方的块,骨头打碎。将以上药物按方配齐之后,用洁净的纱布袋装上扎口,用清水浸泡后同鹿肉、鹿骨一起放入锅中,注入适量清水,姜、葱洗净,拍破下锅,胡椒研粉,和食盐调匀,装在小碗内待用。先用武火将汤烧开,撇净浮沫,改用文火煨炖约 2~3 小时,待鹿肉熟烂即可分装入碗内,略用胡椒、食盐调味即可。

【功效】此汤是由"全鹿大补丸"减味而成,包括补益气血、温补肾阳及健脾宁心等多种药物,但主要作用是补肾助阳。适用于肾阳不足、腰膝疲软、怕冷、阳痿、遗精等症;对心脾两虚、气血不足的神疲体倦、面色萎黄、心悸失眠、崩漏、白带等亦有治疗作用。

天麻卤乳鸽

【用料】天麻 20 克,乳鸽 1 只,山奈 10 克,胡椒粉 3 克,生姜 5 克,草果 2 个,大

国学经典文库

中华食疗大全

·四季食疗养生·

图文珍藏版

茴香 2 粒,料酒 10 毫升,葱 10 克,桂皮 10 克,盐 3 克,小茴香 10 克,味精 2 克,白糖 15 克,鸡精 2 克,酱油 15 毫升,素油 50 毫升。

【做法】天麻用川芎 10 克,茯苓 15 克、二泔水浸泡后,用大米饭蒸熟后切片,乳鸽宰杀后,去毛、内脏及爪,生姜切片,葱切段,大茴香等香料洗净,乳鸽与天麻先煮 12 分钟。净炒锅放武火上烧热,加入素油,烧六成热时,下入生姜、葱爆香,再加入白糖、酱油、大茴香、盐等调料,注入清水约 2800 毫升,置武火烧煮 40 分钟,加入天麻、乳鸽,卤 30 分钟,加入味精即可。

【功效】定惊、息风、补肾。适用于头风头痛、肢体麻木、半身不遂、小儿惊痫、肾虚腰痛等症。

鹿角胶粥

【用料】鹿角胶 15~20 克,粳米 100 克,生姜 3 片。

【做法】先煮粳米做粥,待开后放入鹿角胶、生姜同煮为稀粥。每日 1~2 次,3~5 日为 1 疗程。

【功效】补肾阳、益精血。宜用于肾阳不足所致的阳痿、早泄、遗精、腰痛、妇女子宫虚冷、不孕、崩漏、带下等。

【注意】口干舌燥、阴虚火旺、尿黄便秘或感冒发热者忌服。适宜于冬季服用。

仙茅酒

【用料】仙茅 60 克,白酒 500 毫升。

【做法】将仙茅捣碎,置入净瓶中,倒入白酒,加盖封严,置阴凉处,每日晃摇数次,经 7 日后即可。每日早、晚各 1 次,每次饮服 10~15 毫升。

【功效】除寒湿、壮筋骨、补肾阳。适用于男子阳痿精冷、小便失禁、心腹冷痛、腰脚冷痹等症。

第九章 美容健体食疗养生

一、丰胸健乳食疗

乳房的大小及丰满程度与很多因素有关,其中以营养素的摄入、雌激素的刺激关系更为密切。

能促进青春期乳房发育和避免中老年后出现乳腺萎缩的食物有维生素 E,如卷心菜、菜花、葵花子油、菜籽油等。维生素 B 族,如粗粮、豆类、牛奶、猪肝、牛肉、蘑菇等。瘦弱的人可多吃含热量高的食物如瘦肉类、蛋类、花生、芝麻、核桃、豆类、植物油等以使乳房发育丰满。

薯蓣红参肚

【用料】红参 20~30 克,山药 300 克,火腿肉 100 克,猪肚 1 具,黄酒适量。

【做法】红参切段,置饭锅中蒸软,取出切成薄片,加黄酒 2 盅浸润。山药与火腿切薄片,加黄酒适量浸润;猪肚洗净后切 1 小口。将红参、山药、火腿塞入肚内,用线缝好,两头扎牢,放入砂锅中,加入浸没,中火烧开,加黄酒 1 匙,改文火煨 4 小时,肚烂为度。将肚剖开,把红参、山药、火腿倒出,晒干或烘干,研末装瓶盖紧。每次取研好的肚末 3 克,饭后井水冲服或肚汤送服,每日 2 次,3 个月为 1 疗程。

【功效】养元气,补脾胃。适用于脾虚气弱、食少、消瘦、神疲等症。经常食用可使乳房丰满。

黑芝麻鲤鱼球

【用料】鲤鱼(或草鱼、青鱼)肉 250 克,蛋清 1 只,牛奶 50 克,黑芝麻 30 克,调料适量。

【做法】鱼去皮、刺骨,剁成茸。加盐、蛋清、酒、味精、牛奶、淀粉,用力搅打至鱼茸成团,用手挤成丸子,在芝麻里滚 1 周,于温热猪油中炸至金黄。佐餐服食。

【功效】健脾生肌,通脉,泽肤,利便。适用于脾虚消瘦、食少无力、肌肤干涩、二便不利等症。

松子蜜糖

【用料】松子仁 250 克,白糖 300 克,冰糖 200 克,饴糖 100 克。

国学经典文库

中华食疗大全

·美容健体食疗养生·

图文珍藏版

【做法】将饴糖入锅加水煮化。入白糖、冰糖熬至有丝;加入炒熟的松子,迅速拌匀,倒在案板上压平、切块。作小吃任意食之。

【功效】养阴宣肺。适用于体虚羸弱。

虾仁枸杞丝瓜汤

【用料】丝瓜1条,大虾仁100克,枸杞10克,姜、蒜头、橄榄油、酱油、淀粉、食盐、味精各适量。

【做法】将丝瓜削皮,切成条状备用。将大虾仁洗净,用牙签挑除肠泥,用薄盐酱油、蒜头、淀粉调匀,腌渍30分钟。以炒菜锅加少许橄榄油,将姜片爆香,放进丝瓜,炒至八分熟。加入3~4碗热开水,放进枸杞、虾仁,煲煮10~20分钟。虾仁熟后,加入适度食盐,即可品尝。

【功效】丝瓜含有丰富的维生素和太物质,且具有利乳腺、促进胸部丰满、维持美好胸形和弹性的作用,搭配枸杞效果更佳。加上姜丝一起烹调,可中和丝瓜偏凉性的特质。

虾仁含有丰富的蛋白质、铁、磷和维生素 A、维生素 B_1、维生素 B_2、维生素 E、糖类等,在中医上被认为有强壮滋补的效果。胆固醇和血压过高或容易过敏者,不宜食用过多的虾制食品。

枸杞具有保养肝脏、促进血液循环、明目、顺尿、助消化、滋补润肺的作用。

杞子甲鱼女贞汤

【用料】甲鱼1只,枸杞子30克,山药45克,女贞子15克,盐、料酒适量。

【做法】将甲鱼宰杀,洗净切块;女贞子用纱布包好;山药切片。上述3味同枸杞子共入锅中炖烂,拣去药包即成。每日分2次食完,连用3~5天为1疗程。

【功效】补肝肾,丰乳。适用于形瘦体弱,乳房平坦。

豆浆羊肉汤

【用料】淮山药90克,羊肉50克,豆浆500克,油、盐、姜少许。

【做法】将上述原料炖2小时,每周食2次。

【功效】方亦可益脾胃,丰乳。

蜜汁归黄羊肉

【用料】羊肉1000克,蜜糖、干地黄、归身、川断各200克,怀牛膝100克,北芪50克。

【做法】将羊肉去皮,清除肥肉及筋膜,放入以上各药,加水同煲约10小时,取浓汁,去渣。再入蜜糖,熬成麦芽糖样即成。每日2次,每次15~20克。

【功效】适用于妇女胸部平坦、乳房凹陷。发育不良男子,长服也可健胸。

黄精田鼠汤

【用料】田鼠肉 250 克,猪瘦肉 200 克,黄精 50 克,料酒、盐、葱、姜、肉汤各适量。

【做法】将田鼠肉、猪肉放沸水中氽去血水,切块。放锅中加水适量,放入黄精及葱、姜、料酒,煮至肉熟烂,把黄精、葱、姜拣出,盛入碗中即可。佐餐食。

【功效】补虚养血,丰乳。适用于虚劳羸瘦。

丰乳润肤汤

【用料】猪肚 1000 克,芡实 30 克,黄芪 25 克,白果 60 克,腐皮 30 克,葱、精盐、花生油适量。

【做法】将猪肚用粗盐清洗干净后,与芡实、黄芪、白果(去心)一同放入砂锅内,加适量清汤共煮半小时。再放入腐皮,熬约一个半小时,视汤变成乳白色即成。调味后随量食用。

【功效】丰乳,润肤。常服可使乳房健美、肤色白嫩。4 味合用,再加上含有丰富植物蛋白、脂肪的腐皮(腐竹),可使乳房丰满、健美,皮肤细腻、白嫩。

健胸丰乳汤

【用料】蜀椒 9 克,干姜 15 克,党参 6 克,饴糖 60 克。

【做法】先将前 3 味药物加水煎熬,后去药渣,取汁。另将饴糖蒸化。用饴糖送服,每天服 3 次。

【功效】治疗消瘦、面色苍白而无光华,使人增胖,并能丰乳。因本方能益补胃,并可杀虫,服用后能使气血生成有源;气血旺盛,则自然形体充实,乳房丰满。

虾米淫阳汤

【用料】淫阳藿 15 克,虾米 20 克。

【做法】将 2 味加水适量,煎汤服用。每日 1 次。

【功效】交阴阳,丰乳房。适用于乳房健美。

紫河车猪肚木瓜汤

【用料】猪肚 1 个,紫河车粉 5 克。木瓜 1 个,味精、盐适量。

【做法】将猪肚用淀粉、盐洗净。再把紫河车粉,1 个半熟半生木瓜切丁混合放入猪肚内,用线扎紧猪肚口,放凉水中煲汤,90 分钟后,汤汁变乳白色,加盐、味精调味即可。食猪肚,喝汤。

【功效】常食能使乳房丰满,皮肤光滑。

薏仁猪胰汤

【用料】猪胰脏 1~2 条,薏苡仁 50 克,淮山药 20 克,荸荠 100 克,黄芪、生地黄各 10 克。

【做法】将胰脏洗净切块,荸荠去皮切两半。与薏苡仁、淮山药、黄芪、生地黄(纱布包好)一起入锅加水煮沸,煮至猪胰熟,去药包即可。佐餐食。

【功效】益气养脾,丰肌肉。适用于形体瘦弱。经常食用可促进乳房发育。

人参美容汤

【用料】人参 10 克,白术 10 克,黄芪 10 克,甘草 3 克,陈皮 10 克,桂心 10 克,当归 12 克,熟地黄 15 克,五味子 6 克,茯苓 12 克,远志 10 克,白芍 12 克,生姜 3 片,大枣 2 枚。

【做法】将以上 14 味药共同加水煎煮,弃掉药渣、取汁。饭前服用,1 日 3 次。

【功效】可以丰乳、增肥,并能治疗毛发脱落,同时可使面色明亮润滑。本方可用于丰乳。适宜于气血两虚,经常心悸、失眠、多梦健忘,食欲不振、面色不佳、皮肤干裂,指甲有条纹或容易断裂,肌肉消瘦,毛发容易脱落,易疲劳,舌淡苔白、脉细弱的人服用。此外,服用本方后,还可以使肌肉充实、形体丰腴、面色红润光泽、毛发黑亮。此方亦可制为丸剂。

甲鱼芪枣汤

【用料】甲鱼(团鱼)1 只(约 500 克),黄芪 30 克,大枣 10 克,料酒、生姜、盐少许。

【做法】将鲜活甲鱼宰杀,用沸水烫后揭去甲壳,取肉切块,同黄芪、大枣共入砂锅中,加水适量大火烧开。加入料酒、盐、生姜,改用小火炖 2 小时,至甲鱼肉烂即成。吃枣和甲鱼肉,饮汤。

【功效】补气升阳,滋阴补虚,健脾益血。适用于脾虚食欲不振、血虚面色不华、身体消瘦、胸部平坦及子宫脱垂等症。

丰乳美肤粥

【用料】红枣 10 枚,芡实 30 克,薏苡仁 50 克,龙眼肉 8 克,莲子、生地黄(用布包)各 20 克,紫米适量。

【做法】以上各味加水煮粥,捞出药包。每日 1 次或隔日 1 次食用。

【功效】具有安神养胃、顺气舒胃、补血健脾之功效。适用于胃弱气滞所致的体弱消瘦、胸部平坦、面色黯黄者。

糖炒桂花芋头

【用料】小芋头 400 克,白糖少许,奶油、桂花、麻油各适量。

【做法】将芋头去皮洗净,入盘中上笼蒸熟。炒锅烧热放入麻油、桂花、奶油、白糖,加适量水烧开,放入芋头炒数下,起锅。适量服食。

【功效】补气益肾。适用于脾虚、肝肾亏虚或阴虚内燥所致的食少瘦弱。

健乳补脾粥

【用料】干荔枝 15 枚(去壳),莲子肉、淮山药各 90 克,瘦猪肉 250 克,大米 100 克,盐、味精各适量。

【做法】将猪肉洗净,切小丁,与干荔枝、莲子、淮山药和米加水适量,共煮粥。

【功效】健脾养胃,丰乳长肉。常食能促进乳房发育。

山药糯米粥

【用料】糯米 100 克,山药 50 克,花椒 5 粒,白糖适量。

【做法】将糯米、山药、花椒同煮成粥,食时加白糖或蜂蜜。随意服食。

【功效】健脾和中,丰乳健胸,适用于脾虚而致的身体消瘦。

淮山荔枝粥

【用料】干荔枝 15 枚(去壳取肉),莲子、淮山药各 90 克,瘦肉 250 克。

【做法】将上述各原料共煮粥,每周吃 2 次。

【功效】健脾养胃,促进乳房发育。

乌鸡陈皮汤

【用料】白术、山药、茯苓各 15 克,陈皮 7.5 克,紫河车粉 7.5 克,乌鸡半只,油、盐、姜各适量。

【做法】将白术、山药、茯苓、陈皮、乌鸡、油、盐一起放砂锅内煲汤,约 90 分钟,调味后倒出汤。将紫河车粉放入汤内饮用。饮汤,吃乌鸡肉。

【功效】常食能使人皮肤富有弹性、皱纹减少、乳房丰满、曲线窈窕。

参芪瘦肉汤

【用料】党参 15 克,北芪 20 克,瘦猪肉 200 克,紫河车粉末 5 克,油、盐各适量。

【做法】将党参、北芪和一碗半凉开水放炖盅内,隔水炖半小时。再放入瘦猪肉、紫河车粉末,共炖 2 小时,调入油、盐各适量即成。佐餐。食肉,饮汤。

【功效】常服能使乳房丰满、面如涂粉、色如桃花。

淮药瘦肉麻元

【用料】山药50克,黑芝麻50克,肥膘肉400克,食盐6克,白砂糖200克,鸡蛋3枚,花生油1000克(实耗75克)。

【做法】山药切片烘干研成细末,黑芝麻炒香。肥膘肉去皮,冲洗净,在汤锅内煮熟,捞入凉水内泡一下再入在盘内晾凉,切成约1厘米左右的丁,再入沸水内焯透,捞出散开晾凉。淀粉用水调散。鸡蛋搅匀,再入湿淀粉、山药粉、食盐合匀成稠糊,待用。肥肉丁装入碗内,加入调匀后的蛋糊上浆,待用。炒锅置于中火上,加入花生油烧至八成热时,用筷子将肥肉丁一个一个地放入锅内炸,糊凝起锅,掰去棱角,再重入油锅炸至色黄时捞出沥油。炒锅重置火上,注清水少许,加入白砂糖,在小火上炒溶,不停地铲动,待糖汁成金黄色时,加入炸好的肉元,端离火口,继续铲动,随即撒下芝麻,待芝麻都贴在肉上,倒入盘内,晾凉即可。

【功效】补脾肾,养精血,润枯燥。适用于脾肾虚弱,精血不足所致的头发枯黄、肌肤粗糙、消瘦、便干;肝肾两虚所致的眩晕、健忘、白发、脱发等症。常食可促进乳房发育。

炸白花鸽

【用料】山药50克,鸽肉(无骨)250克,鸡蛋5个,酱油5克,绍酒、味精适量。

【做法】山药切片烘干打成细末;鸽肉洗净去皮,切十字花刀,再改成2厘米见方的块装入碗中,用绍酒、酱油、味精腌渍约20分钟;再用鸡蛋清调山药粉、淀粉成糊待用。将锅油烧至冒青烟后,离火,待油温降五六成热时,将腌好的鸽肉用蛋糊拌匀,逐个下于锅中翻炸至糊凝捞出。整形后,将锅重置火上,待油温升高后,再将鸽肉重复炸一次,待色成金黄时,捞出沥出油,装入盘内,撒上花椒粉与食盐,拌匀。佐餐服食。

【功效】健脾益肾,生津止渴。适用于脾胃虚弱、食少形瘦、胸部平坦、倦怠无力;肾虚腰痛、尿频;气阴两虚之口渴、妇女血虚经少、经闭及皮肤瘙痒者之膳食。

青木瓜牛肉

【用料】牛肉150克(或牛腩1条),青木瓜半个,姜3大片、料酒、食盐、味精各适量。

【做法】将牛肉洗净,切成大小适中、方便入口的块状备用。将青木瓜削去外皮、挖除种子,切成比牛肉块稍大的块状备用。以锅炉烧水,开水沸腾后,加进牛肉煮30分钟。再加进青木瓜块,小火炖煮约30分钟。离火前,添加食盐调味即可品尝。

【功效】此汤具有美乳丰胸作用。青木瓜搭配牛肉制作汤品,具有促进女性胸部发育,使乳腺通畅的美胸效果。

牛肉:含有丰富的蛋白质、维生素 A、维生素 B_1、维生素 B_2、维生素 C、葡萄糖以及多种人体所需的氨基酸,能补血气、健脾胃、增强活力、减轻疲劳。无论是发育中的少女、期望胸部丰满的成熟女性,或是乳期的女性们,都很适合食用此道汤品。

糯米饭

【用料】糯米 500 克,南烛叶 50 克。

【做法】将糯米淘洗净备用。南烛叶洗净加水 500 毫升,煮半小时,去其叶渣,取汁水煮糯米,用文火煮 2 小时左右,待米色变黑,熟烂后即可食用。当主食吃。

【功效】补益脾肾,止咳,安神,明目,乌发。适宜于体质衰弱、营养不良、胸平消瘦者的食疗调补。

生姜当归羊肉汤

【用料】当归 90 克,生姜 150 克;羊肉 480 克。

【做法】将羊肉洗净切块、生姜切片,与当归同放砂锅内,加水适量煮至羊肉同熟烂,去当归、姜。分 2 次服;食肉,喝汤。

【功效】益气补血,温中健肾。适用于虚劳羸瘦、乳房发育不良、腹中疼痛等症。

黄羊肉党参汤

【用料】黄羊肉 250 克,党参 10 克,盐、姜、料酒、味精、猪油、肉汤各适量。

【做法】黄羊肉洗净切片。党参浸透切片,锅内加猪油,放入诸作料,烧开后,加羊肉、党参,共煮至肉烂,调味食之。辅餐食。

【功效】益气补血,健壮体质。适用于形体消瘦,乳房发育不良。

芪枣鹿肉汤

【用料】鹿肉 150 克,黄芪、大枣各 50 克,盐、生油、肉汤各适量。

【做法】鹿肉洗净切片,大枣去核,黄芪洗净。加水与鹿肉、大枣同煮熟,去黄芪。佐餐食。

【功效】补益气血,丰乳健胸。适用于虚劳、形体偏瘦,乳房发育不良。

野鸭参药汤

【用料】野鸭 1 只,党参、生姜各 15 克,淮山药 30 克,盐适量。

【做法】野鸭去毛及内脏、洗净;与党参、淮山药、生姜及水共炖汤,加盐少许调味。去药,吃鸭肉,饮汤。

【功效】补健脾胃。适用于脾胃虚弱、身体瘦弱、食欲不振等症。经常食用可丰满乳房。

陈皮乌鸡汤

【用料】白术、山药、茯苓各 5 克，紫河车粉 7.5 克，陈皮 7.5 克，乌鸡半只，油、盐、姜各适量。

【做法】将白术、山药、茯苓、陈皮、乌鸡、油、盐一起放砂锅内煲汤，约 90 分钟，调味后倒出汤。将紫河车粉放入汤内饮用。喝汤，食乌鸡肉。

【功效】常食能使人皮肤富有弹性，皱纹减少，胸部丰满，曲线优美。

莲子饮

【用料】石莲肉 24 克，白茯苓 24 克，黄芪 24 克，人参 24 克，黄芩 30 克，麦冬 30 克，车前子 30 克，甘草 30 克。

【做法】先将黄芪用蜜炙过，车前子炒一下。然后将所有的药物同研为细末。饭前空腹食用。每次服 6~15 克，一天三次；也可用水煎服，药量酌减。

【功效】可使乳房丰满，并能消祛体臭及口臭。本方如再加疏肝解郁的柴胡 15 克，可用于丰乳。它适宜于平时情绪低落、胸口郁塞、心中烦热、手脚困倦无力、经常失眠，以及白带量多、尿频，舌红苔黄厚腻的人服用。方中石莲肉苦寒、清心除烦，能去心热。人参、黄芪可补气。麦冬、地骨皮养阴清热，能治虚热。黄芩苦寒，清热燥湿，配以清热利水通淋的车前子能除下焦的湿热，并通利小便。诸药配伍，具有清心益气、养阴清热除湿的功效。中医认为，乳房为肝经经脉经过的地方，而肝的调节人体情绪的作用，反过来情绪变化也容易影响到肝，从而间接地影响乳房。因此，过度的精神压力对乳房会产生很大的影响。因本方能解除忧郁低落的情绪，使人心情舒畅，故能使乳房丰满。此外，因本方还能治疗白带增多及具有清热作用，故能清除口臭及体臭。

豆浆山药羊肉汤

【用料】淮山药 90 克，羊肉 50 克，豆浆 500 毫升。

【做法】将淮山药、羊肉、豆浆、同放入锅内，加油、盐、姜片，炖 2 小时。每周食 2 次食肉、山药，并饮汤。

【功效】益脾胃，丰乳房。

牛奶酱饼

【用料】鲜牛奶 1000 毫升，果酱或覆盆子适量。

【做法】将鲜牛奶放入锅内，慢火加温。不久牛奶上层生成一块奶皮，即把火关小，将奶皮细心捞出，不要弄破，冷后奶皮会变得硬些，而后又将奶加温，又生成奶皮，将皮捞起，反复多次，待奶成水即可，将奶皮包果酱或覆盆子食之。每日 1~

2 次。

【功效】美容颜、养心血。适用于肥健身体、丰满乳房、光泽面目、白润肌肤、防治皮肤干燥。

通草对虾丝瓜汤

【用料】对虾 2 只,通草 6 克,丝瓜络 6 克。

【做法】将上 3 味,加水煎汤,再加入姜、盐少许即成。每日 1 次,吃虾喝汤。

【功效】补养乳房气血。适用于乳房健美,使乳房丰满、焕发青春。

鲤鱼白芷汤

【用料】白芷 20 克,鲤鱼 1 条(重约 250 克),调味品适量。

【做法】将鱼刮鳞,用常法洗净;白芷布包,加水适量,共煮至熟,入调味品适量即成。吃鱼喝汤,隔日 1 次。

【功效】补养气血,丰满乳房。适用于乳房健美。

羊肉苁蓉羹

【用料】肉苁蓉 15～30 克,精羊肉 100～150 克,姜 5 克,葱白 8 克,生粉 30 克,盐适量。

【做法】肉苁蓉温水浸泡,洗净切碎,入锅煮烂,取浓汁。精羊肉洗净切丁,放入苁蓉汁内,煮至羊肉烂,将生姜、葱白、生粉、盐加入,再煮 5～7 分钟即可。每日早、晚做点心食。连用 5～10 天为 1 疗程。

【功效】温补气血,助阳生精,肥健人。适用于元阳不足、肾气亏乏所致的体质瘦弱、乳房发育不良。

地黄蒸白鸭

【用料】生地黄 100 克,怀山药 200 克,枸杞子 30 克,白鸭 1 只(重约 2000 克),葱、姜、胡椒粉、黄酒、清汤、盐、味精各适量。

【做法】先将鸭去毛、内脏及鸭骨,后洗净,用盐、胡椒、黄酒涂在鸭体内外,加入葱、姜腌 1 小时。生地黄装纱布袋,垫在一大碗底。把腌好的鸭肉切成 1 厘米见方的丁;山药去皮切丁,与枸杞子混匀,放在生地黄布袋上,注入清汤,上笼蒸约 2 小时,至鸭肉熟烂翻扣盘中,除去药袋即可服用。佐餐适量食用。

【功效】滋肾补阴。适用于治疗妇女面部黄褐斑,同时兼有腰膝酸软、形体消瘦、眩晕耳鸣、午后潮热等。

脊骨蚵仔粥

【用料】蚵仔 250 克,猪里脊肉 100 克,鸡骨 1 具或猪肋骨 200 克,粳米 100 克,香菇、香菜、葱、姜、胡椒、麻油、太白粉、酱油、盐各适量。

【做法】蚵仔加盐少许，轻轻揉搓，用清水漂洗干净，沥干。胡椒、姜汁、盐适量和太白粉拌均匀。鸡骨折碎煮汤取汁，加大米煮成粥，入香菇、肉丝搅拌，煮沸时入蚵仔、香菜末、葱末、麻油、盐调味即成。早晚餐温热服。

【功效】补虚损，强肤健体。适用于形体消瘦、乳房发育不良。

蜂糖鲜藕羹

【用料】鲜藕 750 克，蜂蜜 75 克，白砂糖 100 克，水豆粉 50 克。

【做法】藕去节、皮，切成丁，入清水中煮熬 30 分钟，加蜂蜜、白糖再煮 5 分钟，用水豆粉勾芡即可。早、晚作主食吃。

【功效】补心养脾。适用于阴虚消瘦和丰乳。

清瘦增肥汤

【用料】太子参 15 克，山药 10 克，白术 10 克，生黄芪 15 克，麦冬 10 克，黄芩 10 克，黄精 15 克，鸡血藤 15 克。

【做法】将以上各味洗净，加水煎煮，弃渣，取汁服。分 2 次服，每周 1 次。

【功效】益气健脾，滋阴补血。适用于形体消瘦、肤色无光泽、精神不振。

归芪虾仁粥

【用料】虾仁 10 克，当归 15 克，黄芪 30 克，桔梗 6 克，粳米 50 克。

【做法】将当归、黄芪、桔梗布包，先煎煮 20 分钟，再入虾仁、粳米熬煮成粥即成。每日 1 次。

【功效】调补气血，丰满乳房。适用于气血虚弱所致的乳房干瘪、丧失青春活力。

鸡蛋红枣汤

【用料】鸡蛋 2 个，红枣 60 克，红糖适量。

【做法】红枣入锅内，加水 600 毫升，文火煮沸 1 小时。将鸡蛋打入，勿搅拌，片刻加红糖即可。任意常食之。

【功效】补血润肤，益容美颜。适用于气血虚之面色无华、皮肤粗糙、形体消瘦。

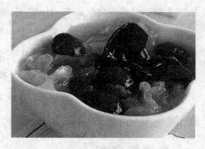

鸡蛋红枣汤

莲肉人参汤

【用料】人参 10 克，莲子（去芯）10 枚，冰糖

30 克。

【做法】将人参切片,与莲子同放碗内,加适量水浸泡,再加入冰糖,放蒸锅内隔水蒸 1 小时,把人参片捞出。次日再加莲子如上法蒸;人参可连用 3 次,最后一并食用。每日早晨服 1 次,喝汤,吃莲肉。

【功效】补气益脾,健体强身。适用于病后体虚、脾虚消瘦、疲倦等症。健康人常服有强壮体质、保健延年作用。

羊髓生地羹

【用料】羊脊髓 50 克,生地 10 克,羊脂油 15 克,精盐、生姜、花椒、黄酒、蜂蜜各适量。

【做法】将羊脊髓剔去骨屑,洗净,加水适量与生地同入锅中煮熟,去生地渣。在去生地渣的羊脊髓汤中,加入羊脂油、食盐、姜、黄酒、蜂蜜,煮沸成羹即成。佐餐食用。

【功效】滋补强壮。适用于身体清瘦、腰膝酸软、肺痨咳嗽、潮热盗汗、咯血、便血等症。

二、减肥塑形食疗

肥胖是许多疾病的诱因,为了美丽、更为健康,可遵循以下原则有效食疗:
(1)膳食要全面合理,一日三餐要有主食、肉禽鱼、奶制品、蔬菜水果相搭配。
(2)减少热量供应,少吃糖、油腻的食物,多活动。
(3)少食多餐,不加餐。
(4)多维饮食,蔬菜要保持新鲜,煎炒合适,少油脂。

醋炒卷耳菜

【用料】水发木耳 50 克,卷心菜 250 克,酱油、豆油、味精、麻油、醋、白糖、湿淀粉、精盐各适量。

【做法】木耳洗净,挤干水分;卷心菜洗净,撕成大片,沥干水分。炒锅放入豆油,烧到七成熟,即放入木耳、卷心菜煸炒,加酱油、精盐、味精、白糖,烧滚后用湿淀粉勾芡,加醋,淋上麻油起锅装盆即可。

【功效】补肾髓,活经络,明耳目,健脾胃。久病体虚、血脂偏高、肥胖等患者均可做食疗菜肴使用。

凉拌双耳

【用料】水发银耳 100 克,水发黑木耳 100 克,精盐、味精、白糖、胡椒粉、麻油各适量。

【做法】先将水发银耳、黑木耳除去杂质,用清水洗净。再用沸水焯后捞出投入冷开水中,冷却后捞出,沥干水分,装盘。在碗中加入精盐、味精、白糖、胡椒粉、麻油,用冷开水调匀,浇在盛双耳的盘子中即成。

【功效】双耳中含人体所需的多种氨基酸及对人体有益的植物胶质,为滋补强壮的营养食品。有益气滋阴、养肾强身、活血止血作用,可促进消化、润泽肌肤、润肺补脑等,也可治疗久病体虚或消渴、高血压、血管硬化、肥胖等病。

马蹄荸荠木耳

【用料】水发木耳 100 克,荸荠 150 克,生油、鲜汤各适量,酱油、白糖、醋、湿淀粉各少许。

【做法】水发木耳用冷水洗净,沥干水。荸荠洗净去皮,用刀拍碎。炒锅中放生油,烧七成熟,把木耳、荸荠同时下锅煸炒,加酱油、白糖、鲜汤,烧沸后用湿淀粉勾芡,起锅装盘即可。

【功效】清热消痰、滋阴生津、利咽明目、降脂肪胖。

五皮粳米粥

【用料】白茯苓皮、大腹皮、冬瓜皮各 15 克,橘皮、生姜皮各 10 克,粳米 100 克。

【做法】将上五味药煎水,取汁弃渣,加入淘净的粳米,煮成稀粥。一天二次,温热服。

【功效】健脾补气,利水化肿。适用于妊娠水肿、老年性浮肿、肥胖症、小便不利、腹泻等症。

薏米山楂扁豆粥

【用料】薏米 30 克,炒扁豆、山楂各 15 克,红糖适量。

【做法】将薏米、扁豆、山楂洗净,放锅内,加水适量煮粥。粥熟后加红糖调味。一天一次,连服 7~8 天。

【功效】适用于痰湿型不孕症。表现为身体肥胖、月经不调、白带过多、胸闷多痰。

翠皮香蕉片

【用料】香蕉 500 克,西瓜皮 500 克,玉米须 50 克,山楂 25 克,白糖 50 克。

【做法】香蕉剥皮,切厚片放碗中,上笼蒸 30 分钟。西瓜皮洗净切小块,同玉米须、山楂同煎煮 20 分钟,取汁 100 毫升,再煮一次,共收取汁 200 毫升,用纱布过滤,与香蕉原汁倒入锅中,加白糖 50 克收汁,浇入香蕉碗中。做果品或点心食用。

【功效】清暑消脂,利尿减肥。适用于肥胖症。

二仙巴戟粥

【用料】仙茅 15 克,仙灵脾 15 克,巴戟天 15 克,黄柏 15 克,知母 12 克,当归 10 克,粳米 60 克。

【做法】先将上味药物煎水,除去药渣,留药液。以药液加入粳米,煮成稀粥即可。每日早、晚空腹时吃 1 碗。若味苦,可以蜂蜜调味,但不宜用白糖,可用少许红糖。

【功效】兴阳清火,调节阴阳。适用于内分泌失调所致的肥胖及绝经期综合征。

花生壳绿茶

【用料】花生壳 10 克,绿茶 6 克。

【做法】将花生壳研成粗末,与绿茶混合,以瓷器装好,备用。每次用 6~10 克,泡开水当茶饮。每日上午、下午各泡 1 次,坚持数月即可。

【功效】除湿通尿,调节阴阳。适用于水肿及内分泌失调所致的肥胖。

减肥健美茶

【用料】茶叶、山楂、麦芽、陈皮、茯苓、泽泻、六神曲、夏枯草、炒二丑(黑白丑)、赤小豆、莱菔子、草决明、藿香各等份。

【做法】将上述药共研细末,瓷罐封贮备用。一天二次,每次服 6~12 克,沸水冲泡 10 分钟,代茶饮之。

【功效】利尿除湿,消脂降压,减肥。适用于高血压、高脂血症的肥胖患者。

纤身降脂茶

【用料】何首乌、泽泻、丹参、绿茶各 10 克。

【做法】将前 3 味药加水煎煮,取汁冲泡绿茶便可饮用。一天一次,代茶饮用。

【功效】活血利湿,消脂减肥。适用于高血脂症及肥胖症。

山楂荷叶茶

【用料】鲜荷叶 65 克,山楂 15 克,薏苡仁 15 克,橘皮 7 克,决明子 15 克,泽泻 12 克。

【做法】将荷叶晒干,与其他 5 味一起研碎,倒入热水瓶里,开水冲服。一天一次,连服 30 天。

【功效】行气渗湿,降脂减肥。适用于单纯性肥胖。

乌龙什锦茶

【用料】乌龙茶 3 克,槐角 18 克,首乌 30 克,冬瓜皮 20 克,山楂肉 15 克。

【做法】先将前4味药加水煎煮20分钟,取药汁冲泡乌龙茶即成。一天一次,不拘时饮服。

【功效】降脂减肥,健身益寿。适用于肥胖症及高血脂症。

三花纤身茶

【用料】玫瑰花、玳瑁花、茉莉花、川芎、荷叶各等份。

【做法】将上述各药切碎,共研粗末,贮于瓷罐中备用。一天一次,每次取3~5克,用沸水冲泡10分钟,代茶饮之。

【功效】宽胸行气,除湿化痰,降脂减肥。适用于肥胖症。

山楂荷叶茶饮

【用料】山楂15克,荷叶12克。

【做法】将山楂、荷叶同研粗末。加水煎3次,将3次药液合并后代茶。1天内饮完。

【功效】常饮山楂荷叶茶可降压、除脂、减肥。

冬瓜苡仁汤

【用料】冬瓜500克,水发苡仁100克,姜10克,大葱3克,绍酒5克,葱花7克,熟鸡油10克,盐少许。

【做法】冬瓜去皮洗净,切成5厘米长、1厘米厚的块;苡仁、大葱、姜洗净;姜拍破;葱切段。净锅置火上,加清水烧开,放入冬瓜条、苡仁、姜块、葱段、绍酒煮熟,拣出葱、姜,下熟鸡油、盐、味精,再撒上香葱花,炒匀即成。

【功效】清淡适口。此菜功效重在清热利水,健脾去肥,适用于身体肥胖、水肿、小便不利等症,身体发胖或防止发胖的女性应多吃此菜。

莲心茶饮

【用料】莲子心5克。

【做法】将莲心洗净置于茶杯中,用沸水冲泡饮用。任意饮服,常服有效。

【功效】莲心茶可清心、祛热、降压、减肥。

桑白皮茶饮

【用料】桑白皮30克。

【做法】先把桑白皮的一层表皮轻轻刮去,冲洗干净,切成短节。用壶盛水煮,随即投入桑白皮,煮三五沸即可离火,盖紧,焖几分钟,即可斟入杯中饮之。

【功效】通尿、降压、减肥。

荷叶纤身茶

【用料】鲜荷叶 100 张,生山楂、生苡米各 1000 克,橘皮 500 克。

【做法】4 味共碾末,混匀,分成 100 包,每晨 1 包热水泡开代茶饮。

【功效】用于治疗肥胖症。荷叶含有莲碱、荷叶碱、柠檬酸、叶苷等活性成分,药理实验证明,荷叶有降血压、降血脂和减肥的作用,连续用减肥效果尤好。

萝卜香菇汤

【用料】白萝卜 500 克,水发香菇 50 克,豌豆苗 25 克,料酒、盐、味精、豆芽汤各适量。

【做法】将白萝卜洗净去根,切成细丝,下沸水锅中焯至八成熟,捞出放入碗内;将豌豆苗去杂洗净,下沸水锅内稍焯捞出;将水发香菇去杂洗净,切成丝。锅内加入豆芽汤、料酒、盐、味精,烧沸后撇净浮沫,将萝卜丝、香菇丝分别下锅,烫一下捞出,放在碗内;汤继续烧沸,撒上豌豆苗,起锅浇在汤碗内即可。

【功效】味鲜怡口。白萝卜味甘辛,性平微凉,具有消食,顺气,化痰,利五脏,散瘀血,补虚的作用。现代研究表明,白萝卜含有芥子油,有促进脂肪的消耗,直接达到减肥的目的。女性常食此菜汤能减肥和抗衰老。

豆腐鲜蘑汤

【用料】水发蘑菇 100 克,蒜苗 25 克,豆腐 200 克,海米 25 克,盐 3 克,味精 2 克,麻油 5 克,米醋 5 克,胡椒粉 2 分,清汤适量。

【做法】把蘑菇洗净去根,切成小片;豆腐切成小片;海米用温水泡开;蒜苗洗净切段。锅内加入清汤,放入豆腐、蘑菇、泡好的海米、盐烧开,撇去浮沫,加入胡椒粉、醋,淋入麻油,淋上味精出锅,再撒上蒜苗段即可。

【功效】味鲜怡口。蘑菇为鲜美的食用真菌,味甘,性凉,有理气化痰、滋补强身的作用。豆腐清热解毒、温中生津。两者作用相互加强,不仅可作为营养丰富的佳肴,而且是抗癌、降血脂、降血压的良药,是高血压病、冠心病、高血脂症、肥胖症患者的理想食品。

萝卜白菜汤

【用料】大白菜 250 克,白萝卜 25 克,嫩豆腐 250 克,麻油 2 克,豆瓣酱 20 克,盐 15 克,酱油 15 克,花生油 75 克,味精 1 克。

【做法】大白菜洗净,切成条块;白萝卜去根须,去皮切片;嫩豆腐切块,在开水锅中烫一下捞出;豆瓣酱剁细。锅内放入花生油烧热,入豆瓣酱,加酱油、味精调匀后,装小盘内作调料用。炒锅烧热,放油 75 克,入白萝卜片炒几下,加入白菜再炒,加清水适量,用大火煮至萝卜、白菜酥烂,加入豆腐、盐稍煮,起锅时加豆瓣酱、麻油、味精即可。

【功效】味鲜适口。大白菜含有丰富的胡萝卜素、维生素 B_1、维生素 B_2、维生素 C、粗纤维以及蛋白质、脂肪和钙、磷、铁等成分。《名医别录》中说，大白菜"通利肠胃"。中医认为，大白菜有和中下气，消食利便的功效。白萝卜有健胃消食，清热解毒，宽中下气，消积化痰等功效。豆腐宽中益气，清热散血，消胀止满。此汤有健身补虚，温中下气，利水减肥之功效。中老年妇女宜多吃此菜。

芹菜红枣汤

【用料】芹菜 250 克，红枣 10 克，盐 3 克，味精 2 克，葱段 10 克，花生油 20 克。

【做法】将芹菜去根须，去老叶，洗干净切段；红枣洗净，泡发后去核。锅置火上，加入花生油烧热，放入葱段煸香，再加入芹菜段煸炒，放入适量水、红枣、盐、味精，炒匀至熟即可。

【功效】鲜香味美。芹菜有较高的营养和药用价值，含胡萝卜素、维生素 B_1、维生素 B_2 及铁、钙等成分，还含有蛋白质、脂肪和大量粗纤维。芹菜味甘苦，性凉，有去热、止血、养肝、祛风、利湿等功效，对高血压患者及肥胖人有降压和减肥作用。芹菜配以性味甘平、和中养血的大枣，其健身防病功效更强。

豆腐菠菜汤

【用料】豆腐 250 克，菠菜 200 克，虾皮 50 克，盐 3 克，味精 2 克，葱末 10 克，姜末 10 克，蒜片 10 克，花椒水 2 克，花生油 25 克。

【做法】将豆腐切成片；把菠菜洗净去根，切成段；将豆腐、菠菜分别用开水焯一下，捞出沥净水待用。锅内加底油烧热，用葱、姜、蒜炝锅，添汤后放入虾皮、花椒水、盐、豆腐片烧开，放入菠菜、味精，装碗即可。

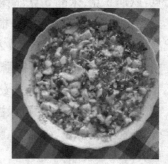

豆腐菠菜汤

【功效】清淡怡口。菠菜营养丰富，主要含有较多的蛋白质、多种维生素及矿物质，其中有很多成分含量超过大白菜、西红柿、黄瓜等蔬菜。中国医学认为，菠菜性寒，能清热去火，可清理肠胃之热。菠菜所含大量软滑的纤维素，可通肠胃，易在肠壁的蠕动中顺利排出，有利减肥，带出废物和有毒细菌、胆固醇，对人体十分有利。

鸡肉冬瓜苡仁汤

【用料】党参 10 克，鸡肉 300 克，苡仁 20 克，冬瓜 500 克，味精 2 克，盐 4 克，姜片 6 克，葱段 10 克。

【做法】将党参去杂洗净烘干，研制成细末；苡仁去壳洗净；鸡肉切成条；冬瓜剥去粗皮,切成粗块;姜、葱洗净。净锅置旺火上,入清水,加入鸡肉烧开,撇净浮沫,加苡仁、姜片、葱段,烧至鸡肉将熟时,加入党参、冬瓜;烧开后,改用小火炖熟,放入盐、味精炒匀即可。

【功效】清淡爽口。党参、鸡肉补中益气;苡仁健脾宜肺,利水渗湿;冬瓜健脾利温,消肿轻身。此菜汤适用于脾胃虚弱、四肢浮肿、头面虚胖等症,有此症状的女性可选择食用。

黄瓜鲍菇汤

【用料】黄瓜1根,杏鲍菇2朵,冬粉20克,芹菜1根,熏火腿6片,冬菜少许、盐、胡椒、香油各少许,高汤适量。

【做法】黄瓜洗净,杏鲍菇煮熟,均切薄片;冬粉烫熟备用。冬菜以外的所有材料排碗中,加入调味料、撒上冬菜,冲入煮熟的汤料即可食用。

【功效】本品属清淡甘甜的汤品,除了爽口之外,还有利尿功效。黄瓜性味甘寒,能除胸中热,解烦渴,热量极低,因此减肥食谱中常常可见到黄瓜;杏鲍菇含有比其他菇类更多的蛋白质及纤维素,吃了很容易产生饮足感,适合减肥者食用,芹菜也是低热量高营养的食材,三者结合具有除胸热,消烦渴,净化血液作用,此汤为养生的上等汤品。

冬瓜炖鲤鱼

【用料】冬瓜250克,鲤鱼1条(约1千克),料酒、盐、白糖、葱段、姜片、胡椒粉、花生油各适量。

【做法】将冬瓜去皮、去瓤洗净,切成片;将鲤鱼除鳞,去鳃、去鳍、去内脏洗净。把鲤鱼下入油锅内煎至金黄色,然后锅中注入适量清水,加入冬瓜片、料酒、盐、白糖、葱、姜,煮至鱼熟瓜烂,除去葱、姜,加入胡椒粉调味,烧一会儿即可出锅食用。

【功效】味鲜爽口。冬瓜味甘淡,性凉,具有清热止渴、化痰利尿的作用。鲤鱼含蛋白质、脂肪、钙、磷、铁、多种氨基酸,有利水消肿、健脾和胃、下气通乳、清热消毒的功效。鲤鱼、冬瓜制成汤,减肥作用更强,是理想的减肥健美食品。身体比较肥胖的女性,应坚持经常吃此菜,以控制体形。

苦笋发菜汤

【用料】发菜25克,鸡蛋2个,熟苦笋50克,鲜蘑菇50克,豌豆苗25克,白萝卜干1片,精盐3克,味精1克,料酒10克,香油10克,干淀粉2克,汤1000毫升。

【做法】发菜放水中泡软,摘去杂物,搓洗后用清水淘净,挤干水分放入盘内;豌豆苗取用嫩尖洗净。将萝卜干切成末,放盘内;苦笋切片,放汤碗内;取圆盘,内涂香油少许,将发菜撒散、折断,做成小圆饼20个,放入圆盘内。将鸡蛋清用筷子搅打成糊,放精盐、味精各 0.5 克,干淀粉少许和匀,分放在发菜饼中间,再逐个点上萝卜干末,连盘入笼,上旺火蒸约 5 分钟取出备用。汤锅置火上,加入汤、苦笋、蘑菇烧开,用漏勺捞起放入汤碗中,再将豆苗放入碗内的苦笋之上;汤锅中放精盐、味精、料酒烧开,打去浮沫,起锅盛入汤碗内,再把发菜饼放入,使其浮在汤面上,浇上香油便可。

【功效】利尿,祛湿,化毒,减肥。

荷叶苡仁冬瓜汤

【用料】荷叶 1 张(取新鲜荷叶或到中药材店购买干品均可)、冬瓜 500 克,薏苡仁 150 克,食盐。

【做法】苡仁事先泡水 4 小时,备用。冬瓜去掉 1/2 外皮(保留 1/2 的皮一起煮,更有瘦身效果),切成块状备用。煮一锅开水,滚沸后将荷叶放入,煮 20 分钟后,捞起丢掉。在荷叶茶汁里放进苡仁、冬瓜块,煮 1 小时。苡仁和冬瓜熟软后,加进少许食盐调味,便可品尝。

【功效】荷叶含有荷叶酸和莲碱等成分,可清热退火,消暑化炎,顺气散瘀,改善身体水肿现象,调和内分泌,减肥瘦身,减少青春痘,降血压及血脂。适合血气不顺者增添红润。苡仁含有丰富的维生素 B、维生素 C、多种氨基酸、碳水化合物、蛋白质和纤维素,可消火气、美白细嫩肌肤、有益脾肾、祛除体内湿气水肿的减轻青春痘症状。冬瓜具有清热、利尿的作用,可消除水肿,促进体内多余水分排出,是容易水肿和肾脏病患者以及体胖者的理想食材。此汤品具有降血压、降血脂、通尿、减肥和润泽肌肤的作用。

薏仁海带蛋汤

【用料】海带、薏苡仁各 30 克,鸡蛋 180 克,精盐 2 克,味精、胡椒粉各 1 克,猪油 25 克。

【做法】将海带洗净切成条,将薏苡仁洗净。将二物同入锅内。加水炖烧至熟烂。连汤备用。将锅置旺火上,放油烧热,将搅匀的鸡蛋炒熟,随即将海带、薏苡仁连汤倒入,加精盐、胡椒粉、味精调味即可。

【功效】海带含有丰富的碘,有乌发作用。薏苡仁含多种人体氨基酸,久服轻身益气,并有一定的减肥疗效。

冬瓜炖草鱼

【用料】草鱼 750 克,冬瓜 350 克,精盐 3 克,葱、姜各 8 克,料酒 15 克,植物油 50 克。

【做法】将草鱼去磷、鳃、内脏,洗净。将冬瓜去皮瓤,切成块。炒锅加油烧热,放鱼稍煎,加入料酒、冬瓜、精盐、葱、姜及清水,煮至鱼熟烂入味,拣出葱、姜即可出锅。每周一两顿,分次服用或佐餐均适。

【功效】冬瓜清热解毒、利水消肿;草鱼平肝祛风、补中、化水。冬瓜草鱼汤可清热利水、降气消肿、减肥润肤,适用于肝阳上亢所致的头痛、头晕等症。

三、塑体健身食疗

七菜干贝

【用料】干贝5粒,丝瓜1条(约500克),银芽(豆芽去头)200克,甜红椒1个,天门冬15克,参须10克,盐3茶匙,油20克。

【做法】药材以1碗半的水煎煮成半碗药汁备用;洗净干贝,用温的药汁浸泡10分钟,蒸30分钟;甜椒切成细条状;丝瓜切成大段,取绿色外皮切成细条状。将干贝撕成细线,用20克热油炒至金黄微酥后取出;将丝瓜、银芽入锅,加入蒸干贝的药汁30克和盐调味,大火快炒数下,加入甜椒拌炒即可起锅,将金黄的干贝丝撒在红白绿相间的菜肴上即可。

【功效】味鲜爽口。这道色彩缤纷的菜肴富含大量纤维素,可以帮助排泄,防止热量囤积,不但营养价值高,而且可补充体力。是一道爱美又怕胖的女孩子的最佳食品,参须味甘,性寒,能清肺火,增强抵抗力,强身补气;天门冬味甘苦,性大寒,能止渴消痰,美化肌肤;丝瓜能祛风、止痒、美容养颜;甜椒和豆芽含有丰富的维生素C,可以美白,吃多了也不必担心会发胖。

凤梨橙汁鱼片

【用料】鱼片250克,蛋白1份,凤梨片1片,香吉士1个,莱菔子15克,山楂15克,盐5克,酒100克,面粉8克,糖5克,油40克,吉士粉15克,橘子粉15克。

【做法】药材用2碗水煎煮成1碗,沥去药渣备用;香吉士去皮切小丁,凤梨切小丁;吉士粉加橘子粉,再加药汁调开以小火煮滚,加入凤梨及香吉士与糖调匀,熄火待用。鱼片切为小块状,用酒与盐腌渍。将蛋白与面粉加少许水调匀后备用。油锅加热至120℃后,将鱼排沾上面糊,入油锅炸至金黄色,夹出放在吸油纸上吸去多余油分,再淋上橙汁即可装盘。

【功效】味鲜爽利。山楂味酸,可补脾健胃,易消化,去油腻,还可降低脂肪;莱菔子可消积食,消除腹部胀气。这道菜肴兼具美味又可消脂,是瘦身的理想菜肴。

奇异归芪鸡腿

【用料】鸡腿2只,奇异果1个,当归10克,黄芪40克,桂圆15克,红枣15个,米酒 1 杯,酱油 8 大匙,油 12 克。

【做法】将药材用米酒蒸 1 分钟;鸡腿用酱油擦匀两面,放置 5 分钟,起油锅煎至两面金黄后取出切块。将切块后的鸡腿放置大盘中,倒入用酒蒸过的药材及药汁,以中火蒸 15 分钟后取出。把药材夹出,只留下桂圆及红枣。奇异果切小三角形淋在鸡腿上。

【功效】香而不腻。用生鲜水果入菜,不仅可以完整保存维生素,而且水果的清甜还可以解油腻。奇异果含丰富的维生素 C 及钾离子;桂圆味甘,性温,能补益心脾,增进食欲;当归味甘,性温,能补血,活血调经;红枣味甘,性温,补中养气,滋心肺,补血,可养颜、抗衰老。这道药膳能滋益五脏,对脸色苍白、手脚冰冷、容易疲劳者有一定的作用,是一道理想的瘦身佳肴。

冬笋鱿鱼里脊肉

【用料】干鱿鱼 100 克,里脊肉 150 克,冬笋 200 克,葱 1 根,何首乌 5 克,肉苁蓉 25 克,酱油 3 大匙,糖 8 大匙,麻油少许,油 20 克,太白粉少许。

【做法】药材以 3 碗水煎煮成 1 碗,将干鱿鱼浸水 3 小时左右洗净,切细丝;冬笋切细丝后,放入煮开的水中煮约 2 分钟,肉切细丝后用酱油 10 克、太白粉少许腌泡。起油锅,入鱿鱼炒香,加进肉丝一起炒至熟后,浇上酱油、糖等调味料,再将烫熟的冬笋加入一起拌炒,约 1 分钟后加进药汁炒至汤汁收干,撒下葱丝并淋少许麻油即可离火。

【功效】鲜香味美。何首乌味甘,性微甘,能滋养肝脏气血,并可治疗腰痛及便秘;肉苁蓉味甘,性温,能增强肌肉发育,补养五脏六腑;冬笋含大量纤维,可以促进肠道蠕动,防止干结。这道菜肴具有良好的通肠道功效,使体内废物不易囤积,维持身材苗条,是女性瘦身者的良好菜肴。

蒜头炖土鸡

【用料】蒜头 200 克,土鸡腿 1 只,盐 2 小匙,调味料适量。

【做法】土鸡腿剁块洗净,余烫捞起冲净备用;蒜头(选瓣大而结实的)剥去皮膜,不必拍裂,维持颗粒完整。将鸡块与蒜瓣放进锅内,加 5~6 碗水,大火烧沸后转小火慢炖 30 分钟左右,加调味料即成。

【功效】大蒜含刺激胃液分泌的成分,有助消化,能消脂除积食,有美容瘦身效果;选择土鸡搭配,其低脂少油又不失营养素的特性。

大蒜中含丰富的硒,能抗衰老,驻青春,调节血液循环,降低血压,防治心脏病、糖尿病。大蒜的抗菌作用强,对流感病毒、过滤性病毒等防卫作用强,能预防感冒、阴道感染、皮肤炎症等,还有抗癌、防癌作用,对胃癌的防治尤其见效。

蒜茸茼蒿

【用料】茼蒿 500 克,精盐、味精、白糖、豆油各适量。

【做法】将嫩茼蒿硬茎去掉,洗净切段。炒锅放油,烧热后放入茼蒿煸炒,放入精盐、白糖,炒熟后放入味精调味,出锅装盘即成。

【功效】宁心气,养脾胃,降压,消脂。可治疗脾胃不和、习惯性便秘、高血压病、高脂血症、肥胖等。

芹菜烧香菇

【用料】芹菜 400 克,水发香菇 150 克,精盐 6 克,醋、味精、淀粉适量,植物油50 克。

【做法】芹菜摘去叶、根,洗净剖开切成约 2 厘米的长节,用盐拌匀约 10 分钟后,再用清水漂洗后沥干待用。香菇切片,与醋、味精、淀粉混合装在碗里,加入水约 50 毫升,对成芡汁备用。锅置旺火上烧热后,倒入油 50 克,待油冒青烟时,即可下入芹菜,煸炒两三分钟后,投入香菇迅速炒匀,淋入芡汁速炒便可食用。

【功效】平肝清热、降压消脂。适用于肝阳上亢的高血压、动脉硬化、高血脂的肥胖者。

双色蛤蜊

【用料】红萝卜 1 个,白萝卜 1 个,蛤蜊 500 克,蒜苗少许,肉苁蓉 15 克,太白粉5 克。

【做法】将药材以半碗水煮 30 分钟,沥去药渣备用;将蛤蜊洗净,上蒸锅蒸 10分钟,蒸好后把蛤蜊放凉,挖出蛤肉,留下汤汁备用;将红萝卜放滚水中煮 5 分钟后捞出;白萝卜用挖球器挖出完整球状,红萝卜也同样制作。放半大匙油烧热,加入蛤蜊汤、萝卜球及 1 碗水以小火焖煮至熟软时,以水淀粉勾芡,再将蛤蜊肉及蒜苗丝撒上拌匀,淋上药汁拌匀即成。

【功效】鲜香味美。这道药膳热量很低,美味又营养,富含蛋白质和纤维素,是一道高营养低热量的菜肴,是减肥者或想控制热量摄取的糖尿病患者的最佳选择,对爱美怕胖的女孩子而言,既可享受美食又毋需刻意节食,还可治女性经血亏虚,预防女性虚寒体质或白带过多而引起的阴道发炎。

煎洋葱

【用料】新鲜洋葱 60~150 克。

【做法】洋葱 60~150 克,煮或煎均可,时时服食。

【功效】可治高血脂、高血压及动脉粥样硬化症。

墨鱼茄汁

【用料】墨鱼 160 克,葱、姜、蒜、红辣椒各少许,酱油、番茄酱、盐、香油、糖、水、黄酒、醋、淀粉、油各适量,豌豆荚 4 片。

【做法】墨鱼切花再切片。葱、姜、蒜切木,辣椒去籽切坏片。混合酱油、番茄酱、盐、香油、糖、水、黄酒、醋、淀粉备用。豌豆荚先氽烫,然后切斜段。油加热,炒葱、姜、蒜、辣椒,加入墨鱼,用大火拌炒,墨鱼变色就盛盘。把混合后的调料煮沸勾芡后,倒墨鱼、豌豆荚、辣椒拌匀即成。

【功效】养血益阴、温胃通气、软化血管、降脂防胖。

南瓜山楂肉丁

【用料】瘦猪肉 150 克,山楂糕 75 克,南瓜 150 克,酱油 15 克,精盐 3 克,味精 2 克,料酒 5 克,葱末 5 克,姜末 4 克,植物油 750 克(耗 50 克),好汤 100 克,水淀粉 10 克,香油 5 克。

【做法】瘦肉先切成 1 厘米厚的片,再在片上打花刀,然后切成 1 厘米见方的肉丁,用蛋清糊浆好。南瓜、山楂糕均切成 1 厘米见方的丁,待用。炒锅上火,注入植物油,烧至五成热时,肉丁下锅滑至无血筋,再下南瓜丁、山楂糕丁,滑半分钟后立即出锅滤油。锅内油倒出上火,放底油 20 克烧热,倒入肉丁、南瓜丁、山楂糕丁,随后倒入用好汤、酱油、盐、味精、葱末、姜末、料酒和水淀粉调成的汁翻炒,直至汁芡抱上丁为止,出锅盛盘便好。

【功效】南瓜肉丁色泽金黄,鲜嫩软香,有增白、美肤、健美、养身减肥的作用。

冬瓜苡仁鸭肉

【用料】薏苡仁 40 克,鸭肉、冬瓜各 800 克,瘦肉 100 克,生姜 15 克,葱 10 克,料酒 30 克,精盐 3 克,胡椒粉 1 克,化猪油 50 克,肉汤 500 毫升。

【做法】鸭肉洗净入沸水中氽去血水,切成长方块;猪肉洗净,切长方块;冬瓜去皮洗净切长方块;姜洗净切片;葱洗净切长段;薏苡仁洗净。锅置火上加猪油烧至六成熟,放入姜、葱煸出香味,注入肉汤、料酒,下薏苡仁、鸭肉、精盐、胡椒粉,煮至肉七成熟时,下冬瓜至熟。

【功效】滋阴清热、健脾消肿。体胖者常食可减肥。

蜇丝拌黄瓜

【用料】嫩黄瓜 500 克,蜇皮 100 克,香菜、生姜、盐、酱油、醋、味精、香油各适量。

【做法】将嫩黄瓜洗净消毒后,切火柴梗丝。海蜇皮温水泡发,去沙洗净,切丝后入温开水中略汆,即捞入冷开水中投凉。香菜洗净切段,生姜去皮,洗净切丝。将盐、酱油、醋、味精、香油同置一碗中,对成调味色清汁。将黄瓜丝、海蜇丝分层码入盘中,上撒香菜段、姜丝,浇上调味色清汁,拌匀即可食用。

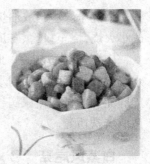

蜇丝拌黄瓜

【功效】降压消脂、美肌健肤、减肥。

独蒜炸乌鱼

【用料】乌鱼约750克,独蒜120克,冬笋20克,火腿20克,鸡汤600克,猪油500克,葱10克,生姜10克,精盐2克,酱油5克,料酒50克,白糖20克,水豆粉、香油适量。

【做法】乌鱼剖腹去鳞、鳃和内脏,洗净,两边各剞5刀,抹上精盐,独蒜剥去外衣。冬笋、火腿切丁。生姜洗净切片,葱洗净切段。锅置火上加猪油烧至八成熟时,将乌鱼下锅炸2分钟,再把独蒜下锅炸熟。锅内留油约100克,下独蒜、火腿、冬笋、姜片、葱段、精盐、料酒、酱油、白糖,煸出香味,掺入鸡汤,下鱼烧开,改用文火烧半小时入味即可。鱼装盘,汁留锅内勾芡收汁,淋香油,淋鱼上即成。

【功效】补脾温胃、利水祛湿、减肥益颜。

木耳炒白菜

【用料】水发木耳100克,大白菜250克,盐、味精、酱油、花椒粉、葱花、水淀粉、豆油各适量。

【做法】将水发木耳去杂洗净;将大白菜去掉老帮,选中帮、菜心,削去菜叶,再将菜帮切成小片。炒锅内放油烧热,下入花椒粉、葱花炝锅,随即下入白菜片煸炒,炒至白菜片油润明亮时,放入木耳,加酱油、盐、味精继续煸炒,用水淀粉勾芡,出锅装盘即可。

【功效】清淡爽口。木耳是一种天然高级滋补营养品,内含有蛋白质、脂肪、糖、多种矿物元素、维生素 B_1、对人体有益的胶质等。其味甘,性平,具有益气宜肺、补脑强志、凉血止血、和血养颜的作用。白菜不仅营养丰富,还含有大量植物性纤维素,有通利肠道,除胸中烦热、消食和中、下气解毒的功效,减肥作用明显。

此菜,其减肥功效和保健功效相得益彰,对高血压、冠心病、老年病及肥胖症患者有一定疗效。常食能健美养颜、延年益寿。

口蘑炒冬瓜

【用料】冬瓜500克,水发口蘑100克,料酒10克,味精2克,盐4克,水淀粉10克,豆油30克,黄豆芽汤适量。

【做法】冬瓜洗净去皮、去瓤,下入沸水中焯熟,捞出用凉水浸凉,再切成块;口蘑去杂洗净。炒锅放油烧热,放入豆芽汤、口蘑、冬瓜块、料酒、盐、味精,旺火烧沸改小火烧,烧至口蘑、冬瓜入味,用水淀粉勾芡,便可出锅、装盘食用。

【功效】鲜香味美。此菜具有益脾利水、降压、抗癌之功效。可作为脾虚不运、水湿内停或湿热造成的水肿胀满、水泻痢疾、小便不利或痰火内蕴、咳嗽痰多以及肥胖症、高血压、糖尿病、动脉硬化症及癌症的辅助食疗菜肴。长期食用可收到减肥的特殊功效。

白蒸凤尾菇

【用料】鲜凤尾菇 500 克,精盐、麻油少许,鲜汤适量。

【做法】将凤尾菇洗净,用手沿菌褶撕开,使菌褶向上,平放在汤盘内。加入麻油、鲜汤、精盐,置笼内清蒸,蒸至熟透入味取出即可。

【功效】补中行气、降压消脂、减肥轻身。

凉拌莴苣

【用料】鲜莴苣 350 克,盐、醋、料酒、味精各适量。

【做法】将莴苣去皮洗净,切成细丝,再加食盐少许,拌匀去汁,放料酒、醋、味精调味即可。

【功效】鲜香味美。莴苣为菊科植物,莴苣的茎叶含有醛类、酮类及醇类化合物,味苦,性寒。功能为泻热解毒,消肿散结,通乳汁,利不便。此菜肴可以健脾利尿,减肥。但久食莴苣可致昏目,有目疾者忌食。

魔芋豆腐鸡

【用料】母鸡 1 只(约 1.5 千克),魔芋豆腐 200 克,豌豆苗 100 克,鸡蛋 50 克,葱段、猪油各 15 克,姜片、蚕豆粉各 10 克,盐 5 克,胡椒粉、味精各 2 克,高汤适量。

【做法】将鸡加工洗净后,斩去爪,用盐在鸡全身内外涂抹均匀,摆入钵内,放入葱段、姜片,上笼蒸 2 小时,至熟烂;魔芋豆腐切条放沸水中煮 2 分钟,使之紧缩后捞起沥干水分;鸡蛋磕入一大碗内,打散加盐、干蚕豆粉调匀,放入魔芋豆腐裹匀套糊。锅内放猪油,油烧至四成热时,放入魔芋豆腐煮熟透,发泡时把蒸好的鸡摆在瓷盘里,汤汁滗入锅中,葱、姜不要,烧沸后撇去浮沫,加盐、胡椒粉、味精,下豌豆苗浇在鸡上,淋上猪油即可。

【功效】香而不腻。魔芋豆腐是由魔芋茎加工而成,含有多种营养成分。鸡肉具有温中补气,补髓添精之功效。与豌豆苗等组成此菜,具有补虚损的功效。适用于虚劳衰弱、止渴、水肿、小便频数等病症。魔芋含葡萄甘露聚糖,吸水膨胀,使人吃后饱腹感强,常食能收到减肥的效果。

酸辣熘笋

【用料】竹笋 150 克,辣椒油 2 克,葱末 10 克,姜末 5 克,食醋 5 克,盐适量,味精 1 克,麻油 5 克,水淀粉 25 克。

【做法】竹笋去皮洗净,切成小片,下沸水中焯一下,放盘中待用。炒锅上火,加入麻油、辣椒油、食醋、姜末、葱末,炒出辣香味,倒入竹笋片、食盐、味精翻至熟,淋入水淀粉,勾芡炒匀,出锅盛入盘中即可。

【功效】口味醇香。竹笋含蛋白质、脂肪、糖类、钙、磷、铁以及胡萝卜素和维生素 B_1、维生素 B_2、维生素 C 等成分,具有低脂肪、低糖、多纤维的特点,可以促进肠道蠕动,帮助消化,导积食,防便秘,对肥胖人有减肥作用,人称减肥佳品。此菜肴有补中益气、清热利水的功效,是女性减肥之佳肴。

扁豆冬瓜

【用料】扁豆 30 克,冬瓜 1 千克,绿豆芽 250 克,水发冬菇 50 克,油菜心 10 棵,芦笋 10 条,干淀粉、面粉各 50 克,味精 3 克,酱油 20 克,麻油 10 克,盐 2 克,白糖 8 克。

【做法】扁豆切碎,用纱布袋包住,加清水 300 克,小火煎熬至 100 克,滤汁备用;冬瓜去皮,瓜肉切成薄片;芦笋加白糖 4 克、酱油 12 克、味精 1 克腌渍 2 小时;绿豆芽摘去冠及根须,在沸水中烫过;冬菇去蒂,切细丝,用沸水烫过;绿豆芽和冬菇加白糖 4 克、盐 1 克、味精 1 克,加干淀粉拌匀;面粉调成面糊浆;冬瓜片在沸水中急烫一下,排放在案子上,每排再放一条芦笋、一撮绿豆芽及香菇丝,卷起用面粉糊好。把此卷放蒸笼蒸 10 分钟。油菜心在沸水中烫熟,加酱油、白糖拌蘸一下,排盘底,蒸好冬瓜卷排于菜上,将蒸瓜汁及蘸油菜后的汁滗入炒锅中,加味精调匀,淋麻油后浇于冬瓜卷上即成。

【功效】味鲜爽口。扁豆味甘,性温,能补脾和中,除暑解毒,健胃利尿止泻。适用于脾虚有湿所致的泄泻。冬瓜味甘,性微寒,有清热、利尿、解毒、生津之功效。

冬菇爆竹笋

【用料】竹笋 150 克,冬菇 30 克,料酒、葱花各 10 克,蒜末 5 克,水淀粉 25 克,花生油 25 克,盐适量。

【做法】先将冬菇洗净切丝;竹笋去皮洗净切丝,分别入沸水中焯熟,放入盘中。炒锅上火,倒入花生油烧热,下葱花、蒜片、料酒、盐炒出香味,将水淀粉入锅勾成薄芡,浇在竹笋、冬瓜丝上即成。

【功效】清淡爽口。竹笋含蛋白质、脂肪、糖类、钙、磷、铁和胡萝卜素、维生素 B_1、维生素 B_2、维生素 C 等多种营养成分,具有低脂肪、低糖、多纤维的特点,是肥胖人的减肥佳品。此菜肴有补中养气、生津止渴、清热利水的功效，是减肥的佳肴。

冬瓜炒鸡丁

【用料】熟鸡肉50克，冬瓜150克，蒜蓉、姜末各5克，葱末10克，酱油5克，味精1克，盐适量，花生油30克。

【做法】熟鸡肉切成小丁；冬瓜去皮及籽，也切成小丁，分别放入盘中待用。炒锅上火，倒入花生油，烧热，放入葱、姜、蒜炒出香味，把冬瓜丁加入锅中，烹入酱油，撒上盐，翻炒至半熟，下熟鸡肉丁、味精炒熟，出锅入盘即成。

【功效】口味醇正。冬瓜味甘淡，性微寒。功能为泻热除烦，利湿消肿，含有蛋白质、粗纤维、多种维生素、烟酸等成分，水分含量大，热量低，既能减肥，又能降低胆固醇，促进体内脂肪消耗。

百合莲子汤

【用料】莲子50克，百合50克，猪瘦肉250克，葱、姜、食盐、料酒、味精适量。

【做法】将莲子去心，用清水把莲子、百合洗净；猪瘦肉洗净，切成长3厘米，厚1.5厘米的块。将莲子、百合、猪瘦肉放入铝锅内，加水适量，再加入姜、葱、食盐、料酒。武火烧沸，文火煨烧1小时即可。食用时，加入少量味精，吃莲子、百合、猪肉，喝汤。

【功效】益脾，宁心神，润肺肾，去热除咳。

瘦身鲤鱼汤

【用料】鲜鲤鱼1000克，川椒15克，荜茇5克，生姜、香菜、料酒、葱、味精、醋各适量，食盐少许。

【做法】将鲤鱼去鳞去内脏，洗净切成小块；葱姜洗净后拍破切段待用。把荜茇、川椒、鲤鱼、葱同放入锅内，加清水适量，用武火烧开，改用文火熬炖约40分钟后，加入香菜、料酒、食盐、醋、味精各少许即可，吃鱼喝汤。

【功效】此汤菜以渗水利湿来化肿，达到轻身的目的。

冬瓜片拌双色

【用料】冬瓜150克，水发黑木耳100克，葱花10克，花生油25克，水淀粉25克，清汤50克，盐适量。

【做法】冬瓜去皮与籽洗净，切成小薄片，水发木耳洗净，分别放在两个盆中备用。炒锅上火，放入花生油烧热，下葱花炒出香味，下冬瓜片翻炒至六成熟。把清汤、木耳、盐放入锅炒熟后，用水淀粉勾芡炒匀，盛入盘中即成。

【功效】此菜肴能利水消脂、清热滋阴、止渴消痰、健美身材、悦美容颜，是女性健美的理想食品。

清水萝卜

【用料】白萝卜 250 克，姜 10 克，调料各适量。

【做法】将白萝卜洗净、切块，加入姜块、清水同煮，至熟透。加入食盐、味精调味，即成。饮汤吃萝卜。

【功效】减肥。

茯苓面饼

【用料】茯苓、醇酒、面粉各适量。

【做法】茯苓去皮，捣末加醇酒于瓦器中密封 15 天，以后取出与面粉制饼。每天 3 次，每次 15 克。

【功效】治疗浮肿、糖尿病，对老年肥胖症有一定疗效。

鲤鱼赤豆汤

【用料】赤小豆 150 克，鲤鱼 1 条，调料适量。

【做法】将鲤鱼宰杀、去内脏，洗净后切大块，与赤小豆、适量清水同煮汤。加入料酒、盐等调料调味，待熟即可。

【功效】减肥消脂。

蚕豆冬瓜皮汤

【用料】冬瓜皮 50 克，蚕豆 60 克，调料各适量。

【做法】将冬瓜皮洗净、切块。与蚕豆一起加水 3 碗，同煮，煎至 1 碗，加入盐等调料，即成。

【功效】减肥消脂。

荷叶首乌汤

【用料】荷叶 15 克，首乌 10 克，女贞子 5 克。

【做法】将荷叶 15 克，首乌 10 克，女贞子 5 克，清水适量，煎服。一天一次，坚持天天饮用，连服 2~3 个月。

【功效】本方药性平和，无副作用，经常食用可使体重、血脂慢慢降低。

五彩糯米饭

【用料】红小豆、薏米仁、糯米、冬瓜子、黄瓜各适量。

【做法】将红小豆及薏米仁用水淘洗干净放入锅内先蒸 20 分钟。然后放入洗净糯米及冬瓜子加水蒸熟，起锅后撒上黄瓜丁便可食用。

【功效】具有益脾利水,减肥之功。

黄瓜减肥饭

【用料】黄瓜 100 克,赤小豆 50 克,苡米 100 克,粳米 50 克。

【做法】将赤小豆、苡米、粳米淘洗干净,入锅先煮。熟后,撒上切成丁的黄瓜即可。

【功效】此饭食后增加水分的排泄,摄入的热能又少,大大增强脂肪的分解,因而,是减肥的佳食。

荷叶馅饼

【用料】糯米 1000 克,半肥瘦猪肉 250 克,红糖 75 克,白糖 50 克,八角 2 克,山奈 0.5 克,荷叶多张。

【做法】糯米淘洗沥净,下锅炒干水分,放八角、山奈合炒,当糯米呈谷黄色时即起锅,研细。红糖溶化滤去杂质,调入研细的糯米粉子内,加猪油、白糖一起揉好,分成小坨;猪肉洗净,切片,包入坨中搓成圆形。荷叶洗净振干,裹上糯米团,依次入蒸笼内急蒸 40 分钟即可。

【功效】荷叶清香,具有清热消暑,升发清阳,散瘀止血等作用。另外,由于荷叶含有多种同类生物碱,如荷叶碱、莲碱;黄酮甙类、如荷叶甙及异槲皮黄酮甙等,有降压、降脂作用。适用于老年人、高血压、高血脂症患者食用。在夏秋食之更佳。

茯苓蜜酥

【用料】白茯苓 l440 克,蜂蜜 2400 毫升,白酒 3000 毫升。

【做法】茯苓去皮薄切,曝干蒸之。以汤淋去苦味,淋之不止,其汁当甜,乃曝干筛末,用酒、蜜相和,置大瓮中,搅之百遍,密封勿泄气,冬 50 天,夏 25 天,酥白浮出酒上,掠取,其味极甘美,作掌大块,空室中阴干,色赤如枣。饥时食 1 枚,酒送之,终日不饥。

【功效】健脾化湿,宁心安神。适用于脾虚、湿盛之肥胖、腹泻、浮肿等。

薏米芡实粥

【用料】芡实、薏米各 40 克,米 100 克,水适量,盐少许。

【做法】把米、薏米淘洗净,芡实捣碎待用。将加工过的米、薏米、芡实倒入锅中,加适量水,用武火煮 15 分钟,调成小火再熬煮 1 小时,以适量的盐调味,即可趁热服用。佐餐食。

【功效】减肥。适用于体重过高又有高血压的人减肥。

山楂茶根饮

【用料】山楂根、茶树根、玉米须、荠菜花各 10 克。

【做法】将山楂根、茶树根制成粗末。玉米须切碎。将三物与荠菜花共煮水代茶饮。

【功效】消脂、化浊、利尿。适用于肥胖症,并可用于高脂血症和高血压病的防治。

银菊山楂茶

【用料】山楂、银茶、菊花各 10 克。

【做法】将山楂拍碎,与银花煎水代茶饮。

【功效】化瘀除脂、清凉降压。适用于肥胖症、高血压、高脂血症者服用。

葫芦茶

【用料】陈葫芦 15 克,茶叶 3 克。

【做法】将以上 2 味制成精末。沸水冲泡代茶饮。

【功效】通水、降脂。适用于肥胖症、高脂血症者服用。

海带芝麻糕

【用料】芝麻 100 克,海带末 500 克,淀粉、白糖各适量。

【做法】芝麻漂洗,晒干,炒至微黄,研细末,加淀粉拌匀。再把海带末、糖掺到芝麻粉中,制糕,蒸熟。可随意作点心吃。

【功效】行水化湿,轻身减肥。适用于湿盛而肥胖者。

龙眼肉茶

【用料】龙眼肉 5~10 枚。

【做法】将龙眼肉放入碗中,隔水蒸熟取出,再放入茶杯中,开水冲泡代茶饮服。

【功效】补气血,养心脾,安神志。

荷叶山楂茶

【用料】荷叶 60 克,薏米仁、山楂各 12 克,陈皮 6 克。

【做法】每次将荷叶、山楂、陈皮各一半切碎,与 6 克薏米仁一起放入杯中,倒入沸水加盖焖泡 1 分钟即成。一天一次,分 2 天冲泡,当茶饮用。需连续服用 100 天方可见效。

【功效】祛脂减肥,益脾降压。适用于单纯性肥胖症、高脂血症、高血压等。

麦参茶

【用料】太子参 9 克,浮小麦 15 克。

【做法】上药放保温瓶中,用沸水浸泡 20 分钟,当茶饮,每日 1 次。

【功效】益气止汗。

橘皮葛花茶

【用料】葛花 50 克,橘皮 40 克。

【做法】上药捣碎为末,以沸滚开水冲茶饮用。

【功效】理气祛痰,减肥醒酒。适用于素有痰饮之肥胖及醉酒者。

双陈竹叶茶

【用料】陈皮、陈瓢各 10 克,鲜竹叶 20 片,白糖适量。

【做法】将上药煎煮数沸,加入少许糖,代茶饮用。

【功效】健脾利水,消脂减肥。适用于肥胖症、脾虚水肿、肾炎患者。

罗汉果山楂茶

【用料】罗汉果、山楂、桑叶、甘草各适量。

【做法】先将山楂、桑叶、甘草混合研成药粉、罗汉果单独研粉,并以罗汉果粉为主,混合用沸水冲泡,即可。

【功效】润喉清肺,止咳化痰,健脾理气,消食化痰,增进食欲,降脂减肥。预防便秘。适用于咽喉炎、肠胃炎、高脂血症、高血压、心脏病和肥胖病患者。

银花减肥茶

【用料】金银花 2 克,罗布麻 4 克,决明子 2 克,白菊花 6 克,槐米 2 克。

【做法】上药放砂锅中,加适量水,煎茶喝。

【功效】泻热解暑,消除体内有毒物质,降脂减肥。

荷叶减肥茶

【用料】荷叶(干品)、茶叶各 10 克。

【做法】每次将荷叶、茶叶各一半放入杯内,倒入沸水加盖焖泡 5 分钟即成。一天一次,分 2 天服饮。

【功效】健脾,消脂,减肥。适用于高脂血症、动脉硬化、肥胖等症。

香蕉茶饮

【用料】香蕉(切细丁)100 克,茶叶 10 克,蜂蜜适量。

【做法】每次将 50 克香蕉细丁、5 克茶叶放入杯中,倒入沸水加盖焖泡 5 分钟,调入蜂蜜即可。一天一次,分 2 天冲服。

【功效】消脂,降压,润燥。适用于高血压、冠心病、动脉硬化及肥胖症。

健脾益肾茶

【用料】草决明5克,山楂10克,山萸肉6克,枸杞子6克,蜈蚣1克,葛根4克。

【做法】将上药混匀。服时,取适量泡茶喝。

【功效】增加视力,降低胆固醇,降血糖,减肥,提高人体免疫力。适用于消化不良,食欲不振,血压过高、偏低,全身无力,性欲消退,肥胖患者。

蚕豆壳茶饮

【用料】蚕豆壳30克。

【做法】将蚕豆壳炒至焦黄,放入杯中,冲入沸水加盖焖泡5分钟即可。一天一次,当茶饮用。

【功效】健运脾胃,利尿化湿。适用于脾胃不适、口渴水肿及肥胖等症。

绞股蓝绿茶

【用料】绞股蓝10克,绿茶3克。

【做法】先将绞股蓝焙干,研为粗末,与绿茶一起放入保温杯内,倒入沸水加盖焖泡10分钟即成。一天一次,当茶饮用。

【功效】滋益五脏,强身祛病。适用于高血压、高脂血症、冠心病、各种癌症、病后体虚等。

决明蜂蜜茶

【用料】草决明30克,蜂蜜少许。

【做法】将草决明炒至焦黄,研为细末,放入杯中,倒入沸水冲泡10分钟,待温热时调入蜂蜜拌匀即可。一天一次,代茶饮用。

【功效】明目消脂,润肠通便。适用于各种便秘、高脂血症、高血压及肥胖等。

麦饭石降脂茶

【用料】麦饭石颗粒、绿茶各适量。

【做法】把麦饭石颗粒与茶叶混合制成袋泡菜。泡茶饮用。

【功效】助消化,消脂减肥。适用于多种营养缺乏症以及心脑血管疾病,肥胖症。

银杏枸杞茶

【用料】银杏叶6克,枸杞子12克,菊花6克,茶适量。

【做法】在茶叶的基础上配以银杏叶、枸杞子、菊花,混匀。服时,取适量泡茶喝。

【功效】健脑益智,消脂减肥,清心明目,消食利尿,提神解暑,降低胆固醇,提高机体抗病能力。

蚕豆糖茶

【用料】蚕豆60克,大蒜、糖各适量。

【做法】先将蚕豆煮熟,再加入大蒜、糖煮半小时,取汁。一天三次。

【功效】利尿,化水肿,减肥。

大蒜白酒

【用料】大蒜头500克,白酒1000克。

【做法】将大蒜头去皮、剥瓣、拍裂,放入瓶内,倒入白酒密封浸泡30天即可。一天二次,每次服酒10毫升,食大蒜头3~4瓣。

【功效】通行血脉,消脂化结。适用于高脂血症、高血压及肥胖等症。阴虚火旺、目赤、喉痛者禁饮。

三鲜绿茶

【用料】鲜荷叶、鲜藿香、鲜佩兰叶各10克,绿茶适量。

【做法】将前3味洗净、切碎,加入绿茶后,用沸水冲泡,即可。随意饮用。

【功效】去暑生津,减肥。

降脂茶

【用料】青柿叶、青荷叶、山楂、乌梅、麦芽各10克。

【做法】青柿叶和青荷叶可先阴干,切碎。一天一次,水煎代茶饮。

【功效】本品可治疗血脂偏高症。

杜芍醋酒

【用料】生杜仲15克,生白芍12克,米萝果叶、花各30克,冰糖适量。

【做法】由醋滤液(将生杜仲、生白芍、冰糖放入醋液中浸泡后过滤制成)、酒滤液(浸泡过米萝果的白酒滤液)和黄酒滤液(浸泡过米萝果、叶、花的黄酒滤液)这三种滤液混合而成。

【功效】消脂减肥降压,兼治肥胖症、高血压和静脉曲张等疾患。

金银花枸杞酒

【用料】金银花30克,枸杞50克,茯苓30克,白酒500克。

【做法】将金银花、枸杞和茯苓放入白酒中浸泡30天,对浸泡所得药酒混合液进行过滤,得滤出液,加水配兑饮。

【功效】消脂减肥,清热明目,补虚。

醋熘黄瓜

【用料】嫩黄瓜5条,醋20克,盐、白糖、味精、麻油各适量。

【做法】黄瓜洗净去瓤,切长条,腌20分钟,控去水分,用精盐、味精、醋、麻油和少量白糖拌匀即成。

【功效】清淡爽口。黄瓜为葫芦植物,黄瓜的果实味甘,性寒,含芸香甙、异槲皮甙、咖啡酸、绿原酸等。功能为泻热利尿,清火解毒。醋味酸苦,性寒。功能为清痈肿,治疮癣,止心腹疼痛,治痰水血病,散瘀解毒。醋拌黄瓜当凉菜食用,醒胃,味美,可清热利湿,减肥,适用于中老年肥胖症。

生拌发菜

【用料】发菜100克,青蒜苗、茭白、精盐、味精、胡椒粉、麻油各适量。

【做法】将发菜用温水泡发,入笼蒸熟。青蒜苗、茭白切成极细丝,加盐稍腌,和发菜装盘,撒入味精、胡椒粉拌匀,淋上麻油即可食用。

【功效】清淡适口。发菜味甘,性寒。功能为化痰软坚,清热利水,消瘿结积块之疾。茭白味甘,性冷滑。功能为除烦热,消渴,利黄疸,止痢疾,疗目赤、风疮、小便不利等。青蒜苗味辛,性温。功能为除风、解毒、散痈、消炎、杀菌、利尿、降压、消脂、镇咳祛痰。此凉菜清热化痰。清滞软坚、除皱消斑,减肥轻身,适用于女性身体较肥胖者。因发菜性寒,虚寒者忌食。

赤豆鹌鹑汤

【用料】鹌鹑4只,赤小豆50克,生姜10克,清汤1.5千克。精盐5克,味精、胡椒粉各3克,料酒30克,葱10克。

【做法】先将赤小豆用清水洗净;生姜洗净,切成厚片;葱洗净,切成长段;鹌鹑杀后去净毛,开膛去内脏、去爪,入沸水锅内焯去血水,对脊砍成两块,再用清水洗净。锅置火上,放入赤小豆、葱段、姜片、胡椒粉、精盐,加肉汤,用武火烧开后改用文火慢炖90分钟,再放入鹌鹑继续炖,直至鹌鹑肉烂,用味精调味,拣出姜、葱不要,装盘即成。

【功效】口味醇正。鹌鹑味甘,性和。功能为补益五脏,利湿清热。赤小豆味甘酸,性平。功能为利水消肿,通乳汁,排脓化肿。

油菜笋菇

【用料】油菜300克,水发冬菇50克,净冬笋50克,料酒、酱油、味精、盐、白糖、葱花、姜末、麻油、水淀粉、豆油、豆芽汤各适量。

【做法】净油菜洗净,横着从中间剖开,再切成3厘米长的段;水发冬菇去杂洗净,一切两半备用;冬笋一切两半,再切成薄片。炒锅放油,烧至六成热时,放入冬菇、冬笋炸一下,待浮起后捞出;油菜下沸水锅中焯透;炒锅留少许底油,下葱花、姜末煸香,随即加入料酒、酱油、白糖、盐、冬菇、冬笋、油菜煸炒,再加入味精、豆芽汤,用水淀粉勾芡,淋入麻油即可离火。

【功效】鲜香味美。油菜具有补中润燥、清热解毒作用,含有维生素C和纤维素,具有抗衰老和减肥作用。冬菇具有补气养身、益胃助食作用,并有抗癌和提高人体免疫力的作用。冬笋有益气和中、清热化痰功用,其含有大量纤维素。纤维素以较强的吸附油脂为其显著特点,患有肥胖病、脂肪肚、皮脂囊肿等病的人,如果经常食用竹笋,就可降低肠黏膜对脂肪的吸收,减少体内脂肪的增加。常吃竹笋对单纯性肥胖者在较短时间内即可起到减肥作用。此菜肴有补气健脾、益消化、减肥作用,常吃会使女性更健美、苗条。

冬瓜琼脂粥

【用料】冬瓜300克,琼脂10克,火腿1小块,盐、淀粉适量。

【做法】冬瓜去皮,切小块,放入果汁机中,加少许水打成碎蓉状,琼脂,素火腿均切末备用。锅中倒入400毫升水煮开,倒入冬瓜蓉、琼脂煮滚,加入盐调味,再加入淀粉勾芡,撒上火腿末便可盛出。

【功效】冬瓜含有丙醇二酸等成分,有清热解毒,利尿消肿,生津止渴作用。琼脂又名洋菜、菜燕,其制作原料石花菜与紫菜,海带一样都属于海藻类,含有丰富的维生素、矿物质及植物胶质,具有促进新陈代谢、维持消化功能正常的功效。两者合用能解热去燥,对口干舌燥,便秘,小便不顺者,或是想要减肥的人极为适宜。

【注意】脾胃功能较差,容易腹泻者则不宜多食。

茯苓荷叶粥

【用料】荷叶1张(干鲜均可),茯苓50克,粳米100克。

【做法】先将荷叶洗净,加适量清水,煎煮10分钟,去渣留汁。再加茯苓、粳米入药汁中共煮为粥。每日2次,晚餐服食。

【功效】清暑利湿,益脾安神。对高血压、冠心病、肥胖症有一定疗效,尤适用于老年人。

冬瓜光鸭粥

【用料】冬瓜1个,光鸭1只,大米300克,鲜荷叶半张,冬菇5个,陈皮3克。

【做法】冬瓜留皮洗净切厚块,大米在水滚后放入。冬菇、冬瓜、鲜荷叶、陈皮等亦同时放入。光鸭于油锅内煎爆至香,铲起加入粥内同煲;鸭够烂时捞起切件,用葱花、姜茸、麻油调味。和粥食用。

【功效】本品中,冬瓜性味甘淡而凉,有利尿消肿、清热解毒、通淋止血等作用;荷叶性味甘,微苦、平。具清解暑热,升发清阳,散瘀止血作用。用于治感受暑热、头胀胸闷、口渴、小便短赤、夏季暑热泄泻、各种出血症等。本品有清热解暑、利尿消肿、通淋止血、解闷止渴等作用。可用治水肿,暑天发热,尿血等病症,也可用于高血压、高脂血症、冠心病、肥胖症等病人,也有减轻症状、降压、消脂的作用。

蚕豆壳冬瓜粥

【用料】新鲜连皮冬瓜80~100克,或冬瓜子干的15克,新鲜的30克,蚕豆壳20克,粳米适量。

【做法】先将蚕豆壳煎煮,取汁去渣。再将冬瓜洗净,切成小块,同粳米适量一并煮为粥。然后兑入蚕豆壳汁即成;或用冬瓜子、蚕豆壳一并煎水,去渣同米煮粥。每日2次,10~15日为1疗程,经常食用效果较好。

【功效】通小便,消水肿,清热毒,止烦渴。适用于急慢性肾炎水肿胀满、小便不利,及肝硬变腹水、脚气浮肿、肥胖症、暑热烦闷、口干作渴、肺热咳嗽、痰喘。

荷叶茵陈粥

【用料】茵陈30克,新鲜荷叶1张,粳米100克,砂糖少许。

【做法】先将茵陈、新鲜荷叶洗净煎汤,弃渣。再取药汁与粳米、砂糖同煮成粥。供早晚餐温热服食,或作点心服食。

【功效】祛暑热,散瘀血,降血压,降脂减肥。适用于肥胖症、高血脂、高血压病,以及夏天感受暑热、头昏脑涨、胸闷烦渴、小便短赤等症。

鲤鱼头冬瓜粥

【用料】鲤鱼头1个,新鲜连皮冬瓜100克,粳米适量。

【做法】先将鲤鱼头洗净去鳃,冬瓜皮洗净,切成小块。然后一同煮水,取汁去渣,与洗净的粳米煮为稀粥,放入调味品即可。每日1次,5~7日为1疗程,经常食用效果较好。

【功效】利小便,化水肿,清热毒,止烦渴。适用于水肿胀满、小便不利,包括妊娠水肿、急慢性肾炎、肝硬变腹水、肥胖症、肺热咳嗽、痰喘。

酱香牛舌

【用料】牛舌500克,番茄酱50克,葱25克,姜25克,盐5克,白糖25克,醋15克,八角2克,淀粉5克,料酒15克,麻油50克。

【做法】将牛舌泡洗干净后,放开水锅内,加葱、八角、姜、盐,上火煮至烂熟,捞出凉凉,刮去舌上的薄膜,切成 1 厘米厚的片,装盘备用。炒锅内放麻油 35 克烧热,入姜末稍炸后,烹入料酒,加白糖,再加番茄酱炒出香味后,加净水 150 克调开,再将牛舌推入锅内,加入姜、醋,见开后用文火煨,待汁基本收尽,稍淋点水淀粉,加入麻油,出锅装盘即可。

【功效】口味醇正。此菜色泽红,质软烂,味香浓,食之醒胃,为佐餐佳肴。牛舌蛋白质含量高,脂肪较低,有补气健身的作用,其肉质细嫩,容易消化,对减肥、保健美容有益。

木耳闷海带

【用料】泡发好的海带 250 克,干黑木耳 30 克,料酒 25 克,酱油 20 克,油豆腐 100 克,白糖 10 克,味精 4 克,葱白 10 克,生姜 4 克,麻油 5 克,胡椒粉 2 克,花生油 30 克。

【做法】海带洗净切成块,用沸水氽过捞起;黑木耳用水泡发,剔去杂质洗净;葱白洗净切段;姜拍松;油豆腐切成块。炒锅放旺火上,下入花生油烧热,投入生姜、葱白煸香,倒入海带、木耳、油豆腐,加料酒、酱油、白糖、香醋及适量水,烧 30 分钟,调入味精颠翻装盘,淋上麻油,撒上胡椒粉即可。

【功效】鲜香味美。海带味咸,性寒,含有人体所需的碘,可治疗甲状腺碘缺乏而引起的病症。海带还有降低血压、防止动脉硬化、利便、促进有害物质排泄、减肥等作用。

葱头炝羊肉

【用料】精羊肉 150 克,洋葱 150 克,菜油 50 克,胡椒粉 1 克,泡辣椒 2 个,花椒面适量,姜 12 克,味精 1 克,水淀粉 4 克,绍酒 6 克,酱油 2 克,盐 1 克。

【做法】羊肉洗净,去白筋膜切成丝;姜、葱洗净切成丝;泡辣椒切成丝。羊肉丝加入胡椒粉、花椒面、绍酒、水淀粉 2 克拌匀。酱油、水淀粉、味精、盐对成酱汁。净锅置旺火上,下油烧至八成热,加入羊肉丝炒至变色时,加入泡辣椒丝、姜丝煸炒,烹入酱汁炒匀,起锅即可。

【功效】鲜香味美。羊肉含蛋白质、脂肪、碳水化合物、维生素 B_1、维生素 B_2、尼克酸、钙、磷、铁等成分,性温,味甘,有补气养血、温中暖肾助阳的作用;洋葱、胡椒味辛,祛痰利尿;花椒、生姜、辣椒为辛热壮阳之品。此菜肴温阳化湿,化痰利水,减肥轻身,适用于阳虚所致的肥胖病患者。

三菇汤

【用料】水发口蘑 100 克,水发平菇 100 克,水发草菇 100 克,香菜 5 克,料酒 15 克,味精 2 克,盐 4 克,鸡油 15 克,白糖 5 克,高汤适量。

【做法】将口蘑去根、去杂质洗净，下沸水锅中焯一下捞起，放入冷水中浸凉；平菇、草菇去杂洗净；香菜切末。将平菇、口蘑、草菇同放入炖盅内，加入高汤、盐、白糖、料酒、味精、鸡油，盖上盅盖，上笼蒸半小时后取出，撒上香菜末即可。

【功效】味鲜爽口。此菜原料口蘑、草菇、平菇为高级滋补食用菌珍品，具有滋补、降压、消脂、抗癌的功效。肥胖女性或患有高血压、高血脂、冠心病、动脉硬化的人以及各类癌症患者，吃此食品，可强身健体和辅助治疗疾病。

百合烧发菜

【用料】干百合25克，发菜20克，豆腐皮3张，豆腐100克，净荸荠50克，红萝卜100克，盐3克，味精3克，生姜5克，料酒25克，面粉100克，生葱10克，香醋12克，番茄酱20克，白糖10克，发酵粉2克，粳米粉60克，花生油1千克（约耗80克）。

【做法】百合碾粉；发菜用水泡发，漂洗干净后捞出，放进砂锅里加生姜、生葱、料酒烧10分钟捞出，姜、葱及汤不用；用面粉60克和粳米粉加白糖及熟花生油20克和发酵粉，加清水适量调成脆面糊，准备炸卷子用；红萝卜入沸水中余熟；豆腐、荸荠洗净；豆腐压成蓉，红萝卜、荸荠剁成碎丁。将百合粉、豆腐蓉、红萝卜丁、荸荠丁加余过的发菜、盐、味精搅成卷子馅料。将豆腐皮放在案板上铺平，裁成条，下入馅料卷起一条条发菜卷子，放在蒸笼蒸格上，蒸15分钟取出，切成4厘米长的段。炒锅放入油，用旺火烧热，将发菜卷子下入油锅中炸至金黄色时，捞起装盘，配番茄酱、香醋上桌，便可食用。

【功效】鲜香味美。豆腐和豆腐皮营养丰富，有益气和中、生津润燥、清热解毒的作用，对减肥也很有益处。百合性微寒，味甘，滋补退热，益气调中，利尿减肥。发菜味甘，性凉，有利尿祛痰、顺肠除热的功能。此菜适用于高血压、肥胖症等患者食用。

炖双冬

【用料】冬菇200克，冬笋100克，酱油5克，白糖5克，料酒10克，盐3克，味精2克，食油15克，水淀粉10克，花椒水3克，姜块10克，鸡汤、明油各适量。

【做法】将冬笋剥去笋衣去根，切两半，用开水烫熟，切成厚片；冬菇去根，用开水泡15分钟，择洗好，切成两半；姜洗净，用刀拍松。锅内放少量油，油烧热后用松姜块炸锅，加入酱油、鸡汤、料酒、盐、味精、白糖、花椒水，烧开后，取出姜块，放入冬菇、冬笋再烧开锅，移置小火上焖3分钟，用水淀粉勾芡，出锅淋上明油即可。

【功效】味鲜适口。竹笋含蛋白质、脂肪、糖类、钙、铁以及胡萝卜素和维生素B_1、维生素B_2、维生素C等成分，竹笋具有低脂肪、低糖、多纤维的特点，食用竹笋可以促进肠道蠕动，帮助消化，去积食，防便秘，对肥胖人有减肥作用，人称减肥佳品。冬菇具有益气、开胃的作用。此菜肴为山珍之品,有补中养气、生津止渴、清热利水的功效,是减肥的佳肴。

薏苡仁煲猪蹄

【用料】薏苡仁200克,猪蹄2只,盐、料酒、葱段、姜片、胡椒粉各适量。

【做法】将薏仁去杂洗净;将猪蹄去毛洗净,下沸水锅中焯一会儿,捞出用清水洗净。将薏苡仁、猪蹄、葱段、姜片、料酒、盐同入锅中,注入适量清水,烧沸后改用小火炖至猪蹄熟烂,拣去葱、姜,加胡椒粉调味即可。

【功效】口味醇正。薏苡仁有健脾、宜肺、清热、利湿的功效,并有减肥作用。猪蹄润肌肤、利寒热。此菜肴常食,减肥、润肤作用明显。

五彩海带菜

【用料】海带100克,红小豆、萝卜块、山楂各30克,甜叶菊甙粉20克。

【做法】先将海带用水泡一昼夜(中间换两次水),洗净,切丝。再将红小豆、萝卜块、山楂、甜叶菊甙粉加水烧开。煮30分钟后,捞出红小豆、萝卜块、山楂,弃去不用,放入海带丝焖至汁尽、海带酥烂,即成。

【功效】减肥。

香菜菊花煮茄子

【用料】菊花50克,茄子1千克,黄豆200克,香菜100克,酱油10克,盐5克,牛肉汤200克,芝麻酱50克,醋10克,料酒10克。

【做法】茄子去蒂把洗净,带皮切成滚刀块,放入水盆中泡约30分钟,去其黑色;菊花用凉水洗净;香菜洗净切段。将茄子、菊花放入不锈钢锅内,加水煮20分钟左右,然后对入牛肉汤,再放入茄子煮约20分钟。黄豆用凉水泡软,先放沸水锅中煮熟,再捞至煮茄子的锅中同煮,倒入酱油、醋、盐、芝麻酱、料酒,撒上香菜即可。

【功效】味鲜爽口。茄子含脂肪、蛋白质、糖类、氨基酸、维生素P、钙、磷、龙葵碱、果胶质等。茄子有保护血管、防止出血的作用。其所含维生素P,可降低毛细血管的脆性和渗透性,加强细胞的黏力而防止微血管破裂。其所含有的果胶质与纤维素一起有降低血液中胆固醇的作用。茄子性凉,味甘,有清热、止血、化肿利尿、健脾和胃之功效,其减肥作用显著。

黄豆除含人体所需的部分营养素外,其味甘,性平,有益气养血、健脾宽中的作用,可下气滑肠,润燥,消水肿,去肥胖。

此菜清热解毒,消肿宽肠,能减少人体对脂肪的吸收,具有减肥功效。

黄瓜拌木耳

【用料】黄瓜500克,水发木耳50克,盐、酱油、味精、白糖各适量。

【做法】将黄瓜去蒂把洗净,切成2厘米厚的圆片,撒上盐腌10分钟左右,挤去水分放在盘中;酱油内加白糖、味精调匀备用。将水发木耳去杂洗净,挤干水分,撕成小片,放入黄瓜盘内,食用时倒入酱油、味精,再将白糖调成的调料拌匀即可。

【功效】清淡爽口。此菜是以黄瓜、木耳为主料的凉拌菜。生黄瓜内含有多种糖类、甙类、咖啡酸、多种氨基酸和维生素,具有清热除烦、生津止渴、解毒利水的功效。黄瓜中还含有丙醇二酸,这种物质有抑制体内糖转化为脂肪的作用,减肥作用明显。木耳也具有滋补强身、和血养颜的作用。所以,此菜减肥作用显著,是肥胖者减肥的美容佳肴。

素炒竹笋

【用料】竹笋250克,葱、姜、盐、酱油、味精、植物油各适量。

【做法】竹笋剥去皮,除去老的部分,切成薄片或丝,备用。烧热锅,放植物油,油烧至九成热时,放葱入锅煸香,然后将竹笋、姜、盐放入锅,翻炒至笋熟时加味精,再翻炒几下,起锅装盘。

【功效】清热消毒,清热化痰。适用于小儿痰惊痛,发热头痛,妊娠眩晕,咳嗽有脓痰等病症。竹笋系减肥食物。

清炒豆芽菜

【用料】豆芽菜200克,酱油15克,食油10克,醋3克。

【做法】把芽菜理去豆壳和烂的须芽后洗净。把油烧热,放入豆芽菜,用旺火快炒,至将熟时加入酱油、醋,再急炒几下即可。

【功效】适于老年人、青少年、孕妇、儿童、乳母和高血压、冠心病、肥胖症、脑血管病、术后恢复期、寻常疣等患者食用。

清烧冬瓜

【用料】冬瓜250克,食油和盐各10克,香菜5克。

【做法】将冬瓜削去皮,切成长方形。将香菜洗净,切成小段。油锅烧热后下冬瓜煸炒,待稍软,加盐,并可略加水,盖上锅盖,烧熟后加入香菜便可起锅。

【功效】清热,解毒,通尿,生津。适用于老年人、孕妇,乳母、儿童、青少年食用,也适用于高血压、冠心病、肥胖症、肝炎、糖尿病、肾炎、齿龈出血、脑血管病、小儿麻疹等患者食用。冬瓜是减肥的妙品。

笋尖豆腐

【用料】干口蘑5克,干盐鞭笋干尖、干虾米各10克,豆腐200克,葱、姜各2克,食油、酱油各10克。

【做法】先将口蘑、鞭笋尖、虾米等用温开水泡开,泡好后都切成小丁,虾米、口蘑汤留用。将油熬热,先煸葱、姜,然后将豆腐放入急炒,再将切好的笋丁、口蘑丁等放入,并加入口蘑汤、酱油,再旺火快炒,炒透即可。

【功效】清热消痰,利膈益胃。适用于高血压、冠心病、肥胖症、肾炎、脑血管病、术后恢复期、肺热咳嗽痰多、胃脘胀满、二便不利等患者食用。

清炒大白菜

【用料】大白菜 250 克,油 10 克,酱油 25 克,姜丝少许,盐 2 克。

【做法】白菜洗净切段,姜洗净切丝。油锅热后先放进姜丝,随即把切好的大白菜放入,用旺火快炒至半熟,放进酱油、盐等再略煮即可。

【功效】清热除烦,通利肠胃,属于低热能菜肴。适用于患有高血压、冠心病、肥胖症、脑血管疾病、习惯性便秘以及齿龈出血、坏血病、肾炎、肝炎等疾病的病人食用。

冬菇面筋

【用料】面筋 100 克,干冬菇 5 克,冬笋 25 克,糖 10 克,团粉 10 克,花生油和酱油各 10 克。

【做法】将面筋切成块,冬笋切成薄片,把冬菇用开水泡洗净,去蒂切成片。油烧热后先炒面筋,再把冬菇及笋片放入同炒几下,加入酱油、糖并略加水或汤同煮,入味即可。

【功效】健脾养胃,宣肺止咳,理气化痰。适用于老年人,孕妇,乳母,儿童和高血压、冠心病、肾炎、胃炎、肥胖症、肝炎、贫血、脑血管疾病、慢性气管炎,术后恢复期等患者食用。

竹笋烧鸡

【用料】鲜竹笋 500 克,熟鸡肉 250 克,大葱 2 根,姜 10 克,绍酒 10 克,白糖 2 克,精盐 4 克,味精 1 克,熟猪油 40 克。

【做法】将鲜竹笋剥去外壳洗净,入开水汆煮 10 分钟,漂入清水 1 小时,粗的对剖,切成 4 厘米长的条;熟鸡肉切成 4 厘米长、2 厘米宽的条;姜、葱洗净,姜拍破,葱切段。净锅置中火上,下油烧至五成热时,放入笋条煸炒,加鸡汤兑成鲜汤,放入鸡肉条烧开,烹入绍酒,下姜、葱烧至竹笋熟时拣出,下白糖、味精即可。佐餐食,可常食。

【功效】清热补气、消脂减肥。竹笋有清热消痰、利膈爽胃、消渴益气作用。为低脂肪、多纤维食物,能促进胃肠蠕动、助消化,是理想的减肥珍馐。此菜适宜身体肥胖、水肿等症。

杞鸡炒萝卜

【用料】鸡肉 500 克,白萝卜 600 克,枸杞子 15 克,味精 2 克,胡椒粉 0.5 克,绍酒 6 克,姜 10 克,葱 2 根,陈皮 9 克,盐 4 克,熟猪油 50 克,湿淀粉 5 克,花椒 15 粒。

【做法】将鸡肉洗净,切成粗条;白萝卜洗净切条;枸杞子、姜、葱洗净。炒锅置中火上,放猪油烧至六成热,放入鸡肉煸炒变色,加入鲜汤烧开,撇去浮沫,加绍酒、花椒、陈皮、姜、葱烧至七成熟时,加入白萝卜、胡椒粉烧开后,加枸杞、精盐、味精调味,勾薄芡汁即可。佐餐食用。

【功效】补中益气,化痰利气,导积减肥。

芦笋煨冬瓜

【用料】芦笋 250 克,冬瓜 300 克,葱末、姜丝、盐、味精、淀粉各适量。

【做法】将罐头芦笋放在盘内;冬瓜削皮洗净切长条块。入沸水中烫透,凉水浸泡沥水,与芦笋、盐、葱、姜一起煨烧 30 分钟,放入味精,湿淀粉勾芡即成。佐餐食。

【功效】清热化水,滋补健身,减肥。适用于形体肥胖者。

茼蒿炒萝卜

【用料】白萝卜 300 克,茼蒿 200 克,花椒、葱、姜、盐、味精、鸡汤、麻油各适量。

【做法】白萝卜切条;茼蒿切段;花椒入油锅炸焦捞出,再加入葱、姜、萝卜条煸炒,加鸡汤少许,翻炒至七成熟。加入茼蒿、味精、盐,出锅,淋入麻油即成。佐餐食。

【功效】祛痰,和中,减肥。适用于痰多、喘息、胸腹胀满和虚胖者。

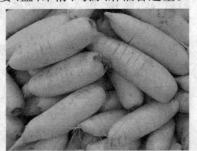

白萝卜

黄瓜蜜汁山楂

【用料】山楂干 50 克,嫩黄瓜 5 条,蜂蜜、白糖各适量。

【做法】山楂干洗净用纱布包好,加清水 200 毫升熬取浓汁 80 毫升。黄瓜削去两头,洗净切条,开水烫一下;山楂液与白糖熬化,加蜂蜜收汁,倒入黄瓜条拌匀。可单食或辅餐,可常食。

【功效】化水,减肥。适用于肥胖症。

国学经典文库

中华食疗大全

·美容健体食疗养生·

图文珍藏版

豆腐黄瓜酿

【用料】黄瓜500克,豆腐100克,蛋清适量,冬笋50克,水发香菇50克,盐、味精、葱花、姜末、麻油各适量。

【做法】将黄瓜去蒂洗净,顺切成2瓣,再改切成4厘米长的大段,然后除去瓜瓤。将水发香菇去根洗净;冬笋去皮洗净,切细末;豆腐压碎成泥,放在碗中,加入香菇、冬笋、葱、姜、盐、味精、蛋清、麻油调拌均匀。将调拌好的豆腐泥酿在黄瓜中间,上笼蒸5分钟左右,取出码在盘中即可。

【功效】味鲜爽口。黄瓜含糖类、多种氨基酸、胡萝卜素、维生素 B$_2$、维生素 C、磷、铁等矿物质,有润肤作用。黄瓜还含有丙醇二酸等减肥物质,可抑制碳水化合物转化为脂肪,起到减肥作用。黄瓜配以豆腐、香菇、冬笋,其润肤、减肥、清热消毒、宽中利水作用更佳,常吃此菜能使女性达到健美目的。

精烧冬瓜条

【用料】冬瓜500克,料酒、味精、盐、葱末、姜末、麻油、黄豆芽汤、水淀粉、豆油各适量。

【做法】将冬瓜洗净去皮,切成长条,放入沸水锅中焯透,捞出用凉水投凉,整齐地码在盘中。炒锅放入豆油,炒热后放入葱、姜末,煸炒出香味,加入黄豆芽汤、料酒、盐、味精,投入冬瓜条,烧沸后用水淀粉勾芡,淋入麻油,推匀后出锅装盘即可。

【功效】鲜香味美。冬瓜是减肥食物,其热量较低,如果食物中摄入的热量偏低,体内贮存的脂肪必定是代谢产生热量,供应身体所需,久而久之,体内贮留脂肪便会降低。冬瓜还含有丰富的维生素 C,人体摄入了足够的维生素 C 后,不但能润肤和延缓衰老,还能促进胆固醇的代谢,减少脂肪在体内的积聚,因此,此菜能润肤、减肥,如能常食,则可获得理想的健美效果。

素烧三鲜

【用料】莴苣200克,胡萝卜200克,白萝卜200克,盐、姜片、葱花、味精、花生油各适量。

【做法】将莴苣、胡萝卜、白萝卜去皮洗净,削成直径约2厘米的圆球各15个,下沸水锅焯透捞出。锅内注入花生油烧热,放入葱、姜煸香,加清水、莴苣、胡萝卜、白萝卜,用旺火烧沸,加入盐改用文火烧至入味,点入味精推匀,即可装盘出锅。

【功效】清淡适口。莴苣有润肤、减肥、延缓衰老的作用;胡萝卜含有丰富的胡萝卜素、维生素 C,具有明目、润肤、抗衰老的作用,直接达到减肥的目的。此菜女性常食,可实现泽肤、减肥、延年益寿、身体健美。

爆冬笋

【用料】净冬笋300克,胡萝卜末10克,酱油、味精、麻油、鲜笋汤、姜末各适量。

【做法】将冬笋洗净切片,放在碗中,加鲜笋汤少许,上笼蒸约1小时取出,滤去汤汁。将酱油、味精、鲜笋汤加入锅中,烧热调成汁,淋在熟笋片上,撒上姜末、胡萝卜末,淋上麻油,即可出锅成菜。

【功效】鲜香味美。冬笋味甘,性寒,是减肥作用很强的食品。因为冬笋含有丰富的植物纤维素,在体内不被吸收产热,所以可除体内热量集聚。纤维素在胃肠道停留的时间短暂,干扰了营养物的吸收,带走了部分脂肪,有利于减肥。

干贝冬瓜炖田鸡

【用料】田鸡500克,冬瓜500克,干贝20克,盐、味精、姜片、陈皮各适量。

【做法】将田鸡斩去头,剥去皮,去内脏,洗净后斩成块,下沸水锅内焯片刻捞出,洗净血水,抹干水分,放入大炖盅内,加入陈皮、清水。将干贝洗净,放入小炖盅内,加入少许开水,上笼蒸10分钟左右取出,待冷却后用手撕成碎块,盛在田鸡的大炖盅内,放入姜片,上笼蒸1小时取出。将冬瓜去皮、去瓤,修成荸荠形,下沸水锅焯片刻捞出,也放入田鸡炖盅内,加入盐、味精,再上笼蒸半小时取出即可。

【功效】鲜香味美。此菜有利水消肿、清热、益胃健脾的作用,适用于肾虚水肿、体虚浮肿等病症。女性常吃此菜,一可解毒防病,二可减肥健美。

豆腐烧油菜

【用料】豆腐300克,油菜200克,盐、味精、姜末、水淀粉、豆油、麻油、豆芽汤各适量。

【做法】将豆腐切成块,放入热锅中煎成金黄色,出锅沥油;将油菜洗净去根切段。锅中留少许油,烧热后的姜末煸香,放入油菜段煸炒,加盐继续煸炒,加入豆芽汤烧沸,加入豆腐煨烧,放入味精,用水淀粉勾芡,淋入麻油,出锅装盘即可。

【功效】清淡爽口。此菜以益气补中、生津润燥、泻热解毒的豆腐,配以清肺止咳、富含维生素C和植物纤维素的油菜,能起到润肤泽肤、减肥健身的作用。

白水鲫鱼汤

【用料】鲫鱼2尾(约400克),熟笋片50克,熟火腿25克,水发香菇25克,料酒、盐、味精、葱段、姜片、熟鸡油、花生油各适量。

【做法】将鲫鱼去鳞、鳃、内脏,刮去腹内里膜洗净,在鱼两侧斜剖十字刀花。炒锅加花生油烧热,将鱼放入锅内两面略煎,加料酒、葱、姜和适量清水烧沸,撇去浮沫,改用小火煮至汤乳白,再改用旺火烧、加盐、味精、火腿片、笋片、香菇片烧沸,拣去葱、姜,盛入大汤碗内,将火腿片、香菇片放在鱼身上,淋上熟鸡油即可。

【功效】味鲜爽口。鲫鱼肉特别鲜美,且脂肪含量低、蛋白质含量高,很适合老年人食用。鲫鱼含游离氨基酸、蛋白质、维生素 A、维生素 B_1、维生素 B_2、尼克酸、钙、钠、铁、磷等成分,其味甘,性平,有补气益中、祛湿通乳等功效。常食鲫鱼有减肥作用,是身体发胖女性的理想健美菜肴。

木耳腰花

【用料】猪肾 400 克,水发木耳 30 克,黄瓜片 50 克,料酒、盐、味精、白糖、酱油、姜末、葱花、花椒、麻油各适量。

【做法】将猪肾撕去外皮,用刀一剖两半,去掉臊筋,用水反复清洗,在无皮一面剞上刀纹,然后切长块;水发木耳去根、去杂洗净。将猪腰花、黄瓜片分别下沸水锅中焯透捞出,将腰花放入冷水中过凉,滤于水,与黄瓜、木耳同放盘中。用酱油、料酒、姜末、葱花、盐、味精、白糖对成料汁。将麻油烧热,放入花椒炸出香味,捞出花椒,将麻油倒入料汁中,再把料汁浇在猪腰花上即可。

【功效】香而不腻。猪肾即猪腰,味咸,性平,具有补肾利水作用;木耳有益气宜肺、养血养颜的作用;黄瓜有清热利水、减肥的作用。此菜可治疗久病体弱、肾虚、腰脊疼痛、水肿等病症,尤以减肥、养颜健美效果显著。

荷叶蒸鸭片

【用料】鸭 1200 克,荷叶 2 张,炒米粉 150 克,猪五花肉 150 克,酱油 30 克,料酒 25 克,白糖 5 克,味精 3 克,胡椒粉 5 克,肉汤 100 克,生姜 15 克,葱 10 克。

【做法】先将鸭去头、掌及翅,剔去骨,切成长 6 厘米、宽 3 厘米、厚 1 厘米的大片。将生姜、葱洗净剁成细末。猪五花肉洗净,入沸水余透,切成 3 厘米见方 0.5 厘米厚的片。再将鸭片放入碗内,加米粉、姜、葱、酱油、料酒、精盐、味精、肉汤拌匀。荷叶洗净,入沸水烫软,捞出沥干水分,一张切成 6 块,将鸭肉折转夹一块五花肉,再用荷叶包好,口向下放入蒸碗内。全部包完,最后上笼武火蒸 50 分钟,取出装盘。

【功效】滋阴益胃,清热消暑,补血行水。适用于阴虚、体弱的肥胖者。

雪菜豆芽豆腐

【用料】黄豆芽 250 克,豆腐 200 克,雪里蕻 100 克,精盐 3 克,葱花 5 克,豆油 50 克,味精 2 克。

【做法】黄豆芽去皮洗净,豆腐切成小丁,雪里蕻洗净切丁。锅内放油烧热,放入葱花煸炒,再放入黄豆芽,炒出香味时加适量水,在旺火上烧开,待豆芽酥烂时,放入雪里蕻豆腐,改小火炖 10 分钟,加入精盐、味精即成。佐餐食用,用量不限。

【功效】豆腐益气和中、生津润燥;豆芽富含维生素 C、胡萝卜素,具有润肤滋养

国学经典文库

中华食疗大全

· 美容健体食疗养生 ·

图文珍藏版

强身的作用。豆芽雪菜豆腐汤为高血压、高血脂、动脉硬化、肥胖症患者的保健食品。

枸杞炒萝卜

【用料】鸡肉 500 克,白萝卜 600 克,枸杞子 15 克,味精 2 克,胡椒粉适量,绍酒 6 克,姜块 10 克,葱 2 根,陈皮 9 克,盐 4 克,熟猪油 50 克,水淀粉 3 克,花椒适量。

【做法】将鸡肉洗净切成粗条;白萝卜洗净,切条;枸杞子、姜、葱洗净。锅置中火上,放入猪油烧至六七成热,放入鸡肉煸炒变色,掺入鲜汤烧开,撇净浮沫,加入绍酒、花椒、陈皮、姜、葱烧至鸡肉七成熟时,加入白萝卜、胡椒粉,烧开后,再加入枸杞子、盐、味精调味,用水淀粉勾薄芡即可。

【功效】清淡爽口。此菜有补五脏、益气血的枸杞子、白萝卜和下气化痰、消脘腹胀痛、助消化和中的陈皮制成,花椒有温阳下气的作用,此菜肴补中益血、祛痰下气、消积减肥,且咸香适口,清淡爽口,适合女性经常食用。

凉拌平菇

【用料】鲜平菇 350 克,麻油、酱油各适量。

【做法】将麻油、酱油倒入小碗内搅匀。将平菇去杂、洗净,放入沸水锅中略焯捞出,沥干水,切丝,装盘。浇上麻油、酱油,便可食用。

【功效】平菇含有 18 种氨基酸,其中包含了人体必需的 8 种氨基酸;还含有多种糖类物质,具有抗癌、降脂作用,并可治疗腰腿疼痛、筋骨脉络不活、肥胖等症。

冬瓜炖鲢鱼

【用料】鲢鱼 1 条(约 800 克),冬瓜 500 克,料酒、盐、葱段、姜片、白糖、胡椒粉、花生油各适量。

【做法】将冬瓜去皮、去瓤洗净,切成薄块;将鲢鱼去磷、去鳃、去内脏洗净。锅中放花生油烧热,放入鱼稍煎,再加入料酒、盐、糖、葱、姜,注入适量清水,烧煮至鱼肉熟烂入味,拣出葱、姜不要,加入胡椒粉调味,出锅即可。

【功效】口味醇正。鲢鱼含蛋白质、脂肪、糖类、钙、磷、铁等成分,其味甘,性温,利水化肿,减肥通乳。鲢鱼益气润肤泽肤,配以有利水消肿、清热解渴的冬瓜,效果尤好,常食此菜能减肥和润肤,使女性更加健美。

冬瓜参芪鸡丝汤

【用料】鸡脯肉、冬瓜片各 200 克,党参、黄芪各 3 克,盐、黄酒、味精各适量,水 500 克。

【做法】鸡脯肉切丝,与党参、黄芪同放入砂锅内,加水以小火炖至八成熟,佘入冬瓜片,调入盐、味精、黄酒适量,冬瓜熟透即成。

【功效】鲜香味美。党参、黄芪、鸡肉能补中养气,冬瓜健脾利湿,消肿轻身。四种材料配合炖成此汤,能健脾补虚,轻身减肥,对倦怠、食少、头面虚胖的中年女性尤宜。

白菜拌藕片

【用料】嫩白菜心500克,嫩藕400克,干红辣椒、香菜、生姜、盐、白醋、味精、白酱油、香油各适量。

【做法】白菜心洗净只取嫩叶,切丝后放碗中加盐,腌5分钟。香菜洗净切段。干红辣椒去籽,用温水泡软,生姜去皮,均洗净切丝。嫩藕去泥,洗净,切段,再切丝,放清水中泡去粉汁,入沸水中烫脆,捞出用冷水投凉,控干水分。碗中加精盐、白糖、味精、白酱油、香油对成调味清汁。将白菜丝挤去盐水,加入藕丝、香菜段、姜丝、辣椒丝,浇上调味汁,拌匀便可食用。

【功效】清热除烦,消渴利尿,化肿减肥。

薏米冬瓜墨鱼汤

【用料】墨鱼200克,冬瓜250克,薏米20克,味精、盐、葱花、姜片、料酒各适量。

【做法】冬瓜(连皮)洗净切块;薏米洗净,浸半小时;墨鱼洗净去骨。把全部用料放入锅内,加清水适量,武火煮沸后改用文火煲1小时,薏米煲开即可,加调味料即成。

【功效】味鲜爽口。冬瓜味甘淡,性微寒。能清热除烦,利湿消肿,含有蛋白质、粗纤维、维生素 B_1、维生素 B_2、维生素 C、烟酸等成分,冬瓜水分含量大,热量低,既能减肥,又能降低血中胆固醇,促进体内脂肪消耗,其利水作用能排泄体内积存的过多水分。薏米味甘淡,性微寒,能健脾利湿,是美肤常用品之一,能消除面部扁平疣,洁净皮肤,又能利水减肥。墨鱼味咸性平,能消脂减肥。此汤降脂减肥而健美身材,除湿洁肤去斑,可怡美容颜。

紫菜汤

【用料】鲜蚕豆150克,紫菜25克,虾米25克,盐、味精、绍酒、麻油各适量。

【做法】蚕豆剥去皮,紫菜扯碎去杂,虾米用绍酒泡软。炒锅上火,放入清水、蚕豆瓣、虾米,用中火烧沸,待蚕豆瓣煮熟放入紫菜稍滚,撇去浮沫,加入适量盐、味精,淋入麻油,装入汤碗即可。

【功效】味鲜适口。蚕豆味甘微辛,性平,含巢菜碱甙、胆碱、呱啶酸、植物凝集素等,能开胃,利脏腑,补中养气,涩精实肠。紫菜味甘咸,性平,能软坚散结,化痰利水,降脂降压,是富于营养的海菜。此汤鲜香可口,开胃益气,消脂降压,是女性适口的瘦身汤品。

莲子桂圆蛤肉汤

【用料】蛤蜊肉15克,桂圆肉(干)10克,莲子15克。

【做法】桂圆洗净;莲子去心洗净,浸1小时;蛤蜊肉洗净。把全部用料放入锅中,加清水适量,武火煮沸后改用文火煲2小时,调味后即可服用。

【功效】味鲜爽口。蛤蜊肉味甘咸,性寒,能清热利水降脂,含有蛋白质、维生素维生素A、维生素B_1、维生素B_2、碘、钙、磷、铁等成分,属低脂肪海鲜品。莲子味甘、性平,能健脾补气,宁心安神。桂圆味甘,性平,能健脾养血,补心安神,润肤美颜,含有丰富的维生素。此汤降脂减肥而不消瘦,养颜护肤又不增肥,并有宁心安神之效,是体虚、高血脂、肥胖女性的调养佳品。

酸菜生姜墨鱼汤

【用料】墨鱼丸5~6粒,嫩生姜40克,咸酸菜30克,味精、盐、料酒、葱适量。

【做法】把嫩生姜洗净切薄片;咸酸菜浸洗净切丝。把全部材料放入锅内,加清水适量,煮沸20分钟,加入调味料便可食用。

【功效】口味醇正。墨鱼味咸性平,能养血补阴,是低脂肪的海鲜食品。嫩生姜味辛,性微温,能发汗解表,温中止呕,它含有挥发油、树脂及淀粉,挥发油能促进血液循环,并可发汗,其中姜辣素能促进胃液分泌及肠管蠕动,有益消化。咸酸菜味酸性平,有生津止渴、消食化滞的作用。此汤汤味酸辣,消滞提神,减肥健美,抗衰益寿,适合中老年女性肥胖者以及体弱衰老、食后胀满、行动缓慢、精神欠佳者食用。

鲫鱼萝卜丝鲜汤

【用料】活鲫鱼1条(约150克),萝卜50克,鲜汤150克,豆苗少许,绍酒10克,植物油5克,盐、味精、葱、姜各适量。

【做法】活鲫鱼斩杀去除鱼鳞、内脏、鱼鳃,洗净肚内黑衣和鱼身黏液;萝卜去皮切成粗丝,入锅氽一下,捞出用冷水漂去萝卜味备用。炒锅上火烧热,用油滑锅,再加油烧热,投入葱、姜略煸,放入鲫鱼两面一翻,立即烹酒,加适量水烧开,倒入鲜汤,上盖用旺火烧5分钟左右,放入萝卜丝、盐烧沸后,再用小火烧2分钟左右,见鱼眼珠突出时放入豆苗氽一下,拣去葱、姜,加味精出锅,倒入汤碗,鲫鱼放中间,豆苗放两边。

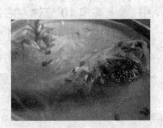

鲫鱼萝卜丝鲜汤

【功效】味鲜爽口。鲫鱼味甘,性湿,含蛋白质、钙、磷、铁和多种维生素,低脂肪,能利水消肿,清热解毒,益气健脾,催乳;萝卜味甘辛,性平微凉,能顺气利尿,止咳消痰,消食健胃,去热止渴,清热解毒。此汤汤色奶白,味质浓厚,鱼肉鲜嫩,清热解毒,利水消脂,是女性瘦身的好食品。

话梅海带饮

【用料】海带适量,开水150毫升,话梅1个。

【做法】海带切条,泡入开水中,再放入话梅,每日服用。

【功效】海带能增强饱腹感,常食减肥。海带所含丰富的碘可使甲状腺机能良好,并对肥胖性高血压、高胆固醇有良好的效果。话梅中的枸橼酸,能把聚积在肌肉里的乳酸等废物除掉,两者的作用都是使肌肉变得紧密和强健,从而健美身材。

核桃山楂饮

【用料】核桃仁150克,山楂50克,白糖200克。

【做法】核桃仁加水少许,用石磨或绞肉机将其磨(绞)成茸浆,装入容器中。再加适量凉开水调成稀浆汁。山楂去核,切片,加500克水煎煮半小时,滤过煎汁。再以同样条件煎煮一次。二次山楂汁合在一起,复置火上,边搅匀,烧到微沸即成。宜温服。

【功效】本品益肺肾,润肠燥,消食积。用于肺虚咳嗽、气喘、腰痛、便干、食积、血滞经少及腹痛等症有较好食疗作用。也可作冠心病、高血压、高血脂症及老年便秘等患者的保健饮料。

瘦身饮料

【用料】海带粉25克,酸梅干2个,开水250毫升。

【做法】用大茶杯1个,酸梅干洗净放入杯中。再加入海带粉,用开水倒入茶杯中,盖上盖泡10分钟左右即成。每日服2次。

【功效】行气消食,利水。海带富含藻胶酸、昆布素、甘露醇、碘等,有软坚、化水、降血脂作用;酸梅干生津止渴、行气、消食。两味合用,能消除体内多余的水分和降低血脂,从而达到减肥的目的。适用于肥胖者常饮服。

减肥果蔬汁

【用料】葡萄柚半个,西红柿1个,苹果1个,蜂蜜10毫升。

【做法】将葡萄柚、西红柿、苹果去皮,切块,同放绞汁机内,绞碎。放蜂蜜调匀即可饮用。饭前半小时饮用效果尤佳。

【功效】葡萄柚味甘、酸,性寒,有健胃消食、下气消痰、轻身悦色等功用。现代医药学研究发明,柚肉中含有非常丰富的维生素C以及类胰岛素等成分,故有降血糖、降血脂、减肥、美肤养容等功效。经常食用,对高血压、糖尿病、血管硬化等疾病有辅助治疗作用,对肥胖者有健体养颜功能。在西方妇女中非常流行吃葡萄柚减肥的方法。研究证实,葡萄柚就属于能降低"低胰岛素"的食物。因此,餐前吃可起到很好的减肥作用。西红柿性味酸甘、平,无毒。祖国医学认为,西红柿有消渴生津、健脾消食、清热解毒、凉血益肝的功能。现代医学研究证明,西红柿含有蛋白质、脂肪、碳水化合物、钙、磷、铁、烟酸、胡萝卜素及维生素 B_1、维生素 B_2、维生素 C 等。西红柿可降低血中胆固醇的含量,防治动脉硬化,同时起到减肥的效果。饭前吃番茄可瘦身。因为,番茄中的所含的番茄红素可以降低热量摄取,减少脂肪堆积,并补充多种维生素,保持身体均衡营养。番茄独特的酸味还可刺激胃液分泌,促进肠胃蠕动,以帮助番茄中的食物纤维在肠内吸附多余的脂肪和废弃物一起排泄出来。对于寒性体质或胃肠虚弱的人则可选择加热过的番茄或番茄汁。

玉米须甜饮

【用料】玉米须 100 克,白糖适量。

【做法】玉米须 100 克,洗净,加水 500 克,小火煎煮 30 分钟,静置片刻,汁液滤过,加白糖适量。1 次顿服,一天二次。

【功效】本品利尿化肿,退黄,降压。是水肿、高血压、慢性肾炎患者的食疗饮料。

荷叶生麦饮

【用料】荷叶、生麦芽各 15 克,生山楂 3 克,橘皮 10 克。

【做法】将橘皮、荷叶切丝。将二丝与山楂、生麦芽同加水 500 毫升,煮 30 分钟,静置片刻,取汁,加糖适量,温服。

【功效】健脾导滞、消脂减肥。

苦瓜汁

【用料】苦瓜 250 克,蜂蜜少量。

【做法】将苦瓜洗净,用家用榨汁机榨取汁,加入蜂蜜,随时饮用。

【功效】调节人体生理功能,清热消毒,解除疲劳,降血糖,减肥,增强免疫功能。

荷菊山楂饮

【用料】山楂 9 克,薄荷 3 克,菊花 6 克,金银花 6 克。

【做法】以山楂为主料,以薄荷、菊花、金银花等为辅料,加水煎煮取汁饮之。

【功效】消食化积,软化血管,消脂减肥,清肝明目,消热解毒。

果蔬瘦身汁

【用料】茄子 100 克,番茄 500 克,马铃薯 50 克,青辣椒 50 克,枸杞子(鲜)50 克。

【做法】将上述各味洗净,以家用榨汁机分别榨取原汁,混合均匀。随时饮用。

【功效】抗癌防癌,美容减肥,滋肝补肾,生精明目。

二花山楂饮

【用料】银花 50 克,菊花 50 克,山楂 50 克,精制蜂蜜 500 克。

【做法】将银花、菊花及山楂(切片)一起放入锅内,加水 2000 毫升,煎煮 30 分钟,滤过煎汁,再以同样条件煎煮 1 次。合并两次煎汁,复置火上,加入蜂蜜搅匀,烧到微沸即成。宜冷却后饮用。

【功效】本品去暑热,益消化。用于伤暑身热、烦渴、眩晕、咽痛,也可作高血压、高血脂症、冠心病、化脓性感染等患者的保健饮料,同时还是夏季暑热期间很好的清凉饮料。

凉拌肉丝

【用料】鲜嫩黄瓜 750 克,瘦猪肉 100 克,当归 3 克,生姜 10 克,盐 2 克,醋 30 克,白糖、菜油各 50 克。

【做法】将黄瓜洗净,削去两端,切成 3 厘米长的段,用滚刀法片成大片,再切成粗丝;生姜洗净切细丝;当归洗净;猪肉洗净,用开水煮熟,捞出晾凉切丝,与黄瓜丝同放入盘内,加上白糖、醋、盐拌匀。净锅上火加菜油,烧全八成热时将锅离火,随即下入当归片,浸出香味时,拣去当归不用,将油倒在黄瓜丝上拌匀食之。

【功效】鲜香味美。黄瓜拌肉丝可滋阴润燥,清热利水,此菜肴脂肪含量低,热量少,肥胖者食之可减肥,少女食之能使肌肤红润,是女性保持身材的合适菜肴。

豆腐炖豆尖

【用料】豆腐 500 克,豌豆苗尖 500 克。

【做法】将水煮沸后,把豆腐切块下锅,也可先用菜油煎豆腐一面至黄,再加水煮沸,然后下豌豆苗尖,烫熟即起锅,切勿久煮。

【功效】清淡适口。豆腐味甘咸,性寒,所含蛋白质、钙、磷、铁丰富。功能为宽中益气,清热活血,化胀利水,润燥生津。豌豆苗尖味甘,性平。功能为和中生津,止渴下气,通乳消胀,补中益气。此菜肴佐餐服食,补气,通便,减肥,适用于气虚便秘的肥胖症,常食可健美、瘦身。

豆苗炒虾仁

【用料】豌豆苗 300 克,虾仁 200 克,生姜末、盐、水淀粉、砂糖、酱油、麻油、味精各适量,高汤 100 克,料酒少许。

【做法】虾仁去泥肠,腌在适量的盐及淀粉中;豌豆苗洗净,沥干水分待用。将锅加热,倒入少量植物油,用大火快炒虾仁,然后盛出备用;再用热锅入油大火炒豆苗,盛入盘中备用。把盐、水淀粉以外的调料放容器中搅匀备用。热锅放适量油,加入配好的调料与加工后的虾仁、豆苗,很快搅匀,即可盛盘。

【功效】鲜香味美。豌豆苗味甘,性平,能止渴利气,通乳消胀,补中益气。虾仁味甘咸,性温。功能为补肾、壮阳、健胃。此菜肴佐餐食用,可减肥,适用于肥胖者食用。

红焖海带萝卜

【用料】海带、萝卜、丁香、八角、桂皮、花椒、核桃仁、素油、酱油各适量。

【做法】将海带用水浸泡 24 小时(中间换水 2 次),然后洗净切成丝;萝卜也切成粗丝。将锅中素油烧热,加海带丝炒几下,放入丁香、八角、桂皮、花椒、核桃仁、酱油及清水烧开,改中火烧至海带将烂,再放入萝卜丝焖熟即成。

【功效】清淡怡口。海带味咸,性寒。功能为软坚,清血,利尿,含藻胶酸、甘露醇、马尾藻多糖和多肽等。赤小豆味甘酸,性平。功能为利水消肿,通乳汁,腓脓散肿,化湿解毒,外用清热毒,散恶血。萝卜味甘辛,性平微凉。功能为顺气利尿,止咳化痰,消食健胃,热病消渴,清热解毒。此菜肴利水、消气、减肥。

荷叶蒸鲜肉

【用料】荷叶 8 张,猪肉 500 克,米粉 100 克,甜酱 30 克,白糖、酱油、姜末、蒜末、料酒、鲜汤各适量。

【做法】将猪肉切成小方块,荷叶洗净切小片,将猪肉块与作料腌制半小时后加入米粉、鲜汤拌匀,然后用荷叶将肉包好,细线扎住,逐片放碗内,入笼蒸 1 小时即成。

【功效】香而不腻。荷叶味苦,性平,有清除暑热和升发脾胃清阳的作用,适用于暑湿泻痢及脾虚清阳下陷的泄泻等症,此外还有止血散瘀的功效。此菜肴佐餐食,升清开郁,清暑利湿,最适宜于老年肥胖者夏季食用。

盐浸三皮

【用料】西瓜皮 200 克,冬瓜皮 300 克,黄瓜皮 400 克,盐、味精各适量。

【做法】将西瓜皮刮去蜡质外皮,冬瓜皮刮去毛质外皮,黄瓜去瓤、去心,以上三皮均洗净,入沸水中汆一下,切条放碗中,加盐、味精腌1~2小时即成。

【功效】西瓜皮味甘淡,性寒。功能为消暑,解渴,利尿,宽中下气,疗喉痹,治血痢。西瓜皮之清热效果比瓤强,在制备时应将白色内层尽量刮尽,以防霉烂,在暑天晾干待用。冬瓜皮味甘,性微寒。功能为清热,养胃生津,涤秽治烦,清痈行水,治胀满,泻利霍乱,消暑湿。此三皮制成的菜肴,可当小菜食,随量食用,清热利湿,减肥。适用于中老年女性之肥胖症者。

麻辣笋叶

【用料】嫩笋叶500克,干红辣椒70克,盐、酱油、醋、味精、香油、花椒、姜末各适量。

【做法】将嫩笋叶洗净,切成段放碗中加盐腌至出水。干红辣椒去籽切成段。将腌笋叶中的水分挤干,放碗中加酱油、味精、醋,放上姜末及辣椒段。净锅上火加香油、花椒,浸炸出香味,捞出花椒不用,将热油泼在辣椒段上,拌匀即成。

【功效】清热利尿、通经疏脉、消脂减肥。

怪味海带丝

【用料】干海带、赤小豆、萝卜、山楂、甜叶菊甙粉各适量。

【做法】将海带浸泡至软,洗净切丝。将赤小豆、萝卜、山楂加水及甜叶菊甙粉烧煮30分钟,捞去豆、萝卜、山楂不要,放入海带焖至汁尽,海带酥烂,起锅晾干食之。

【功效】常食怪味海带丝可利水、化肿、减肥。

松子烧香菇

【用料】水发香菇400克,松子仁100克,姜汁、料酒、酱油、味精、鲜汤、淀粉各适量。

【做法】香菇切片,入沸水中焯透;松子仁去皮,先下油锅炸一下,再下香菇、精盐、料酒、味精、姜汁、鲜汤,烧至入味,用淀粉勾芡即成。

【功效】味鲜爽利。香菇含多种氨基酸、腺嘌呤、麦角醇、松蕈醇、戊基己基酮等,味甘,性平。功能为益气不饥、治风破血、溲浊不禁。松子仁味甘,性温。功能为祛骨节风,治头眩,去死肌,散风湿,调五脏,润肺燥。此菜肴佐餐食,益脾胃,补虚轻身,适用于中老年女性之肥胖症。

番茄蛋白汤

【用料】鸡蛋1个,番茄250克,葱1根,盐、味精、姜片各适量。

【做法】鸡蛋取蛋清;番茄洗净切块;葱(去须)洗净,切葱花。煮沸清水适量,放番茄煮熟,放鸡蛋清搅匀,放葱花煮沸,放调味品便可食用。

【功效】鲜香味美。鸡蛋清含丰富蛋白质,有助于延年益寿;番茄味甘酸,性微寒,有生津止渴、健胃消食的作用,含有苹果酸、柠檬酸、腺嘌呤、葫芦巴碱、胆碱、矿物质和丰富的维生素 C;葱味辛,性温,气清香,含有大蒜辣素、苹果酸、维生素,有益胃、利尿作用。此汤健美减肥,消脂益寿,是女性家常饮用之靓汤。

大白菜大蒜汤

【用料】大白菜 500 克,大蒜 2 根,盐、味精、葱花、姜片各适量。

【做法】大白菜洗净切粗丝,大蒜去须洗净切段。煮沸适量清水,放大白菜、大蒜,煮熟调味便可食用。

【功效】味鲜爽口。大白菜味甘,性平,解热去烦,通利肠胃。大白菜热量低,是肥胖者的理想食品,含有大量的钙、铁、钾、维生素 C、粗纤维,其中维生素 C、粗纤维可降低胆固醇,防治动脉硬化,并可防止坏血病和减少肠癌的发生。大蒜可使血中胆固醇含量降低,减少主动脉的脂质沉积。此汤品可清热利肠胃,降脂减肥,是想瘦身的女性的一道素汤。

紫菜虾皮汤

【用料】小虾皮 50 克,紫菜 12 克,葱 5 克,麻油、酱油、盐、味精各少许。

【做法】葱去根洗净,切成葱花,放入汤碗;将紫菜撕碎投入汤碗中,小虾皮用清水洗净后也放入汤碗中,然后加入酱油、盐、味精、麻油。锅内放入清汤,上火烧沸,冲入汤碗内,然后用汤勺调匀即可。

【功效】味鲜爽口。虾皮味甘,性温,能补肾,益阳,解毒;紫菜味甘咸,性平,能软坚散结,化痰利水,降脂降压,是富于营养的海菜,紫菜有防治高脂血症和冠心病的作用,又可补充脑组织中镁的含量,缓解头痛。此菜汤咸鲜,香醇,消痰利水,降脂健美,是女性瘦身的理想汤品。

肉片丝瓜汤

【用料】瘦猪肉 50 克,丝瓜 25 克,盐、味精、清汤各少许。

【做法】将猪肉洗净,用刀切成薄片;丝瓜去皮、洗净,切成片状。炒锅洗净,放入清汤煮沸后,先将肉片氽入锅内,待汤微沸时撇去浮沫,加入丝瓜、盐、味精稍煮片刻,起锅盛入汤碗内,淋上几滴麻油即可。

【功效】鲜香味美。瘦猪肉味甘,性平,健脾胃,固本,补肾气,解热毒,味美鲜嫩;丝瓜味甘,性平,含皂甙,凉血祛风,止咳化痰,通经络,行血脉,下乳汁,化湿除黄。此菜汤肉片鲜嫩,汤清味美,健脾补肾,通经行脉,利湿减肥,是女性瘦身理想的汤品。

三球鲜汤

【用料】净冬瓜球 100 克,鲜草菇 50 克,虾蓉球 50 克,清汤、绍酒、盐、鸡精、胡椒粉、麻油各适量。

【做法】将冬瓜球入沸水锅中焯熟捞出,浸入冷水,凉透后沥干水分待用;鲜草菇洗净,入沸水锅中焯熟,捞出沥干水分。将虾球放入盛器内,加绍酒、盐、味精,上劲搅拌,加入干淀粉拌和,用手挤出丸子放入冷水锅中,再端至旺火上烧沸煮熟,捞出待用。炒锅上火,倒入清汤、冬瓜球、鲜草菇、虾球、盐、鸡精、胡椒粉,煮沸后淋入麻油,便可起锅盛入汤碗。

【功效】味鲜爽口。冬瓜味甘淡,性微寒,能利水化肿,清热除烦止渴;鲜草菇富含维生素 C、多糖类与异性蛋白,能增强免疫力,适用于慢性支气管炎、高血压、血脂过高、鼻炎、肠胃溃疡、癌症等症。此汤三色相衬,口味鲜美,清热除烦,消脂减肥,是女性瘦身的理想汤品。

鲜菇烧豆苗

【用料】鲜香菇 100 克,豌豆苗 300 克,生姜片少许,植物油 20 克,香油 5 克,盐、砂糖各适量。

【做法】豆苗洗净、摘去老叶,放在竹篓中沥干水备用。将生香菇洗净,切去根部,切成小块待用。将植物油烧透,放入姜片,先炒香菇,次放入豆苗以旺火炒,少时,加香油、盐、砂糖等调味品,调味后趁豆苗青而未过熟时起锅盛入盘中。

【功效】适用于各种肥胖患者。

枸杞炒春笋

【用料】枸杞嫩叶 150 克,春笋 50 克,鲜香菇 50 克,料酒、酱油、盐、油各适量,生姜片、砂糖各少许。

【做法】枸杞嫩叶洗净待用,春笋切薄片,香菇切成小块。将油烧热,放入春笋片与生姜片,煸炒片刻,加香菇,以酱油、料酒、盐调味。于另锅入油炒枸杞叶,以砂糖、盐调味,变色时立即加入正在炒笋及香菇的锅内同炒,不加汤,待熟时,可滴入少许香油,离火。

【功效】清肝明目,养阴降脂。适用于胸腹胀满的肥胖患者。

橄榄鲜贝香菇

【用料】鲜贝(干贝)10~15 个,橄榄菜 400 克,香菇 2 个,葱、生姜各少许,料酒、盐、油、淀粉各适量。

【做法】将鲜贝横切三片,倒入少许料酒,将橄榄菜切成 3 厘米的段,香菇浸软后切片,葱及姜细切待用。将橄榄菜用滚水焯片刻,捞起后控水。将油入炒锅,待油七成熟,放入葱末、姜末,先炒香菇片。然后加入鲜贝及少许泡香菇的水,后加入调味料。再放入橄榄菜,待熟,以水溶淀粉勾芡即可。

【功效】适用肥胖症、高血压及肾脏、肝脏、心脏病患者。

大蒜豆苗鱼丸汤

【用料】鱼胶100克,豆苗250克,大蒜1个(约10粒)、盐、味精各适量。

【做法】鱼胶制成鱼丸,豆苗洗净,大蒜去衣洗净拍烂。起油锅放大蒜,稍爆后放清水适量,煮沸后放鱼丸,再放豆苗,煮熟调味便可食用。

【功效】口味醇正。鱼丸味甘,性平,能健脾胃,养气血,是营养丰富的低脂食品;豆苗最好用豌豆嫩苗,清甜可口,营养丰富,是现代常用的美食蔬菜和美容佳品,可去除色斑,使皮肤细嫩;大蒜味辛生温,能行滞气、暖脾胃、导积滞、解毒、杀虫。此汤不湿不寒,既可去除多余脂肪,又可健美身材,滋养容颜,是降脂健美养颜的佳品。

素炒竹笋

【用料】竹笋250克,葱、姜、盐、酱油、味精、植物油各适量。

【做法】竹笋剥去皮,除去老的部分,切成薄片或丝,待用。烧热锅,放植物油,烧至油九成熟时,放葱入锅煸香,然后将竹笋、姜、盐放入锅,翻炒至笋熟时加味精,再翻炒几下,起锅装盘。

【功效】清热解毒,清消痰。适用于小儿痰惊、发热头痛、妊娠眩晕、咳嗽有脓痰等病症。竹笋系减肥食物。

冬瓜黑豆鲤鱼汤

【用料】鲤鱼1条(约500克),冬瓜250克,黑豆100克,香菜、料酒、葱、姜、食盐。

【做法】将黑豆事先泡水2小时。将鲤鱼洗干净,在腹部剖个小口清除内脏。将黑豆放进鱼肚里(以青仁的黑豆较佳)。以汤锅将开水煮沸,放入鲤鱼、姜丝,煮30分钟至1小时。鱼肉熟软后,加入适量的食盐、撒上香菜末,便可食用。

【功效】此汤有很好的利尿消肿和瘦身作用。

【注意】冬瓜性寒,体瘦、久病及阴虚者不宜经常吃冬瓜。

烧四宝

【用料】水发香菇500克,鲜蘑菇50克,水发竹荪50克,竹笋50克,菜苞200克,料酒、盐、味精、酱油、白糖、淀粉、蚝油、鸡油、麻油、高汤、猪油各适量。

【做法】选大小均匀的水发香菇，去杂洗净，挤干水分，放入碗内，加入高汤、猪油、白糖上笼蒸半小时取出；将水发竹荪、竹笋浸发洗净，均切成 3 厘米长的段；鲜蘑去杂洗净，下沸水锅焯一下捞出，挤干水分待用。锅烧热加入猪油、料酒、高汤、蚝油、酱油、盐、白糖、味精、麻油，投入香菇、竹笋、竹荪、蘑菇同焖，烧至汤汁浓稠时捞出，分档摆在浅碗内，保留原汤，加入浅碗内。食时上笼蒸熟后，扣在另一盘中，揭去扣碗即可。菜苞拉油后捞起，再下锅，加入盐、高汤烧出味后起锅，围放在四宝（香菇、竹笋、竹荪、蘑菇）边上。用猪油起油锅，烹入料酒，加入高汤、盐、酱油、烧沸后用水淀粉勾芡，淋上鸡油、麻油，浇在四宝、菜苞上即可。

【功效】鲜香味美。此菜用四味山珍（香菇、蘑菇、竹荪、竹笋）与菜苞为主料烹制而成。香菇、蘑菇有提高人体免疫力的作用；竹笋、竹荪有减肥作用；菜苞含有丰富维生素及植物纤维素，润泽肤减肥作用。女性常吃此菜可保身体苗条，体现女性身体的曲线美，而且可防治老年性疾病，延缓衰老及减肥。此菜还可作为病后体虚、食少无力、年老体弱、高血压、高血脂、癌症、冠心病、动脉硬化等病症的食疗保健菜肴使用。

香菜菊花煲茄子

【用料】菊花 50 克，茄子 1000 克，黄豆 200 克，香菜 100 克，酱油 10 克，精盐 5 克，牛肉汤 200 毫升，芝麻酱 50 克，醋 10 克，料酒 10 克。

【做法】茄子带皮切成滚刀块，放水盆中泡 30 分钟去其黑色。锅放入洗净的菊花煮 20 分钟，然后兑入牛肉汤，放入茄子煮 20 分钟。黄豆用凉水泡软、煮熟，放入锅中与茄子同煮，倒入盐、酱油、芝麻酱、醋及料酒，撒上香菜即成。

【功效】清热解毒，消肿祛痛，抑制消化系统癌症。止痛去瘀，消肿宽肠，治腹痛腹泻肠便血，小便不利。治神经痛，高血压，胃溃疡，减少人体对脂肪的吸收，具有减肥之功效。

鲜蘑烧青菜

【用料】鲜蘑 200 克，青菜头 600 克，盐、味精、白糖、料酒、水淀粉、麻油、花生油、鸡汤各适量。

【做法】将青菜剥去外层老叶，洗净后将菜头切下约 7 厘米，用时将菜头削尖，然后再在尖部切十字刀口，刀口深度为菜头的 1/5；将蘑菇去根洗净。炒锅烧热，加入花生油，烧至五成热时放入菜头，用手勺不停地搅动，菜头软熟时捞出沥油。原锅留少许底油，放入菜头、盐、白糖、味精翻炒入味，加入鸡汤再烧段时间，捞出菜头整齐地码在盘中。

锅内再加鸡汤、盐、味精、料酒、蘑菇烧至入味，用水淀粉勾芡，淋入麻油，出锅浇在菜头上即可。

【功效】味鲜爽口。此菜中蘑菇为高蛋白低脂肪食物,具有补脾益胃、理气化痰、抗癌的作用;青菜头含有丰富的多种维生素、植物纤维素及矿物质。多种维生素可养颜润肤。植物纤维是一种不能被人体消化吸收的物质,肥胖者多食可减少脂肪在体内堆积。蘑菇和青菜头相配成菜,对抗衰老、泽肤、减肥有一定的作用。

白菜炒虾米

【用料】白菜 200 克,干虾米 10 克,植物油 10 克,酱油 10 克,精盐 3 克,味精少许。

【做法】先将干虾米用温水浸泡发好,再将白菜洗净,切成 3 厘米的段。将油锅烧至七成热,放入白菜段炒至半熟,再放入发好的虾米、精盐、味精,放些清水,盖上锅盖烧透即成。

【功效】益肾,利肠胃,特别适合于肥胖儿童食用。

麻香小白菜

【用料】小白菜 350 克,芝麻 50 克,盐、味精、花生油各适量。

【做法】将芝麻去杂,淘洗干净,放入锅内,用小火慢慢炒,当炒至芝麻发香时,出锅晾凉压成屑状;小白菜去根、去黄叶,洗净后沥水切段。炒锅放花生油炒热,投入小白菜煸炒一段时间后,加入盐,直接用旺火炒至菜熟,点入味精拌匀,起锅装盘,撒上芝麻屑即可。

【功效】鲜香味美。小白菜含有多种维生素、矿物质和植物纤维,具有清肺止咳、和中润肠、润肤、减肥的作用。芝麻有润肠、和血、补肝肾、乌须发等作用;芝麻含有丰富的亚油酸、棕榈酸等不饱和脂肪酸,能防止心血管疾病和抗衰老。常吃此菜,既可减肥,又可乌发,是女性美容的佳肴。

扒双白

【用料】大白菜 600 克,芦笋 200 克,料酒、盐、味精、葱段、姜片、水淀粉、豆油、鲜汤各适量。

【做法】将白菜去叶、去老帮,从中一切两半,放入沸水锅中焯透,捞出晾凉,顺切成条,菜心朝上码在盘子中间;嫩芦笋洗净切成段,摆在白菜两侧。炒锅放油烧热,放入葱、姜煸香,加入鲜汤,烧沸后捞出葱、姜,加入料酒、盐、味精,将白菜、芦笋轻轻推入锅内,煨透后用水淀粉勾芡,出锅装入盘中即可。

【功效】清淡爽口。大白菜含有丰富的维生素 C,有润滑皮肤、明目、防衰老的作用,还含有大量植物纤维,有利于减肥。芦笋除含一般营养成分外,还含有天门冬酰胺、天门冬氨酸,具有消除疲劳和抗老化的作用。因其含维生素 C、植物纤维,也具有较好的减肥作用。

二物组成此菜,常食能润肤美容,还可减肥,使身体纤瘦,应是女性选用之品。

茭白炒牛丝

【用料】牛肉50克,茭白200克,酱油5克,料酒10克,味精1克,鸡蛋1个,花生油30克,盐适量。

【做法】牛肉洗净切成丝,放盘中;茭白去皮洗净切成丝,放盘中。炒锅上火烧热,倒入花生油,烧至八成热,下牛肉丝,划散至断生后,烹入料酒、酱油,加入茭白丝,炒几下,把牛肉丝、茭白丝倒出入盘。锅中留少许底油,下鸡蛋炒散成小块时,再放入牛肉、茭白丝、盐、味精,炒熟即成。

【功效】鲜香味美。茭白味苦,性凉滑,含脂肪、蛋白质、粗纤维及维生素C等。功能为除烦热,止渴,利黄疸,疗目赤、风疮、小便不利等;牛肉味甘,性平,健脾益气,是脂肪含量低的食品。此菜肴除烦消渴,健脾益气,减肥降脂,是女性的理想食品。

砂锅鲫鱼汤

【用料】鲜鲫鱼150克,冬菇5克,嫩小白菜20克,水发黑木耳5克,植物油30克,料酒2克,味精1克,姜汁3克,葱段2克,姜片2克,盐适量。

【做法】把鲫鱼鳞、鳃及内脏去掉洗净,把鱼的两面用刀斜切数刀,放入沸水锅内稍烫,沥干水分,放汤盘内备用。炒锅内放入植物油,中火烧至五成热时,加葱、姜炸出香味,加清汤烧沸后,放入鲫鱼、盐、料酒,再烧沸后,移至小火上煨5分钟,放上冬菇、黑木耳、小白菜,再烧至菜软后,加姜汁、味精,即可盖上锅盖上桌。

【功效】鲜香味美。鲫鱼肉特别鲜美,且脂肪含量低,蛋白质含量高,很适合中老年女性食用。鲫鱼含游离氨基酸、蛋白质、维生素A、维生素B_1、维生素B_2、尼克酸、钙、铁、纳、磷等成分,味甘,性平,有补气益中、祛湿通乳等功效。常食鲫鱼有减肥作用,是身体发胖女性的理想健美菜肴。

鲜焖鳝鱼

【用料】鳝鱼段150克,冬菇15克,油菜15克,玉兰片15克,花椒1克,椒油1克,葱3克,姜3克,料酒5克,酱油10克,味精1克,白糖2克,水淀粉5克。

【做法】将鳝鱼段洗净,在鱼段两面剞上花刀纹,再将鱼段用少许酱油腌渍一下;葱切段;姜切片;冬菇洗净切成两半;玉兰片洗净,切成2厘米长、1厘米宽、0.2厘米厚的片。炒锅上火,锅热后倒入植物油,油七成热时,放入鱼段,炸至金黄色时捞出。锅留底油,油热时放入葱、姜炝锅,炒出香味,放入冬菇、玉兰片,加汤,把鱼段下锅,盖上盖焖至汤汁剩100克左右为止,拣去葱、姜、花椒,加油菜(洗净切成3厘米的段),用水淀粉勾芡,待汁浓后,浇上椒油即成。

【功效】鲜香味美。鳝鱼味甘,性温。功能为养气,逐风邪,燥湿气,活经络,补肝肾,强筋骨。此菜肴含蛋白质高而脂肪低,富含多种维生素和钙、铁、磷等多种营养素,益气逐风,通经强筋,是既有营养又不发胖的适合女性食用的食品。

茭白汆鱼丸

【用料】茭白100克,熟鱼丸50克,香菜5克,葱花5克,花生油20克,清汤350克,味精1克,醋5克,盐适量。

【做法】茭白去皮洗净切成片,放入盘中备用。锅上火,倒入花生油烧热,下葱花炒出香味,放入清汤烧开锅后加入茭白、鱼丸、食盐、醋煮熟。撒上香菜、味精调匀,盛入汤碗即成。

【功效】口味醇正。茭白味甘,性冷滑,含脂肪、蛋白质、粗纤维及维生素C等。功能为除烦热,止渴,利黄疸,疗目赤、风疮、小便不利等。鱼丸味甘,性平,功能为健脾胃,益气血,是营养丰富的低脂食品,此菜不热不寒,既可去除多余脂肪,又可健美身材,是降脂健美养颜的佳品。

烧干贝

【用料】水发干贝150克,熟鸡脯肉20克,玉兰片20克,水发冬菇20克,酱油、料酒各4克,味精2克,水淀粉15克,植物油30克,花椒油8克,麻油3克。

【做法】将熟鸡脯肉、玉兰片、冬菇切成小方丁。炒锅倒入植物油,油五成热时,放入葱、姜,炒出香味捞出。然后放入清汤、酱油、干贝、熟鸡脯肉、玉兰片、冬菇,烧至入味时加味精,用水淀粉勾芡,淋上麻油即成。

【功效】味鲜爽口。干贝味甘咸,性平。功能为滋阴益肾,健脾调中。冬菇味甘,性平,是素食佳品,有降低血清和胆固醇的作用。此菜肴利水、降脂、滋阴、减肥,是女性瘦身者理想的保健食品。

蔬菜汁鲜汤

【用料】番茄1个,黄豆芽150克,土豆1个,胡萝卜1个,高丽菜300克,洋葱1/2个,黄芪15克,党参、枸杞子各10克,盐6克,黑胡椒粉4克。

【做法】将党参、黄芪、枸杞子加8碗水熬成汤,约剩6碗时去渣留汤;黄豆芽洗净沥干;洋葱去老膜切丁;胡萝卜削皮也切丁;高丽菜洗净切丝;番茄、土豆去皮切丁。将黄豆芽、洋葱、胡萝卜、高丽菜、番茄、土豆加进高汤中煮沸后,以小火慢熬,熬至汤浓稠状,加盐调味即可,并撒上胡椒粉。

【功效】清淡适口。浓汤中所选用之蔬菜,含有多种维生素、叶酸、矿物质、植物纤维素、蛋白质、淀粉等,提供人体充分的营养素,并能调节血糖,预防高血脂、高血压、动脉硬化等症,促进排泄,改善体内积滞,有瘦身去油脂效果,进而美化肤质、养颜润肌、延缓肌肤衰老。黄芪、党参、枸杞子分别有补脾益气、清肝通肺、调理补养的作用。综合其功效,能增强机体活动能力,促进造血功能,改善全身营养状态,并能镇定精神,消除紧张,提升睡眠质量。

此菜肴调理肠胃,促进排泄,瘦身消脂,补充维生素,养白肌肤,延缓早衰,是中老年女性的理想食品。

虾子炒墨鱼

【用料】墨鱼200克,虾子10克,酱油5克,料酒5克,白糖2克,味精2克,葱花3克,麻油3克,高汤50克,植物油300克(实耗30克),水淀粉10克。

【做法】将墨鱼撕去表面膜衣,去内脏及鱼骨(注意内脏和眼睛的黑水)洗净,切成2厘米见方方块,一面剞上花刀纹。炒锅上火,加入植物油,油热八成时将墨鱼块放进锅内,约10秒钟,立即连油倒入漏勺内,滤干油。锅留底油,烹入料酒,加入虾子、高汤、酱油、白糖、味精,待烧沸后,即用水淀粉勾芡,拌匀,放入墨鱼和葱花,颠翻几下,淋入麻油推匀,即可装盘。

【功效】味鲜爽口。墨鱼即乌贼鱼,味咸,性微温。功能为收敛止血,滋阴养血,益气强志,减肥消脂。虾子蛋白质含量高,而脂肪含量极低。此菜肴鲜香而味醇,减肥功能强,是女性瘦身的理想菜肴。

白菜炖鲫鱼

【用料】白菜500克,鲫鱼100克,精盐、味精、胡椒粉、水淀粉、熟鸡油、高汤各适量。

【做法】先将鲫鱼去鳞、鳃、开膛掏去内脏洗净,上火蒸或者煮熟,晾凉后剔去骨刺,拆下鱼肉备用。白菜剥去老帮,将菜心洗净,用沸水先烫至八成熟,然后再用凉水冲一下。炒锅上火,放入少许高汤和精盐,放菜心煨熟后捞出,整齐地码在盘中。炒锅上火,加入熟鸡油、高汤、鱼肉、精盐、味精、胡椒粉烧开,淋入水淀粉勾薄芡,浇在菜心上即可。

【功效】咸鲜微辣,浓香醇正。鲫鱼含有丰富的蛋白质,营养丰富,含脂量少,热量低,常食不易令人发胖。是非常适于肥胖者食用的减肥菜肴。

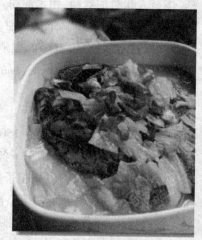

白菜炖鲫鱼

荷叶桑叶粥

【用料】桑叶10克,新鲜荷叶1张,粳米100克,砂糖适量。

【做法】先将桑叶、新鲜荷叶洗净煎汤,取汁弃渣。加入粳米(洗净)同煮成粥,兑入砂糖调匀即可。供早、晚餐温热服,或作点心服食。

【功效】降血压,降血脂,化瘀血,消暑热。适用于高血压、高血脂、肥胖症。

山楂粳米粥

【用料】山楂30~40克,粳米100克,白糖适量。

【做法】先将山楂煮取浓汁。然后将洗净的粳米加入,再加入适量的水,熬成粥,服用时酌加白糖。早晚食用为宜。

【功效】山楂粥可健脾胃、导食积、散瘀血、减肥胖。

红饭豆米粥

【用料】红饭豆250克,大米100克,调料各适量。

【做法】将洗净的红饭豆、大米、适量的水同煮粥。粥熟后,加入食盐、味精等调料,即成。当饭服食。

【功效】减肥。

四、增重强骨食疗

要使自己更健康、更强壮,单从饮食上来讲,就是每日应补充足量的优质蛋白质,如牛奶、奶制品和蛋类。尤其是蛋类、乳类、骨类、核桃中都含有胶原蛋白和弹性蛋白。而且在补钙的同时,要注意摄入含磷丰富的食物,如猪肉、鱼类、鸡肉、肝脏、乳类、蛋黄、核桃、花生米等。此外,富含维生素C的食物有利于骨胶原的形成,也能起到防治骨质疏松的辅助作用。对于消瘦者,在日常饮食中除选用含动物性蛋白质丰富的食物,如禽肉、畜肉、蛋类、奶类、鱼类外,可适当多吃些豆制品、赤豆、薏苡仁、百合、蔬菜和瓜果等。但这只是一方面,除此之外,这动与乐观情绪亦不可少。

桃仁炝腰花

【用料】鸡蛋清2个,猪腰500克,核桃仁70克,生姜、葱各15克,料酒、麻油各25克,盐3克,干豆粉50克,菜油750克(实耗50克)。

【做法】将猪腰洗净切3块;核桃仁用水泡涨,剥去外皮,用刀切成桃仁丁。生姜切片;葱切段;腰片用料酒、精盐、姜片、葱段拌匀。将干豆粉用蛋清调匀待用。锅入菜油,待油温至六成热时,将核桃仁丁摆在腰花上,裹上蛋清豆粉下锅炸成浅黄色捞出。待全部炸完后,待油温上升至八成热时,再将腰块全部放入油锅内炸成金黄色,沥去油,淋入麻油即可。

【功效】补肺肾,平虚喘。消瘦者常食能使体态丰满。

栗子煲鸡

【用料】板栗 150 克,鸡 1 只(约 1500 克),姜块 20 克,葱 3 根,精盐 6 克,绍酒 15 克。

【做法】板栗去外壳。葱、姜洗净,姜拍破,葱切节。将鸡杀死,放净血,去净毛、内脏及脚趾、嘴尖,洗净。将锅置火上,加清水,放入鸡烧沸,撇净血沫,加绍酒、姜块、葱节,加板栗,炖至鸡肉、板栗熟透。加精盐调好味即可。佐餐食用。

【功效】滋五脏,润容颜。板栗熟食补肾气、强筋骨;鸡肉温中益气、滋养五脏。此菜常食,有益脾胃、生气血,美肤驻颜功效。

腐竹烧苋菜

【用料】水发腐竹 100 克切成段,苋菜 200 克切成段,素油 50 克,葱丝、盐、糖、味精、葛根淀粉各适量。

【做法】炒锅中加入油,待热后放入葱丝,炒出香味后,下入腐竹煸炒至七成熟,再加入苋菜,翻炒,调加盐、糖、味精至熟透,用葛根淀粉勾芡,汤汁明亮即可出锅。每日早、中、晚三餐均可做菜服用。

【功效】药膳健脾胃,增肥胖,润肤美容。主治脾胃虚之食少,脘腹痞闷,大便溏薄,肌肉消瘦,皮肤粗糙,头发黄、无光泽等症。本菜主要通过补脾健胃,促进气血正常运行,协调阴阳平衡,使人体各种机能处于最佳的健康状态,以改善肌肤的病理症状。

锅贴核肉腰片

【用料】猪腰 200 克,杜仲 10 克,核桃肉 50 克,补骨脂 8 克,火腿 150 克,猪肥膘肉 200 克,面粉 50 克,酱油 5 克,精盐 2 克,花椒粉 1 克,姜末 5 克,胡椒粉 1 克,熟油 5 克,湿淀粉 10 克,热菜油 70 克。

【做法】将补骨脂、杜仲、核桃肉去净灰渣,烘干制成粉末;猪腰片去腰臊,切成薄片,再改切成宽 2.5 厘米、长 5 厘米的块;火腿、肥膘肉切成同样大的片;鸡蛋清加面粉、中药末、湿淀粉、熟猪油调成浆。把肥膘肉摊开,抹上蛋清浆;贴上腰片,入油锅中炸成金黄色即成。食用时撒上花椒面即成。

【功效】补肾固精,滋补肾阳。核桃能补肾精、壮阳气。杜仲能补肾、强筋骨、安胎。补骨脂具有补肾、壮阳和固摄功效。现代医学证明,杜仲有镇静、镇痛、抗炎、增强免疫功能作用;补骨脂有抗癌及抗衰老功能。此菜肴用于抗衰延寿最为适宜。

茉莉花鸡片

【用料】生鸡脯肉 120 克,茉莉花 24 朵,鸡蛋 2 个,料酒、精盐、味精、胡椒粉、水淀粉、鸡清汤各适量。

【做法】鸡蛋去黄留清;鸡脯肉剔去筋洗净,切成薄片,放入凉水内泡一下,捞起用干布压净水分。把盐及水淀粉、鸡蛋清调匀,拌入鸡片;茉莉花择去蒂后洗净。水烧开,锅离火,把鸡片理平逐片下锅,再上火略氽,捞出。烧开鸡清汤,用盐、味精、胡椒粉、料酒调好味。盛热汤再把鸡片烫一下,捞入汤碗内。放入茉莉花,注入调好的鸡清汤即可。佐餐食用。

【功效】鸡肉有益五脏、补虚损、健脾胃、壮筋骨、活血络、调月经、止白带等多种功效。鸡蛋能养心安神、补血、滋阴润燥。茉莉花性味甘温,具有提神醒脑、理气开郁、祛秽和中之功效。三料合用则共具补虚健胃、补血调经、提神醒脑之功。适用于五脏虚损面虚烦之人食用。对于贫血、疲倦乏力者尤适用。健康人食之能防病强身。

附片当归烧仔鸡

【用料】乌骨仔鸡 1 只(重约 1000 克),熟附片 25 克,当归 12 克,胡椒、葱、姜、料酒、盐、味精各适量。

【做法】鸡去毛、内脏,剔除腿骨、背骨,斩成块;当归、附片切薄片。鸡入油锅煸炒,随即放入姜、葱,炒至鸡肉发白时加入当归、精盐、料酒烧开后,用文火炖至鸡肉将熟,加附片、胡椒,炖至肉熟烂即成。佐餐食。

【功效】补气血,益肾阳,丰肌肉。适用于形体虚羸消瘦。

五香牛肉

【用料】牛肉 750 克,黄芪 20 克,陈皮 6 克,姜、葱、酱油、料酒、胡椒粉、白糖、豆瓣、味精、菜油各适量。

【做法】将牛肉洗净切大条,沸水氽去血水,入锅炸 2 分钟,捞起,与其他药料一起下锅,加水适量,用文火炖至熟烂。拣去葱、姜、黄芪、陈皮,下味精调味,收汁装盘。佐餐食之。

【功效】健脾益胃,补气养血。适用于体弱消瘦者。

凉拌参药猪腰

【用料】党参 15 克,猪腰 500 克,当归 10 克,炒山药 30 克,姜 15 克,葱 25 克,酱油 15 克,醋 2 克,蒜末 3 克,麻油 3 克,味精 1 克,白糖 1 克。

【做法】将猪腰用刀切开成两大片,去腰臊和白盘,去外皮白膜;当归、党参、山药去净灰渣,烘干研制成细末。姜、葱洗净。将猪腰、中药粉末放入铝锅内,加清水500毫升,入姜、葱、锅置中火上烧开。改用小火煮透,取用晾冷,用刀切成薄片,置盘中。将醋、麻油、酱油、蒜泥、味精兑成味汁入味碟,同猪腰片同上桌,用竹筷夹着沾味汁食之。每日早晚食用,每次100~150克。

【功效】补气益血。猪腰性味咸凉,补益肾气;党参补脾益肺,生津养血;山药滋阴益气,补脾肺肾;当归补血活血。三药配伍气血双补,体弱者可常食。

莲藕香菇肉

【用料】莲藕500克,猪肉(或牛肉、鸡肉)泥250克,香菇、米酒、盐、酱油、葱、糖、姜、太白粉各适量。

【做法】将香菇切成碎末,加入肉泥、姜汁、盐、酱油及太白粉拌匀。藕洗净,切开藕节处,留下藕节为盖;将拌好的肉馅用筷子塞入藕孔内,盖上藕节,用牙签串牢,入锅中煮至熟烂,切厚片置盘。佐餐食。

【功效】益脾胃,丰肌肉。适用于体弱形瘦者。

参杞炒海参

【用料】水发海参300克,党参、枸杞子各10克,玉兰片50克,葱末、姜末、料酒、盐、味精、湿淀粉、油各适量。

【做法】党参切片,水煮提取浓缩汁10毫升。枸杞子蒸熟;海参切条块,用沸水烫过,入油锅烹炒,同时加入葱、姜、料酒、盐,快熟时,加入党参汁及玉兰片,调好味,再放枸杞子,用湿淀粉勾芡。佐餐食。

【功效】补肾生精,补虚羸。适用于体虚瘦弱。

板栗牛肉

【用料】鲜牛肉750克,板栗300克,葱、姜、盐、料酒各适量。

【做法】牛肉入沸水汆透,切快。板栗煮熟去壳、皮,与牛肉分别下油锅炸一下,加水适量,加料酒、葱段、姜片、盐,烧至牛肉熟烂即成。佐餐食。

【功效】补脾肾,壮筋骨。适用于形体消瘦。

乌鸡虫草汤

【用料】乌鸡肉100克,冬虫夏草15克,山药40克,调料若干。

【做法】煮汤,待熟后加调料。食肉喝汤。

【功效】滋阴清热,益肝肾,补虚劳。乌鸡含蛋白质、维生素等,可滋阴清热,健脾止泻,补益肝肾,为滋阴名品,对于妇女产后,老人血虚,病后体弱等都有强身保健作用。

牛奶仔鸡

【用料】仔鸡1只，牛奶400克，调味品适量。

【做法】仔鸡去肠切大块，与牛奶、姜文火炖熟，下入调味品。早空腹食之。

【功效】益气、强身美容。牛奶富有营养、有美艳肌肤功效；鸡肉温中益气；二者和用补益之力更强。

银耳炒鸡茸

【用料】鸡脯肉100克，银耳75克，蛋清100克，牛奶50克，黄瓜50克，胡萝卜50克，淀粉25克，味精5克，香油25克，花生油50克，白糖10克，料酒10克，姜5克，葱5克。

【做法】将鸡脯肉剁成茸入碗，加入蛋清、牛奶、淀粉，搅匀；银耳用温水泡发，去蒂洗净，用鸡汤煨烂入味后捞出；黄瓜、胡萝卜切片。将花生油烧六成热时，加入调好的鸡茸液，待浮起后捞出，用开水焯洗去浮油，并倒出余油。将香油烧热，加入葱、姜末煸炒，再加鸡茸、银耳、黄瓜片、胡萝卜片、鸡汤、调料、煮沸后稍煨片刻，放芡汁，淋入明油即可。佐膳服用。

【功效】滋补五脏。适用于脾胃虚弱、肺阴不足之症。尤宜对老年人有健身益寿之功。

参灵龟汤

【用料】红参10克，灵芝20克，红枣10克，乌龟1只，食盐、料酒、姜各适量。

【做法】将龟宰杀后，放沸水锅内略煮，捞出，去皮及内脏，取肉切块。与红枣（去核）、红参、灵芝用砂锅，加清水适量，文火煲汤1小时，加食盐、料酒、姜丝各少许调味。食肉喝汤，分4次食用，一天一次，连服4天，隔半月再用。

【功效】大补精血，益气补元。适用于气血津液亏虚所致的身体虚羸，精神倦怠，腰膝酸软，头晕耳鸣。

猪肉山药汤

【用料】肥瘦猪肉125克，生山药100克，枸杞5克，天麻3克，大葱10克，姜10克，味精1克，精盐2克。

【做法】猪肉洗净，切成3厘米方块。天麻洗净发胀，切成薄片。姜、葱洗净，切条。净锅置旺火上，放入适量清水及猪肉烧开，撇净血泡，然后放入山药、天麻片、姜、葱，改成文火烧，快熟时，加入枸杞、精盐、味精焖几分钟，入汤盆即可。

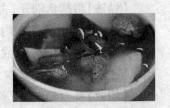
猪肉山药汤

【功效】健脾补肾益脑。适用于脾虚纳少，身体羸弱而引起的面色不华及腰膝酸软,头晕,头痛,健忘等症。猪肉能滋阴,润燥。生山药,甘平,归脾、肺、肾经,益气养阴,补脾肺肾。枸杞滋肾阴,天麻平肝潜阳。此品肉质肥软,汤汁味鲜。久服可使面色红润。

黑豆黄精汤

【用料】黄精、黑豆各 30 克,蜂蜜半匙。

【做法】将黄精、黑豆洗净,倒入砂锅内,加冷水 3 大碗,浸泡 10 分钟。用文火慢炖 2 小时,调入蜂蜜即成。当点心吃。每次 1 小碗,每日 2 次。

【功效】温中益气,强肾益胃,降血糖,降血压。黑豆味甘,性平,有滋补肝肾,活血补血,丰肌泽肤,清热解毒,调中强身等功效。《图经本草》认为:"久服令人身重。"《本草纲目》也认为:"大豆多食能令人身重"。大豆是一种高蛋白食物,但因不含胆固醇,所以不会引起血脂升高。其中所含的植物纤维,还可起到抑制机体吸收动物性食物胆固醇的作用。所以,常食大豆,只能使人健壮,体重增加,而不会人发胖。对食多易饥、形体消瘦的糖尿病有一定的疗效。或用于糖尿病的恢复期。

兔肉山药汤

【用料】山兔 1 只,山药 200 克,精盐、调料各适量。

【做法】将山兔杀死,剥皮、去内脏,洗净,切块,与山药共放入砂锅中。加调料、盐及水,用文火炖煮,至兔肉熟烂、汤汁浓稠即成。食肉,饮汤。分 2~3 次用之。

【功效】补阴益气,生津止渴。适宜于消渴的治疗,亦用于口渴、乏力、消瘦者的补养。

归参鳝鱼羹

【用料】当归 15 克,党参 15 克,鳝鱼 500 克,料酒、葱、生姜、蒜、食盐、酱油、味精各适量。

【做法】将鳝鱼剖开,去骨、内脏、头、尾,切丝备用。将当归、党参装入纱布袋内扎口,将鳝鱼丝置铝锅内,放入药袋,再放料酒、酱油、葱、生姜、蒜、食盐,加水适量。将铝锅置炉上,先用武火烧沸,打去浮沫,再用文火煎熬 1 小时,捞出药袋,加入味精即可。每日 1~2 次,可分餐食,或吃鱼喝汤。

【功效】补血养气,扶赢强身,祛病延年。适用于气血虚弱,久病体虚,形体消瘦,妇女月经量少。健康人服之防病强身,轻身延年。

归地猴菇汤

【用料】猴头蕈 30 克,海带丝 20 克,熟地 15 克,当归 12 克,桃仁 9 克,红花 6

克,高汤及油盐各适量。

【做法】温水发猴头,削去底部木质部分,切成厚片备用。先将当归、熟地、桃仁、红花4味药煎汤去渣,再入猴头及发猴头水,海带丝和高汤同煮至熟,加入调料后,即可。每日1次,分两次服,连服20~30天为1疗程。

【功效】补养气阴,养血活血。适用于食管癌吞咽梗涩而痛、固体食物难进、汤水可下、形体消瘦、口干咽燥、舌红少津、脉细无力者。

土茯苓龟肉汤

【用料】土茯苓400克,乌龟2只,葱、姜、料酒、味精、盐各适量。

【做法】将乌龟放盆中,加热水,使其排尽尿液,开水烫死,去头、爪、内脏,洗净。将土茯苓洗净,水煎1小时,再将龟连甲一并放入锅内,加葱、姜、料酒、盐炖3小时,调入味精。早、晚餐食肉喝汤。

【功效】养血补血,散风湿,强筋骨。适用于慢性湿疹、牛皮癣、恶疮痈肿等症。

鸡茸烧蹄筋

【用料】蹄筋350克,鸡脯肉50克,鸡蛋清3个,料酒、精盐、葱末、生粉各适量。

【做法】将蹄筋切成段,加水烧开片刻后,捞起备用;鸡脯肉去筋放在肉皮上敲成细茸,放入碗中用水化开,加料酒、盐、生粉和蛋清等调成薄浆。锅内放清油,烧熟后放入蹄筋和调味品,待入味后,将鸡茸浆徐徐倒入,浇上葱、油即可。佐膳服食。

【功效】和中益气,大补五脏,强筋健骨,疏通乳络。适用于久病体虚、筋骨酸痛、腰酸足软、产后亏损、乳汁缺少等症。

强筋鸡

【用料】乌雄鸡1只(500克左右),三七5克,黄酒、酱油适量。

【做法】将乌雄鸡去毛及内脏,洗净;将三七切片,纳入鸡腹中,加少量黄酒,隔水清炖。佐餐,蘸酱油食。

【功效】补虚强筋接骨。适用于骨折的辅助治疗。

双菇蒸蟒肉

【用料】蟒肉500克,猪精肉200克,鸡肉150克,蘑菇15克,香菇15克,笋片150克,白糖、姜片、胡椒粉、陈皮、鸡油、猪肉、高汤、芫荽、食盐、料酒、味精各适量。

【做法】将蟒肉洗净,放入砂锅内,加姜片、陈皮、笋片,清水炖45分钟取出,去掉蟒骨,将蟒肉切成条块,放入蒸碗内,再加入姜汁、猪肉、高汤,加盖密封,入沸水锅隔水蒸100分钟,取出备用。将猪肉入沸水略氽片刻,捞出,和鸡肉分别切成条,放入大碗内备用;再将蟒肉取出,放入大碗内,加入高汤、蘑菇、香菇、原汤、猪油、鸡油、白糖、味精、盐、胡椒粉、料酒,加盖封实,上笼蒸1小时取出,撒上芫荽末即可。佐餐食用。

【功效】补气生血,祛风湿,强筋骨,活血通络止痛。适用于风湿痹痛、中风后遗症、半身不遂、手足拘挛等病症。

枸杞烧羊肉

【用料】羊腿肉150克,枸杞子20克,葱、姜、料酒、盐、味精各适量。

【做法】将羊肉整块入开水锅内煮透,放入冷水中洗净血沫,切成方块。葱切成段,姜切成片。铁锅烧热,下羊肉、姜片翻炒,烹入料酒炝锅,炒透后,将羊肉同姜片一起倒入大砂锅内,放入枸杞、清汤、盐、葱,烧开,撇尽浮沫加盖,用小火炖,待羊肉炖烂,尝好口味,挑出葱、姜,放入味精即成。佐餐随量服用。

【功效】补肾壮筋。可辅治早泄、肾虚、阳痿、月经不调、性欲减退等症。

鲜炸对虾

【用料】对虾12个,鱼肉泥60克,鸡蛋清1个,豆嫩苗12棵,火腿末、油菜末各3克,油菜叶、清汤各150克,味精2克,料酒12克,玉米粉15克,白糖15克,熟猪油45克,姜丝6克,食盐适量。

【做法】将对虾去头、皮、肠子,留下尾巴,片开,剁断虾筋,挤干水分,撒些味精,先两面蘸玉米粉,再放在鸡蛋清中蘸一下,最后把背面蘸上面包渣,码在盘子里。将鱼肉泥用蛋清、玉米粉、味精、盐、熟猪油拌成糊,抹在对虾上,在糊面中间放一根火腿丝,然后用筷子按一遍。将对虾用干净温油炸熟。盘中先放好生菜叶,把对虾剁成两段,对齐,码成圆圈状即成。佐餐食用。

【功效】补肾助阳,强筋壮骨。适用于肾虚阳痿、早泄、骨质疏松症。

【注意】阴虚火旺者忌服。

薏米煨鹌鹑

【用料】鹌鹑10只,薏米20克,黄芪、生姜、酱油各10克,胡椒粉3克,化猪油50克,肉汤1000毫升。

【做法】将薏米洗净;黄芪洗净切片;鹌鹑宰杀后去毛桩、内脏及脚爪,洗净,入沸水锅中焯去血水,对剖成两块;姜洗净切片;葱洗净切长段。净锅置火上,加猪油烧至六成热,下姜片、葱煸出香味,放肉汤、鹌鹑、黄芪、薏米及诸调料,大火烧开,打去浮沫,改用文火煨至肉烂,用武火收汁,装盘即可。佐膳服食。

【功效】益气健脾,行水化湿。适用于脾胃气虚、筋骨软弱、小便不利及水肿、腹泻、暑湿等症。

地黄菟丝子鳝段

【用料】干地黄 12 克,菟丝子 12 克,净鳝鱼肉 250 克,净笋 10 克,黄瓜 10 克,木耳 3 克,酱油、味精、盐、淀粉、料酒、胡椒面、姜末、蒜末、香油、白糖各适量,蛋清 1个,高汤少许。

【做法】将菟丝子、干地黄煎两次,取汁滤水。水发木耳;调水淀粉。鳝鱼肉切成鱼片;笋切片;黄瓜切方片。将鳝鱼片放入碗内加水淀粉、蛋清、盐、药汁煨好,放温油中划开,待鱼片泛起,滗入笊篱。原勺留油,炸蒜末、姜末,下笋片、黄瓜片、木耳、鱼片,加盐、味精、白糖,烹料酒、高汤,淋香油出勺装盘,撒上胡椒面即可。佐餐食用。

【功效】菟丝子益精髓、强筋骨、止遗泄之作用。久服可明目轻身延年。菟丝子配合滋阴补血的地黄及益气健脾的鳝鱼制成此菜肴,确有益智增力之作用。

附片狗肉

【用料】狗肉 1000 克,制附片 30 克。料酒、熟猪油、葱节、姜片、清汤各适量。

【做法】将狗肉刮洗干净,整块随冷水下锅煮熟,切成肉块。取大碗一个,放入狗肉、制附片、料酒、熟猪油、葱节、姜片、清汤,隔水蒸 3 小时至狗肉酥烂即可。佐餐,冬季更佳。

【功效】强骨活血。适用于风湿性关节炎。

人参黄精鹌蛋

【用料】人参 15 克,黄精 20 克,鹌鹑蛋 30 个、精盐、白糖、味精、麻油、料酒、水淀粉、高汤、葱末、姜末、酱油、醋各适量(以上为 8 人量)。

【做法】将人参焖软,切片,放瓷碗中蒸两次,收取滤汁。黄精煎两遍取其滤液,浓缩,与人参液合为半杯。将鹌鹑蛋洗净,煮熟,分一半用黄精药汁、盐、味精腌渍 15 分钟;另一半用麻油炸成金黄色备用。另用小碗将高汤、白糖、盐、酱油、味精、醋、药汁、水、淀粉等兑成汁。另起锅,用葱、姜末炝锅,将炸好的鹌鹑蛋同兑好的汁一起下锅,翻勺,淋麻油出锅,装在盘中间,外围摆放炸好的鹌鹑蛋。佐餐食用。

【功效】鹌鹑蛋味甘性平、补五脏、温中续气、实筋骨作用。鹌鹑蛋的营养价值很高,特别是含有丰富的脑磷脂、卵磷脂,是构成神经组织与大脑组织的主要物质。鹌鹑蛋中还含丰富的芦丁,有软化血管、保护血管壁、防止动脉硬化和血栓形成的作用,是一味良好的老年人补脑、抗痴呆的食品。人参除了具有滋补强壮抗衰作用外,还具有明显的防治脑老化症状、改善智力水平的作用。人参配鹌鹑蛋,再添加宽中益气、安五脏、充肌生髓的黄精,对防治早老性痴呆确有一定作用。

【注意】服用此药膳时,勿吃萝卜,不宜喝茶。

豆浆鸡蛋花

【用料】豆浆1碗,鸡蛋1枚,白糖适量。

【做法】豆浆煮沸冲鸡蛋,糖或蜜调味,每晨空腹服,持续服用。

【功效】增白润肤,养血美体。适用于血虚之体质虚弱,面色无华,皮肤粗糙等症。豆浆和鸡蛋都营养丰富,豆浆补虚润肺养颜,鸡蛋补血利五脏健体,合用则能补虚健体,又能美化肌肤。

茸参熊掌

【用料】人参15克,鹿茸片1克,净熊掌1000克,猪肉250克,鸡肉250克,猪油50克,鸡汤1000毫升,香菜、葱、姜、精盐、味精、蜂蜜、酱油、料酒、水豆粉、花椒水各适量。

【做法】将净熊掌放入盆内,加入鸡汤,以淹没过熊掌为度,加入葱、生姜,上笼蒸30分钟取出后,将蜂蜜抹在熊掌面上,在八成热油内炸成金黄色捞出,先将掌面向上,顶刀切成厚0.66厘米的片,然后掌面向下,整齐地码在碗内。将人参用水泡软,切成长5厘米的细丝,同鹿茸片一起放在熊掌上;把猪肉和鸡肉切成1.6厘米的方块备用。将勺内放底油,油热时,放葱、生姜,炸成金黄色,把鸡肉、猪肉块下入手勺内,煸炒2分钟,加入酱油、料酒、精盐、味精、花椒水、鸡汤,烧开倒在熊掌碗内,上笼蒸烂取出,拣去鸡块、猪肉块、葱、生姜,将熊掌(掌面向下)和原汁倒入手勺内,用文火煨5分钟,再上中火勾豆粉芡,淋上明油翻出手勺,倒在盘中,放上香菜即可。佐餐食用。

【功效】补气血,健脾胃,壮元阳,生精髓,强筋骨。适用于气血不足所致的各种症状。

薏苡仁猪肚米粥

【用料】薏苡仁50克,猪肚150克,粳米200克,细盐、生姜末、葱花、香油、味精各适量。

【做法】洗净猪肚,将猪肚切成豆粒大小的小块,淘洗干净粳米,置于砂锅上,加入猪肚、适量清水,旺火煮沸,撇去浮沫,改文火煨粥。粥成时加入细盐、生姜末、葱花、香油及味精,拌匀。每日1次,可分2~3次温服,可以久服。

【功效】健脾益胃,丰肌润肤,补虚美颜。适用于脾胃功能差、消化不良、病后体弱、颜面多皱者。

核桃养颜茶

【用料】核桃仁30克,白及10克,冰糖20克。

【做法】用清水浸泡核桃仁、白及4~8小时,研磨成浆,与冰糖同置于茶杯中,用沸水泡代茶饮,将汁、浆一起吞下,每日1次。

【功效】壮阳固肾,健胃补血,养神益智,丰肌泽肤。适用于因肾气不固而致面色黄白、形体消瘦、腰膝痛、四肢乏力、阳痿早泄诸症者。

【注意】阴虚火旺而有鼻衄、便血、口干、消渴诸症者忌服。

健体营养饮料

【用料】木瓜100克,红橘100克,苹果100克,雪梨100克,冷开水50克,蜂蜜15克。

【做法】将上述水果洗净。木瓜消皮除籽,橘子压汁备用,雪梨、苹果去皮、去核,切成小片。先将橘子汁注入果汁机,加冷开水,搅拌均匀;比较硬质的梨、苹果可放入少量搅拌,最后放入木瓜一起搅匀,这样制成的汁,不须再过滤便可饮用。

【功效】助消化,增营养。老少皆宜,尤其对消化不良,消瘦之人。木瓜是大众化的营养水果,能助消化。木瓜含的蛋白酶与胃里产生的胃蛋白酶功用相同,是既营养又助消化的食物,加上营养丰富的红橘、苹果、雪梨汁,味甜而微酸,味美可口。加白兰地或威士忌数滴,汁味尤佳。已成熟的木瓜制汁,香浓味美。

鸡蛋红枣米酒

【用料】米酒100克,鸡蛋1枚,红枣5枚。

【做法】先用米酒煮红枣开锅后打入鸡蛋,稍煮即可。早晚空腹,常服有效。

【功效】开胃健脾,补气活血,病人强体壮力。对体差心慌,年老体弱,小孩发育期,妇女月经期,产后,病人康复期,均有治病与调养作用。

八仙双米糕

【用料】炒枳实、土炒白术、山药、山楂、白茯苓、莲子、党参各5克,炒陈皮3克,糯米粉600克,粳米粉400克,白糖100克。

【做法】莲子用温水泡后去皮、心,与其他药同放锅内,加水,用武火烧沸后转用文火煮30分钟取汁。粳米粉、糯米粉、白糖、药汁和匀,揉成面团,做成糕,上笼蒸30分钟。作早餐服用。

【功效】健脾胃,止泄泻。适用于脾胃虚损、泄泻等症。

茯苓山药糕

【用料】白茯苓125克,炒山药125克,芡实仁125克,陈仓米500克,糯米500克,莲子125克(去芯),白糖100克。

【做法】将以上各味研成碎末。先将药末、米末蒸熟拌匀,加白糖,制成饼子,晒干。随意食之。

【功效】补脾养胃,利湿益肾。适用于脾虚泄泻、倦怠纳少。

强身健体饮

【用料】牛肉50克,牛乳150克,鸡蛋黄1个,橘子1个,苹果1个,胡萝卜1根,蜂蜜25克。

【做法】将净瘦肉切成片,橘子、胡萝卜、苹果洗净。瘦牛肉陆续投入果汁机搅成泥浆状,同鸡蛋黄一起搅匀,再注入牛奶搅和,用发泡器使其发泡,如有牛肉的细筋丝浮在泡面上,应予取出。然后将苹果、橘子、胡萝卜榨成汁,放入牛肉里,一起搅和成汁,加蜂蜜调匀饮之。每日1次,长期饮用,效果尤佳。

【功效】强身壮骨,润肌肤,美容颜。胡萝卜、橘子、苹果含大量的维生素C,牛肉中氨基酸含量丰富,常吃能增强体力,久劳不累。

强身益寿饼

【用料】附片、肉苁蓉、菟丝子各15克,干姜、桂心、五味子各10克,神曲、大枣各20克,羊脊髓、蜂蜜各60克,黄牛乳750克,白面500克,蜀椒适量。

【做法】将上述属药物者,一起烘干,同研极细末待用。将药末、白面、蜜、髓、酥、乳一起拌和,加入枣泥,置盆中,盖严,半日后取出做成饼。再入炉上火爆令熟即成。每日可当饭食之,但不可过量。

【功效】温脾暖胃,壮阳生精。适用于脾肾阳虚症所出现的食欲不振、消化不良、腰膝酸软、阳痿遗精、身体消瘦、畏寒怯冷等症。

【注意】阴虚火旺者忌服。

加味黑豆

【用料】黑豆500克,山萸、茯苓、当归、桑葚、熟地黄、补骨脂、菟丝子、旱莲草、五味子、枸杞子、地骨皮、黑芝麻各10克,食盐适量。

【做法】将黑豆用温水泡30分钟,待用。将以上中药装入纱布袋内,扎紧口,放入锅内,加水适量,煎煮,每30分钟取煎液1次,再加水煎煮,如此共取煎液4次,合并煎液,放入锅内。药液锅内倒入黑豆,放入食盐,先以武火烧沸,再用文火煎熬,至药液干涸,即离火。将黑豆曝晒至干,装入瓶中储藏备用。每日随量嚼食。

【功效】补肾,填精,强筋壮骨。适用于头晕目眩、耳鸣耳聋、身体消瘦、腰酸腿痛、筋骨无力等属肾精不足、肾阴亏损等症。

花生牛筋汤

【用料】牛蹄筋100克,花生米(带红衣)150克,红糖适量。

【做法】牛蹄筋与花生米共放砂锅或铁锅中,加水500毫升,文火炖煮2小时,至牛筋与花生米熟烂,汤汁浓稠时,加入红糖,搅匀即可。装入干净容器中,分次食之。

【功效】益血补气,强壮筋骨。适用于各种贫血、白细胞减少症、血小板减少症及骨折后期筋骨萎软无力。

淮药人参糕

【用料】人参3克,山药、白茯苓、芡实各10克,莲子5克,糯米粉、粳米粉、白糖各1000克。

【做法】莲子用温水泡软后去皮、心,与其他四味药同研为细末。再与米粉、白糖揉成面团,制成糕状,上笼用武火蒸30分钟。每日早餐食用。

【功效】养脾胃,补元气。适用于脾胃虚弱、不思饮食等症。

滋补气血汤

【用料】乌骨鸡肉、净鸭肉各500克,鸡血藤30克,仙鹤草25克,狗脊、夜交藤各20克,菟丝子、女贞子、旱莲草、桑寄生各15克,合欢皮、白术、熟地、生地、川断各10克,人参6克,葱、姜等作料各适量。

【做法】将十四味中药水煎取浓汁,滤去药渣备用;鸡、鸭肉沸水氽后切成块待用。将砂锅置中火上,锅内下垫鸡骨,加入鲜汤烧开,放入鸡鸭肉块,加入葱、姜、花椒、鸡骨,加精盐、味精、胡椒粉调好味即成。食肉,饮汤。

【功效】气血双补,强筋壮骨,养心宁神。适用于气血两亏之头晕目眩、失眠健忘、精神疲倦、腰膝酸软、四肢乏力等症。

羊肾杜仲汤

【用料】杜仲10克,羊肾2个,调料适量。

【做法】羊肾去脂膜,洗净切碎,与杜仲同入砂锅,加入适量水,炖至熟透后,去渣,经调味即成。空腹食用。

【功效】温阳填精,补肝肾,强筋骨。适用于肾虚腰痛、阳痿、遗精等症。

鹧鸪杞杜汤

【用料】枸杞子30克,杜仲6克,鹧鸪1只,水发木耳、水发蘑菇各25克,胡椒粉、姜片、葱节、鸡汤、鸡油、料酒、食盐、味精各适量。

【做法】将鹧鸪宰杀,洗净,入沸水锅中氽透,捞出,剁块;杜仲刮去老栓皮,洗净待用。锅中注入鸡汤,放入鹧鸪块和作料及中药,用中火炖60分钟至肉熟烂,放入木耳、蘑菇,烧开后拣去葱姜、杜仲,淋上鸡油即成。佐餐食用。

【功效】补肝肾,益心力,壮筋骨,助阳益精并可安胎。适用于五脏虚损、腰膝酸软、头晕目花,以及妇人先兆流产、胎动不安。健康人食之能补虚强身。

【注意】阴虚火旺者禁用。

北菇凤爪瘦肉汤

【用料】北菇100克,鸡脚16只,瘦肉250克,生姜5片,酒半汤匙。

【做法】北菇浸软去蒂洗净。鸡脚去黄衣,斩去脚趾,把瘦肉放入开水中煮5分钟倒出,洗净。取适量水煮开,加入鸡脚、瘦肉煲1小时,加入北菇、生姜、白酒煮至鸡脚软烂,调味即可。佐餐。

【功效】强筋壮骨。适用于骨折。

当归煨猪胫

【用料】当归20克,猪胫骨(粗者)500克,食盐适量。

【做法】将当归切片,猪胫骨砸成小块,连同附着的少许筋肉,一起放入锅内,加水适量,置火上煮汤,水沸1小时(高压锅15分钟)后,加食盐调味即可。取汤温服。一天一次或1/2天,可连用1~2个月。

【功效】补阴血,养肝肾,强筋骨,壮腰脊。适用于骨折恢复期病人的营养食疗。

【注意】猪胫骨以新鲜为宜;有腐变者忌用。

杜仲五味羊肾汤

【用料】羊肾2个,杜仲5克,五味子6克,料酒、葱、姜、味精、盐各适量。

【做法】将羊肾洗净,去掉臊腺,切碎;杜仲、五味子用纱布包扎,与羊肾同放砂锅内,加水适量及葱、姜、料酒。炖至熟透后,加入盐、味精调味。空腹服用。

【功效】壮阳固精,补肝肾,强筋骨。适用于肾虚腰痛、阳痿、遗精伴腰膝酸软、筋骨无力等症。

桑葚桂肉汤

【用料】鲜桑葚60克,桂圆肉30克。

【做法】将鲜桑葚和桂圆肉洗净,加水适量,炖烂。喝汁,一天二次,常服。

【功效】滋阴生血,补心养肾。适用于甲状腺功能亢进,症见心悸气促、失眠多梦、汗出、头目眩晕、颈肿大、易饥善饮、形体消瘦。

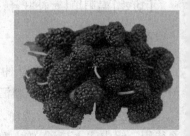

桑葚

羊脊骨枸杞汤

【用料】生枸杞根 1000 克,白羊脊骨 1 具。

【做法】将生枸杞根切成细片,放入锅中,加水 5000 毫升,煮取 1500 毫升,滤渣。将羊脊骨细锉碎,放入砂锅内,加入熬成的枸杞根液,微火煨炖,浓缩至 500 毫升,入瓶中密封,备用。此方亦可用枸杞子或增加适量枸杞子,每日早、晚空腹用绍兴黄酒兑服浓缩药液 30 毫升。

【功效】补肝养血,补肾强骨。适用于肝血亏损、肾精不足之造血功能障碍所致的贫血,以及老人频遭重病、虚羸不可平复者。

地黄蒸金龟

【用料】乌龟 1 个(重约 900 克),熟地 30 克,菠菜 100 克,黄酒 15 克,独蒜 10 个,姜 5 克,葱 4 根,味精 1 克,盐 5 克,水豆粉 5 克,熟鸡油 5 克。

【做法】乌龟宰杀后放净血,开龟壳,取出整形去内脏,放入开水中烫 5 分钟,斩去脚爪,用刀在其腹部划成块,不破皮,入碗,使其腹部朝上,加入熟地、姜、葱、黄酒、蒜、味精、盐入笼蒸烂。菠菜氽焯入其垫底,将龟肉扣菠菜上,蒜放周边,水豆粉调好味,取汁浇至龟肉上即成。佐餐食用。

【功效】滋阴清热,补血壮骨,润肤添泽。

【注意】食龟肉忌食苋菜、鸡蛋;病邪未净者忌食。

鲜五汁饮

【用料】雪花梨 1 个,鲜藕 1 节,甘蔗 1 段,荸荠 15 个,水萝卜 1 个。

【做法】将甘蔗、荸荠、萝卜均去皮,连同梨、藕各自切碎,捣汁后混合。冷饮,一天一次。

【功效】清泄胃火,滋补胃阴。适用于甲状腺功能亢进,属胃中郁热者,症见多食善饥、渴喜冷饮、胃脘灼痛、口舌干燥、形体消瘦等症。

糖醋鲫鱼

【用料】鲜鲫鱼(长度 15 厘米左右者)500 克,食醋、酱油、白糖、泡红辣椒各 20 克,菜籽油 200 毫升(约耗 80 毫升),姜丝、葱花、花椒油、味精、水各适量。

【做法】先将鲫鱼宰杀去鳞、鳃,剖腹去肠杂后洗净,沥干,红辣椒切丝。然后置锅加入菜籽油,旺火烧至油六七成熟时,逐次加入鲫鱼,将鱼炸成金黄色,肉质酥后舀出多余的油,再加入适量的水及食盐、酱油、糖、醋、葱花、姜丝和泡红辣椒丝,继续焖煮至水沸后,改用中火焖煮一段时间,至汁浓时加入花椒油、味精,随改用文火煨至汁呈黏稠状时,离火起锅。单食或佐餐食用。

· 美容健体食疗养生 ·

图文珍藏版

【功效】醒脾暖胃,健脑壮骨,利水化肿。鲫鱼中含有其他食物所少有的二烃基丙酮(DHA),对健脑、增智、提高判断力和记忆力极为有益。最适宜于青少年学生食用。

菜心烧牛筋

【用料】牛蹄筋250克,青菜心25克,胡椒粉0.1克,酱油10毫升,生姜5克,料酒10克,干团粉0.4克,味精0.1克,牛蹄筋原汤50毫升,植物油25克,葱5克。

【做法】将生牛蹄筋放入小砂锅里,加3倍水,用文火煮至八成烂时取出,去骨,切成约6厘米的条状,原汤留用;青菜心切成宽条,与牛蹄筋相仿;干团粉加水20毫升调成糊状。用热油锅煸炒青菜,随即将牛蹄筋、料酒、生姜、酱油及原汤一起倒入,煮开后,加味精及调好的团粉汁,熟后加胡椒粉即可。佐餐服用。

【功效】益气温中,强筋壮骨。任何人均可服食。尤宜于脑血管病及消化不良患者。

椰子鸡肉大米饭

【用料】好椰子1个,大米、鸡肉适量,蜂蜜或白糖少许调味。

【做法】椰肉碎或小块,大米、鸡肉洗净,共放有盖的罐内蒸熟服用。做主食用。

【功效】补虚养气。对体倦肢冷,中气虚弱,食欲不振者有辅助治疗作用。椰子性温味甘,功能益气生津,消疳杀虫,对气虚阴亏津液不足之口渴、疳积、虫积有作用,鸡肉能补益气血,和大米共用具有很好的滋补作用。此饭适用于脾胃虚弱、气血不足所致的食欲不振、体倦乏力、羸弱消瘦等病症的食疗调养。

壮阳暖胃饼

【用料】附片、肉苁蓉、菟丝子各15克,干姜、桂心、五味子各10克。神曲、大枣各20克,羊脊髓、蜂蜜各60克,黄牛乳750克,白面500克,蜀椒适量。

【做法】将上述属药物者,一起烘干,共研极细末备用。将药末、白面、蜜、髓、酥、乳一起拌和,加入枣泥,置盆中,盖严,半日后取出做成饼,再入炉上火爆令熟即可。每日可当饭食之,但不可过量。

【功效】温脾暖胃,壮阳生精。适用于脾肾阳虚症所出现的食欲不振、消化不良、腰膝酸软、阳痿遗精、身体消瘦、畏寒怯冷等症。

【注意】阴虚火旺者禁服。

双色蛤士蟆

【用料】干蛤士蟆油45克,罐头青豆15克,枸杞子10克,甜酒汁30克,冰糖50克,葱、姜适量。

【做法】将蛤士蟆油盛入瓦钵里，加清水 500 克和甜酒汁 15 克，以及葱节、姜片，蒸 2 小时，使其初步涨发后取出，去掉姜、葱、沥尽水。除去蛤士蟆上面的黑筋膜，大的掰成数块，盛于钵内，加清水 500 克，甜酒汁 15 克，蒸 2 小时，使其完全涨发，捞入大汤碗中。枸杞洗净，将清水（180 毫升）、冰糖盛入大碗内，蒸 1 小时，待冰糖溶化时弃去沉淀物，倒入蛤士蟆油的碗内，撒入枸杞子、青豆即成。可于早、晚空腹食用。

【功效】滋补肝肾，强筋健骨。适用于肝肾不足、头晕眼花、视力减退、精力不足、肢软无力等。健康人食用能使精力旺盛，防病强身。

香炸双参虾糕

【用料】鲜虾肉 300 克，人参 15 克，鸡蛋清 4 个，精盐 10 克，绍酒 15 克，干淀粉 50 克，熟猪油 600 克（实耗 50 克），鸡脯肉 200 克，丹参 20 克，猪肉膘肉 100 克，麻油 15 克，胡椒面 1 克，味精 1 克，净生菜 180 克。

【做法】将人参、丹参去净灰渣，经过加工烘干研成粉末，虾仁肉剁碎。鸡脯肉、肥膘肉洗净制成茸泥，加蛋清、湿淀粉、精盐、鸡汤打搅成"鸡糁"，加精盐、绍酒、胡椒面、虾仁肉拌匀入盘。入笼蒸 5 分钟，蒸熟晾冷。切成宽条，裹上一层细淀粉。炒锅置旺火上，下熟猪油，虾糕分别下油锅炸至过心刚变色时捞起。食用时淋上香油簸均入盘，装入生菜即成。

【功效】益气生血，美肌肤，滋容颜。此菜常食可益气补血。人参味甘、微苦、微温，大补元气，生津止渴，安神增智；丹参苦微寒，凉血消痛，活血化瘀，养血安神；虾肉甘温补肾壮阳，托毒；猪肉、鸡肉可增强本品补益作用。五物合用性质平和，补气血，壮阳益肾，是体弱者理想保健食品。二参均有苦味，宜少加白糖调味。

白术猪肚粥

【用料】猪肚 1 个，白术 30 克，槟榔 10 克，粳米 100 克，生姜适量。

【做法】猪肚切块，与白术、槟榔、生姜同煎取汁，以药汁加水与粳米煮粥。猪肚调入佐料佐餐。早晚温热服，3～5 日为 1 疗程，隔几日再食。

【功效】补中养气，健脾和胃。猪肚善补脾胃，白术和中补阳，除湿益气。再者配伍，补益中气效果更佳。槟榔驱虫消积，行气利水，加入本品可健脾行气。白术含苍术醇、苍术酮、维生素 A，能促进胃肠分泌，保肝利尿降糖，增强肌力。

莲藕蟹肉粥

【用料】大米 50 克，蟹 2 只，莲藕 30 克，鸡蛋 2 个，杜仲 3 克，葱、姜适量。

【做法】大米洗净后加倍水 12 小时，莲藕洗净切成 3 厘米长的丝，加水适量泡。鸡蛋分成蛋清、蛋黄备用。蟹洗净去壳，去鳃除脚，取出蟹黄，并将躯体切大块。壳与足刀拍,脚切粘。蟹黄抓碎与蛋黄调匀。锅中放油适量,将蟹壳、蟹脚、葱、姜放入轻炒至有香味,而后加水、杜仲煮 40 分钟,取汤再煮米和莲藕,文火煨 90 分钟后,粥煮熟放入蟹肉、蛋白再煮稍息,再放蟹黄。早热服。

【功效】益脾强腰,续筋接骨。用于腰膝酸软,倦怠乏力。蟹能泄诸热,散血结、续筋伤。杜仲益阳气,壮腰肾。莲藕养心安神,益肾固精,健脾止泻,止带止血。本品以杜仲、莲藕健脾胃、强腰肾、又固精止泻,则肾精能充,可提高生命力,加入蟹肉解热散血,用于先天不足,热证宜用。蟹肉营养丰富,但性寒,冷食易引起肠炎,宜少量热服。

山药参苓汤圆

【用料】人参 10 克,茯苓 10 克,山药 10 克,豆沙泥 30 克,干糯米粉、白糖、熟猪油各适量。

【做法】先将人参、山药、茯苓洗净,蒸熟,捣成泥状,与豆沙泥、白糖、熟猪油共同拌匀,搓成如拇指大小的丸子。再将糯米粉放在盘中,再放上参苓山药豆沙丸子;将盘子左右摆动,让丸子均匀粘上糯米粉,再将粘有糯米粉的丸子蘸水,再放入盘中滚动,使其再粘上糯米粉,同上操作 3~4 次,便成汤圆。将汤圆投入沸水锅内煮熟,放入白糖即可食用。可当早、晚餐食用。

【功效】补肾益气,补脾和胃。适用于气短懒言,腰膝酸软,消化不良。常食能使步履轻盈,精力旺盛,增强体力,食欲增进,睡眠良好,益寿延年。

西洋参大枣粟米粥

【用料】西洋参 3 克,大枣 10 枚,粟米 100 克。

【做法】先洗净西洋参,置清水中浸泡一夜,切碎西洋参;洗净大枣。将西洋参、大枣、粟米及浸泡了西洋参的清水一起倒入砂锅内,再加些清水,文火熬 60 分钟。每日 1 次,早晨服之。

【功效】久服,体格会变得健壮,皮肤细腻红润。适用于四肢无力、气虚体弱、皮肤苍白无光泽者。

【注意】感冒发热时停服。禁用铁锅煮西洋参。

地黄葡萄甜米粥

【用料】熟地黄 30 克,葡萄干 50 克,粳米 100 克,白糖 50 克。

【做法】先将熟地黄水煎 2 次,取药汁备用。洗干净粳米,置于砂锅,加药汁、葡萄干及适量清水,文火煨粥,粥成时加入白糖调味。每日 1 次,当早餐趁热 1 次服尽。

【功效】补益气血,强筋健骨,丰肌美肤。适用于身体消瘦、脸色苍白者,气血虚弱、四肢欠温者。

百合枸杞糯米粥

【用料】枸杞子 20 克,百合 30 克,糯米 100 克,红糖 30 克。

【做法】洗净枸杞子,百合去尖,洗净,淘洗干净糯米,放入砂锅之中,加入百合与枸杞子,加适量清水,文火煨粥。粥成时加入红糖,拌匀。每日 1 次,可分餐食之。

【功效】清心安神,宣肺止咳,丰肌泽肤,乌发固齿,滋补肝肾。适用于发枯肤黑者,身体虚弱者,欲美发美肤的健康者,神经衰弱、支气管炎、头目晕眩者。

桑葚葡萄甜米粥

【用料】桑葚子 30 克,葡萄干 10 克,薏苡仁 20 克,粳米 50 克,白糖 30 克。

【做法】将薏苡仁、桑葚子洗净,用冷水浸泡数小时,淘洗净粳米,置铁锅中,加桑葚子、薏苡仁及其浸泡水,加葡萄干。先用旺火煮沸,再改文火煨粥,粥成时加入白糖,拌匀。每日 1 次,早、晚各 1 次分服,可以长期服之。

【功效】滋阴补肾,健脾化湿,丰肌泽肤。适用于身体虚弱者,体瘦而皮肤皱纹多、不光洁者,肾炎病人。

薏苡仁人参粥

【用料】人参 5 克,薏苡仁 20 克,赤小豆 15 克,冰糖 20 克,糯米 50 克。

【做法】将人参洗净,用清水浸泡 1 晚,切碎人参,保留浸泡了人参的水;将薏苡仁研成细末。洗净赤小豆、糯米。将上 4 种食物与浸人参的清水、冰糖一起置砂锅中,文火煨 90 分钟。每日早晨 1 次,作早餐,每服 7 次为 1 疗程,必须间隔 7 日以上再服用下 1 个疗程。

【功效】久服,有补气健肾、丰肌益颜作用。患有肾病蛋白尿者,有治愈的可能。适用于有气虚及肾虚面容苍白者、贫血者、肾病导致面容不佳者。

【注意】不要与五灵脂、皂荚、藜芦等药同用;服药粥当日不喝浓茶,不吃白萝卜与胡萝卜;有外感发热时忌服。

黄精乌发粥

【用料】黄精 30 克,陈皮 5 克,粳米 100 克,冰糖 50 克。

【做法】将黄精、陈皮水煎 2 次,取药汁备用;洗干净粳米,置于砂锅中,加药汁,文火煨粥,粥成时加入冰糖(打碎),拌匀。再煮片刻待冰糖全部溶化时即可。每日 1 次,早晚分服,可以长期服用。

【功效】滋阴美肤,健脾补胃,丰肌乌发。适用于有肾阴虚、脾虚表现,证见皮肤粗糙、易口干、须发早白、形体瘦弱、易怒、睡眠差者。

【注意】痰湿壅塞、大便溏泄者忌服。

蒸鳝鱼猪肉片

【用料】黄鳝 250 克,猪肉 100 克,调品适量。

【做法】鳝鱼去内脏,切片,猪肉洗净切片。将鳝鱼片,猪肉片放入碗中,用调味品搅拌均匀,上笼武火蒸至熟透即成。每日晚餐食用 200 克左右,连服 3~4 天。

【功效】益气养血,养容强身。用于面色苍白无华,精神疲倦,乏力气短,多汗,心悸,失眠,妇女月经量少色淡者。黄鳝补虚损,益气血,祛风湿。猪肉滋阴润燥。两物和用,温补气血,养容健身,虚寒血少者食用最宜。

金樱子鲫鱼汤

【用料】鲫鱼 2 尾(重约 250~300 克),金樱子 30 克,姜、盐、香油少许。

【做法】鲫鱼去肠及不能食用的内脏,留鱼鳞,洗净备用,姜 1~2 克捣成细末。砂锅中加清水适量,烧温后放入鲫鱼、金樱子和姜末,大火烧沸,改用小火慢慢炖熟,将熟时放盐,食用前淋香油少许。每日早晚各食 1 尾鲫鱼,并饮汤适量。

【功效】益脾养胃,固精止泄,养容华面。用于乏力气弱,面白无华,不思饮食,形体瘦弱,腰软膝凉,遗精滑精,尿频,久泄者。金樱子性味酸、涩、平、固精、缩尿、温肠止泄;多用于肾气不固,鲫鱼甘平,健脾益气,利水、清热与金樱子同用收敛中兼补益,又不生湿助热,所以可作脾肾气弱固摄失司者食疗佳品。

羊肉胡桃粥

【用料】胡桃仁 15 克,羊肉 100 克,粳米 60 克,细盐、料酒、生姜末、葱花、味精、香油各适量。

【做法】洗净羊肉,剁成肉泥;将胡桃仁洗净,打碎;淘洗干净粳米,放在砂锅内,加清水、羊肉泥胡桃仁,文火煨粥。粥成时,加入细盐、料酒、生姜末、葱花、味精、香油,拌匀。在冬天食用,每日 1 次,分次温热食用,每 15 日为 1 疗程,间隔 5 日后可用下 1 个疗程。

【功效】补肾助阳,益精壮骨,丰肌泽肤。适用于体瘦性冷淡的女子,不孕症者,男子有阳痿、早泄、腰膝酸软、皮肤不华者。

【注意】有外感热症及阴虚火旺者忌服此粥。

谷麦芽煲鸭肫

【用料】鲜鸭肫 1~2 个,谷芽 15~20 克,麦芽 15~30 克,盐、黄酒、姜各适量。

【做法】鸭肫切开,用盐擦洗肫内粗糙表面,洗净后切成小块备用。姜切厚片。

砂锅中加水足量,谷芽、麦芽布包水煮15分钟,而后放入鸭肫块,倒黄酒少许及姜片,小火炖至将熟,入盐调味即可。每日早晚各食肉饮汤30~50克即成。

【功效】养脾益胃、消食导滞、华面美肌。用于脘腹胀满疼痛,食后则甚,不思饮食,失眠烦怒,乏力气短,大便不佳,形体消瘦,吐酸者。鸭肫指鸭胃,其内膜称鸭内金,与鸡内金功能相近,运脾消食,固精止遗。鸭内金还有消石作用。谷芽、麦芽均甘平,消食和中,健脾开胃,麦芽还能回乳,黄酒属低度酒,酒精浓度低于10%的饮品,能促进胃分泌,姜亦有降逆止呕作用。五药配伍,功专健脾、美肌肤、华面、消积是各种消化不良者的理想保健品。

地仙美肤汤

【用料】怀山药500克,杏仁400克,新鲜牛奶600毫升。

【做法】将杏仁置于清水中浸泡60分钟,除尖皮,加工研成细末。将怀山药加工研成细末,将牛奶、杏仁、怀山药同置于瓷瓶内,加盖,密封,旺火隔水煮1小时,冷却后放置1天,开盖,取汁饮。

【功效】补气养脾、润肺滋肾、丰肌泽肤。适用于体质虚弱,皮肤较粗糙者,尤其适合体型瘦的中老年人服用。此方将山药、杏仁的润肺去燥功能,又取牛奶的补虚、养五脏之功,常服之,可通过补五脏、强身健体来达到润泽肌肤的目的。这也是润肤美颜的主要方法。

田七蒸老鸡

【用料】老母鸡1只,田三七片100克,姜末、葱段、料酒、盐、沸汤、味精各适量。

【做法】鸡杀后去内脏,净毛,切小块,田七一半打粉备用,一半放笼蒸软切薄片,姜、葱洗净,诸料与鸡肉块共放碗中,加入清汤、料酒、盐、上笼蒸2小时。出笼后拣去葱、姜,加味精,再把剩余的一半三七粉,撒入汤碗中即可。每天1小碗,连服3天,佐餐或单独服用。

【功效】补血,养血,益气温中。适用于产后乳少,年老体虚,病后体弱,以及健身防病。母鸡肉有益于年老体虚,孕妇病后康复。田三七含有与人参皂甙相似的多种皂,水解后有人参二醇、三醇,其提取液可增加冠状动脉血流量,功效是止血散瘀,定痛。熟三七粉能补血活血,化瘀止疼,与鸡同蒸,对于体弱之人必有补益。

红枣蒸兔肉

【用料】红枣15~20枚,兔肉500克,葱、盐、胡椒粉、酱油、小麻油等调味品适量。

【做法】将兔肉洗净切块,红枣洗去泥沙,葱切花,共放一盘内。加盐、胡椒粉、酱油、小麻油适量,放入锅内蒸,15~20分钟后,蒸熟即成。

【功效】温中益气,养血强体,利肠胃。适用于病后体虚的调养,及过敏性紫癜。红枣补血养肝,健脾调胃,性温,味甘,兔肉性凉味甘,能补中益气,凉血解毒热,健脾利大肠。二者合用,既能补气又能调血,兼能和中利肠胃,对于病弱之人多有补益。

大麦草果羊肉汤

【用料】草果5个,羊肉1500克,大麦仁500克,食盐适量。

【做法】将大麦仁用开水淘洗净,放入铝锅内,加水适量,先用武火烧沸,再用文火煮熟。再将羊肉洗净,与草果一同放入铝锅内,加水适量熬煮,然后将羊肉、草果捞起,将汤与大麦仁粥合并,再用文火炖熬至熟透。将羊肉切成小块,放入大麦汤内,加盐少许,调匀,即可食用。可随时饮用。

【功效】和中下气,暖脾胃,破冷气,去腹胀。适用于脾胃虚寒之腹胀、腹痛等症。

黄精瘦肉米粥

【用料】黄精50克,猪瘦肉、粳米各100克,葱、姜、食盐、味精各适量。

【做法】先将猪瘦肉洗后切碎,粳米洗净。黄精放入砂锅内煎煮,取汁去渣,放入粳米煮粥,待粥将熟时放入瘦肉末,粥成瘦肉熟后放入调味品即可。一天二次,食肉喝粥。

【功效】补气养血,延年益寿。适用于体虚食少、消瘦多病、身倦无力。无病常服,可葆青春。

【注意】气滞腹胀、大便溏泻者忌服。

番茄增肥饮

【用料】番茄、葡萄各适量。

【做法】番茄去皮搅汁;葡萄去核搅汁,两汁相拌。每餐饮后喝一杯,一天三次。

【功效】增加营养,强壮身体,润肤悦颜。适用于增胖。

益智美颜茶

【用料】龙眼肉10克。

【做法】先将龙眼肉隔水蒸40分钟,再用沸水冲泡,可冲泡2次。

【功效】壮阳益气、补血安神、补虚长智、丰肌美颜、延年增寿、抵抗衰老。

适用于因肾阳不足、脾胃虚寒而致面色苍白、皮肤无华以及贫血、体质瘦弱、失眠惊悸、产后浮肿、脾虚泄泻、白发脱发诸症者。

【注意】龙眼肉性温,久服易生内热,因此,素有痰水及湿滞停饮者应禁饮,体胖者应少饮,体壮者及健康儿童亦不宜多饮此药茶。

茯苓牛奶茶

【用料】茯苓粉 10 克,牛奶 200 毫升。

【做法】将茯苓粉用少量凉开水化开,再将煮沸的牛奶冲入。每日早晨空腹。

【功效】健脾安心,滋补强身,延缓衰老。适用于脾胃虚弱、消化不良等症者。

莲肉人参汤

【用料】人参 10 克,莲子(去心)10 枚,冰糖 30 克。

【做法】将人参切成片,和莲子同放小碗内,加适量水浸泡。再加入冰糖,放在蒸锅内隔水蒸 1 小时,把人参片捞出,次日再加莲子如上法蒸。人参可用 3 次,最后一并吃掉。每日早晨服 1 次,喝汤食莲肉。

【功效】补气益脾,健体强身。适用于病后体虚。

归参炖鸡

【用料】当归 15 克,党参 15 克,母鸡 1 只,葱、姜、料酒、食盐各适量。

【做法】将母鸡宰杀,去毛去内脏,洗净。然后将洗净的当归、党参、葱、姜、料酒、食盐一起放入鸡腹中。再把鸡放入砂锅内,加适量水,把砂锅放置在武火上烧沸。然后再用文火炖至鸡肉熟透即成。可分餐食用,食肉、喝汤。

【功效】补血养气,健脾补虚。适用于久病体衰,妇女月经不调,久服强壮身体,轻身延年。

人参爆鸡片

【用料】鲜人参 15 克,鸡脯肉 200 克,冬笋 25 克,黄瓜 25 克,鸡蛋清 1 个,精盐、料酒、葱、生姜、香菜梗、鸡汤、猪油、香油、味精、淀粉各适量。

【做法】将鸡脯肉切成长 5 厘米、宽 1.5 厘米的薄片;人参洗净,斜刀切成 0.66 厘米厚的小片;冬笋、黄瓜切片;葱、姜切丝;香菜梗切成长段。将鸡片加盐、味精后拌匀,下入鸡蛋清、淀粉拌匀。将炒锅内放猪油,烧至五成热时,下入鸡片,用铁铲划开,熟时捞出,控净油。用精盐、味精、鸡汤、料酒兑成汁水。将炒锅内放底油,烧至六成热时,下入葱丝、生姜丝、笋片、人参片煸炒,再下黄瓜片、香菜梗、鸡片,烹上汁水,翻炒几下,淋上香油即可。食用时可分餐佐食。

【功效】大补元气,宁神增智。适用于气虚,身体虚弱,失眠多梦,惊悸健忘等症。

山药八宝泥

【用料】山药 300 克,熟猪肉 200 克,熟黑芝麻 30 克,炸核桃米 30 克,炸花生米

30 克,熟黑豆粉 30 克,橘红粒 20 克,蜜枣 30 克,蜜冬瓜条 15 克,白糖 200 克。

【做法】将生山药洗净,入笼内蒸熟,去皮压成茸泥。蜜枣切成粒,炒锅洗净,炙锅后放于中火上掺开水少许,下山药泥搅散,加入熟猪油 150 克,炒至吐油,随即加黑豆粉、花生米、黑芝麻、橘红粒、蜜冬瓜条、蜜枣翻炒均匀,离火入盘。每日食用 100~150 克。

【功效】补益滋润。山药补气滋阴,益脾肺肾;芝麻补肾生精乌发;大枣补气益脾,益血安神,其余均有滋补作用。本品兼固五脏元气阴津,补脾为主,保健用较适宜,但性偏粘腻,不宜多食,以免妨碍脾气运化功能。

【注意】湿盛、脾气不足者慎用。

菊花鲈鱼

【用料】鲈鱼脊肉 150 克,菊花 2 朵,葱、姜各 3 克,料酒 6 克,精盐 3 克,白糖 1.5 克,生菜油 500 克(实耗 36 克),淀粉、味精、香油各适量。

【做法】将菊花瓣摘下,剪去两端,先用 10% 的淡盐水略洗,再用冷开水浸泡后捞出,沥去水,待用。用汤 6 克把淀粉溶开,待用。将鱼肉切成长、宽各 6.6 厘米、厚 3.3 厘米的方块,下入 140℃ 的热油中滑八成熟,捞出,控去油。炒锅内略留底油上火烧热,下葱花、姜末略爆,炝入料酒,依次加放汤、食盐、白糖、味精、鱼块颠匀,勾芡,淋入香油,出锅上盘。菊花的一半放在鱼块下垫底,另一半围在盘边上即可,佐餐食用。

【功效】补虚强体。适用于平时调补、佐餐。

猪肉莲子泥

【用料】莲子 300 克,白糖 250 克,熟猪油 200 克,蜜玫瑰 10 克。

【做法】将莲子用温热水发胀去皮,用竹签通去莲心。再入冷水锅中烧开,捞起放入蒸碗中,蒸软取出,沥干水分,用刀压成茸泥。炒锅置中火上,下熟猪油,烧至三成热,下莲子泥,炒至水分干时,加入白糖再炒,至莲泥香味浓,不粘锅底,加入蜜玫瑰,炒匀起锅入盘。每日食用 1~2 次,每次食 200~300 克。作保健品每日 100 克左右即成。久服有效。

【功效】补虚损,养脾胃。莲子补脾止泻,养心安神,益肾固精,古来即作为保健佳品。猪肉滋阴润燥,补脾胃。两物和用甘润补益,又固摄精气,用于脾虚泄泻,肾虚遗精,尿频,心虚易惊,失眠多梦,均有一定效果。

糯米豆泥梨

【用料】糯米 300 克,鲜梨 2 只(重约 250 克以上),豆泥馅 100 克,白糖 150 克,蜂蜜 50 克,青梅、山楂糕、淀粉各 15 克,糖渍桂花 2 克,熟猪油 10 克。

【做法】糯米洗净,清水浸30分钟,放入沸水中,至七成熟捞出,沥干水,与蜂蜜、白糖50克拌匀。梨洗净削皮,两端各切下一片,将梨竖起,切成木梳形片,梨核不用。大碗一只,底抹熟猪油,把梨沿碗底及碗边呈鱼鳞形码好。糯米倒在梨片上,中间层放豆泥馅,用糯米饭覆盖,加开水50毫升,旺火蒸1小时,翻扣盘内。锅内放清水200毫升,加白糖100克,糖渍桂花,旺火煮开,勾稀淀粉芡,浇入盆中,撒上山楂糕、青梅丁即可。佐餐食用。

【功效】宣肺除热、开胃生津。

枸杞叶炒蛋

【用料】鲜枸杞叶150~200克,鸡蛋2只,花生油少许、盐适量。

【做法】枸杞叶洗净,切碎,鸡蛋打在碗中,搅匀。锅内加花生油烧热,先炒鸡蛋,后下枸杞叶,加盐调味即成。一天一次,佐餐食用,连服5~7天为1个疗程。

【功效】益虚补肾。用于腰软乏力,虚劳体弱,精神倦怠,面色无华者,也可用于白带过多。枸杞子是填肾精的常用药品。《食疗本草》曰:"坚骨耐老,祛风、补益筋骨、益人去虚劳。"而《日华诸家本草》又有"去烦益志,壮心气。"此外还有退热,明目,宽中作用。鸡蛋甘平,滋阴润燥,养血。两者配伍养阴生精,退热,益心肾。本品补益之中兼清热,是可常服的保健食品。

蘑菇炒蛋

【用料】鸡蛋3个,蘑菇100克,花生油或菜籽油50克,葱、精盐各适量。

【做法】葱洗净切成葱花备用,蘑菇洗净切成丝。将蘑菇丝,精盐放入碗中,打入鸡蛋,搅均匀。锅中加油先炒葱花,后下鸡蛋蘑菇丝,鸡蛋炒熟即成。1/2天,连服3~5次为1个疗程。

【功效】养脾胃抗癌变。适于体弱、易怒、疲倦以及慢性虚损者。蘑菇化痰理气,补益脾胃。经现代医学证明,蘑菇中含有一种类多糖,有平和的抗癌作用,与抗癌药配合,可减少抗癌药物用量。鸡蛋含有丰富营养物质,常食本品可提高体质,同时本品对肝脏也有益,故本品为保健食品。

人参海参参肉

【用料】人参1根,海参2个,香菇30克,青豌豆60克,瘦猪肉250克,竹笋60克。

【做法】将海参发好,切块;香菇洗净,切丝;瘦猪肉洗净,切小块;竹笋切片。以上4味与人参、青豌豆一齐放入砂锅,加清水适量炖煮,以瘦肉烂熟止,加入味精、精盐、香油各少许即成。

【功效】大补气血。适用于久病体虚不复,或年老体衰、精神萎靡、身体困倦者。

加味全鸭

【用料】莲子 50 克,薏苡仁 30 克,芡实 30 克,扁豆 30 克,虾米 15 克,火腿肉 50克,鸭 1 只,蘑菇 30 克,糯米 100 克,植物油足量,黄酒、精盐、胡椒粉各适量。

【做法】莲子洗净,扁豆去皮,糯米泡透,薏苡仁、芡实加水泡 1 小时,虾米少发透,蘑菇、火腿切丁待用。莲子、薏苡仁、芡实、扁豆、虾米、火腿丁、蘑菇丁、糯米加黄酒、精盐、胡椒粉搅拌均匀,上笼蒸熟。鸭去内脏和骨,放入八宝馅,封住刀口。用热水烫片刻,再用黄酒、胡椒粉、精盐涂满鸭身,上笼蒸熟,而后用油炸黄鸭皮即可食用。佐餐食用。

【功效】健脾养胃、益肾、壮骨。用于不思饮食,饥不欲食,腰酸膝,心烦多梦,烦躁易怒,遗精盗汗。骨蒸劳热者。莲子、芡实为收敛药,扁豆和薏苡仁均能益脾去湿。虾米、蘑菇、火腿、鸭肉均能补益,本品主要补阴精,益气健脾,强身。

甜咸小白菜

【用料】小白菜 250 克,食盐、白糖各适量。

【做法】将小白菜洗净,剁碎,以食盐腌拌 10 分钟,用洁净纱布绞汁,加入白糖。空腹食用,一天三次。

【功效】化腐消炎,泻热止血。胃、十二指肠溃疡、出血。可用于溃疡病日久,消化不良,面色不佳,形体消瘦者。

谷麦芽煲鸭肫

【用料】鲜鸭肫 1~2 个,谷芽 15~20 克,麦芽 15~30 克,盐、黄酒、姜各适量。

【做法】鸭肫切开,用盐擦洗肫内粗糙表面,洗净后切成小块备用。姜切厚片。砂锅中加水足量,谷芽、麦芽布包水煮 15 分钟,而后放入鸭肫块,倒黄酒少许及姜片,小火炖至将熟,入盐调味即可。每日早晚各食肉饮汤 30~50 克即成。

【功效】健脾益胃,消食利滞,华面美肌。用于脘腹胀满疼痛,食后则甚,不思饮食,失眠烦怒,乏力气短,大便不佳,形体消瘦,吐酸者。鸭肫指鸭胃,其内膜称鸭内金,与鸡内金功能相近,运脾消食,固精止遗。鸭内金还有消石作用。谷芽、麦芽均甘平,消食和中,健脾开胃,麦芽还能回乳,黄酒属低度酒,酒精浓度低于 10%的饮品,能促进胃分泌,姜亦有降逆止呕作用。五药配伍,功专健脾、美肌肤、华面、消积是各种消化不良者的理想保健品。

百合莲子煮猪肉

【用料】莲子 30 克,百合 30 克,(鲜品可用 50 克),精瘦肉 250 克,盐、味精、其他调味品各适量。

【做法】锅内加水适量,先煮猪肉至水沸再放入莲子、百合煮至肉烂。加盐、味精等调料即成。每日晚餐佐餐食肉,睡前饮汤。

【功效】滋补五脏、宁神,用于心烦失眠、多梦、腰软乏力、食欲不振、腹泻、干咳、皮肤干燥、手足心热、遗精者。莲子是食、药两宜的常用食品,补脾止泻、益肾固精、养心安神。百合亦为食、药皆佳之品,润肺止咳、清心安神。猪肉滋阴润燥,三物和用清补五脏、益阴清心,保健强身。

参肚卷

【用料】猪肚1个,升麻4克,砂仁10克,炒枳壳20克,党参25克,柴胡4克,胡椒面5克,五香粉30克,蒜末10克,姜末10克,精盐8克,醪糟汁30克,味精2克。

【做法】将五味中药去净灰渣,经过烘干,研制粉末。猪肚翻出洗净,用刀剖开切成大方片,加盐、中药末、五香粉、胡椒面、味精、姜、蒜末、醪糟汁调拌均匀,抹于此片上,从内向外裹紧成卷,用麻绳均匀地捆扎好,挂在通风地方风干或炕干。吃时入笼蒸熟,待凉,切成圆片形。五香肚卷用麻绳捆缠均匀,切成圆形厚薄一致。

【功效】养脾胃,升清水,润肌肤,美容颜。此菜肴干香可口,是食疗筵席冷碟菜品之一。本品所用食材或益脾气或健脾升清阳或理脾胃之气,配以猪肚养胃,是健脾养胃之佳品。

豆腐鸡血汤

【用料】鸡血150克,嫩豆腐250克,麻油10克,葱花、酱油、味精适量。

【做法】将鸡血蒸熟切成5分大小方块,清水洗净,嫩豆腐切小块,放开水锅内稍烫捞出沥水。锅内放入汤烧开,倒入鸡血豆腐,至豆腐漂起加调料,烧开后淋小麻油盛碗即可。

【功效】温中益气,养血安神,活血祛风。适用于支气管炎、哮喘、慢性肝炎和功能性子宫出血,食少及老人小儿体质虚弱者。鸡血性平味咸,功能祛风、通络、活血、养血、安神。适用于丹毒、支气管炎、溃疡等。加上和中益气之豆腐,对气短食少,体质虚弱之人可有调补作用。

海带猴菇汤

【用料】猴头蕈30克,海带丝20克,熟地15克,当归12克,桃仁9克,红花6克,高汤及油盐各适量。

【做法】温水发猴头,削去底部木质部分,切成厚片待用。先将当归、熟地、桃仁、红花4味药煎汤去渣,再入猴头及发猴头水,海带丝和高汤同煮至熟,加入调料后,即可食用。一天一次,分两次服,连服20~30天为1个疗程。

【功效】补养气阴,养血活血。适用于食管癌吞咽梗涩而痛、固体食物难进、汤水可下、形体消瘦、口干咽燥、舌红少津、脉细无力者。

椰枣鸡肉米饭

【用料】椰子肉 100 克,大枣 50 克,净鸡肉 100 克,糯米 150 克。

【做法】大枣洗净去核切碎,椰肉洗净切碎,鸡肉切成丝,糯米淘洗净。共放于砂锅或高压锅中蒸煮做饭,米熟后即可服用。当主食吃。

【功效】温中健脾,滋养强壮。适用于脾胃虚弱、气血不足所致的食欲不振、体倦乏力、羸弱消瘦等病症的食疗调养。

花生章鱼汤

【用料】章鱼肉 100 克,花生米 50 克,大枣 5 枚。

【做法】上三物共煮汤食用,吃鱼、花生米、枣,饮汤。

【功效】补养心血,调养品。章鱼也称真蛸。产于我国东南沿海,自古为滋养品。也可用章鱼加盐、姜、醋调料炒、煮熟食用,为体虚气血衰弱之调养品。

萝卜肉饼

【用料】白萝卜 250 克,面粉 250 克,瘦猪肉 100 克,生姜、葱、盐、菜油各适量。

【做法】将白萝卜洗净,切成细丝,用菜油(或豆油)煸炒至五成熟时待用。将肉剁细,加生姜、葱、食盐调成白萝卜馅子;将面粉加水适量,合成面团,软硬程度与饼子皮软度一样,分成若干小团;将面团擀成薄片,将白萝卜馅填入,制成夹心小饼,放入油锅内,烙熟即可。当主食吃。

【功效】健胃,理气,消食,下痰。适用于食欲不振、消化不良、食后腹胀、咳喘多痰等症。

五、补血养颜食疗

女性由于月经、怀孕、生育、哺乳等生理上的原因,以及肩负着社会和家庭的双重重担,很容易造成贫血。在"缺铁性贫血"中,女性的发病率高达 66.27%。因此,贫血女性是值得整个社会关注及特别需要关照的人群。如果贫血不十分严重,一般可通过调整饮食来改变贫血的症状。比如可以吃肝脏、蛋黄、谷类等富含铁质的食物。维他命 C 可以帮助铁质的吸收,也能帮助制造血红素,所以维他命 C 的摄取量也要充足。要多吃新鲜的蔬菜。许多蔬菜含铁质很丰富。如黑木耳、紫菜、发菜、荠菜、黑芝麻、莲藕粉等。同时还要注意:补血类食物多味甘质腻,容易碍胃,故应用时多配用行气健脾的食物,如砂仁、萝卜等。

栗子白菜

【用料】栗子 200 克,白菜 200 克,鸭汤及调味料适量。

【做法】栗子去壳切两半,鸭汤适量煨栗熟透,再加白菜及调味料适量炖熟即成。

【功效】鸭汤滋阴补虚,栗子益脾肾,白菜补阴润燥,常食可改善阴虚所致面色黑黄,并可消除皮肤黑斑和黑眼圈。

鲜奶炖豆腐

【用料】蛋白 4 只,鲜奶 1 杯,酒 10 克,盐少许,生抽适量。

【做法】将蛋白鲜奶拌匀,加酒、盐再搅拌均匀,倒入适当容器内。烧滚开水,将蛋白鲜奶隔水炖约 2 分钟,改以文火再炖约 15 分钟,取出待冷。将冷却蛋白鲜奶切成适当大小,用生抽调味即成。

【功效】可暖胃温中,润泽肌肤。

番茄奶油

【用料】番茄 400 克,鲜奶 1 杯,油 10 克,盐 2.5 克,栗粉 5 克。

【做法】番茄洗干净后,在开水中稍浸一下,取出,去皮及籽,切块。将鲜奶、栗粉调成稠汁。将 1/4 杯水烧滚,放入番茄煮滚,即加入鲜奶,稠汁勾芡,用勺推动,待芡汁略浓,即淋下少许熟油,取出,即可服用。

【功效】生津止渴,健脾化食,养颜润肤增白。

肉片海参炖竹笋

【用料】水发海参 200 克,水发竹笋 100 克,瘦猪肉 50 克,调味料适量。

【做法】将水发海参切成长条,与鲜笋或水发竹笋切片后同放锅中,加瘦猪肉一起煨熟,再加入适量调味料即成。

翡翠枸杞豆腐

【用料】油菜心 500 克,水豆腐 300 克,枸杞子 10 克,花生油 10 克,精盐 6 克,姜末 6 克,葱末 5 克,麻油 10 克,味精 2 克,高汤 350 克,水淀粉适量。

【做法】除去油菜心的根,用刀在根部切十字刀口并清洗干净;水豆腐切成 6 厘米见方的块。炒锅上火,注入 1 千克清水,放入盐 4 克,烧开后将豆腐块倒入锅内焯 2 分钟后捞出,然后,在锅内放花生油,再放入油菜心焯一下,捞出,叶朝外,根部朝里呈圆形码在盘中。锅中剩水倒掉,锅刷净上火,注入高汤,下入枸杞子、姜末、葱末、精盐、味精,将豆腐入锅煮 3 分钟,使之入味,捞出控汤,放在码好菜心的盘中,呈蘑菇形。

【功效】此菜色泽红、白、绿相间,香、嫩、脆兼有。此菜为高蛋白、低脂肪、低胆固醇、多维生素之菜肴,具有滋阴养肾、增白皮肤、减肥健美的作用。

银芽枸杞鸡丝

【用料】鸡脯肉100克,绿豆芽350克,枸杞子10克,精盐6克,味精3克,麻油25克,米醋5克,葱花5克,花生油500克(约耗35克),干淀粉适量,鸡蛋2个。

【做法】枸杞子用温水泡好后备用;鸡脯肉切成丝,用蛋清、干淀粉浆好;绿豆芽洗净,除去豆皮。锅上火,注入熟油,烧至五成热,下入鸡丝划透,然后捞出控油。净锅,上火,注入麻油20克,烧热后将豆芽和泡好的枸杞子下锅,加精盐、味精、醋、葱花,翻炒后立即将鸡丝倒入炒匀,趁脆嫩出锅,淋上5克麻油即可。

【功效】鸡脯肉、绿豆芽、枸杞子等组成此菜,有舒筋活血、强筋壮骨、清心明目、增白健美之功效。女性如面容不够白洁,可常食此菜,久之即可见效,显得面部洁白。

绿豆薏米粥

【用料】薏米30克,绿豆15克,百合15克,山药30克,粳米50克。

【做法】将薏米、绿豆、百合、山药(去皮)、粳米分别洗净、先把锅中的水烧开,加入薏米、粳米、绿豆,煮至半熟,再下入百合、山药,至米烂、豆烂粥成即可高火。

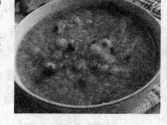

绿豆薏米粥

【功效】粥调稀适当,百合、山药熟而不成泥,微有甜味。山药、百合配以薏米、绿豆、粳米成粥,其作用在于消斑增白,适用于治疗黄褐斑、面部皮肤灰暗等症。每日早、晚餐食用1次为宜。

冬瓜子仁蜜丸

【用料】冬瓜子仁250克,桃花200克,白杨皮100克,蜂蜜适量。

【做法】将冬瓜子仁、桃花、白杨皮捣烂,研成粉末,调匀,加入蜂蜜搅拌均匀,做成如荔枝大小的丸子,即可服用。

【功效】瓜子仁鲜香,桃花清香,蜂蜜甜润。蜂蜜营养丰富,尤其含有较多维生素B、D、E等可补中益气,丰肌润肤。《神农本草经》说:"久服之,面如花色。"冬瓜子味甘,性寒,能清上焦肺部蕴热和除下焦大肠热积,还有排脓消肿作用。桃花、白杨皮,有清热化湿作用。此丸子可祛斑增白,对面部皮肤色素沉着者有增白效果。

玉兰猪皮

【用料】猪皮 100 克(将猪皮晒干油炸而成),玉兰片 50 克,莴笋片 10 克,水发木耳 50 克,猪肉片 100 克,火腿片 100 克,肉汤、盐、味精各适量。

【做法】猪皮放入清水中浸泡 2 小时后,捞出切成大片,放入热油锅中略炒,加入肉汤、莴笋片、玉兰片、木耳、火腿片,用中火煮 10 分钟,再入猪肉片同煮至熟,加盐、味精调味后即可。

【功效】此菜有祛斑抗皱、润白作用,适用于皮肤色泽沉淀、皱纹增多女性食用。久用,可使皮肤细嫩滑润,色白光洁。

红绿石膏粥

【用料】石膏 50 克,赤小豆 20 克,绿豆 20 克,粳米 100 克,蜂蜜适量。

【做法】将赤小豆、绿豆、粳米分别淘洗干净。将石膏打碎,放入锅中,加清水适量煮 1 小时,去石膏渣,加入赤小豆、绿豆、粳米,再加入清水适量,用大火煮开,再改用小火煮约 3 小时,投入蜂蜜调匀即可。

【功效】此粥软糯,稠稀适当,甜香爽口。此粥有祛斑增白功效,适用于脸部色斑沉着的青年女性。

竹笋煲鲍鱼

【用料】水发鲍鱼 400 克,猪肉 150 克,水发香菇 40 克,竹笋 200 克,熟火腿 30 克,姜片 8 克,葱段 15 克,绍酒 20 克,精盐 4 克,味精 2 克,胡椒粉 1 克,水淀粉 6 克,麻油 4 克,熟猪油 90 克,鲜汤适量。

【做法】将鲍鱼入水中浸泡松软以后,去内脏,在肉厚处切两三刀,再浸泡回软,后放入热碱水中浸泡发胀,用清水反复冲洗至鱼肉发亮,呈淡黄色,有较强弹性为止。鲍鱼切薄片,猪肉、竹笋洗净切片,水发香菇、火腿切成小片。炒锅置旺火上,下猪油烧至六成热,放入猪肉、竹笋、鱼片炒几下,掺鲜汤、香菇、葱、姜、绍酒、胡椒粉,烧开,改用小火、加盖焖熟,放入精盐、味精,用水淀粉调匀芡汁,盛入盘,撒上火腿片,淋上麻油即可。

【功效】质地柔软,香鲜宜口。此菜滋阴益精,清热利湿,适用于阴虚、内热引起的劳热骨蒸、干咳等症。不论男女,若常吃此菜,能消除面部黄褐色斑,达到肤润色美的目的。

寄生益母鸡蛋汤

【用料】益母草 30 克,桑寄生 30 克,鸡蛋 4 个,冰糖适量。

【做法】将益母草、桑寄生洗净,将鸡蛋煮熟去壳。将益母草、桑寄生、鸡蛋、冰糖同放入锅中,加入清水适量,用文火煮 30 分钟即成。

【功效】蛋甜香利口。此汤有补肝养血,活血祛斑的作用。适用于面部粉刺、色素沉着严重的病症。

山楂荷叶汤

【用料】荷叶 1 张,山楂 30 克,香蕉 2 个,冰糖适量。

【做法】将香蕉去皮,切成小块;荷叶洗净,切成小片;山楂洗净。将荷叶、香蕉、山楂同放入锅中,加清水适量共煎成汤,加冰糖调味即可。

【功效】有荷叶的清香,香蕉的甜滑,山楂的酸涩。此汤有清热散瘀的作用。适用于青春少女治疗面部痤疮等病症。

当归鸡汤

【用料】乌骨鸡 1 只,当归、生地、丹皮、红花各 10 克,姜、盐各少许。

【做法】宰杀乌鸡后,去毛及内脏并切块;当归、生地、丹皮、红花用净纱布包好。将鸡肉块、药包同放入锅中,加入姜、盐及清水适量,炖至鸡肉烂熟即可。

【功效】鸡烂汤浓,可喝汤食肉。此汤菜有养血凉血化瘀的功效。适用于黄褐斑、蝴蝶斑及各种斑点沉着。

鳝鱼黄瓜汤

【用料】鳝鱼 400 克,黄瓜 100 克,瘦猪肉 100 克,鸡蛋 2 个,盐、味精、肉汤、油各适量。

【做法】将黄瓜去蒂,洗净,切丝;鸡蛋打入汤碗中,搅匀,倒入炒锅中加油炒成蛋皮,再取出切成丝;猪肉洗净,切丝;鳝鱼去骨、内脏,收拾干净切成丝。锅中加入肉汤,烧沸,倒入鸡蛋、黄瓜、猪肉丝、鳝鱼丝,加盐、味精煮 5 分钟即可。

【功效】鱼、肉鲜香,可喝汤食鱼、肉。此汤益气养血,美容消斑,适用于气血虚弱所致颜面色素沉着。

冬瓜荷叶汤

【用料】荷叶 1 张,鲜冬瓜 500 克,盐少许。

【做法】洗净荷叶并撕成碎片;冬瓜洗净,去蒂把,切成片。将荷叶片、冬瓜片一起放入锅中,加清水适量共煮成汤,烧沸后拣去荷叶,加盐调味即可。

【功效】清鲜,素淡,可喝汤食瓜。此汤清热消暑,适用于治疗青少年女性初期痤疮。

云耳炖鱼尾

【用料】云耳(黑木耳)50 克,金针菜 15 克,大鱼尾 1 条,生姜 2 片,盐少许。

【做法】将云耳、金针菜、鱼尾、生姜分别洗净。锅中加清水适量,用武火烧沸后,放入云耳、金针菜、鱼尾、生姜,改用中火煲1小时,加盐调味即可。

【功效】汤香菜烂,可食菜饮汤。此菜有疏肝开郁、活血化瘀的作用,适用于雀斑、褐斑等。

云耳炖鱼尾

红苋炖肉片

【用料】红苋菜150克,瘦猪肉60克,精盐、麻油、清汤各适量。

【做法】将红苋菜用水浸泡一会洗净,切成约3厘米长的段;猪肉洗净,切成薄片,入沸水锅中汆一下,捞出用温水洗净血水。锅内注入清肠,放入红苋菜段和猪肉片,用旺火烧沸,撇去浮沫,改用中火煮约15分钟,加精盐调味,滴入麻油拌匀,盛入汤碗内即可。

【功效】肉烂菜鲜,清淡利口。红苋与猪肉共烹为肴,有滋补身体,养护肌肤,使人面容润滑细腻之功效。加之猪肉的滋养润肤作用,会使痤疮愈后的面容变得腴美姣好,容光焕发。

丹参桑葚粥

【用料】桑葚20克,丹参、赤芍、芦荟、当归各10克,糯米100克,蜂蜜适量。

【做法】将以上诸药放入锅中,加清水适量,用小火煎煮取汁,再加清水煎煮,再取汁;糯米淘洗干净。将两次所取药汁,与糯米同倒入锅中,加清水适量,煮至糯米烂熟,加入蜂蜜即可。

【功效】米烂糯,味甜香,稍有草药味。此粥有养血凉血,清热化瘀的功效。适用于各种黄褐斑、粉刺、蝴蝶斑等症,有美容增白效果。

茯苓煲乌龟

【用料】乌龟1~2只(约750克),茯苓75克,葱段、姜片、精盐、味精、麻油各适量。

【做法】将龟放入盆内,倒入约40℃的热水,令其排尽尿液,然后宰杀,斩去头、脚,除去内脏,将龟肉剁成块,连同龟甲入沸水锅中烫一下,捞出控水;茯苓用清水洗净。锅内注入清水,放入茯苓,用中火煮约1小时,再放入龟肉、龟甲、葱段、姜片,用小火炖3小时以上,待龟肉烂熟时拣去葱、姜,加精盐、味精调味,淋入麻油,盛出装入大汤碗内即可。

【功效】龟肉烂熟入味,鲜香利口。此菜常食不仅有强身的功效,而且对皮肤、

美容健体食疗养生

图文珍藏版

面部慢性湿疹、牛皮癣等影响美容的疾病，皆有显著疗效，能使皮肤再现美丽容颜。

当归红糖鸡蛋

【用料】当归 20 克，鸡蛋 1~2 只、红糖 50 克。

【做法】洗净当归并切碎，用纱布包好，放入铁锅内，加水，煎熬 30 分钟后加红糖、鸡蛋（去壳），煮开后改文火再煮 20 分钟。吃蛋喝汤，经期每天吃 1 次。

【功效】当归中含有维生素 E、维生素 B_{12} 以及许多芳香性挥发油，具有增加血色素，改善皮肤血液循环，使皮肤红润、洁白及延缓皮肤衰老的功效。有缺铁性贫血的妇女，每月于经期时进食当归红糖鸡蛋，有调经、补血及护肤美容作用。

鸡血藤炖鸡蛋

【用料】鸡血藤 30 克，鸡蛋 2 个。

【做法】将鸡血藤、鸡蛋加清水两碗同煮，蛋熟后去壳再煮片刻，煮成 1 碗后，加白糖少量调味。每日 2 次。喝汤，食鸡蛋。

【功效】活血养血，舒筋活络。适用于妇女月经不调、贫血等症。

髓桂鹑羹

【用料】鹌鹑肉 90 克，猪脊髓 30 克，桂圆肉 60 克，冰糖 6 克，桂花 3 克，调料各适量。

【做法】将鹌鹑肉洗净，切成小块，用开水氽透去腥味。将猪脊髓洗净后，氽熟除去血筋，捞出盛入碗内，再添入清汤、鹑肉、桂圆肉、冰糖和少许料酒、葱、姜，上笼蒸烂，盛放汤盆，撒上桂花即成。食肉，饮汤。

【功效】补益肝肾，养心温胃。适宜于贫血、营养不良、疲乏无力等症患者食用。

猪血黄豆芽汤

【用料】黄豆芽、猪血各 250 克，黄酒及调料各适量。

【做法】将黄豆芽去根洗净，猪血划成小方块，用清水漂净备用。锅内加油少许烧热，爆香蒜茸、葱花、姜末，下猪血并烹入黄酒，加水煮沸，放入黄豆芽，煮熟，再调入味精、精盐即可。随意服食。

【功效】润肺补血。适用于血虚头晕及缺铁性贫血。

黑木耳红枣汤

【用料】黑木耳 15 克，红枣 15 个。

【做法】将黑木耳、红枣放入温水中泡发，然后放入小碗中，加水和冰糖适量，再将碗放置蒸锅中，蒸 1 小时。每日 2 次，食木耳、红枣、喝汤。

【功效】泻热补血,润肤养颜。适用于贫血。

养血补心汤

【用料】羊肉250克,山药30克,当归、生姜各15克,调料适量。

【做法】将羊肉洗净切块,当归用纱布包好,把二者同山药、姜片都放入砂锅内,加水适量,共炖汤,至肉熟烂后,加入调味品即可。喝汤,食肉。每周3～4次。

【功效】健脾益气,补心养血。主治产妇贫血症,30日左右即愈。

大枣黑米红糖粥

【用料】黑木耳10克,大枣5枚,黑米100克,红糖适量。

【做法】黑米淘洗干净,在清水中浸泡30分钟后沥干;黑木耳放入温水中泡发,去蒂及杂质,撕成瓣状;大枣洗净,用小刀剔去核。将黑木耳、黑米和大枣一同放入锅内,加水放旺火上烧成粥后,再转小火炖至黑木耳烂熟、黑米成粥后,加入红糖调味即成。

【功效】黑米性温味甘,补血强身。黑米含有多种维生素及锌、铁、钼、硒等微量元素。搭配黑木耳补充人体所需的多种氨基酸和维生素、纤维素,以及铁、钙、磷等微量元素、蛋白质和碳水化合物,具有补中益气之作用。大枣性温味甘,能补脾和胃、益气生津、补血安神。此粥有补气养血、清热通水、补血安神。适宜于女性经期食用。

三红养颜粥

【用料】红枣12枚,黑枣6枚,血糯米50克,枸杞子10克,红糖10克。

【做法】洗净红枣、黑枣、枸杞子、血糯米,置于铁锅中加清水,先用旺火煮沸,改用文火煲粥,粥成稍凉后加入红糖,调匀。每日1次,早、晚分服。

【功效】红枣、枸杞子滋阴养血;血糯米中含有人体需要的18种氨基酸,还含有含量很高的钙、铁、锰、锌等微量元素与天然色素,经常食用可显著提高人体血色素和血红蛋白的含量。具有活血补血、滋阴补肾、增强新陈代谢,补虚养生等功能;黑枣含有丰富的维生素,有极强的增强体内免疫力的作用和滋润养血功效。此粥补充铁质,易吸收,适合不同年龄的女性食用。使您充满活力与朝气,散发出年轻动人的风采。此粥有养肝益血,益肾固精,丰肌泽肤的功效,适用于营养不良,缺铁性贫血,面色苍白,皮肤干燥及身体瘦弱者。

鸡汁黄芪粥

【用料】母鸡1只(重约1000～1500克),黄芪15克,粳米100克。

【做法】将母鸡剖洗干净浓煎鸡汁,将黄芪煎汁,每次以粳米100克煮粥。早、晚趁热食用。

【功效】养气血,填精髓,补气升阳,固表止汗。适用于久病体虚、气血双亏、营养不良的贫血患者。

【注意】感冒发热期间宜停服。

黄精草鱼

【用料】草鱼1条(重约750克),黄精25克,黄酒10克,葱白丝5克,嫩芹菜叶6片,泡红辣椒丝1克,水豆粉25克,白糖3克,味精1克,姜汁12克,精盐4克,蒜泥10克,酱油5克,菜油800(实耗50克)克。

【做法】鲜鱼去鳞、鳃、内脏,用刀斜划成菱形块抹盐;黄精去残渣,烘干研细末,煎取药汁120克;水豆粉8克和黄精药汁30克拌匀,抹鱼身;将水豆粉、精盐、酱油、白糖、味精和鲜汤兑成滋汁。锅放中火,下油烧至6成热,下鱼炸3分钟,滗出余油,锅内留油50克,烹入黄酒,加黄精药汁、姜汁、蒜泥、鲜汤、炖至鱼熟装盘,滋汁烹入锅内,溢出香味时淋鱼身,撒上葱、辣椒、芹菜叶即成。佐餐食。

【功效】养气益血,美容延寿。适用于男女老幼、体质虚弱、气血不足者。常食有强身美容功效。

【注意】凡湿痰气塞、中焦虚寒、大便溏稀者不宜食。

果蔬补血汁

【用料】紫葡萄100克,枸杞子10克,酸枣汁100毫升,蛋黄1个,牛奶200毫升,蜂蜜15克。

【做法】将葡萄去籽,与蛋黄、枸杞子放搅汁机内搅碎备用;将上几味加入酸枣汁、牛奶、蜂蜜、调匀即成。

【功效】此果蔬汁中枸杞子具有调补气血,红颜悦色作用;蛋黄、葡萄中含有丰富的维生素 A、维生素 C、铁、有机酸,具有预防贫血和延缓衰老作用。酸枣汁中含有丰富的维生素 C 和有机酸,能促进铁的吸收并有安神助眠作用;配以牛奶、蜂蜜使其营养更加丰富,有利于补血和提高机体的免疫功能。经常补血养颜,润肌美肤。

黑枣红糖小米粥

【用料】小米100克,黑枣10枚,红糖15克。

【做法】洗净小米,黑枣切小丁,同放入砂锅中,加适量清水,先用旺火煮沸,改用文火煨粥,粥成稍凉后加入红糖,调匀。每日1次,早、晚分服用。

【功效】食疗保健作用:小米性味含有丰富的色氨酸,有很好的滋阴补虚和安神解忧作用;黑枣含有丰富的维生素,有极强的增强体内免疫力的作用和滋润养血功效;此粥补充铁质,易吸收,适合不同年龄的女性食用。

养颜补血粥

【用料】红枣 10 枚，芡实 30 克，薏苡仁 50 克，龙眼肉 8 克，莲子、生地黄（用布包）各 20 克，紫米适量。

【做法】以上各味加水煮粥，捞出药包。一天一次或 1/2 天食用。

【功效】具有宁神养胃、顺气舒胃、补血益脾之功效。适用于胃弱气滞所致的体弱消瘦、面色黯黄者。

绿豆猪肝粥

【用料】绿豆 50 克，猪肝、陈粳米各 100 克。

【做法】将绿豆和陈粳米洗净同入锅，加水 1000 毫升，先旺火后文火煮熬成粥，再放入肝片，肝熟即可。日服 3 次。

【功效】具有清热补血、明目褪黄功效。

猪皮炖花生米

【用料】新鲜猪皮 200 克，生花生米 250 克，精盐、味精、葱花、姜末各适量。

【做法】拣去花生米杂质并洗净备用。将猪皮去毛洗净，下沸水锅中焯一段时间捞出洗净，切成丁。将猪皮、花生米、精盐、姜末和清水一起下锅煮沸后，改用文火烧至肉皮熟烂，花生米醇香嫩细时，撒上葱花、味精即可服用。佐餐食。

【功效】猪皮中含有丰富的胶质蛋白，具有使皮肤光洁、细嫩、富有弹性的功效。花生米中含有丰富的营养物质，有延缓衰老和维持神经系统正常功能的功效。此菜肴能有效地滋润皮肤，使皮肤洁白而有弹性。

枸杞牛肉

【用料】枸杞子 30 克，牛肉 500 克，胡萝卜 2 个，土豆 3 个，葱头 4 个，鲜豌豆 10 克，番茄汁 10 克，食盐、花椒适量，油 50 克。

【做法】牛肉洗净并切小块，拌少量淀粉及胡椒粉；胡萝卜洗净切滚刀块；葱头切片；豌豆洗净；土豆去皮切滚刀块。锅内放油，将牛肉下锅煸至变色，加入 2 个葱头片、番茄汁和枸杞子，加水浸过牛肉约 3 厘米，用武火煮沸，改用文火炖约 2 小时，在牛肉将炖软时，放入土豆、胡萝卜及余下的葱头。待牛肉、土豆等炖至微软时，放盐入味炖烂，并将 2 小匙面粉放在汤里，使汤呈黏状，加入味精即可起锅。辅餐适量食用。

【功效】养精气，美颜色，泽肌肤。

沙参首乌炖心肺

【用料】首乌 15 克，沙参 15 克，玉竹 15 克，生苡仁 15 克，猪心、肺各 1 副，味精、食盐各适量。

【做法】将首乌、沙参、玉竹、生苡仁同装入纱布袋内,扎紧口;再将猪心、肺洗净切块。以上各料同放入砂锅内,加水适量,武火煮沸,去浮沫,改用文火炖煮至猪心、肺熟、弃药袋,加少许味精、食盐即可。佐餐食。

【功效】此膳养阴润燥,补虚润肤。适宜于体虚,颜面皮肤干燥、无光者食用,常食有效。

杞菊鸡肝

【用料】鸡肝200克,枸杞20克,白菊花10克,鸡蛋清1个,面粉10克,咸面包末50克,绍酒25克,精盐2克,熟猪油50克,味精1克,干淀粉25克。

【做法】将枸杞、菊花煎取浓汁,将药汁、干淀粉、面粉、鸡蛋清盛入碗内调成糊;将鸡肝洗净,切成16片,每片厚0.3厘米,加盐、绍酒、味精入味;鸡肝片两面裹上一层糊,其中一面粘上一层面包末。炒锅置旺火上,放熟油烧至六成热时,将鸡肝逐片放入油锅内炸熟捞出。将面包末一面朝上摆入盘。佐餐食。

【功效】本膳益肾养肝,清肝明目,润肤美容。

栗子煲鸡

【用料】板栗150克,鸡1只(约1500克),姜块20克,葱3根,精盐6克,绍酒15克。板栗去外壳。

【做法】葱、姜洗净,姜拍破,葱切节。将鸡杀死,放净血,去净毛、内脏及脚趾、嘴尖,洗净。将锅置火上,加清水,放入鸡烧沸,撇净血沫,加绍酒、姜块、葱节,加板栗,炖至鸡肉、板栗熟透。加精盐调好味。辅餐食。

【功效】本膳滋五脏,美容颜。板栗熟食补肾气,强筋骨;鸡肉温中益气,滋补五脏。此菜常食,有益脾胃、生气血、美肤驻颜功效。

烧芝麻鸭

【用料】水盆鸭1只(重1500克),芝麻50克,面包末150克,鸡蛋2个,面粉50克,五香粉15克,精盐6克,绍酒15克,葱节20克,姜片15克,菜油500克(耗80克)。

【做法】洗净鸭后,剁去其头、颈、翅尖。将精盐、绍酒、五香粉调拌匀,抹于鸭身内外,装入盘内;再把葱节、姜片放在鸭身上面,放入笼,旺火开水蒸熟后,取出放入碗内,加面粉调成糊,抹在鸭肉上,撒上面包末粘紧,皮面粘上芝麻。炒锅置旺火上,倒入菜油,烧至六成热时,将鸭皮向下入锅炸2分钟左右,再翻面炸肉,呈金黄色时捞出。切成长条形,摆盘即可。每天食150~200克。连服食6周为1个疗程。

【功效】本膳滋阴温胃,润肌肤,驻颜美容。鸭肉滋阴补虚,利水化肿;芝麻补肝肾,乌须发,美容颜。两物同用,补中有泻,利于久食。

【注意】芝麻有润肠作用,脾虚湿盛泻泄者不宜食。

樱桃炒香菇

【用料】水发香菇80克,鲜樱桃50克,莴笋100克(去皮)、料酒、味精、精盐、酱油、白糖、姜汁、湿淀粉、熟菜油、麻油各适量。

【做法】将青笋洗净切成薄片;水发香菇洗净,切成薄片;樱桃摘洗干净待用。炒锅放菜油烧热,放入香菇煸炒,加入姜末、料酒、酱油、白糖、精盐和水500克煮沸后,再改文火煨炖10分钟。然后将莴笋片入锅,加入味精,用湿淀粉勾芡,最后放入樱桃,浇上麻油,出锅装盘即可食用。佐餐食。

【功效】香菇益气开胃,含有丰富的维生素 B_1、维生素 B_2、维生素 E,还含有能提高机体免疫功能的香菇多糖。樱桃为"调中,益脾气,令人好颜色"的佳果。莴笋中含有丰富的维生素 C、维生素 E,可滋泽皮肤,促进皮肤白嫩细腻,经常食用,能使皮肤白嫩、润洁。

章鱼煲猪蹄

【用料】章鱼200克,猪蹄2只,料酒、精盐、胡椒粉、葱末、肉汤各适量。

【做法】章鱼洗净用开水浸泡10分钟,脱去黑皮,切条。猪蹄镊尽猪毛,洗净放入沸水锅余一段时间捞出。锅中放入章鱼、猪蹄、料酒、盐、胡椒粉、葱、肉汤。烧沸后,文火炖至肉熟烂,盛盆即可。佐餐食。

【功效】章鱼味性甘咸寒,无毒,能养血补气。章鱼与猪蹄同炖可加强益气养血功效。妇女产后气血亏虚用之为宜。因猪蹄中含有大量胶原蛋白质,是生长皮肤细胞的主要原料。久服还可滋润皮肤。

凉拌马齿苋豆芽

【用料】鲜马齿苋150克,黄豆芽150克,白糖6克,醋2克,味精2克,酱油3克,香油15克。

【做法】将马齿苋摘去老叶,洗净滤水;黄豆芽去须根洗净,分别将马齿苋、黄豆芽入沸水余焯,捞出滤干水分,将白糖、酱油、醋、味精、香油配成味汁。将马齿苋与黄豆芽混合均匀,浇味汁即可。佐餐食,一天一次。

【功效】本药膳健脾利湿,护肤丽颜。马齿苋味酸性寒,清热解毒,活血祛瘀,利水化湿;黄豆芽健脾化湿,清润皮肤,除面部肿疣;香油芳香化浊,能滋脾益气,润颜延缓衰老。此菜为健脾利湿、清热解毒、护肤丽颜之佳品。

玫瑰西红柿饮

【用料】西红柿去皮、籽,黄瓜洗净,鲜玫瑰花适量。

【做法】西红柿、黄瓜、鲜玫瑰花一起碾碎,取汁过滤,加入柠檬汁、蜂蜜,随时饮用。

【功效】西红柿、黄瓜富含谷胱甘肽和维生素 C,能促进皮肤代谢,使沉着的色素减退或消无,可使面肤细腻白嫩。

卤水凤爪

【用料】凤爪 600 克,盐 40 克,糖 10 克,鸡粉 10 克。八角、桂皮各少许,水 4 杯半。

【做法】煲沸调味料待冷。凤爪出水过冷。把适量之水煲沸,下凤爪煲至烂熟,漂水捞起,下入调味料浸至入味,食时夹上碟。

【功效】温中益气,生精补髓,活血健肌,润泽肌肤。

枸杞烧瘦肉

【用料】枸杞子 10 克,瘦猪肉 250 克,莴笋 100 克,猪油、盐、料酒、味精、麻油、酱油、湿豆粉、生姜、葱白、肉汤、白糖各适量。

【做法】将猪肉洗净,切成丝,用湿豆粉、盐、料酒、酱油、白糖调好;枸杞子用温水洗净;莴笋去皮,洗净,切成丝;生姜、葱洗净切成丝。锅烧热,下入猪油,待油稍冒烟时,放入肉丝炒散,再放入笋丝、姜丝、葱白翻炒,倒入肉汤,加入枸杞子同煮熟,淋上麻油,点味精即可。

【功效】肉鲜香,味道适宜。此菜清热化毒,有祛斑增白的功效,适用于面部黑暗或有黑斑女性服用。常吃则会使皮肤白嫩靓丽。

牡蛎糖丸

【用料】牡蛎、蜂蜜各适量。

【做法】将牡蛎洗净,焙干,研成粉末,加入蜂蜜调匀,做成如荔枝大小的丸子。

【功效】甜味浓,无异味。牡蛎味咸,性微寒。有软坚散结化痰、益阴潜阳,涩精敛汗的功效。

蜂蜜味甘,性平。有养阴润燥,润肺补虚,悦颜色,调和肠胃的作用。

此丸连食 3 周即可起到祛黑斑的作用。面部黝黑的女性常食用,可改变面部颜色。

莲子养颜糕

【用料】白莲子、白扁豆、白茯苓、山药各 50 克,白菊花 15 克,面粉 250 克,白糖 100 克。

【做法】将白莲子、白扁豆、白茯苓、山药、白菊花磨成粉末,与面粉、白糖合在一起拌匀,加清水和成面,放入蒸笼中用武火蒸30分钟,出笼,将面切成菱形块,即可。

【功效】软糯,甜滑,好吃。此糕可祛斑增白,面部或皮肤色斑沉着的妇女宜多食用。

黄焖甜鸽块

【用料】净肉鸽子2只(约450克),黄酒、甜面酱、花生油、精盐、味精、葱段、水淀粉、麻油各适量。

【做法】鸽子肉洗净后剁成3.5厘米见方的块。锅洗净,上火烧干,注入花生油,用旺火烧至七八成热时,将鸽子肉块放入炸一下,用勺捞出。锅内留底油,投入葱段,炸出香味,加入面酱炒散,然后舀入适量清水,再将炸过的鸽肉块倒入,加入精盐、味精,用旺火烧沸,再改用小火焖制,待肉块已烂,捞出放盘内。锅内余汤澄清后,调味,用水淀粉勾成溜芡,淋入麻油,均匀地浇在盘内鸽块上即可。

【功效】鸽肉鲜香,可喝汤吃肉。鸽肉含蛋白质22.14%,还含有脂肪、钙、磷、铁、维生素及部分氨基酸等,有补肝肾,健脾胃,益气血,祛风去毒等作用。人的面部所以粗糙或生疮斑等,其原因在于内部机制失调,而聚不同程度之毒素于表,久之,便生发疮斑之类。鸽肉营养丰富,且有调理内部机制之功,补益皮肤营养,有益美容。

凉拌莴苣蜇皮

【用料】莴苣200克,海蜇皮100克,精盐、味精、葱花、麻油各适量。

【做法】莴苣去叶,去皮,切成细丝,放入碗中加盐腌渍一段时间捞出,挤去水分;将海蜇皮放入清水中泡发,多次清洗,云掉泥沙捞出,切成细丝。将海蜇丝、莴苣丝拌合一起,加精盐、味精、葱花调拌,淋上麻油拌匀即可。

【功效】莴苣和蜇皮均脆嫩利口,味清淡,略带海鲜味。莴苣含丰富的维生素C、维生素E,有润肤和延缓衰老的作用。

海蜇是健美食品。女性经常吃海蜇,皮肤会白嫩细腻。尤其颜面患有皮炎、皮脂腺、汗腺分泌排泄功能旺盛的女性,常吃海蜇会起到事半功倍的治疗效果,会使女性面容细白、滑嫩,带有弹性而无各种炎症所引起的斑疤。

山楂炖排骨

【用料】山楂肉50克,粉葛500克,陈皮10克,猪排骨500克,盐少许。

【做法】将粉葛洗净去皮切成块,排骨洗净剁成块。锅中加清水适量,用武火烧沸,放入山楂肉、粉葛、排骨、陈皮,改用中火煮约2小时,加盐调味即可。

【功效】肉烂稠润,略有酸味。此菜祛瘀化斑,可防治雀斑。

猪肝化斑汤

【用料】猪肝300克,柴胡、白术、当归、白芍各10克,红花5克,姜片、葱段、盐各适量。

【做法】猪肝洗净,切片;各味草药洗净。将柴胡、白术、当归、白芍、红花放入锅中,加清水适量,煎成汤,去渣,再加入猪肝片及姜片、葱段、盐,煮熟即可。

【功效】肝烂,汤鲜,稍带中草药味。此汤可疏肝养血化斑,适用于脸部色斑沉着。

丝瓜僵蚕汤

【用料】丝瓜络、白僵蚕、白茯苓、白菊花各10克,珍珠母20克,玫瑰花3朵,红枣10枚。

【做法】将丝瓜络、白僵蚕、白茯苓、白菊花、珍珠母、玫瑰花、红枣洗净放入锅中,加清水适量,煎成浓汁即可。

【功效】汤汁清香。此汤疏肝养血消斑,适用于女性脸部色斑沉着,特别是对面部蝴蝶斑、黄褐斑有显著效果。

糖渍红枣

【用料】干红枣50克,花生米100克,红糖50克。

【做法】将花生米略煮一下,放冷,把皮剥下;干红枣洗净,用温水泡发;把泡发的红枣和花生米皮同放在煮花生米的水中,再加冷水适量,用文火煮半小时左右,捞出花生米皮加入红糖,待糖溶化后,收汁即成。每日1次,分2次服。

【功效】补气养血。对产后、病后体虚,营养不良及恶性贫血、血小板减少症,以及癌症经化疗、放疗后血象异常的病人,均有改善症状的作用。

鸡蛋黑枣红糖

【用料】桑葚50克,黑枣8枚,鸡蛋1个,红糖、姜各适量。

【做法】桑葚放入清水中洗净,黑枣洗净,去核。锅中加适量清水,倒入桑葚、黑枣和红糖搅拌均匀,大火煮沸后打入鸡蛋,转用小火再煮15分钟,即可。

【功效】桑葚含有丰富的维生素和磷、钾、铁、硒等多种微量元素,还含有葡萄糖、苹果酸、胡萝卜素等,具有降低胆固醇的吸收,防止动脉硬化的疗效。黑枣性温味甘,补脾和胃。

此菜肴有滋阴补血、活血益气之功效。适用于月经过多,阴血亏虚者。

当归饭

【用料】大米适量,猪肉200克,当归15克,洋葱、土豆、胡萝卜片、调味品各适量。

【做法】将大米做成干饭；将当归加水煎取药汁约 50 毫升，连渣保留备用。将猪肉炒熟，放入洋葱片、胡萝卜片、土豆丝及调味品，翻炒数下后连渣倒入当归汁，下入盐、酱油、胡椒粉等调味，煮熟后即可与米饭一同食用。当主食食。

【功效】本品具有促进血液循环及新陈代谢的功用。适宜于血虚体弱，贫血，面色苍白、月经稀少等症。

豌豆核桃仁泥

【用料】鲜豌豆粒 750 克，核桃仁、藕粉各 60 克，白糖 240 克。

【做法】藕粉放入冷水调成稀糊状；豌豆用开水煮烂，捞出捣成细泥（皮渣不要）；核桃仁用开水稍泡片刻，剥去皮，用温油炸透捞出，稍冷，剁成细末；锅内放入水烧开，加入白糖、豌豆泥，搅匀，待煮开后，将调好的藕粉缓缓倒入，勾成稀糊状，撒上核桃仁末即可。可供早、晚做点心食。

【功效】化燥润肠，补肾。适用于贫血、肠燥便秘、肾虚咳喘，健康人食用增强记忆、防病延年。

红糖蜜枣糕

【用料】发面 500 克，小枣 150 克，蜜枣 100 克，红糖 250 克，小米面 100 克，玫瑰 5 克。

【做法】把发面 500 克使好碱（碱稍大一点），放入盆中；将红糖用玫瑰水溶化，与小米面一起掺入面中，调搅成稀糊状。将方模子放入笼屉（33 厘米见方、6 厘米高的模子），把调好的面糊倒入一半，用板刮平；放上去核的小枣，再将剩下的一半面糊倒上，在上面码上蜜枣，用旺火蒸 20 分钟即可。食用时切成方块，凉热均可食用。

【功效】补脾气、养气血。适宜于贫血、食欲不振、消化不良的患者作为补益食之品。健康人食用能增进食欲。

黑芝麻桂圆粥

【用料】黑芝麻 25 克，桂圆肉 15 克，大米适量。

【做法】将大米淘净，黑芝麻捣碎，与桂圆肉一同入锅，加水适量煮粥。每日 2~3 次，或经常佐餐食用。

【功效】养肝肾，润五脏。适用于阴血不足所致眩晕、消瘦、便燥、须发早白，以及产后乳汁不足。

阿胶大枣粥

【用料】阿胶 15 克，糯米 100 克，大枣 10 枚。

【做法】将阿胶捣碎,大枣去核与糯米煮粥,候熟入阿胶,稍煮,搅令烊化即可。每日早、晚餐温热食用。

【功效】益血止血,滋阴润肺、安胎。适用于血虚萎黄、眩晕心悸、虚劳咳血、吐血尿血、便血等多种血症。

桂圆枣仁粥

【用料】酸枣仁 30 克,桂圆肉 15 克,红糖 10 克,粳米 100 克。

【做法】酸枣仁、桂圆肉洗净,将桂圆肉切成小粒,一同入锅,加水 1000 毫升及粳米同煮成粥。粥熟后调入红糖,早晚温热服用。

【功效】具有补益心脾、安神泽肤功效。适用于心脾气血不足所致的肌肤干燥、面色萎黄者。

荔枝荷花鸭

【用料】水盆鸭 1 只(约 1000 克),荔枝 200 克,猪瘦肉 800 克,鲜荷花 1 朵,熟火腿 20 克,姜片 10 克,葱节 15 克,精盐 3 克,绍酒 15 克,清汤 200 克。

【做法】将鸭洗净,切开背,去嘴及内脏,敲断脊骨,放开水中汆一下,取出,去净绒毛,洗净污物。荷花洗净,掰下花瓣叠好,剪齐两端,放开水锅中汆一下捞起。荔枝洗净,去壳和核,切成两片。将火腿切成丁。猪瘦肉切成小块。取蒸盆 1 个,先放火腿、猪肉、鸭、葱、姜、绍酒,再加水 500 克,用湿纸封口,入蒸笼蒸 2 小时至鸭肉㸆烂,去掉姜、葱、火腿、猪肉,撇去汤面上油泡沫。将鸭、荔枝、荷花,加清汤蒸约 20 分钟即成。每日吃鸭肉 100~200 克,并喝鸭汤。10 天为 1 个疗程。

【功效】滋阴补脾,养血生肌,润肌肤,美容颜。

金针菜煲猪蹄

【用料】金针菜 30 克,猪蹄 1 只,料酒、精盐、味精、姜片、葱段各适量。

【做法】先将金针菜放入清水中待泡发后,去老梗,洗净备用;将猪蹄拔毛洗净,剁成四块,下沸水锅中焯去血水。锅中放清水、猪蹄、料酒、精盐、葱、姜烧沸,再改用文火炖至肉熟,放入金针菜炖至肉熟烂入味即可出锅。加入盐、味精少许。食猪蹄,饮汤。

【功效】金针菜具有滋润皮肤、增强皮肤韧性和弹性、保护表皮与真皮细胞等功能,可使皮肤润滑柔嫩、皱纹减少、色斑减退、须发乌亮,并含有丰富的微量元素,具有健脑、益智、抗疲劳作用。猪蹄的主要成分为猪肉皮。肉皮中含有丰富的生物大分子的胶原蛋白质。常食能使皮肤储水功能低下的细胞得以改善,使皮肤的皱纹减少,可使皮肤嫩白、嫩滑、富有弹性。

椰汁养颜鸡

【用料】椰子 1 个,鸡 1 只(重约 1500 克)调料适量。

【做法】椰子取汁,椰肉切丝,用布包裹榨汁共 3 次(后 2 次榨时加少量水)。去掉椰丝,将所榨之汁与原汁混合,同鸡一块放入大碗内,加盖。置锅内隔水炖 2.5 小时左右,取出加调料即可。随意服用。

【功效】本膳滋阴益血,补虚美容。椰子性温味甘,有益气生津功效。现代研究表明,椰汁中含有多种维生素,可润肤养颜。

南瓜双红补血汤

【用料】南瓜 500 克,红枣 10 克,红糖适量,清水 5 碗。

【做法】南瓜去皮挖瓤,洗净,切成块状;红枣洗净,用刀背拍开,去核。将南瓜、红枣、红糖一起放入砂锅中,加水用文火熬至南瓜烂熟即成。

【功效】南瓜性温味甘,可补中益气、消炎止痛。含有丰富的胡萝卜素,经人体吸收后转化为维生素 A;有增强机体免疫力和维护皮肤健美作用;并含有丰富的维生素 E,也是一种抗氧化剂,可降低癌症的发生。女性经期服用,可益气补血。能有效补充女性月经去失的血液,并可温暖身体,调和脾胃。

此品有调经养血作用,经常食用可使面色红润,增强皮肤弹性。

红莲雪蛤鹌鹑汤

【用料】雪蛤膏 15 克,红枣 15 枚,莲子肉 50 克,陈皮 5 克,鹌鹑 2 只,盐适量。

【做法】先将雪蛤膏预先用清水浸透使发开,拣去残质;鹌鹑剖洗干净,去毛、去内脏;莲子肉和陈皮分别用清水浸透,洗干净;红枣洗净,去核。瓦煲内加入适量清水,先用猛火煲至水滚,然后放入以上全部材料,候水再滚起,改用中火继续煲至莲子肉稔熟,加入少许盐调味,即可佐膳,饮汤食肉。

【功效】雪蛤有补肾益精,宣肺滋补的作用。秋凉进补,极为适宜;红枣有健脾、燥温化痰的作用;鹌鹑肉又可以补中益气、利五藏、强健身体。所以,用以上材料煲成的"雪蛤红莲鹌鹑汤"就具有滋补养颜、养血润肤的作用,尤其是在秋冬季节饮用,又可以防止天气过分干燥而引起皮肤干燥很痒的症状。

酒糟猪皮汤

【用料】红糖 50 克,黄酒 50 毫升,净猪皮 100 克。

【做法】将猪皮切细条,放入锅中,加水 500 毫升及黄酒、红糖,文火炖煮 2 小时,猪皮熟烂即可。饮汤,食猪皮。

【功效】温通血脉、补血滋阴。适用于失血后的贫血、血友病、崩漏、大便下血等病症的辅助食疗与调养。

炒糯米

【用料】糯米250克,赤豆、红枣、龙眼肉各25克,白糖150克,熟猪油50克。

【做法】糯米淘净滤干水,锅倒猪油,烧至四成热时,倒入糯米翻炒,再加入赤豆、红枣、龙眼肉、白糖拌匀,加适量水,武火煮沸,再翻炒至水干,最后用筷子在饭上戳几个小洞改文火焖20~30分钟。当主食食。

【功效】益气养血。适用于消化不良、贫血等症。亦可用于产妇调理滋补佳品。

动物肝米粥

【用料】动物肝(猪肝、羊肝、牛肝、鸡肝均可)100~150克,粳米100克。葱、姜、油、盐各适量。

【做法】将动物肝洗净切成小块,与粳米、葱、姜、油、盐一起加水约700毫升,煮成粥,待肝熟粥稠即能食。每日早、晚空腹趁热顿食。

【功效】补肝,益血明目。适用于气血虚弱所致的贫血、夜盲症、疳眼、目昏眼花等。

香花炒鸡丝

【用料】香花菜60克,嫩鸡半只,酒7.5克,姜汁5克,盐2.5克,糖1克,蛋白1只,生粉2.5克。

【做法】将鸡肉干净,吸干水分,切小件,加入盐、糖、蛋白、生粉腌透,泡嫩油,盛起,沥干油分。香花菜洗干净,滴干水分,待用。炒锅下油,爆香姜汁,下酒,将鸡肉回锅,下香花菜炒匀,即可上碟。

【功效】补血益气,健脾温胃,润泽肌肤。

黄芪煲乌骨鸡

【用料】黄芪50~60克,乌骨鸡1只,料酒、葱、姜、盐、味精各适量。

【做法】生黄芪切片,乌骨鸡宰杀,去毛及内脏。黄芪放入鸡肚。鸡放坛中,隔水炖熟,加入调料,食鸡肉与鸡汤。每日食鸡半只,连食10~15天,停5天再食。

【功效】本膳补气养血,益脾养颜。黄芪补气升阳固表,养颜生肌;乌鸡益气血,养肝肾;两药配伍则补力增强。常服可使气血旺盛、容颜焕发。

生拌双耳

【用料】水发银耳100克,水发黑木耳100克,精盐、味精、白糖、胡椒粉、麻油各适量。

【做法】将水发银耳、黑木耳去掉杂质,用清水洗净,下沸水锅中焯一下,捞出投入冷开水中,晾凉捞出,沥干水后装盘。取碗一只。加入精盐、味精、白糖、胡椒粉、麻油,用冷开水调匀,浇在盘中拌匀即可。佐餐食。

【功效】黑木耳具有益血养颜、凉血止血的作用。银耳具有补气养血、使皮肤白嫩而美容颜之功效。适用于气血亏虚之颜面苍老、皮肤粗黑干皱诸症。

红枣猪皮羹

【用料】猪皮500克,红枣250克,冰糖适量。

【做法】将猪皮去毛,洗净,切小块;大枣洗净去核待用。将猪皮块与大枣置铁锅中,放入冰糖和清水,旺火烧开后用文火炖成稠羹。佐餐服用。

【功效】益血美容。即可防治容颜早衰,又可作为血小板减少性紫癜、牙龈出血、血友病、缺铁性贫血等症的辅助食疗调养。

六、活血养肤食疗

健康的皮肤应富有弹性,且光滑、丰润、细嫩,皮肤组织细胞新陈代谢旺盛以及有良好的贮水功能。而这一切均可通过合理的饮食获得。众所周知,动植物食品中所含的蛋白质是生命的物质基础,人体皮肤、毛发的健美都离不开蛋白质,人体如缺乏蛋白质,就会影响生长发育,有损于体型健美及皮肤的正常生理功能,使人皱纹增加,皮肤失去弹性、面容显得衰老。食物中所含的多种维生素和矿物质,能调节血液和汗腺的代谢,改变体液的酸碱度,能促使皮肤红润光泽,防止皮肤粗糙、起皱,防止肥胖以及黄褐斑、雀斑等皮肤病的发生。食物中的微量元素和纤维素也是维持人体生命的活动和保护皮肤、美化容貌必不可少的营养素。因此,聪明读者会通过饮食既满足口腹之欲,又收到美容养颜的功效。

贝梨茯苓

【用料】茯苓15克,川贝母10克,梨100克,蜂蜜适量,冰糖适量。

【做法】将茯苓洗净,切成小方块;川贝母去杂洗净;梨洗净去蒂把,切成丁。川贝母、将茯苓放入铝锅中,加入适量水,用中火煮熟,再加入梨、蜂蜜、冰糖继续煮至梨熟,出锅即可。

【功效】汤鲜、甜,可吃梨、茯苓,饮汤。此菜由梨为主料配以茯苓、川贝母经烹制而成,为民间清热润肺止咳食疗良方。

几物相合,其清热润肺、生津止咳定喘的作用增强。常吃可美容颜、抗衰老,使皮肤滑润细嫩,并富有弹性。

大枣猪皮炖蹄筋

【用料】猪皮 500 克,大枣 100 克,蹄筋 50 克,葱 5 克,姜 5 克,蒜 5 克,八角 2 克,酱油 5 克,料酒 10 克,盐 5 克,干辣椒适量,鸡汤 200 克。

【做法】将猪皮洗净,刮去油脂、毛茬,挂在阴凉处晾干,剁成小块,入油锅用温油炸透,鼓起即成。蹄筋入水中煮 2 小时捞出剁成小块。炒锅放少许油,烧热后入葱、姜、蒜、酱油、八角、料酒、盐、干辣椒、鸡汤,烧开倒入蹄筋、肉皮,炖煮 20 分钟;大枣用小锅煮 20 分钟,去核,倒入蹄筋、肉皮锅中,再煮 20 分钟即可。

【功效】皮烂,筋烂,整个菜烂熟,味道鲜香,稍有大枣甜味。此菜功效在于益气健胃,补肝养血,补骨活络,养血止血,强筋壮骨,尤其对女性美容有突出功效,可治皮肤干裂、面部无光。老年妇女,四季皮肤干裂者,常吃此菜更为有效。

杏仁猪肘

【用料】猪肘子 500 克,杏仁 200 克,蜂蜜 50 克,香菇 50 克,酱油 15 克,料酒 10 克,盐 5 克,葱花 10 克,姜片 10 克,鸡汤 200 克,八角 2 克,胡椒面 1.5 克,植物油 750 克(约耗 35 克)。

【做法】将猪肘去骨洗净,放入开水锅中煮片刻,煮去血水捞出,抹上蜂蜜,入热油锅中炸成金黄色,捞出后用刀划几道深沟。杏仁用盐水煮熟剥去外皮,摆入大碗底部,再放入肘子;香菇泡软洗净,码在肘子四周。炒锅加油烧热,入葱、姜、八角、料酒、鸡汤、盐、胡椒面、酱油,烧开后倒入大碗内,将大碗入蒸锅蒸 60 分钟即可。

【功效】肉烂杏仁脆,蘑菇滑润,甜香利口。此菜润肠胃,生津液,滋肾气,解热毒,长肌肉,增体力,润皮肤,使毛发光泽。

椰子鲜奶炖鸡

【用料】鲜奶 500 毫升,椰子 1 只,鸡肉 250 克,姜丝少许,盐适量。

【做法】鲜鸡肉切细粒,椰子锯开一盖,将鸡肉姜丝鲜奶齐置椰子内盖好,外用砂纸封好。隔水炖 2 小时即可,揭盖搅匀香浓扑鼻。

【功效】鸡肉中含有丰富的蛋白质和多种营养成分,能补中益气,补虚损,补五脏;椰子浆中含有维生素和无机盐等成分,有养阴润燥,滋养肌肤作用。牛奶含有丰富的蛋白质、钙和多种美容护肤成分,是养颜健身佳品。凡热性肺燥咳嗽、皮肤干燥、支气管炎者,秋天多炖饮之,补肺而使病少发,故多饮有益。

此炖品之功效,可解燥宜肺,健脾益肺。因秋燥而肺部燥热,气虚以致久咳、咳痰不爽、胸臆气短,可饮此汤清除积聚之余热,滋润肺火。本炖汤不寒不燥,多饮无妨。

丝瓜香橙露

【用料】丝瓜300克,橙子2个,蜂蜜15毫升。

【做法】将橙子洗净,去皮,切块待用。将丝瓜洗净,刮去老皮,切块。将丝瓜与橙子同放绞汁机内绞取汁,加入蜂蜜混合均匀,再加入适量冰块,即可饮用。

【功效】丝瓜是一种低热量蔬菜,适合肥胖、血压高、血糖高的人食用。整株丝瓜都有利用价值。除了直接食用其果实之外,将老藤头部切断,从切口流出的汁液,能够用来治疗发热、泻热解毒;用来作为化妆水,敷于青春痘处也有消肿消炎、消除皱纹和美白皮肤的效果。加上酸甜的橙汁,风味更好,也能补充维生素C。

樱桃炒香菇

【用料】水发香菇80克,鲜樱桃50克,莴笋100克(去皮),料酒、味精、精盐、酱油、白糖、姜汁、湿淀粉、熟菜油、麻油各适量。

【做法】将水发香菇洗净,切成薄片;青笋洗净切成薄片;樱桃摘洗干净备用。炒锅放菜油烧熟,放入香菇煸炒,加入姜末、料酒、酱油、白糖、精盐和水500克煮沸后,再改文火煨炖10分钟。然后将莴笋片入锅,加入味精,用湿淀粉勾芡,最后放入樱桃,淋上麻油,出锅装盘即可食用。佐餐食。

【功效】香菇益气健胃,含有丰富的维生素 B_1、维生素 B_2、维生素 E,能提高机体免疫功能。樱桃为"调中,益脾气,令人好颜色"的佳果。莴笋中含有丰富的维生素 C、维生素 E,可滋泽皮肤,促进皮肤白嫩细腻。

猪皮麦冬胡萝卜汤

【用料】胡萝卜1条,麦冬50克,猪皮150克,猪骨高汤、老姜片、食盐。

【做法】将麦冬以温水泡软。将猪皮洗干净,切成长条状。将红萝卜刷洗干净(连皮吃更营养),切成块状,待用。将预先准备好的高汤倒入汤锅里,加热煮沸后,将麦冬、红萝卜、猪皮、老姜片一起放入汤里,小火炖煮约1小时。等猪皮与红萝卜熟软后,加入少许食盐调味即可品尝。

【功效】猪皮的脂肪含量较猪蹄或猪脚尖来得更低,但同样含有丰富的胶原蛋白和钙质、铁质,有润泽肌肤、促进胸腺发达、抗老化、活润关节组织的作用。麦冬具有生津润燥、减压开郁、强健心脑血管功能等作用,可提升精神和元气,使气色看起来更红润。胡萝卜含有丰富的维生素 A、维生素 B、维生素 C、维生素 E、胡萝卜素、葡萄糖和纤维素,可以帮助造血,保护视力,改善眼睛干涩和夜盲症,促进新陈代谢,使皮肤光泽亮丽。此汤具有润肠通便,润肤养颜和抗衰老作用。

香柚葡萄汁

【用料】有机葡萄15粒,橙子1个,苹果半个。

·美容健体食疗养生·

图文珍藏版

【做法】将葡萄洗净，去梗，橙子切两半，挤汁；苹果去核，切小块；备用。将所有材料加上适量白开水，一起放果汁机中打均匀，即成。

【功效】葡萄的营养价值很高。常被用来当作补充体力、恢复健康的食物，它不仅有果肉的营养，而且每颗种子都蕴藏着丰富的能量；葡萄籽含丹宁以及富含必须脂肪酸成分，后者对肌肤极具柔软及保湿功能。葡萄果肉含有人体新陈代谢不可或缺的水溶性维生素 B 族、糖分、如钾、钙、磷与镁等的矿物质和微量元素。葡萄多酚，在抗氧化的功能上比维生素 E、维生素 C 高出数十倍，是最佳的抗氧化剂。葡萄中还含有一种成分叫原花色素，能够保护真皮层的胶原蛋白，延缓皮肤的老化。鲜橙富含维生素 C；苹果也含有丰富的维生素 C、有机酸、果胶等营养成分。此饮有滋养强身，舒缓抑郁，延缓早衰，消除疲劳以及美化皮肤等作用。

润肌美颜糕

【用料】芝麻 100 克，生花生仁 100 克，黄芪 100 克，核桃仁 100 克，黄豆 100 克，炒米粉 500 克，红糖 400 克，熟猪油 200 克。

【做法】将芝麻、花生仁、核桃仁、黄豆分别去灰渣收拾干净，用文火炒酥，研成粉末。黄芪去净灰渣，切成薄片，烘干研成细粉末。将芝麻粉、花生粉、黄芪粉、黄豆粉、桃核仁粉与炒米粉拌均匀。将红糖用开水溶化后，加入猪油，倒入粉末中混合均匀，再倒入木制坯形中压成圆形片，划成数个小片即可。

【功效】味道鲜美，甜香兼备。芝麻养颜润肌肤；花生养颜润皮肤；黄豆补脾益肾，美容颜；核桃强肾，补脑，润肌肤；黄芪益气；红糖生血；大米补中养气，善胃益肌肤。此糕常吃，可润肤养肌，美容养颜，青春常驻。

首乌龙眼羹

【用料】龙眼肉 20 颗，制首乌 15 克，当归 6 克，红枣 6 个，冰糖 50 克。

【做法】将制首乌、当归去净杂质，烘干研成粉末；红枣去核洗净，切成细粒；龙眼肉剁细。净锅置中火上，掺入清水约 700 克，加入首乌、当归粉末，煮几开之后，下龙眼肉、红枣、冰糖熬成约 300 克的羹汤即可。

【功效】甜羹适口。制首乌补肝肾、益精血、黑头发、悦颜色，久服益寿，当归补血和血；龙眼补精养髓，美容颜，润肌肤；红枣养脾气，平胃气，通九窍，助十二经，久服轻身延年。此菜有美容颜、养肌肤之功效，女性常吃可以青春常在。

银耳鲜莲汤

【用料】水发银耳 25 克，鲜莲子 50 克，料酒、精盐、味精、白糖、鸡汤各适量。

【做法】将发好的银耳去杂、去根蒂，洗净放入大碗内，加入鸡汤上笼蒸透取出。将鲜莲子剥去青皮和嫩白皮，切去两头，捅去心，下沸水锅中焯一下，捞出用开水泡着。锅中放入鸡汤烧沸,加入料酒、精盐、味精、白糖。将银耳、莲子放入一碗内,注入鸡汤即可。

【功效】鲜嫩、滑润、甜香是此汤菜特点。莲子有淀粉、蛋白质、脂肪、糖类、钙、磷、铁等成分,味甘、涩,性平,其功效可补脾止泻,益肾固精,养心宁神。莲子与补血和血、美容嫩肤的银耳相配成菜,女性常吃,可收到滋养身体、美容健肤的效果,成为体魄健康、容貌美艳的女性。

三七蒸母鸡

【用料】肥母鸡 1 只(约 1 千克),三七 20 克,葱段、姜片、精盐、味精、料酒、清汤各适量。

【做法】将母鸡宰杀后放尽血,放在 60~70℃ 的热水中烫遍周身,拔去羽毛,用镊子摘去细毛,剖腹去掉内脏,斩去嘴尖、翅尖、爪尖及腚尖,用水洗净,剁成约 3 厘米见方的块,入沸水中烫一烫,捞出用温水洗净,控去水,放入汤碗中。三七浸泡后切成片,连同葱段、姜片摆在鸡块上,注入清汤,加盐、料酒。将盛鸡的汤碗放笼屉内,用旺火蒸约 90 分钟,待鸡块烂熟后,拣去葱段、姜片,用味精调味即可。

【功效】蒸肥鸡肉烂醇香,食之开胃进食。三七为中草药,其味甘、微苦,性温,有止血行淤、化肿止痛作用。

鸡肉含丰富的蛋白质和脂肪、钙、磷、铁、维生素 B_1、维生素 B_2、烟酸、维生素 A、维生素 C、维生素 E 等。补中益气,补精添髓。面部无华的女性常吃此菜,可容光焕发,使肌肤光洁而细嫩。

柠檬汁炖鸡

【用料】活雏鸡 1 只(约 750 克),熟猪油、鲜柠檬汁、白糖、麻油、精盐各适量。

【做法】将雏鸡宰杀后,入 60~70℃ 的热水中烫遍全身,拔去羽毛,用镊子摘净细毛,从腹部开膛,取出内脏,剁去鸡头、翅尖及鸡爪,洗净,斩成约 3.5 厘米左右的方块,入沸水锅中氽一下,捞出,用温水洗净,控干水分。将锅洗净,放入少许猪油,用中火烧于六成热时,倒入鸡块煎成金黄色,注入清水,放入柠檬汁、精盐、白糖,用中火煨 30 分钟左右,待鸡块烂熟,汤汁稠少时,淋入麻油,盛入汤碗内即可。

【功效】雏鸡肉鲜嫩,加入鲜柠檬和白糖,又可增加清香甜味。此菜具有嫩肤美容、化痰下气、补虚温胃、强筋健骨、活血调经等功效。雏鸡与柠檬汁搭配,是上好的护肤养颜、强身健体的食品。

美体西瓜盅

【用料】西瓜 1 个(约 2.5 千克),葡萄 300 克,银耳罐头 200 克,红番茄 2 个,桃肉 2 个,蜂蜜 50 克。

【做法】将西瓜洗净,在瓜蒂下(瓜的1/6处)削下一层做盖,其上下划成齿形,挖出瓜瓤取汁;葡萄洗净,压成汁;红番茄、桃子烫一下,撕去皮,切成小片。葡萄汁、西瓜汁与蜂蜜调匀,倾入西瓜盅内,放入银耳、桃肉片、番茄加盖,入冰箱放置,吃时取出即成。

【功效】色泽美观,质地细嫩,甜酸利口,为筵席甜菜之一。桃汁芳香味美,美容保健效果明显;葡萄汁营养丰富,美容强身;番茄健身;银耳滋阴润肺,补脑强心;蜂蜜补中益气,安五脏,强志轻身,润肌肤;西瓜汁清暑热,生津,滋润皮肝。

此菜清热消暑,美容润肤。

木耳炖猪蹄

【用料】净猪蹄2个(约650克),水发木耳100克,葱段、姜片、花椒、八角、精盐、味精、醋、葱丝、姜丝各适量。

【做法】将猪蹄洗净,入烧沸水中氽一下,捞出用温水洗净,放锅内,加花椒、八角、葱段、姜片、醋,用旺火烧沸,再改用中火炖约90分钟,煮至熟烂,捞出晾凉,剔去蹄骨,将肉切成片状。水发木耳去耳根、去杂物洗净,切成小方片。将锅洗净,舀入煮猪蹄的原汤,倒入蹄肉和木耳,用中火煮一会儿,加葱、姜丝、精盐、味精调口,盛入大汤碗内即可。

【功效】猪蹄肉烂,木耳滑润,味咸香利口。猪蹄配木耳以原汤炖食,具有通乳脉、滑肌肤、消寒热、祛痈疽等功能,是女性获得光滑细嫩皮肤的佳肴。

清炖乌鸡

【用料】活乌骨鸡1只(约1千克),黄酒20克,葱段、姜片、精盐、麻油各适量。

【做法】将活乌骨鸡宰杀后,放入60~70℃的热水中烫遍周身,拔去羽毛,用镊子拔去细毛,取出内脏,剁去翅尖、爪尖、嘴尖及腔尖,用水冲洗后,入沸水锅中烫一烫,捞出用温水洗净。鸡内脏中的鸡肫用刀割开,去掉内筋及杂物,连同肝、心用水洗净后,入沸水锅中一氽,捞出再用温水洗净。取大砂锅洗净,放入鸡身、鸡肫、肝、心,注入清水,倒入黄酒,放入葱段、姜片,用旺火烧沸后撇去浮沫,盖上砂锅盖,改用小火焖3小时左右,待鸡肉酥烂时,加入精盐,淋入麻油,再略焖片刻即可。

【功效】鸡肉鲜香,鸡杂熟烂味浓厚。乌骨鸡具有补肝肾、益气血、退虚热等功能。中医认为,此鸡采用砂锅炖食,对因气血不足而引起的身体虚弱、面部萎黄、脸色苍白等症具有功效。若青年女子脸色不好,可常食此菜。

圆肉淮山炖甲鱼

【用料】淮山药50克,桂圆肉50克,甲鱼1只(约800克),料酒、精盐、葱段、姜片、鸡汤各适量。

【做法】将甲鱼宰杀,去内脏,放入热水中浸泡,去皮膜、背壳后洗净;将淮山药洗净去皮,润湿切片。将甲鱼、山药、桂圆肉、料酒、盐、葱、姜一起放入炖盅,倒入鸡汤,上笼蒸至甲鱼肉熟烂,拣去葱、姜即可。

【功效】甲鱼肉鲜嫩,山药、桂圆烂软,汤鲜味咸。山药、桂圆、甲鱼三物相配成此菜,功在补脾胃,养心肺,滋肝肾。女性常吃。

火腿蚝豉汤

【用料】干蚝豉 200 克,火腿片 200 克,料酒、精盐、味精、白糖、酱油、姜片、葱段、水淀粉、香菜、麻油、花生油、肉汤各适量。

【做法】将蚝豉用水洗净,下锅中加清水,烧煮一段时间取出洗净;香菜洗净切末。锅烧热,放入花生油,投入葱、姜煸出香味后,烹入料酒,放入蚝豉略煸,放入清水,烧沸片刻倒出,再用水洗净。取砂锅放入蚝豉、火腿片、酱油、糖、味精、肉汤,用小火炖至蚝豉熟烂,捞出放入盆中。将砂锅内原汁倒入锅内,加入味精、盐,烧沸后用水淀粉勾稀芡,浇入麻油,盛入蚝豉面上,撒上香菜末即可。

【功效】此两物相合成菜,具有补气养血、生精、美容的功效。女性常食可润肤、美容,使面容焕发青春之气。

蟹蓉炖苋菜

【用料】嫩苋菜 500 克,河蟹肉 100 克,火腿末 10 克,牛奶 25 克,鸡蛋清 2 份,料酒、精盐、胡椒粉、水淀粉、猪油、鸡汤各适量。

【做法】将蟹肉斩碎,盛入碗中,用少许牛奶调开后,加入蛋清,搅拌成蟹蓉;将苋菜择洗干净,放入沸水锅中焯透,捞出,滤去水分。锅烧热放入猪油,烹入料酒,加入鸡汤、精盐、胡椒粉烧沸,用汤匙盛蟹蓉入锅,投入苋菜,烧沸后用水淀粉勾芡,加入牛奶搅匀,熟后装碗,撒上火腿末即可。

【功效】菜、奶、肉鲜嫩,河蟹味鲜香。苋菜含多种维生素及丰富的铁、钙,对缺铁而引起的面色苍白和秃发有很大的补益功效。苋菜具有解毒清热、补血止血的作用,我国民间一向视苋菜为补血佳蔬,故有"长寿菜"之称。女性常吃此菜有清热消毒、补血止血、滋润皮肤的作用,可以提高健美质量。

地仙美颜汤

【用料】怀山药 500 克,杏仁 400 克,新鲜牛奶 600 克。

【做法】将杏仁置于清水中浸泡 60 分钟,去尖皮,加工研成细末。将怀山药加工研成细末,将牛奶、杏仁、怀山药同置于瓷瓶内,加盖,密封,旺火隔水煮 1 小时,冷却后置 1 天,开盖,取汁饮。

【功效】补气健脾、润肺滋肾、丰肌泽肤。适用于体质虚弱,皮肤较粗糙者,尤其适合体形瘦的中老年人服用。此方将山药、杏仁的润肺去燥功能，又取牛奶的补虚、养五脏之功，常服之，可通过补五脏、强身健体来达到润泽肌肤的目的。

金针菜猪蹄汤

【用料】金针菜30克，猪蹄1只，花生米100克，料酒、精盐、味精、姜片、葱段各适量。

【做法】将金针菜放入清水中泡发，去老梗，洗净备用；猪蹄拔毛洗净，剁成四块，下沸水锅中撇去血水。锅中放清水、猪蹄、料酒、精盐、葱、姜烧沸，再改用文火炖至肉熟，放入金针菜炖至肉熟烂入味即可出锅。加入盐、味精少许。食猪蹄，喝汤。

【功效】金针菜具有滋养皮肤、增强皮肤韧性和弹性、保护表皮与真皮细胞等功能，可使皮肤润滑柔嫩、皱纹减少、色斑减退、须发乌亮，猪蹄的主要成分为猪肉皮。肉皮中含有丰富的生物大分子的胶原蛋白质，是使皮肤滑白、细嫩、富有弹性的重要物质。花生米中含有丰富的营养物质，有延缓衰老和维持神经系统正常功能的作用。常食此菜肴能有效地滋润皮肤，使皮肤洁白而富有弹性。

鲜奶玉米金瓜盅

【用料】金南瓜半个，洋菇5朵，胡萝卜1/2根，鲜玉米粒25克，低脂鲜奶100毫升。

【做法】将南瓜表皮以菜瓜布刷洗干净，对半切、去除籽，取半个分量备用（不必削皮或切块）。以汤锅烧热水，水量约可淹盖半个南瓜即成。锅水滚沸后，将南瓜置入，调小火焖煮至瓜肉熟（维持半个瓜形完整）。取出熟南瓜，搁在盘里备用。在锅里剩余的南瓜汤汁里，加入洋菇片、胡萝卜块、玉米粒，炖煮约20分钟。滚沸后，再倒入低脂鲜奶，一起熬煮20分钟，使各食材味道融合。将完成的汤盛入备好的南瓜盅里，边吃汤料边挖食南瓜的瓜肉，搭配食用。

【功效】胡萝卜含有丰富的β-胡萝卜素和维生素A、维生素B_2、维生素C、葡萄糖、矿物质，对肌肤抵抗力的强化和去除斑点有很大的帮助，同时也能保护视力健康、促进肠胃蠕动、促进新陈代谢、清除宿便和有害物质，使身体更清爽有活力。南瓜也有助于改善胃下垂、降低血糖、调整内分泌和减轻青春痘的症状。鲜玉米含有糖类、蛋白质、维生素等多营养素。所含的多不饱和脂肪酸有降低血中胆固醇并软化血管壁的作用；维生素A有益于视力保健；维生素E可润泽肌肤、抗衰老、改善内分泌，特殊的谷氨酸则可健脑益，镁和纤维素对于加强肠胃蠕动、胆汁分泌、新陈代谢和排除杂毒废物有助益。此道汤品含有数种金黄色蔬果的精华，有很好的美眼养颜作用。

菠萝番茄汁

【用料】番茄 2 个,菠萝半个,蜂蜜 10 毫升,冷开水适量。

【做法】将番茄洗净,菠萝洗净削皮去芯与冷开水、蜂蜜一起放入果汁机中打匀即可。

【功效】番茄含有丰富的维生素 B_1、维生素 B_2、维生素 C,可以迅速缓解除疲劳;菠萝含有蛋白质分解酵素,适用于大量肉食者。常饮用此果菜汁,不但可以促进人体新陈代谢,使人精神振奋,消除疲劳,而且可使皮肤光洁细腻,是一道美容佳品。

橘瓣银耳羹

【用料】水发银耳 100 克,罐头橘瓣 200 克,白糖适量。

【做法】将银耳去蒂、去黄肉洗净,用小火煮透,令其发涨,然后改为大火烧炖,同时加入白糖和清水适量,待银耳柔软时,再加入罐头橘瓣,略烧片刻至沸,起锅装入大汤碗内即可。

【功效】滑润软糯,甜味醇厚。银耳为高级滋补品,性味甘平,有滋阴生津、清热润肺、润肤养颜的作用。橘含有糖类、有机酸、胡萝卜素、维生素 B_1、维生素 B_2、维生素 C 等营养物质,有润肤健肤、滋润止咳消痰的作用。老年女性常吃此菜可起到宣肺清热、美容健肤、延年益寿的作用,老而不衰,容颜不改当年。

黄精扣肘子

【用料】猪肘子 1 个(约 750 克),黄精 20 克,党参 15 克,大枣 12 只,葱段、姜片、酱油、精盐、白糖、味精、水淀粉、花生油各适量。

【做法】将猪肘子用水浸泡后,刮洗干净,入沸水锅中烫一下,捞出用温水洗净,控去水分,抹上酱油和白糖;黄精、党参洗净后切片,用干净纱布包起党参、黄精两味中药,扎住口,成药包;大枣洗去尘土,去核。锅内加入花生油,用中火烧至六七成热,放入猪肘炸成枣红色,捞出控油。锅内留少许油,用葱段、姜片爆锅,放入白糖炒化,烹入酱油,加清水、猪肘、药包、大枣、精盐,用旺火烧沸,滤去浮沫,改用小火烧 2 小时,待肘肉熟烂时,捞出装盘。原汤内拣出药包、葱段、姜片不要,加味精调味,淋入水淀粉勾成溜芡,均匀地将原汤浇在盘内猪肉肘上即可。

【功效】肉烂熟,味鲜香。猪肘配以黄精、党参、大枣三味良药成菜,是一款滋补性很强的美味佳肴,具有显著养颜护肤功能。

双参虾

【用料】鲜虾仁 200 克,鸡脯肉 150 克,人参 10 克,丹参 15 克,肥猪肉 60 克,熟猪油 500 克(约耗 75 克)、鸡蛋清、精盐、料酒、味精、淀粉、水淀粉、胡椒面、鸡汤、麻油、花椒盐各适量。

【做法】将人参、丹参洗净、烘干研末;虾仁洗净,剁成细泥;鸡脯肉、猪肥肉洗净后分别剁成细泥合放一起,加水淀粉、鸡蛋清、鸡汤、精盐搅打成糊状,再加味精、料酒、胡椒面、虾仁泥拌匀,摊入平盘里,放入笼屉内用旺火蒸约 10 分钟取出,晾凉后切成长约 3 厘米、粗约 1 厘米的条状,滚上淀粉,成为虾条。锅内下入猪油,用中火烧至六成熟时,逐个放入虾条炸透,呈金黄色时捞出,淋入麻油翻炒均匀入盘内即可。食时可蘸花椒盐。

【功效】虾条外酥里软,鲜香味浓,如同吃虾。鸡肉、虾仁佐人参、丹参成菜,是延年益寿,滋身健体的佳肴。对气血虚弱或气虚兼血行不畅所致的面色萎黄、神疲乏力、失眠头晕的女性有保健康复的功效,应常吃此菜。

红枣香酥肉

【用料】鲜猪里脊肉 300 克,红枣 10 枚,甘草 12 克,小麦 50 克,精盐、料酒、味精、花生油、水淀粉、鸡蛋黄、面粉各适量。

【做法】将鲜猪肉洗净,切成滚刀块,加精盐、味精、鸡蛋黄、水淀粉、面粉腌一会,抓匀;甘草、小麦加水煮后取汁约 1 千克;红枣浸泡后用水洗净。锅内注入花生油,用中火烧至七成热时,散放入挂匀糊的肉块,炸至断生时捞出放汤碗内,再注入甘草、小麦汁水,加红枣、精盐、味精、料酒,放笼屉内用旺火蒸约 90 分钟即可。

【功效】肉烂熟,味清香微甜。此菜补虚壮体,更兼润肤养颜之功,是不可多得的美容佳品。常食此菜的女性,定会容颜焕发,皮肤细滑,光彩照人。

七、养颜抗皱食疗

人都希望自己青春永驻,但是随着年龄增长,环境改变,压力增加,各种各样的皮肤问题也不断滋生。一般说来,造成皮肤皱纹的主要原因是衰老,这是不可抗拒的自然规律。人过了 25 岁以后,皮肤就开始逐渐衰老。到 30 岁左右,眼角容易形成小皱纹;40 岁后,额头开始产生皱纹,到了 50 岁以后,整个面部就会刻画出人生的年轮。随着年龄的增长,皮脂腺和汗腺的分泌功能逐渐衰退,不能很好地滋润皮肤,使皮肤失去光泽,变得干燥,皮肤脂肪也减少,皮肤中层的胶质蛋白硬化,皮肤开始松弛,失去弹性,这就是所谓的"老化"。而各种慢性疾病,身体衰弱,贫血,营养不良,失眠,精神压抑等内在因素,也是产生皮肤皱纹的诱因。

希望下面的养颜抗皱食疗方会帮助您,使您持久美丽。

鹌鹑灵芝蛋汤

【用料】鹌鹑蛋 12 个,灵芝 60 克,红枣 12 个。

【做法】将灵芝洗净,切成细块;红枣(去核)洗净;鹌鹑蛋煮熟,去壳。把全部用料放入锅内,加清水适量,武火煮沸后,文火煲至灵芝出味,加白糖适量,再煲沸即可。

【功效】具有补血益精、悦色除皱功效。

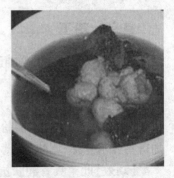
鹌鹑灵芝蛋汤

天门冬芝麻饼

【用料】天门冬 1000 克,黑芝麻 100 克,黑豆粉 500 克,蜂蜜 50 克。

【做法】将天门冬加水浓煎,取汁 300 毫升,加蜂蜜熬炼,再入黑芝麻、黑豆粉,和匀捏成直径 9 厘米、厚约 1.5 厘米的饼。每次食 1 饼,嚼烂,温酒冲服。

【功效】坚齿乌发,益寿延年,常葆青春。适用于牙齿早脱、须发早白、面色早枯等早衰之症。

【注意】腹胀者不宜服。

猪肝丝瓜瘦肉汤

【用料】猪肝 100 克,猪瘦肉 100 克,丝瓜 500 克,生姜 1 片。

【做法】丝瓜去皮、洗净,削角形;猪肝、猪瘦肉洗净,切薄片,用调料腌 10 分钟。把丝瓜、姜片放入开水锅中,文火煲沸几分钟,再放入猪肝、猪瘦肉煲至熟,调味供用。随量饮汤食肉。

【功效】此汤清热美颜,洁肤除斑。胃寒者不宜食用。

羊奶蛋羹

【用料】羊奶 250 毫升,鸡蛋 2 个,冰糖 50 克。

【做法】用清水适量将冰糖煮溶,倒入羊奶煮沸,打入鸡蛋,搅拌均匀煮沸,即可食用。

【功效】常服可除皱美颜。

黄芪蒸母鸡

【用料】母鸡 1 只,黄芪 30 克,鸡汤 150 毫升,料酒 30 克,生姜 20 克,葱 15 克,胡椒粉 3 克,精盐 4 克。

【做法】鸡宰杀后去毛,剖腹去内脏,剁去脚爪,入沸水锅中去血水。生姜洗净切成厚片。将鸡放入高压锅内,加入葱段、姜片、料酒、精盐、胡椒粉、清汤大火蒸 40 分钟,拣出葱段、姜即可。

【功效】具有补气养血之效,能延缓皮肤老化,起到健身美容之效。

首乌炒鸡丁

【用料】首乌 8 克,鸡脯肉 150 克,笋肉 25 克,青椒 1 个,黄酒、精盐、白糖、味精各适量。

【做法】首乌加少许水,用砂锅煮 20 分钟,滤出汁水待用。鸡肉等原料分别切成丁。鸡丁加酒、盐、水淀粉腌 15 分钟后,用温油滑熟,投入笋丁、青椒丁炒和,再加首乌汁水煮沸,调味,着薄芡。

【功效】此菜具有润肤抗衰之效。并可防治须发早白。

牛奶白果菊梨汤

【用料】白果 10 克,白菊花 5 朵,雪梨 3 个,牛奶 1 杯、蜂蜜 10 毫升。

【做法】白果去壳,去衣;白菊花洗净,取花瓣;雪梨洗净,取肉切粒。

将白果、雪梨放入清水煲,煲至白果烂加入牛奶煮沸,等凉后,加蜜糖调味食用。随量食用。

【功效】此汤润容洁面、洁肤化斑,用于阴亏津枯之肌肤干燥、面色无华。

番茄牛肉蛋汤

【用料】牛肉 250 克(剁成肉末),番茄 250 克(切小块),鸡蛋 1 只。

【做法】先将番茄煮熟成酱,与牛肉末、蛋混合,煮熟调味供用。食用或佐餐。

【功效】此汤可润肤化斑。

三仁美颜粥

【用料】桃仁、甜杏仁、白果仁各 10 克,鸡蛋 1 个,冰糖 10 克,粳米 50 克。

【做法】将桃仁等 3 味研成细末;粳米淘洗干净,放砂锅内,加桃仁等 3 味中药细末和适量水,旺火煮沸,打入鸡蛋,改用文火煨粥。粥成时加入白糖调匀。每日 1 次,早餐食用。20 剂为 1 个疗程,间隔 5 日后可接着用下 1 个疗程。

【功效】此粥具有活血化瘀、润肠通便、护肤美肤功效。老年人常服此粥能减少色素斑,延缓皮肤衰老。

猪蹄桃花美颜粥

【用料】桃花(干品)1 克,猪蹄 1 个,粳米 100 克,细盐、酱油、生姜末、葱花、香油、味精各适量。

【做法】将桃花焙干,研成细末,待用;淘洗净粳米。将猪蹄去皮,刮洗干净,把皮肉与骨头分开,置铁锅中,加适量清水,旺火煮沸,撇去浮沫,改文火炖至猪蹄烂熟时将骨头取出,加入粳米及桃花末,继续用文火煨粥,粥成时加入细盐、酱油、生姜末、葱花、香油、味精，拌匀。隔日 1 次，分数次温服。

【功效】此粥补血润肤、益气通乳、丰肌美容、化瘀生新。适用于脸有色斑的哺乳女子，产后服用此粥，既可通乳、去体中瘀血，还可去脸部色斑及滋润皮肤、补益身体。月经血量过多者忌服。

化斑美肤汁

【用料】红萝卜、芹菜各 50 克，苹果半个，雪梨 1 个，柠檬 1/4 个。

【做法】取红萝卜、芹菜各 50 克，苹果半个，雪梨 1 个，柠檬 1/4 个，放入搅果汁机中搅汁，1 次饮完，每周 2~3 次。

【功效】此汁经常食用可消斑。

山药猪蹄烧花生米

【用料】新鲜猪蹄 500 克，黄豆 100 克，山药 150 克，精盐、味精、葱花、姜末各适量。

【做法】将花生米去杂质洗净待用。将猪皮去丢洗净，下沸水锅中焯一段时间捞出洗净，切成丁。将猪皮、花生米、精盐、姜末和清水一起下锅煮沸后，改用文火烧至肉皮熟烂，花生米醇香嫩细时，淋上葱花、味精即可食用。佐餐食。

【功效】猪皮中含有丰富的胶质蛋白，是使皮肤光洁、细嫩、富有弹性的重要物质。花生米中含有丰富的营养物质，有延缓衰老和维持神经系统正常功能的作用。常食此菜肴能有效地滋润皮肤，使皮肤光洁而富有弹性。

八宝祛湿粥

【用料】薏苡仁 10 克，生芡实 10 克，莲子 15 克，生山药 30 克，白扁豆 10 克，赤小豆 15 克，大枣 10 枚，粳米 100 克。

【做法】将诸药加水适量，煎煮 40 分钟，再放粳米，继续加水，煮熟成粥。每日早晚各食 1 碗。此粥健脾化湿。

【功效】适用于治疗妇女面部有黄褐斑，面部油脂分泌较多，伴口淡无味，食少，大便溏稀等症。

金针菜煲猪蹄

【用料】金针菜 30 克，猪蹄 1 个，料酒、精盐、味精、姜片、葱段各适量。

【做法】将金针菜放入清水中泡发，去老梗，洗净备用；猪蹄拔毛洗净，剁成四块，下沸水锅中焯去血水。锅中放清水、猪蹄、料酒、精盐、葱、姜烧沸，再改用文火炖至肉熟，放入金针菜炖至肉熟烂入味即可离火。加入盐、味精少许。食猪蹄，喝汤。

·美容健体食疗养生·

图文珍藏版

【功效】金针菜具有滋润皮肤、增加皮肤韧性和弹性、保护表皮和真皮细胞等功能,可使皮肤润滑柔嫩、皱纹减少、色斑减退、须发乌亮,并含有丰富的微量元素,具有健脑、益智、抗疲劳作用。猪蹄的主要成分为猪肉皮。肉皮中含有丰富的生物大分子的胶原蛋白质。常食能使皮肤贮水功能低下的细胞得以改善,使皮肤的皱纹减少,可使皮肤光洁、嫩滑、富有弹性。

香菇樱桃

【用料】水发香菇 80 克,鲜樱桃 50 克,莴笋 100 克(去皮),料酒、味精、精盐、酱油、白糖、姜汁、湿淀粉、熟菜油、麻油各适量。

【做法】将水发香菇洗净,切成薄片;青笋洗净切成薄片;樱桃摘洗干净待用。炒锅放菜油烧热,放入香菇煸炒,加入姜末、料酒、酱油、白糖、精盐和水 500 克煮沸后,再改文火煨炖 10 分钟。然后将莴笋片入锅,加入味精,用湿淀粉勾芡,最后放入樱桃,淋上麻油,出锅装盘即可。佐餐食。

【功效】香菇益气养胃,含有丰富的维生素 B_1、维生素 B_2、维生素 E,还含有能提高机体免疫功能的香菇多糖。樱桃为"调中,益脾气,令人好颜色"的佳果。莴笋中含有丰富的维生素 C、维生素 E,可滋润皮肤,促进皮肤白嫩细腻,经常食用,能使皮肤白嫩、光洁。

猪皮花生米

【用料】新鲜猪皮 200 克,生花生米 250 克,精盐、味精、葱花、姜末各适量。

【做法】将花生米去杂质洗净待用。将猪皮去毛洗净,下沸水锅中焯一段时间捞出洗净,切成丁。将猪皮、花生米、精盐、姜末和清水一起下锅煮沸后,改用文火烧至肉皮熟烂,花生米醇香嫩细时,淋上葱花、味精即可食用。佐餐食。

【功效】猪皮中含有丰富的胶质蛋白,是使皮肤光洁、细嫩、富有弹性的重要物质。花生米中含有丰富的营养物质,有延缓衰老和维持神经系统正常功能的作用。常食此菜肴能有效地滋润皮肤,使皮肤光滑而富有弹性。

鹌鹑灵芝蛋汤

【用料】鹌鹑蛋 12 个,灵芝 60 克,红枣 12 个。

【做法】将灵芝洗净,切成细块,红枣(去核)洗净;鹌鹑蛋煮熟,去壳。把全部用料放入锅内,加清水适量,武火煮沸后,文火煲至灵芝出味,加白糖适量,再煲沸即成。

【功效】具有益血养精、悦色减皱功效。

豆腐鲜奶

【用料】蛋白 4 只,鲜奶 1 杯,酒 10 克,盐少许,生抽适量。

【做法】将蛋白鲜奶拌匀,加酒、盐再搅拌均匀,倒入适当容器内。烧滚开水,将蛋白鲜奶隔水炖约2分钟,改以文火再炖约15分钟,取出待冷。将冷却蛋白鲜奶切成适当大小,用生抽调味即成。

【功效】本膳可温胃和中,润泽肌肤。

红颜补血汤

【用料】大白菜250克,红枣8枚,牛奶100克,鸡蛋1枚,米酒、精盐、葱花各适量。

【做法】将大白菜心洗净切5厘米长的段,沸水氽过捞出;红枣加清水2碗,煮半小时至1小时,加入牛奶、精盐、米酒、葱花,待滚沸后入白菜心,再滚沸打入鸡蛋,迅速搅散成蛋花即成。可做早晚餐服食。

【功效】补血美颜,洁肤润肤。适用于容颜憔悴、肌肤粗糙多皱等。

鲢鱼肉火腿汤

【用料】鲢鱼肉300克,火腿末5克,火腿片10克,水发香菇1枚,葱、姜、味精、盐、熟猪油、料酒少许。

【做法】将鱼肉洗净剁成肉泥,加水、盐少量,放入钵中,顺同方向搅拌至无粘性时,再加水少许拌匀,放置5分钟,加入葱末、姜末、火腿末、味精、料酒、熟猪油,拌匀成茸,用手挤成核桃大小的鱼丸约20颗,入汤锅里烧开。将盐、味精、鸡油放入大汤碗中,加入做鱼丸的原汤,再用漏勺轻轻地将鱼丸盛入汤碗。将火腿片放在鱼丸上面成三角形,香菇用作鱼丸的原汤焯熟,放在火腿片摆成的三角形中间,撒上葱段即可。

【功效】鲢鱼性味甘温,具有温中补气、暖胃、润泽皮肤的功效。内含较高的蛋白质和人体所需的多种氨基酸、微量元素。对于年老体弱久病或病后气血虚衰、脾胃虚寒、营养不良而引起的皮肤粗糙或皮肤干瘪枯槁无华等病症最为适宜,可以起到滋润补虚的作用。

银鸡养颜汤

【用料】银耳20克,鸡汤300毫升,胡椒粉少许。

【做法】银耳加水浸泡6小时,洗净,再置温水浸泡至完全膨胀。鸡汤中加入银耳,武火烧沸后倒入蒸锅中,用文火蒸30分钟,加少量胡椒粉即可食用。每日1次,常食有效。

【功效】益气宣肺,滋阴润肤。适用于肌肤粗糙无华、早生皱纹等症。

莲百杏仁薏米粥

【用料】甜杏仁15克,薏米20克,莲子6克,百合25克,枸杞子10克,大米

100 克。

【做法】将杏仁、薏米、莲子放碗内,加水适量置蒸锅蒸熟,再与洗净的百合、枸杞子、大米共煮粥。每日服 2 次,早晚空腹食用。

【功效】经常服用此粥可美肤去皱,抗衰养颜,适用于身体虚弱,体瘦而皮肤皱纹多、不光洁者。

金针菇蚌肉汤

【用料】取新鲜蚌肉 200 克,新鲜金针菇 100 克,食盐、料酒、生姜米、葱花、猪油、味精等调料各适量。

【做法】洗净蚌肉、金针菇旺火起油锅,放入适量熟猪油、油热时将葱花、姜米炸锅 10 秒钟,待香味出时加入蚌肉,稍炒,再加入金针菇、料酒、盐及清水,继续用旺火煮开,改文火,再煮 20 分钟,加味精,起锅。

【功效】此汤有促进人体新陈代谢,保护上皮细胞,改善皮肤光洁度,使皮肤变得丰润、光洁和消除皮肤皱纹的作用。

祛皱五色汤

【用料】青皮 10 克,白木耳 5 克,黑豆 20 克,红枣 15 枚,黄花菜 10 克。

【做法】将青皮布包,加水适量,与黑豆煎煮;白木耳、红枣、黄花菜用温水泡发后捞出入锅共炖,豆熟即可停火,加调味品少许(以味清淡为佳),去掉青皮包,即可食用。每日 1 次,可久食。

【功效】补五脏,调气血,消皱纹。适用于预防和治疗颜面部过早出现皱纹。

山药薏苡粥

【用料】薏苡仁、淮山药各 30 克,大枣 12 枚,小米 100 克,白糖 10 克。

【做法】将大枣洗净去核,切细条;将淮山药研成细末;将小米洗净置于砂锅中,加入大枣、薏苡仁、淮山药末及适量水,文火煨粥,粥成时加入白糖拌匀即成。

【功效】薏米有健脾利湿,美肤养颜作用;山药有健脾和胃,益气悦肤,清利湿热功效;大枣益气健脾,补血养颜。含有丰富的维生素 C 和铁,我国民间有"一日吃三枣,终生不显老"的说法。大枣不仅是良药,也是滋补美容妙品。大枣中还含有维生素 E,常吃可促进皮肤血液循环,能使皮肤与毛发光润,展平面部皱纹,使皮肤更加健美。此粥适用于脾胃两虚而颜面多皱者,以及脾胃功能较差的中老年人。

牛奶杏仁芝麻糊

【用料】杏仁 150 克,核桃 75 克,白芝麻、糯米各 100 克,黑芝麻 200 克,淡奶250 克,冰糖 60 克,水适量,枸杞子、果料各适量。

【做法】先将芝麻炒至微香,与上述原料一起捣烂成糊状,用纱布滤汁,将冰糖与水煮沸,再倒入糊中拌匀,撒上枸杞子、果料文火煮沸,冷却后食用,每日早晚各100克。

【功效】此方中含有丰富的优质蛋白质、维生素 E 和亚油酸等美容酸。有润肤养颜、延缓皮肤老化及抗皱去皱功效。

香蕉麦片奶羹

【用料】香蕉 1 根,淡奶 250 克,麦片 25 克,葡萄干 25 克,蜂蜜 10 克。

【做法】将香蕉切断,与牛奶、葡萄干同煮,水开后加入麦片。煮 5 分钟即可,下入蜂蜜调味,早晚各吃 100 克。

【功效】具有润肤除皱功效。

麦仁大枣鲜百粥

【用料】大枣 12 枚,小麦仁 60 克,鲜百合 50 克,红糖 30 克。

【做法】洗净大枣、小麦仁。将大枣、小麦仁、药汁及红糖一起放在砂锅内,同煮,粥将熟时放入百合,粥熟趁热食用,每日 1~2 次。

【功效】大枣含维生素丰富,有美肤养颜和调补气血作用;小麦有益气健脾,宁心安神,除烦润肤功效。百合不仅是良药美食,也是一种美容珍品。百合具有使容颜减皱及防治皮肤病的作用,常吃百合,可增加皮肤的营养,促进皮肤的新陈代谢,使皮肤变得细嫩、富有弹性,可使面部原有皱纹逐步减退。红糖含有丰富的铁和矿物质;经常服食此粥,可改善不良情绪,增进食欲及使皮肤红润细白,还可防止皮肤老化,减少皮肤皱纹。

润肤果蔬汁

【用料】鲜芦笋 1 棵,胡萝卜、苹果、芹菜各 100 克,柠檬汁 20 毫升。

【做法】芦笋、胡萝卜、苹果、芹菜洗净,切碎,榨汁弃渣,与柠檬汁混合搅拌匀。

【功效】此饮有美白抗皱作用。经常饮用,可养颜泽肤,抗皱增白。

大枣生姜茶

【用料】生姜 200 克,大枣 200 克,盐 10 克,甘草 20 克,丁香、沉香各 30 克。

【做法】将上药共捣成粗末和匀,每天晨取 10~15 克,沸水泡 10 分钟即可代茶饮之。

【功效】此方长期服用可使容颜红润,肌肤细腻洁白,消除皱纹。

枸杞银耳羹

【用料】银耳 15 克,枸杞子 25 克。

【做法】将银耳、枸杞子同入锅内加适量用文火煎成浓汁后加入蜂蜜再煎 5 分钟即可服食。隔日 1 次,温开水兑服。

【功效】此方有滋阴养肾、益气活血、润肌肤、好颜色之功效。

何首乌豆羊肉

【用料】瘦羊肉 750 克,炙何首乌 50 克,黑豆 30 克,核桃仁 30 克,生姜 15 克,葱 10 克,胡椒粉 1 克,精盐 2 克,料酒 30 克,酱油 15 克,胡萝卜 300 克,菜油 750 毫升(实耗 75 毫升)。

【做法】羊肉洗净入沸水中氽去血水,切成 3 厘米见方的块。生姜洗净拍破,葱洗净切成长段,黑豆、核桃仁用清水洗净,胡萝卜用竹片刮去表皮,切成滚刀块。锅内注入菜油。置火上烧至七成熟时下羊肉块炸 3 分钟,捞起肉块。倒出余油,锅内留底油约 50 毫升,下姜、葱、香味出时,放入肉块、胡椒粉、精盐、料酒、酱油、黑豆、首乌、核桃仁,再注入清水约 1500 毫升,大火烧开,打去浮沫,改用文火慢烧。待羊肉七成熟时,下胡萝卜烧至羊肉全熟,拣出葱、姜、首乌,下味精调味,收汁装盘即可。

【功效】被补肾、益精血、养容颜、乌毛发之功效,久服可使容颜不老,头发乌黑。

鲜奶蒸鲤鱼

【用料】鲤鱼肉 250 克,牛奶 200 克,黄酒、葱、姜、精盐适量。

【做法】鱼肉用酒、姜丝、葱末、盐腌 15 分钟,倒上牛奶,隔水蒸 30 分钟。

【功效】此菜有养颜、补虚、防衰之功。

去皱果蔬饮

【用料】芹菜、花椰菜、西红柿、红葡萄、柚子、橘子、蜂蜜、牛奶各适量。

【做法】将芹菜、花椰菜、西红柿、柚子、橘子同搅汁;葡萄单独榨汁备用;将蜂蜜和牛奶加温水调匀;以上共混合均匀即可饮之。每日 1~2 次。

【功效】此饮具有丰肌润肤,减轻皮肤皱纹功效。经常服用可使皮肤嫩白红润,富有光泽和弹性。

黄精爆鳝片

【用料】大鳝鱼肉 600 克,炙黄精 10 克,莴苣 150 克,料酒 30 克,精盐 5 克,白糖 6 克,味精 2 克,生姜 10 克,胡椒粉 3 克,干豆粉 20 克,麻油 10 克,菜油 75 克,湿豆粉 30 克。

【做法】黄精用温水洗净,在砧板上剁成细茸。鳝鱼肉洗净,用刀片成薄片。生姜洗净剁细,莴苣剥去皮切片;用黄精茸、精盐、味精、胡椒粉、湿豆粉、肉汤调成汁;炒锅置火上放菜油烧到七成熟时,下鳝鱼片爆炒,快速划散,随即下姜末、莴苣片炒几下,倒入调好的汁勾芡,淋上麻油装盘即可。

【功效】具有补肾养脾之功效,可使皮肤光滑,肌肉丰满,保持青春活力。

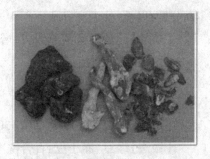
黄精

大枣银耳粳米粥

【用料】银耳 7 克,粳米 1000 克,大枣 5 枚,冰糖 50 克。

【做法】银耳用开水发涨,摘去蒂头,拣去杂质、泥沙,将银耳叶片反复揉碎。粳米用清水淘洗干净,大枣洗净。砂锅置火上,注入清水 1000 毫升,放入银耳,红枣用中火烧开,然后慢煮至米粥汤稠,表面浮有粥油,放入冰糖,再煮 5 分钟即成。

【功效】本膳具有滋阴生津之功效。特别适宜于面部干燥脱皮,皮肤出现黄褐斑者服用,健康人使面色洁白如玉。

灵芝核桃粥

【用料】灵芝 20 克,粳米 100 克,核核仁 20 克,精盐 2 克。

【做法】灵芝用清水洗净切成 3 块,粳米淘洗干净,核桃仁用开水泡 10 分钟,剥去种衣。砂锅置火上,注入清水 1000 毫升,下粳米、灵芝块、核桃仁中火烧开,改用文火慢煮至米烂汤稠,表面浮有粥油时,下精盐调味即可。

【功效】本粥具有补益肺肾之效,常食用可使精力充沛、容光焕发,延缓皮肤老化。

养颜祛斑汤

【用料】鹌鹑蛋 10 个,草莓 3 个,薏米 60 克,桑寄生 10 克,红枣 4 枚,淮山药 12 克,龙眼 15 克,冰糖适量。

【做法】将桑寄生、红枣、淮山药加 8 碗水煮 1 小时,去渣留汤;再放入煮热的鹌鹑蛋、薏米、龙眼和剖开的草莓,加冰糖,清水煮 10 分钟即成。

【功效】本汤具有补血养血,润肤除皱祛斑之效。常服此汤可令肌肤白里透红,光滑细腻,使女性充满活力,妩媚娇美。

红枣莲子鲫鱼汤

【用料】瘦肉 250 克,鲫鱼 100 克,莲子 10 克,灯芯草 3 克,红枣 8 枚,生姜 4 片,淡竹叶 6 克,盐、油各适量。

【做法】先将中药置砂锅中加清水煮 30 分钟,再加鱼,肉同锅烧滚后改文火煮

40 分钟,以盐、油调味即成。

【功效】此汤具有清热温胃,增白除斑之效。常饮此汤,可增强皮肤抵抗力,不易生暗疮、雀斑,而洁白如玉。

百合双豆鹌鹑蛋汤

【用料】鹌鹑蛋 100 克,绿豆 30 克,赤小豆 30 克,百合 30 克。

【做法】绿豆、赤小豆、百合洗净,用清水浸泡半小时。鹌鹑蛋煮熟去壳;绿豆、赤小豆、百合放入锅内,加清水适量,武火煮沸后,文火煲至熟烂时,放入鹌鹑蛋,再煮 3 分钟即成。调味食用。

【功效】此汤补血凉血,润肤除斑。百合宜选用味甘瓣小、质厚,色黄白或白色者;若不用猪里脊肉,改用煲汤亦可获同等功效。

木瓜美颜汤

【用料】新鲜成熟的木瓜、鲜牛奶各适量。

【做法】将木瓜切细加水适量与砂糖一同煮至木瓜烂熟,再将鲜牛奶兑入煮沸即可食用。

【功效】木瓜中含有丰富的维生素、酵素和酶类。有生津止渴,去油腻,清肠排毒助消化作用;鲜牛奶中含有优质蛋白和钙,有很好的美白和润肤作用。此方有美容护肤、乌发之功效,常喝此汤可使皮肤光洁、柔嫩、细腻、皱纹减少、面色红润。

冬瓜薏米瘦肉汤

【用料】猪瘦肉 250 克,冬瓜 1500 克,薏米 60 克,陈皮 1 片。

【做法】冬瓜洗净,切块;薏米、陈皮洗净;瘦肉洗净,切块。全部用料放入瓦煲内,加清水适量,武火煮沸后,文火煲 2 小时,调味供用。随量饮汤食肉。

【功效】此汤祛湿化斑,养血益颜,清热解毒。

【注意】大便溏薄者宜将薏米炒后用。脾胃虚寒者不宜服用。

雪梨柠檬汁

【用料】番茄 100 克,柠檬 1 个,雪梨 1 个。

【做法】将番茄去皮,柠檬、雪梨切小块,同放果汁机中搅汁,1 次饮完,每周 3~5 次。

【功效】柠檬中含有丰富的维生素 C,每 100 克柠檬汁中维生素 C 可高达 22 毫克。此外还含有钙、磷、铁和 B 族维生素等。番茄含维生素 C 和谷胱甘肽,有减少黑色素生成和美白皮肤作用;雪梨有清热解毒生津功效。常饮此饮,不仅可增白皮肤,防止皮肤血管老化,消除面部色素斑,而且还具有防动脉硬化作用。

桃花酒酿

【用料】桃花(干品)1克,甜酒酿100克,西米100克,鸡蛋1个,红枣50克,桂花糖10克,红糖50克。

【做法】将桃花焙干,研成细末,待用。将西米放在冷水中浸泡1晚,洗净红枣(特别要拣去烂枣),将甜酒酿、红枣、西米(连浸泡的清水)一起置于砂锅中,旺火煮沸,打入鸡蛋,加入桃花细末,搅匀,改用文火煨粥,粥成时放入红糖、桂花糖,拌匀。每日1次,早晨空腹服用。

【功效】此粥可补血行经、益气生津、补血通乳、丰肌泽颜。适用于脸上有色斑、痛经、月经不调的女性,分娩后的产妇。

牛奶桃仁芝糊

【用料】核桃仁30克,牛乳300克,豆浆200克,黑芝麻20克。

【做法】先将核桃仁、黑芝麻放小磨中磨碎,与牛乳、豆浆调匀,放入锅中煮沸,再加白糖适量,每日早晚各吃1小碗。

【功效】润肤美颜。适用于皮肤黄褐斑及皱纹皮肤。

番茄奶油

【用料】番茄400克,鲜奶1杯,油10克,盐2.5克,粟粉5克。

【做法】将番茄洗干净,用开水稍浸一下,取出,去皮及籽,切块。将鲜奶、粟粉调成稠汁。将1/4杯水烧滚,放入番茄煮滚,即加入鲜奶稠汁勾芡,用勺推动,待芡汁略浓,即浇少许熟油,取出即可食用。

【功效】本膳生津止渴,益脾消食,养颜润肤增白。

葡萄桑葚粥

【用料】桑葚子30克,葡萄干10克,薏苡仁20克,粳米50克,白糖或蜂蜜10克。

【做法】将桑葚子、薏苡仁洗净,用冷水浸泡数小时。淘洗净粳米,置铁锅中,加桑葚子、薏苡仁及浸泡水,加葡萄干,先用旺火煮开,再改用小火煨粥,粥成时加入白糖,调匀。每日1次,早晚各1次。

【功效】桑葚有滋阴养血、生津润肠、丰肌悦色、黑发明目等功用。对阴亏血虚、须发早白、皮肤粗糙等有很好的滋养作用。能改善皮肤血液供应,营养肌肤,使皮肤白嫩及乌发等作用。葡萄干含有丰富的维生素;葡萄籽中含有花青素,有抗氧化和抗衰老作用。薏米又是一种很好的美容佳品,它能使人的皮肤光泽健美,能消除粉刺、雀斑、老人斑和美肤抗皱作用。适用于身体瘦弱,体瘦而皮肤皱纹多、不光洁者。

生拌双耳

【用料】水发银耳100克,水发黑木耳100克,精盐、味精、白糖、胡椒粉、麻油各适量。

【做法】将水发银耳、黑木耳去掉杂质,用清水洗净,下沸水锅中焯一下,捞出投入冷开水中,晾凉捞出,沥干水后装盘。取碗一只,加入精盐、味精、白糖、胡椒粉、麻油,用冷开水调匀,浇在盘中拌匀即可,佐餐食。

【功效】黑木耳具有活血美颜,凉血止血的作用。银耳具有补气养血、使皮肤白嫩而美容颜之功效。适用于气血亏虚之颜面苍老、皮肤粗黑干皱诸症。

冰莲菠萝汤

【用料】莲子250克,菠萝150克,冰糖200克,樱桃50克,龙眼肉5克,碱面少许。

【做法】汤锅置大火上,放清水煮沸,放入碱面、莲子,煮沸后,点入冷水再煮一会儿,至莲子能捏动皮时捞出,放入清水盆内洗净碱味;然后剥去莲子皮并逐个捅去莲子心,放入碗内上笼用大火蒸至熟烂;龙眼切碎末;菠萝切小片备用。汤锅再置火上,放入冰糖、清水750毫升煮至冰糖熔化,再放入莲子、樱桃、菠萝、龙眼煮沸,待莲子浮在汤面上时,起锅盛入汤盆内即可。当点心食,每日2次。

【功效】补脾养胃,安心益智,滋润皮肤。适用于脾胃虚弱、贫血心悸、失眠健忘、病后及产后身体虚衰、面色无华、皮肤粗糙等症。

菊花银耳糯米粥

【用料】银耳10克,菊花5朵,糯米50克。

【做法】将菊花洗净,银耳水发同糯米煮粥。粥熟后调入蜂蜜服用。每日2次。

【功效】银耳有滋阴美颜、润肺生津、益气活血、润泽肌肤作用。现代医药学研究发现,白木耳对人体皮肤有保养作用,可改善皮肤弹性,使皮肤更洁白细滑;菊花有清热明目,美脸养颜功效;糯米健脾和胃。此粥适用于颜面苍老,皮肤粗糙干皱者。常服可使人肌肉丰润、皮肤嫩白光润。

葡萄桑葚粥

【用料】桑葚、白糖各30克,葡萄干10克,薏苡仁20克,粳米50克。

【做法】将桑葚、薏苡仁洗净,用冷水浸泡数小时。淘洗净粳米,置铁锅中,加薏苡仁、桑葚及浸泡水,加葡萄干,先用旺火煮开,再改用小火煨粥,粥成时加入白糖,拌匀。每天1次,早、晚各1次。

【功效】具有滋阴补肾、健脾化湿、丰肌泽肤功效。适用于身体虚弱,体瘦而皮肤皱纹多、不光洁者。润肤祛斑。

红枣黑木耳瘦肉汤

【用料】猪瘦肉 300 克,黑木耳 30 克,红枣 20 枚(去核)。

【做法】黑木耳用清水浸开,洗净,红枣(去核)洗净;猪瘦肉洗净、切片,用调味品腌 10 分钟。把黑木耳、红枣放入锅内,加清水适量,文火煲沸 20 分钟后,放入猪肉片煲至熟,调味供用。随量服用。

【功效】此汤活血润燥,洁肤除斑,健脾补气,化瘀,治大便不通。如欲增强滋养润肤之功,黑木耳亦可用白木耳替代。

【注意】寒湿便溏者不宜使用。

猪肾增白粥

【用料】薏苡仁 50 克,淮山药 50 克,猪肾 2 个,粳米 200 克,细盐、生姜末、葱花、香油、料酒、味精各适量。

【做法】将猪肾切开,去筋膜与臊腺,洗净,切碎,加料酒浸 15 分钟。淘洗干净粳米,置于砂锅之中,加入猪肾、薏苡仁、淮山药及适量清水,文火煨粥,粥成时加入细盐、生姜末、葱化、香油、味精、拌匀。每日服 1 次,分数次温服,可以长期服用。

【功效】此粥久服可健脾养胃壮肾补虚、丰肌润肤、祛斑增白。

美颜果蔬汁

【用料】莲藕、胡萝卜、苹果各 100 克,蜂蜜 10 毫升。

【做法】将藕、胡萝卜、苹果切成小块,一同放入果汁机内绞成汁,再用少许蜂蜜调味饮之。

【功效】藕含有大量的磷、钾及多种维生素,胡萝卜、苹果所含的果酸、胡萝卜素可使皮肤得以营养,使之光泽、细腻、滑嫩,防止皱纹生成。

蜂蜜柠檬汁

【用料】柠檬 1/4 个,蜂蜜适量。

【做法】先在细长的瓶子里注入蜂蜜适量,然后将柠檬切成薄片放入蜂蜜里浸泡。以冷开水兑服(冬天可用温开水)。

【功效】此方可使皮肤变得娇嫩、洁白,防止皱纹生成,还可防治雀斑、黑斑。

柴草祛斑粥

【用料】柴胡 10 克,紫草 12 克,粳米 50 克。

【做法】将柴胡、紫草布包,加水适量,与粳米共煮,待米将熟时,捞出药包。再煮至米熟成粥。顿食,每日1次。

【功效】此粥疏肝开郁。适用于治疗肝郁气滞所致的面部蝴蝶斑。

红枣银耳羹

【用料】雪耳(银耳)25克,红枣15克,陈皮6克,鸡蛋1个、冰糖适量。

【做法】先净红枣去核,与雪耳同煮30分钟,然后放陈皮再煮10分钟加冰糖打入鸡蛋拌匀即可。

【功效】此方有养颜润肤、祛皱纹、消色斑之功效,常服可使皮肤白嫩、细腻、富有弹性。

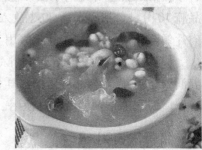

红枣银耳羹

莲花百合汤

【用料】百合100克,莲子50克,黄花15克,冰糖15克。

【做法】将百合、黄花用水洗净,装入盆内;莲子去掉两头及皮,捅掉心洗净,也放入汤盆内;汤盆内加入清水500克,上笼用大火蒸熟后,放入冰糖,再蒸片刻即可。早晚空腹服,每天1次。

【功效】润肺止咳,养心宁神,健肤美容。适用于肺热燥咳、低热虚烦、惊悸失眠、健忘、早衰、皮肤粗糙、颜面皱纹增多等症。

雪梨苹果羹

【用料】苹果2个、雪梨2个、莲米120克,陈皮9克,砂糖适量。

【做法】将苹果、雪梨去核留皮。莲米与陈皮一同放入锅内加适量清水煮30分钟,再放苹果、雪梨同煮50分钟后入砂糖调味即可。

【功效】此方有美容、润肤、抗衰老之功效。

第十章　科学滋补食疗养生

一、增智健脑食疗

我们知道,大脑的潜力是巨大的,该如何开发它以使我们更聪明呢? 本节我们介绍的是通过饮食的方法。科学研究表明,饮食不仅是维持生命的必需品,而且在大脑正常运转中也发挥着十分重要的作用。选择适当的食物,不仅可以开发我们的智力,而且可以使我们思维更敏捷,精力更集中,甚至能够激发我们的创造力和想象力。

常见的补脑健智食品有牛奶、鸡蛋、菠萝、鱼类、核桃、花生、玉米、菠菜、小米、黄花菜等。此外银杏、黄芪、人参、薄荷、龙眼等中药也具有重要的补脑智力功效。

水果牛奶饮

【用料】牛奶180毫升,鸡蛋黄1个,胡萝卜半条,苹果1个,橘子1个,人参1.5克。

【做法】先将鸡蛋黄打散匀倒搅在牛奶里,再将胡萝卜、苹果、橘子分别榨汁放入蛋黄奶中,再将人参煎汁兑入,一并和匀即可。每日1次,晚上睡前半小时饮用。

【功效】补脑益智、强心爽神。适宜于脑力劳动者补脑之用,尤其适宜于夜间脑力劳动者饮用。

枸杞五味饮

【用料】五味子、枸杞子各20克。

【做法】将五味子经醋炙过,枸杞子剪碎,两物同放在洁净、耐热的容器中,加入适量冰糖,冲入沸水,盖紧盖子,待凉后代茶饮用。每日1次,随泡随饮,至药味无为止。

【功效】滋肾益精,安神益智。五味子含有五味子素,能改善智力,提高工作效率。对经常用脑及脑力劳动强度大或进行精细工作者,能提高思维记忆功能。枸杞子补肾益精明目,对智力减退兼见头晕目眩、视力下降者尤为适宜。可作为健脑益智的日常饮料。

【注意】脾胃虚寒及湿热内盛者,不宜服用。

荸荠芝麻鼓

【用料】黑芝麻10克,淮山药50克,荸荠24个,鸭蛋清4个,山楂球8个,绿果冻8个,白糖、蜂蜜适量。

【做法】将山药蒸熟去皮,碾成山药泥。黑芝麻炒香制成粉状。将山药泥、黑芝麻及适量蜂蜜调和均匀,制成馅料。荸荠去皮,中间掏空,成空鼓状,中间倒入馅汁。将4个鸭蛋清放在碗内,加入相当于鸭蛋清份量一半的水,用筷子拌匀,倒入盘中,放入蒸笼猛火蒸5分钟,制成3厘米厚的白色固体蛋羹,然后将荸荠鼓、山楂球、绿果冻等摆在蛋羹上造型。炒锅置武火上,放入200毫升开水,再加适量白糖,待水开后加入湿淀粉,勾兑成白色甜汁,浇在荸荠蛋羹上。佐餐食。

【功效】黑芝麻润燥滑肠,有良好的抗衰老作用,荸荠清热消积;鸭蛋清滋阴清热,解大肠热结。以上三种相互配合,可有效地防治儿童大便干燥秘结,从而起到增智慧的作用。尤其适宜于阳亢体质的儿童食用。

【注意】芝麻荸荠鼓性比较凉润,脾胃功能较弱,经常腹泻,便溏以及心肾功能不良的小儿慎食。

芝麻红茶

【用料】芝麻100克,红茶适量,盐少许。

【做法】将芝麻炒香,磨成细末,加盐及适量水,搅打至稀稠适度,备用;将药茶放杯中,用滚水冲泡,再取茶水倒入锅内熬浓;然后停火,放温,调入备用之芝麻酱内即可。每日1次,空腹趁温服下。

【功效】芝麻历来被作为补虚健脑食品,有提高大脑功能作用。红茶含有生物碱、咖啡碱,微量的可可豆碱,茶碱,维生素C及少量的胡萝卜素,能清利头目,祛除烦渴。此饮适宜于肝肾虚损、精血不足、智力低下、神疲乏力、头晕健忘、大便干燥者食用。

龙眼金钟鸡

【用料】龙眼肉30克,茯苓30克,枸杞子30克,净莲子30克,净鸡肉500克,洋粉30克,精盐、味精、葱、姜各适量。

【做法】茯苓煎两次,取滤液;龙眼、枸杞子洗净,用温水稍泡发;莲子浸发后蒸透。鸡肉洗净,放砂锅内加2/3茯苓汁、精盐、味精、葱、姜同煮,待其肉烂后取出,切成细末。温水泡发洋粉,加剩余的茯苓汁,加水煮化,酌加精

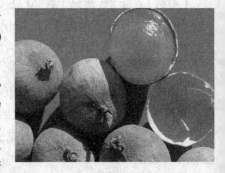

龙眼

盐、味精。取 1 个小碗和 6 个酒盅,在碗及盅底部放莲子、龙眼、枸杞子,再加入鸡肉末,最后将煮好的茯苓洋粉液浇入,上屉蒸 3 分钟,取出,待其凝固后扣放在盘中即可。

【功效】龙眼补益心脾、养血安神之功效。是重要的滋补益智药物。茯苓健脾利湿、益智安神。莲子有补中养神、益气力、除百疾、久服轻身耐老延年之功效。枸杞子也是常用的抗衰延年药。以上四味都具有抗衰延年、滋补益智之作用,再配合温中、益气、补髓、生精的鸡肉,是中老年人益智增力的良好食品。此药膳尤其适用于心血管病患者,体质虚弱及病后、产后的人食用。

【注意】茯苓忌醋。

香菇首乌菜心

【用料】何首乌 30 克,水发大香菇 150 克,油菜心 8 个,精盐、花生油、白糖、味精、麻油、料酒、胡椒粉、干淀粉各适量,葱、姜丝少许。

【做法】何首乌煎两次,过滤,浓缩滤液。将发好的冬菇用剪刀转圈剪成如鳝鱼丝一般粗细的长条,再用干淀粉拌匀。勺内放花生油,待油热将香菇丝下锅,慢火炸至酥脆,捞出。勺内放底油,下葱、姜炝锅,放入清汤、料酒、药液、盐、味精、白糖、酱油、调成稠汁,下炸好的香菇丝翻匀,淋入麻油出锅装盘,将烧好的油菜心摆放盘边。

【功效】何首乌是延年抗衰药,同时也具有良好的益智抗痴呆作用。此外还含有大量的卵磷脂(大约占总重量的 37%),卵磷脂是构成神经组织尤其是脑髓的主要物质,并能促进红细胞的新生和发育。此药膳,适合于各种体质的中老年人长期食用。

天麻苓菇汤

【用料】天麻 2 克,茯苓 15 克,党参 20 克,腰果 50 克,红枣 10 个,猴头菇 6 朵,玉米粉、盐适量。

【做法】猴头菇用手剥小块,均匀沾上玉米粉,放入热油锅中略炸;党参切片。红枣用手剥开待用。所有材料及药材下入砂锅,倒入热水漫过原料,炖 45 分钟,加盐调味。

【功效】天麻有息风镇痛,通经活络作用,能增加心脑血管血液流量,降低脑血管阻力,能减轻头晕、头痛、目眩症状,具有补气血,健脾胃功效,且不燥不热,是极佳的养生药材。猴头菇含 16 种氨基酸,能有效提高机体抵抗力。

【注意】本汤是一道甘甜好喝的上等汤,虚寒体质且常易腹胀者也可食用。肥胖或超重者应减少腰果用量。

油炸鳝段

【用料】干地黄 12 克,菟丝子 12 克,净鳝鱼肉 250 克,净笋 10 克,黄瓜 10 克,木耳 3 克,酱油、味精、盐、淀粉、料酒、胡椒面、姜末、蒜末、香油、白糖各适量,蛋清 1 个,高汤少许。

【做法】将菟丝子、干地黄煎两次,取汁过滤。鳝鱼肉切成鱼片;笋切片;黄瓜切方片。水发木耳;调水淀粉。将鳝鱼片放在碗内加水淀粉、蛋清、盐、药汁煨好,放温油中划开,待鱼片泛起,滗入笊篱。原勺留油,炸姜末、蒜末,下笋片、木耳、黄瓜片、鱼片,加盐、味精、白糖,烹料酒、高汤,淋香油出勺装盘,撒上胡椒面即可。佐餐食用。

【功效】菟丝子古人认为它是"补肾养肝,温脾助胃之药也",具有益精髓、坚筋骨、止遗泄之作用。久服可明目轻身延年。菟丝子配合滋阴补血的地黄及益气健脾的鳝鱼制成此菜肴,确有益智增力之作用。

枸杞海参炖鸽蛋

【用料】海参 2 只,枸杞 15 克,黄精 30 克,鸽蛋 6 个,盐、植物油、味精少许。

【做法】将海参用凉水浸泡发胀,将内壁腹腔抠洗干净,放开水中焯两遍,冲洗干净,再用刀尖在腹壁切成菱形花刀;枸杞子洗净待用;鸽蛋凉水下锅,用文火煮熟去壳,滚上干豆粉,放入油锅内,以表面炸成黄色捞出待用。锅烧热,放油,烧至八成热时下葱、姜煸炒,随后加入鸡汤,煮 3 分钟,捞出葱、姜不用,加入海参、酱油、黄精、料酒、胡椒粉,煮沸后撇净浮沫,移文火上煨 40 分钟,然后下入鸽蛋、枸杞子,再煨 10 分钟即可。佐餐食。

【功效】补肝明目,滋肾润肺,养心益智。鸽蛋富含蛋白质、脂肪及多种维生素,其脂肪中含有的大量卵磷脂和蛋黄素,有增进记忆力作用;海参补肾益精,养血润燥;枸杞子滋补肝肾,明目益智。几味合用能增强其补益健脑作用。适宜于头晕眼花、疲乏无力、视力下降、记忆力减退、耳鸣少寐者食用。

菊花木耳烩双蛋

【用料】莲子 20 克,白菊花 15 克,黄芪 20 克,番茄 1 个,皮蛋、咸蛋各 1 个,白木耳 6 克,上汤、精盐、味精、糖、香油、酱油各适量。

【做法】将莲子去皮、心待用。白菊花水煎两遍取汁,过滤两遍,以其滤液泡发白木耳。再将发好的白木耳去掉根部杂质,掰成小朵待用。黄芪煎两遍取汁,过滤两遍,以其滤液蒸发莲子。将蒸发好的莲子及白木耳加精盐、味精及糖,再用上汤煨至入味后捞出待用。番茄洗净去皮,去籽,切成 1 厘米见方的丁块。皮蛋去壳,洗净,切成 12 块;咸蛋煮熟剥壳,切成 12 块。将煨好的银耳放在盘子正中,堆成圆形。上面散放煨好莲子。番茄丁围放在银耳周围,将煨银耳、莲子剩余的上汤液入少量水淀粉,淋在摆好的菜上。再把切好的皮蛋及咸蛋沿盘子周围交替铺好,如同黑白相间的花瓣;另备装有姜汁、香油、酱油小碟,以食用皮蛋之用。

【功效】白木耳具有滋阴润肺、益胃生津功效,是营养滋补之佳品。菊花是古代常用的抗衰延年药,可以增加毛细血管抵抗力,并有降压作用。黄芪也是一味抗衰老药物。上述几味药配以健胃生津的番茄和滋阴清热的咸蛋及皮蛋,对中老年人,尤其是体质阴虚的中老年人尤为适宜。

人参鹌鹑蛋

【用料】人参 2 克,黄精 20 克,鹌鹑蛋 6 个,精盐、白糖、味精、麻油、料酒、水淀粉、高汤、葱末、姜末、酱油、醋各适量。

【做法】将人参焖软,切片,放瓷碗中蒸两次,收取滤液。黄精煎两遍取其滤液,浓缩,与人参液合为半杯。将鹌鹑蛋洗净,煮熟,分一半用黄精药汁、盐、味精腌渍 15 分钟;另一半用麻油炸成金黄色待用。另用小碗将高汤、白糖、盐、味精、酱油、醋、药汁、水、淀粉等调成汁。另起锅,用葱、姜末炝锅,将炸好的鹌鹑蛋同兑好的汁一起下锅,翻勺,淋入麻油出锅,装在盘中间,外围摆放炸好的鹌鹑蛋。佐餐食用。

【功效】鹌鹑蛋含有丰富的脑磷脂、卵磷脂,是构成神经组织与大脑组织的主要物质,还含丰富的芦丁,有软化血管、保护血管壁、防止动脉硬化和血栓形成的作用,是一味良好的老年人补脑、抗痴呆的食品。人参除了具有滋补强壮抗衰作用外,还具有明显的防治脑老化症状,改善智力水平的作用。

【注意】服用此膳时,不要与萝卜同食,不饮茶。

刺梨黄精酒

【用料】刺梨 500 克,黄精 60 克,糯米酒 1000 毫升。

【做法】将刺梨洗净,晾干,捣烂后放入洁净纱布中,绞取汁。黄精切片,浸泡在沸水里,约 10 分钟以后,滤去渣;将刺梨汁、黄精汁放入容器中,冲入糯米酒,搅匀即成。每日 2 次,每次 10~20 毫升。

【功效】刺梨中含有丰富的维生素 C、维生素 B,对体衰多病之人有很好的健身效果。黄精有很好的推迟衰老和健身延寿作用,此酒适用于身体虚弱及消化不良、食积饱胀等症。

红枣花生汤

【用料】花生 60 克,大枣 15 克。

【做法】将花生、大枣放锅内,加适量水,文火煮至大枣熟烂即可。吃花生、大枣,喝汤。每日 1 次。

【功效】花生含有丰富的脂肪、蛋白质、多种氨基酸、卵磷脂、脑磷脂、钙、铁、磷及多种维生素。具有健脾、润肺、和胃、养心等作用。并抗衰老,被称为长生果。大枣能补养心脾,养血安神。花生与大枣同用,更增强其健脑益智作用,尤适宜于神疲乏力、记忆力减退者食用。

二、明目聪耳食疗

当生活压力大,居住环境污染严重时,我们常会出现目涩眼花、耳鸣耳聋等病症。医学上认为这与肝肾阴虚有一定联系,因此,想要聪耳明目,可多吃含维生素A多的食物,如牛肝、羊肝、猪肝、鸡肝、鸡蛋黄、黄油、牛乳、羊乳等;含胡萝卜素多的食物,如胡萝卜、南瓜、青豆、番茄等;含核黄素(维生素 B_2)多的食物,如:牛奶、干酪、瘦肉、鸡蛋、酵母、扁豆等。此外,聪耳的食物还有山药、蒲菜、芥菜、核桃、莲子、荸荠、蜂蜜等。

兔肝米粥

【用料】鲜兔肝 1 个,粳米 250 克,姜末 3 克,精盐适量。

【做法】将兔肝洗净,切成碎末。将淘洗干净的粳米下锅,加水 2 千克,用大火烧开后换用小火熬煮粥稠,放入兔肝末、姜末,再煮片刻,加精盐调味即可。

【功效】明目,补肝,可用于肝肾气虚、风热上攻、目昏生翳、目痛等症的辅助食疗。

枸杞炖猪肝

【用料】猪肝 100 克,枸杞子 50 克,黄酒、精盐、葱段、姜片、胡椒粉、猪油各适量。

【做法】将枸杞子去杂洗净,猪肝洗净切片。锅烧热,倒入猪油,下猪肝片煸炒,加入黄酒、姜片、葱段、精盐,继续煸炒,注入清水适量,放入枸杞子同煮,煮至猪肝熟透,再加胡椒粉调味即成。

【功效】润肺、滋肾、养血、明目、补肝,可用于肝虚所致的头晕眼花、夜盲症、贫血等症的辅助食疗。佐餐食用。

荸荠海蜇汤

【用料】海蜇头、荸荠各 60 克,味精、精盐、葱花、麻油各适量。

【做法】将荸荠洗净,削去外皮,切成厚片。将海蜇头用凉水浸泡,漂洗去泥沙,泡在沸水中至发胀,再洗净切丝。汤锅内加清水适量,放入荸荠片与海蜇头丝,小火煨煮约 15 分钟,加入精盐、味精调味,起锅倒在汤碗中,撒上葱花,淋上麻油即可。

【功效】清热化湿,明目嫩肤,可用于耳鸣、头昏脑涨、烦热口渴、高血压病、颈淋巴结核等症的辅助食疗。佐餐食用。

乌鸡肝粥

【用料】乌鸡肝1个,粳米50克,精盐适量。

【做法】将乌鸡肝洗净后切碎,与淘洗干净的粳米同入锅,加水500克,用大火烧开后改用小火熬煮成稀粥,加入精盐调味即可。

【功效】补肝明目,可用于小儿夜盲症、目暗、疳积、身体虚弱、面色无华、贫血等症的辅助食疗。每日1次,连用7日。

苦菜肉末粥

【用料】苦菜、粳米各100克,猪肉末50克,精盐5克,味精2克,猪油25克。

【做法】将苦菜去掉老根,洗净后切碎;粳米洗净后下锅,加清水适量,置火上烧沸,加入精盐、猪肉末熬煮成粥,再加入猪油、味精、苦菜稍煮即可。

【功效】解毒、清热、凉血,可用于肠炎、痢疾、黄疸、阑尾炎、流感、慢性气管炎、咽喉炎、扁桃体炎、宫颈炎等症的辅助性食疗。脾胃虚寒者不宜服用。

黄鱼莼菜粥

【用料】黄鱼肉150克,胡椒粉2克,葱花、姜末、精盐各5克,味精2克,火腿末10克,猪油15克,莼菜50克,糯米100克。

【做法】将黄鱼切成小方块。莼菜用开水烫透,捞出放在碗中。糯米淘洗干净后放在锅中,加清水1千克,置火上烧开,待米粒煮至花开时,放入黄鱼肉丁、味精、葱花、姜末、火腿末、猪油煮成粥,调入味精、胡椒粉拌匀,盛入莼菜碗内。

【功效】开胃益气,明目安神,可用于干眼病、夜盲症、胃肠病、年老体弱、腰膝酸软等症的辅助食疗。每天分数次食用。

人参猪腰粥

【用料】猪腰1对,人参1根,防风6克,葱白2根,粳米100克。

【做法】将猪腰剖开,去筋膜切末;人参和防风加水煎汁。取汁与淘洗干净的粳米、猪肾末、葱白同下锅,加水适量,用大火烧沸后再换用小火熬煮成稀粥。

【功效】益气、补肾、通阳,可用于耳聋的辅助食疗。每日分数次食用。

芹菜胡萝卜粥

【用料】胡萝卜50克,芹菜50克,番茄30克,猪油15克,精盐2克,味精1克,麻油10克,粳米100克。

【做法】将番茄洗净,用沸水烫后剥皮去籽,切成小丁;胡萝卜洗净切丝;芹菜洗净,沥水后切成末。将粳米淘洗干净下锅,加水1千克,用大火烧开后再用小火熬煮成稀粥,加入胡萝卜丝、芹菜末、番茄块、猪油稍煮即可,加入精盐、麻油、味精调味。

【功效】清肝明目,滋阴养肝,可用于夜盲症、皮肤干燥、体质虚弱、大便秘结等症的辅助性食疗。每日晚餐食用。

决明子米粥

【用料】决明子20克,粳米100克。

【做法】将决明子淘洗干净,炒至微的香气,下入砂锅,加水200克煎至100克,去渣留汁,加入粳米,再加水400克,用大火烧开后再用小火熬煮成稀粥。

【功效】清肝明目,通便利水,可用于夜盲症、风热眼痛、肝炎、肝硬化腹水、高血压病、高脂血症、习惯性便秘等症的辅助食疗。凡大便溏泄者或血虚眩晕者慎服。

淡菜皮蛋粥

【用料】淡菜30克,皮蛋1个,粳米50克,精盐、味精各适量。

【做法】将淡菜泡发洗净;皮蛋切碎,与淘洗干净的粳米同下锅,加水适量,用大火烧沸后再用小火熬煮成稀粥,粥稠后下精盐及味精调味即成。

【功效】滋阴清火,除烦清热,益血填精,可用于耳鸣、眩晕、高血压病等症的辅助食疗。温服,每日2次。

荸荠米粥

【用料】荸荠、粳米各50克。

【做法】将荸荠削去表皮,切片,与淘净的粳米同下锅,加水500克,用大火烧沸后改用小火熬煮成稀粥。

【功效】化痰、清热、消积,可用于目赤、咽喉肿痛、咳嗽等症的辅助食疗。凡虚寒及血虚者不宜服用。温热食用,每日2~3次。

菊花米粥

【用料】秋菊花15克,粳米100克。

【做法】秋菊花去蒂,烘干或阴干后磨成粉留用。另取淘洗干净的粳米入锅,加水1千克,用大火烧开后再换小火熬煮成稀粥,待粥将成时加入菊花末,稍煮即可。

【功效】清肝火、散风热、降血压,可用于眩晕目暗、风热目赤、肝火头痛、高血压病、高脂血症、动脉硬化、冠心病、丹毒等症的辅助食疗。平素脾弱便溏的老年人慎服。每日分数次食用。

苍术羊肝粥

【用料】羊肝、粳米各150克，苍术30克，精盐、酱油、淀粉、胡椒粉、麻油各适量。

【做法】将苍术下锅，加水适量，煎煮30分钟后去渣取汁。将精盐、酱油、胡椒粉、麻油和淀粉搅匀，做成腌料。将羊肝洗净，切成薄片，洗净血污，用干布吸干羊肝表面的水分，加入腌料腌10分钟左右。将粳米与苍术汁下入锅内，加清水适量，用大火烧沸后换用中火煮至粥成，放入羊肝，继续煮至羊肝熟透，加入精盐调味即成。

【功效】养肝明目，健脾润燥，可用于肝血亏虚所致的两目干涩、视物模糊、多汗体弱等症的辅助性食疗。温热食用，每日2次。

肝肾米饭

【用料】猪肝、猪肾各50克，粳米150克，姜、葱、盐、料酒、熟植物油各适量。

【做法】将猪肝剥去筋膜，切成薄片。再将猪肾沿纵向剖开，除去筋膜及臊腺，切成小丁；生姜切碎加入少量水取汁。把切好的猪肝、猪肾放在碗内，加入熟植物油、姜汁、盐、料酒拌匀，腌渍半个小时。最后把粳米淘洗干净放在盆中，加适量水，上笼蒸至米饭将熟时，将腌好的猪肝、猪肾平铺在米饭上，继续蒸20分钟，熟后取出拌匀即可。

【功效】明目悦耳，滋补肝肾，适用于肝肾亏虚而致的头晕目眩、视物不清、耳鸣者。

鹿肾猪羊粥

【用料】猪肾、羊肾、鹿肾各50克，粳米100克，葱、姜、胡椒、精盐各适量。

【做法】将猪、羊、鹿肾洗净切碎，与粳米同煮沸，加入适量葱、姜、胡椒、精盐等调料煮熟即成。

【功效】补肾益气，壮阳益精，适用于肾虚所致的耳聋、耳鸣者。空腹温食之。

羊肾米粥

【用料】枸杞叶250克（或枸杞子30克），羊肾50克，羊肉60克，粳米100克，葱白、盐各适量。

【做法】将羊肾剖开，去筋膜，洗净切碎；羊肉洗净切碎。先将洗净的枸杞叶煎煮取汁，用枸杞汁与羊肉、羊肾、粳米、葱白同煮成粥，加盐调味即可。

【功效】益精血，温肾阳，适用于肾虚引起的头晕目眩、视力减退、腰膝酸软无力者。趁热食用，经常服食。

莲实粥

【用料】嫩莲实50克,粳米30克。

【做法】将嫩莲实用清水洗净泡涨后,去衣,抽出莲心,冲洗干净。先将莲实煮烂,再将淘净的粳米煮成稀粥,与莲实混匀。

【功效】聪耳明目,补脾益肾,固肠止泻,适用于脾肾两虚所致的耳鸣、耳聋、视物模糊者。作早、晚餐食用。可酌加白糖以调味。

柑橘甜粥

【用料】橘饼、白糖、糯米各100克。

【做法】将橘饼切成碎米粒大小待用。糯米淘洗干净,放入砂锅,加清水1千克及橘饼末,用大火烧沸后换用小火煮成稀稠粥,加入白糖调味。

【功效】下气宽中,健胃消食,润肺,镇咳化痰,止痢,可用于夜盲症、维生素缺乏症、皮肤角化症、伤食泄泻、食欲不佳、胸腹胀满、咳嗽痰多等症的辅助食疗。早晚分服。

羊肝片汤

【用料】羊肝50克,调料各适量。

【做法】先将新鲜的羊肝洗净切成片。锅内放适量的清水煮开后,加入羊肝片,煮2~3沸,加盐、味精等调料,即可食用。

【功效】养肝明目,适用于目涩眼花、视物不清、夜盲者。每晚睡前食用。

梅花米粥

【用料】白梅花5克,粳米80克。

【做法】先将粳米煮成粥,再加入白梅花,煮3分钟即可食用。

【功效】养肝明目,疏肝理气,适用于肝气不舒、食欲不振、视物昏花者食用。每餐1碗,每日2次,可连服1周。

苦瓜焖鸡翅

【用料】苦瓜250克,鸡翅4个,姜汁、绍兴酒、味精、白糖、食盐、豆粉、蒜泥、豆豉、红辣椒、葱、植物油各适量。

【做法】鸡翅洗净剁块,放入碗中,淋入姜汁、绍兴黄酒,加入白糖、食盐、豆粉拌均;苦瓜切小块,下沸水中略余。锅烧热,下油烧沸,下蒜泥、豆豉爆锅后,下鸡翅块炒至将熟时,下苦瓜和红辣椒丝、葱段,再炒几下,然后加入少许清水,盖上盖,用文火焖30分钟即可。

【功效】养肝明目,润脾补肾,适用于肝肾虚弱视物昏花者。佐餐食用。

女贞子火锅

【用料】女贞子 25 克,猪肝、鸡骨架各 500 克,慈菇、胡萝卜各 100 克,香菇 50 克,胡椒粉、酱油、精盐、味精、绍兴酒、熟鸡油各适量。

【做法】将女贞子洗净,装纱布袋扎紧口;慈菇、猪肝、胡萝卜、水发香菇分别洗净切片。净锅放旺火上,女贞子、鸡骨架熬汤,汤熟去渣取汁加胡萝卜、慈菇、香菇、胡椒粉、绍兴酒、精盐、酱油、熟鸡油煮熟即可。

【功效】聪耳明目,补肝肾,益气血,适用于肝肾不足、气血虚弱引起的发白、目昏、耳鸣者。为冬季时令菜。

荠菜炖瘦肉

【用料】瘦猪肉 500 克,鲜荠菜 250 克,蜜枣、调料各适量。

【做法】将瘦猪肉洗净切片,荠菜洗净,与猪肉同倒入锅内,加清水适量,武火煮沸后改用文火煲 1 小时,加入蜜枣煮沸,调味即可。

【功效】清肝热,利湿浊,适用于肝火上炎所致的目赤肿痛、羞明怕光、头疼脑涨、耳聋目肿等症。对于急性结膜炎、虹膜睫状体炎、电光性眼炎、急性中耳炎,外耳道疖肿等属于肝火上炎等症状者,均可用本汤治疗。吃肉、菜,喝汤。

菊花炖鱼球

【用料】菊花 2 朵,鲈鱼 500 克,植物油、熟猪油、鸡蛋清、姜汁、姜蓉、盐、料酒、淀粉各适量。

【做法】将鱼刮成鱼泥,加清水适量、精盐少许,顺同一方向搅动,再加清水适量、姜汁少许,搅拌上劲。加蛋清继续搅上劲,加水淀粉适量搅拌均匀,加味精、熟猪油一起搅匀成鱼蓉。将鱼蓉挤成鱼丸,下沸水氽熟,迅速捞出放在冷水中。菊花取菊花瓣,不要花蕊,入开水氽,立即捞出。起油锅,将油烧八成热,煸姜蓉出香味,下鱼丸滑炒,放清汤稍煮热透,勾薄芡,加菊花瓣迅速盛起即可。

【功效】清肝明目,养血去翳,适用于肝阴虚有热引起的头晕眼花。佐餐食用。

枸杞叶蜜饮

【用料】鲜枸杞叶 50 克,苹果 200 克,胡萝卜 150 克,蜂蜜 30 克。

【做法】将鲜枸杞叶、胡萝卜、苹果洗净,苹果去皮、去核。将苹果、胡萝卜分别切成小片或丝,与鲜枸杞叶一起放入果汁机中,加入少量冷开水搅汁,用过滤器取汁,放入玻璃杯中,调入蜂蜜。

【功效】强精健体,清热明目,适用于工作劳累引起的视力减退的辅助食疗。

桑葚蜜汁

【用料】桑葚 50 克,蜂蜜适量。

【做法】将桑葚洗净,下入锅中,加水适量,用小火煮熬 1 小时,滤渣取汁继续煎煮片刻,加入蜂蜜煮开即可。

【功效】滋补强壮,补肝益肾,适用于耳鸣、两眼昏花、慢性肝功能异常、肺燥咳嗽、肠燥便秘、热渴、须发早白等症的辅助食疗。代茶饮用。

木耳绿茶蛋

【用料】水发黑木耳 25 克,绿茶 10 克,鸡蛋 2 个。

【做法】将水发黑木耳、绿茶及鸡蛋入锅放火上,加清水 800 克,用大火煮沸后改为小火煮至黑木耳软糯,汤余 400 克即可。

【功效】清热解毒,吃蛋喝汤,1 次吃完,可用于红眼病、眼睛灼痛、红肿流泪、刺痛、畏光等症的辅助食疗。汤与黑木耳同吃。

苁蓉炖猪肝

【用料】猪肝 250 克,肉苁蓉 10 克,盐、姜各适量。

【做法】先将猪肝、肉苁蓉洗干净切成薄片,放在砂锅内,加入清水足量,用小火煮至半熟时,下入姜片、精盐各少许,猪肝熟透后即可。

【功效】补肝明目,适用于肝血不足引起的目涩眼花、视物不清、夜盲者。每日食用 150 克左右,连服 5~7 天为 1 疗程。

枸杞烧兔肉丁

【用料】兔肉 500 克,枸杞子、葱花、姜片各 10 克,黄酒 15 克,精盐 3 克,味精、胡椒粉各 2 克,水淀粉 20 克,干淀粉 10 克,鸡蛋 2 个,鲜汤 70 克,猪油 80 克。

【做法】将枸杞子洗净;兔肉洗净,剔去筋膜切成丁块,加鸡蛋清、干淀粉、精盐水浆。另取碗放入黄酒、精盐、胡椒粉、味精、鲜汤、水淀粉调成味汁待用。炒锅上火,放入猪油烧至六成热,放入兔肉丁快速炒散,放入姜片、葱花翻炒出香味,然后加入味汁勾芡,并放入枸杞子炒匀。

【功效】补肝肾,益中气,可用于弱视、耳鸣、耳聋、面色无华、身体羸弱等症的辅助食疗。佐餐食用。

香菇冬笋豆腐皮

【用料】水发香菇 60 克,豆腐皮 3 张,冬笋 150 克,荸荠 150 克,面粉 10 克,素油 300 克(实耗 100 克),嫩生姜 100 克,味精 1 克,酱油 10 克,五香粉、香菜末、苏打粉各适量。

【做法】将香菇去蒂洗净,切成细条;冬笋洗净,切成条状;荸荠洗净后去皮,每个切成三片,再切成条;嫩生姜切成细丝;面粉放入碗中,加酱油、味精、苏打粉和水,拌匀成面糊。炒锅加素油烧热,下香菇条稍煸,加入荸荠条、冬笋条,翻炒至刚熟时加入酱油、五香粉、味精炒匀,盛出备用。将豆腐皮切成长8厘米、宽3.5厘米的小张,每小张豆腐皮放上香菇、冬笋、荸荠、嫩生姜各一条,排列整齐然后卷实,合口处先用面粉糊粘合,再将整个卷放入面粉糊中蘸匀,入八成热油锅中炸至酥脆,倒入漏勺沥油后盛盘,趁热撒上香菜末。

【功效】化痰消积,清热明目,可用于咽喉肿痛、目赤、温病消渴等症的辅助食疗。

鱼香黄瓜牛肝

【用料】牛肝200克,黄瓜片100克,精盐1克,白糖10克,酱油、食醋各10克,味精1克,肉汤25克,泡红辣椒、姜末、蒜末、葱花各15克,水淀粉20克,素油50克。

【做法】将牛肝洗净,切成薄片,装入碗内,加水淀粉10克,精盐0.5克搅匀。另取碗1只,放入酱油、白糖、食醋、味精、肉汤和精盐0.5克、水淀粉10克勾成芡汁。炒锅加素油,大火烧热,下牛肝片炒散,再放入剁碎的泡红辣椒炒出香味,放入姜末、蒜末和黄瓜片煸炒,淋入芡汁推匀,放入葱花翻炒均匀即可。

【功效】养血,补肝明目,可用于青光眼、夜盲症、虚劳羸弱等症的辅助食疗。佐餐食用。

苦瓜炒豆豉

【用料】苦瓜250克,素油500克,豆豉50克,鸡汤50克,葱花20克,豆瓣酱、水淀粉各15克,酱油15克,黄酒10克,白糖1克,味精、麻油各适量。

【做法】将苦瓜去皮、瓤,切成0.3厘米厚、4厘米长的片,放入沸水锅中稍焯后,用清水漂凉。炒锅放素油烧热,下苦瓜片划油至青绿色,倒入漏勺沥油。锅内留少量底油,加豆豉、葱花炒香,再加豆瓣酱炒出红油,加入黄酒、白糖、酱油、鸡汤,烧开后用小火将苦瓜烧至入味,然后再用大火烧开,加入味精,将卤汁收浓,用水淀粉着芡,淋上麻油即成。

【功效】清暑解热,明目解毒,可用于中暑、痢疾、赤眼疼痛、痈肿丹毒、恶疮等症的辅助食疗。佐餐食用。

枸杞炖羊脑

【用料】枸杞子50克,羊脑1个,黄酒15克,精盐2克,味精1克,葱段、姜块各适量。

【做法】将枸杞子洗净;羊脑去红筋,保持完整,与枸杞子一同放在砂锅内,加水适量,加入葱段、精盐、姜块、黄酒,用大火烧开后换用小火炖至熟烂,加味精调味即成。

【功效】滋肾明目,补脑益智,可用于肝肾不足引起的耳鸣眼花、记忆力减退等症的辅助食疗。偏阴虚体质者慎食。空腹食用。

枸杞爆肝尖

【用料】生猪肝250克,枸杞子、水发玉兰片各50克,豌豆10克,鸡蛋1个,精盐、黄酒、味精、猪油、水淀粉、葱花、姜末、鲜汤、素油各适量。

【做法】将枸杞子分成两份,一份用清水蒸煮,取浓缩汁25克。另一份用清水洗净,放在小碗中上笼蒸30分钟,取出留用。猪肝洗净,切成薄片,下沸水锅焯后下凉水洗净取出,沥干后放在碗内,加入鸡蛋清、水淀粉及精盐少量,用手抓匀上浆。

炒锅加入猪油烧至稍热,将上浆肝片入锅,用勺划开,至肝发亮时盛出,倒掉余油。随即将水发玉兰片、豌豆、蒸熟的枸杞子下锅,并将用水淀粉、精盐、黄酒、味精、葱花、鲜汤、姜末调好的汁及枸杞子汁下锅,用勺搅数次,再推入肝尖,翻炒均匀即可。

【功效】补肝肾,养血明目,可用于肝肾阴虚所致的迎风流泪、视物模糊不清等症的辅助食疗。佐餐食用。

红螺鸭肫片

【用料】海螺肉250克,鸭肫200克,蘑菇片25克,精盐、黄酒、味精、白糖、葱段、姜片、胡椒粉、猪油、麻油、鸡汤各适量。

【做法】将海螺肉去杂洗净,切成片,螺片中间用刀划缝;鸭肫去老皮,切成与螺片大小相仿的片,中间也划缝。将螺片、鸭肫片叠起,翻成螺卷状,盛入碗中。取碗1只,放入鸡汤、味精、精盐、麻油、白糖、胡椒粉,调成味汁待用。

锅置火上,放猪油烧至六成热,下螺卷,熟后捞出沥尽油。原锅内放入姜片、葱段、蘑菇片略煸后,加入螺卷,加入黄酒,倒入味汁推匀烧沸。

【功效】清热明目,滋补强身,降压抗癌,可用于气阴两虚及肝肾不足所致两目昏花、视物不清等症的辅助食疗,也可用于肿瘤病人的辅助食疗。佐餐食用。

荸荠炒猪肝

【用料】猪肝400克,荸荠100克,素油50克,精盐、黄酒、味精、葱丝、姜丝、酱油、白糖、干淀粉各适量。

【做法】将猪肝洗净后切片,放在碗内,用精盐、味精、黄酒、干淀粉略拌腌渍;将荸荠去皮洗净,切片。锅置火上,放素油烧热,加入葱丝、姜丝炝锅,投入猪肝片煸炒至五成热,加入荸荠片,加入精盐、酱油、白糖翻炒至熟即可。

【功效】清热明目,适用于视力下降、高血压引起的头昏脑涨、睡眠不宁及饮食积滞、身体虚弱、食欲不振等症的辅助性食疗。

玄参炖猪肝

【用料】玄参60克,猪肝500克,精盐、麻油各适量。

【做法】将玄参洗净,放在砂锅中,加水煎煮,取药汁备用。将猪肝放入砂锅中,加入玄参药汁,用小火煨炖至熟烂,加入精盐、麻油调味。

【功效】聪耳明目,补肝滋肾,可用于肝肾阴虚引起的耳鸣目眩、眼干目涩等症的辅助食疗。脾胃虚寒、胆固醇高者慎用。

冬笋海鲜汤

【用料】水发海参、鲜蚬肉、鲜蚌肉、熟海螺肉、枸杞子各50克,水发干贝、水发鲍鱼各20克,整鲍鱼贝壳1个,冬笋肉、黄酒、精盐、味精、鸡汤各适量。

【做法】将水发海参、鲍鱼洗净后均切成丝,蚬肉、蚌肉、水发干贝、冬笋肉、熟海螺肉切片,然后与枸杞子、整鲍鱼贝壳同时倒入炒锅,加入鸡汤、清水适量,用大火烧开后再用小火炖至九成熟,加入味精、精盐、黄酒,再炖至熟。

【功效】补虚,明目,可用于预防弱视、近视,过早退生老花眼以及青光眼、夜盲症等症的辅助食疗。

灵芝海参

【用料】水发海参500克,灵芝粉、姜块各10克,绿叶菜10克,冬笋片、猪油各5克,葱段1.5克,精盐适量,鸡油适量,味精、胡椒粉、水淀粉、鲜汤、黄酒各适量。

【做法】将水发海参用温热水洗净,浸泡6小时,下入锅中,加水适量,用小火煮软,换水后用小刀刮去表面黑沙,剖腹去肠后洗净,下开水锅用小火煮至软,取出用清水浸泡,然后片成片状。灵芝粉加水煎取汁液后去沉淀;冬笋片、绿叶菜洗净,放入开水锅中焯后捞起。炒锅放猪油烧至五成热,加入姜块、葱段炒出香味。加鲜汤稍煮后,去葱段、姜块不用,加入灵芝汁、海参片、冬笋片、黄酒、胡椒粉、精盐、味精,用小火烧入味,再投入绿叶菜推匀,用水淀粉勾芡,将汁收浓后淋上鸡油,起锅装盘。

【功效】健脾胃,补肝肾,适宜用作耳鸣眼花、神经衰弱、失眠、腰膝酸软、脾胃虚弱、高血压病、冠心病、慢性支气管炎、糖尿病患者的辅助食疗。佐餐食用。

枸杞炖鱼片

【用料】枸杞子20克,鱼肉200克,鸡蛋1个,精盐、黄酒、味精、酱油、淀粉、葱花、姜末、白糖、素油各适量。

【做法】将枸杞子洗净,上笼蒸熟;鱼肉洗净切成片,用黄酒、鸡蛋液和淀粉调成糊。炒锅放素油烧热,取鱼片蘸取蛋糊入油锅炸透,将油沥尽。锅内留底油,加入姜末、葱花及酱油少量炒出味,放入鱼片,再放入味精、精盐、白糖翻炒片刻,淋入余下的蛋糊,加入枸杞子拌炒数次。

【功效】健脑明目,补气养血,可用于头晕眼花、心悸、健忘、自汗、乏力、面色苍白、贫血、产后血虚、慢性肾炎等症的辅助食疗。

五柳青鱼

【用料】青鱼1条,冬笋、白糖各50克,水发香菇、红椒、青椒各25克,葱20克,姜15克,黄酒15克,蒜头3瓣,香菜5克,猪油75克,酱油、食醋各40克,精盐3克,味精、淀粉、鲜汤各适量。

【做法】将青鱼去鳞、鳃及内脏,刮去腹内黑膜,洗净后在鱼腹两面剞上花刀;香菇、冬笋均切丝;取葱10克切末,姜5克切丝,余下葱、姜拍松;青椒、红椒洗净,去蒂、籽,切丝;蒜瓣切片,香菜切段。炒锅放猪油烧热,下入葱段、姜块稍煸,加入黄酒和清水,汤开后去浮沫,加入青鱼、精盐,再用小火煮约20分钟,起锅装盘。炒锅重新倒入猪油烧热,放入葱花、姜丝、蒜片煸出香味,再加入香菇丝、冬笋丝、青椒丝、红椒丝稍加煸炒,烹入黄酒、酱油,加入精盐、味精、鲜汤、白糖、食醋,调好口味,用水淀粉勾芡汁。另锅放少量猪油烧至九成热,加入芡汁,视汁起泡时趁热浇在鱼上,撒上香菜段。

【功效】健脾开胃,养肝明目,益气化湿,可用于两目昏花、耳鸣健忘、脾胃虚弱、病后体虚、营养不良等症的辅助食疗。

青豆炒青鱼片

【用料】青鱼肉500克,青豆、番茄酱各50克,鲜汤、精盐、黄酒、味精、白糖、葱段、鸡蛋清、水淀粉、麻油、猪油各适量。

【做法】将青鱼肉切成薄片,加精盐、黄酒和味精拌匀,再放入鸡蛋清调匀,然后用水淀粉上浆;青豆下沸水锅焯透,捞出备用;炒锅放猪油烧至五成热,将鱼片分片放入锅中炸熟,倒入漏勺内沥油。锅内留余油,放入葱段煸香,加入番茄酱,用小火略炒,加入鲜汤、精盐、黄酒、味精、白糖,倒入青鱼片和青豆,大火收汁,用水淀粉勾芡,淋上麻油。

【功效】养肝明目,健脾开胃,可用于两目昏花、耳鸣健忘、脾胃虚弱、病后体虚、营养不良等症的辅助食疗。佐餐食用。

枸杞蒸鱼肠

【用料】枸杞子30克,鲩鱼肠3个,鸡蛋2个,白醋、精盐、胡椒粉、姜汁各适量。

【做法】将鲩鱼肠剖开,刮洗净,用少量白醋腌10分钟左右,用清水冲洗干净,切碎备用;枸杞子用开水浸透,清水洗净;鸡蛋去壳,搅匀成蛋浆,加入姜汁、枸杞子、切碎的鱼肠拌匀,盛于盘中,加入少量胡椒粉和精盐,上笼隔水蒸至鱼肠熟透。

【功效】补肝明目,可用于两眼昏花、视力下降、肝肾亏虚、精神疲乏等症的辅助食疗。佐餐食用。

鸡肝明目羹

【用料】乌鸡肝1个,精盐、素油、葱花、味精各适量。

【做法】将乌鸡肝洗净,去筋膜后切片,入沸水锅中煮5分钟左右,变色无血时为熟,酌加少量素油、葱花、精盐、味精即成。

【功效】滋阴养血,补肝明目,可用于肝血亏虚所致的营养不良性弱视、夜盲症、面色无华、唇舌淡白等症的辅助性食疗。喝汤吃鸡肝。

豆豉羊肝羹

【用料】羊肝1个,羊里脊肉100克,枸杞子30克,豆豉汁20克,葱白7根,精盐5克,味精、水淀粉各适量。

【做法】枸杞子下锅,加适量水,用中火反复煎三次,共取汁2千克。将羊里脊肉、羊肝去筋膜,切碎末。将枸杞汁煮沸,下羊肝末、羊肉末、豆豉汁,下水淀粉拌匀成羹,再下精盐、葱白、味精调味。

【功效】养肝血,补肝阴,可用于肝阴不足、肝血虚亏引起的目眩耳鸣、胸胁疼痛等症的辅助食疗。早、晚空腹食用,连用3天。

参杞斑鸠汤

【用料】斑鸠1只,党参24克,枸杞子12克,红枣15克,精盐适量。

【做法】将斑鸠宰杀,去毛及内脏,洗净后切成丁块。党参、红枣、枸杞子洗净,与斑鸠块同下锅,加清水适量,用大火煮开后换用小火炖2小时,加精盐调味。

【功效】强身明目,补益脾肾,可用于老年性白内障、远视、年老体衰等症的辅助食疗。凡肝热目赤而视力减退者慎用。

明目银杞汤

【用料】水发银耳15克,鸡肝100克,枸杞子5克,茉莉花50克,黄酒、姜汁、精盐、味精、水淀粉、鲜汤各适量。

【做法】将鸡肝洗净,切成薄片,放在碗内,加水淀粉、黄酒、姜汁、精盐搅匀;银耳洗净,撕成小朵,用清水浸泡待用;茉莉花摘去花蒂洗净,放在盘内;枸杞子洗净。锅烧热,放入鲜汤、精盐、味精、银耳、鸡肝片、枸杞子,烧沸后撇净浮沫,待鸡肝煮熟后装入碗内,撒茉莉花即可。

【功效】明目美颜,补肝肾,可用于肝肾阴虚所致的视物模糊不清、两眼昏花、面色憔悴等症的辅助食疗。佐餐食用。

菠菜羊肝汤

【用料】羊肝 100 克,菠菜 200 克,姜末、精盐、味精、素油各适量。

【做法】将羊肝洗净后切成薄片,菠菜洗净后切段。锅内放清水,加入姜末、素油、精盐,用大火煮沸,投入羊肝片和菠菜段,待羊肝熟停火,加味精调味即可。

【功效】补肝养血,滋阴润燥,可用于肝阴血虚所致的面色少华、唇指色淡、头晕耳鸣、疲乏无力等症的辅助食疗。佐餐食用。

菠菜猪肝汤

【用料】猪肝 100 克,菠菜 150 克,姜末、精盐、味精、素油各适量。

【做法】将猪肝洗净,切薄片;菠菜洗净,切段。锅内注入清水,酌加姜末、素油、精盐,用大火烧开,加入猪肝片和菠菜段,待猪肝熟后停火,加味精调味。

【功效】滋阴润燥,补肝养血,可用于肝阴血虚所致的视物模糊不清、头晕耳鸣、面色无光、肢体麻木等症的辅助食疗。佐餐食用。

明目蚌肉汤

【用料】蚌肉 60 克,夏枯草、决明子各 15 克。

【做法】将夏枯草、决明子洗净,装入纱布袋。蚌肉洗净,切成块,与药袋同入锅,加水适量,用大火煮沸后改用小火煎煮约 30 分钟,至蚌肉熟烂,去药袋即可。

【功效】养肝明目,可用于肝阴不足所致的目眩眼干等症的辅助食疗。喝汤吃蚌肉。

海螺竹荪汤

【用料】海螺肉 400 克,豌豆苗 50 克,竹荪 10 克,黄酒、精盐、味精、葱段各适量。

【做法】将海螺肉去杂,加入少量精盐,去黏液后洗净,切片,放入沸水锅中焯透捞起;竹荪用清水泡软,洗去泥沙,切去两头,用清水漂洗成白色时捞出,切成段;豌豆苗去杂洗净。汤锅置火,加入清水、竹荪段、黄酒、海螺肉片,烧开后放入豌豆苗、葱段、精盐、味精，再煮片刻，起锅盛盘。

【功效】滋肾补中，养肝明目，可用于两眼昏花、视物不清、脾胃虚弱、神经衰弱等症的辅助食疗。

兔肝蛋汤

【用料】兔肝150克，鸡蛋1个，葱、姜、精盐各适量。

【做法】将兔肝洗净切片。锅中注水200克，置火煮沸后倒入兔肝片，加入葱、姜、精盐，磕入鸡蛋，煮至兔肝熟透即可。

【功效】明目、清热、补肝，可用于因维生素A缺乏所致的夜盲症、干眼病等症的辅助食疗。吃肝喝汤，分3~4次吃完，每日2次。

松子仁汤

【用料】海松子、黑芝麻、枸杞子、杭菊花各10克。

【做法】将海松子、枸杞子、黑芝麻、杭菊花分别洗净后下锅，加水适量，煎煮40分钟取汤。药渣再加水煎煮30分钟，去渣取汤，合并两次汤液。

【功效】清利头目，滋养肝肾，可用于肝肾阴虚所致的耳鸣、头晕眼花、视物模糊不清、急躁易怒、咽干、腰膝酸软等症的辅助食疗。每日分两次服用。

苍术猪肝汤

【用料】猪肝50克，炒苍术3克，精盐适量。

【做法】将炒苍术下锅，加水适量，煎煮30分钟，去渣留汁。将猪肝洗净后切成片，倒在煮沸的药汁中，煮至肝熟，加精盐调味即可。

【功效】明目养肝，可用于视物模糊等症的辅助食疗。佐餐食用。

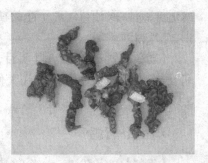

苍术

枸杞猪肉汤

【用料】瘦猪肉250克，枸杞子15克，精盐、素油、黄酒、葱段、姜片、胡椒粉、猪肉汤各适量。

【做法】将枸杞子去杂后洗净，猪肉洗净后切丝。热油锅中放入肉丝煸炒至断生，烹入黄酒，加入葱段、姜片、精盐煸炒，注入肉汤，下入枸杞子，煮至肉丝熟烂，出锅盛碗，加入胡椒粉调味即可。

【功效】安神明目，滋补强壮，降血脂，可用于肝肾不足、精血亏虚、头晕眼花、高脂血症等症的辅助食疗。佐餐食用。

石决明粥

【用料】煅石决明 30 克,粳米 100 克。

【做法】将煅石决明打碎下砂锅内,加水 200 克,大火煎 1 小时去渣取汁,放入淘洗干净的粳米,再加水 600 克,先用大火烧沸再改用小火熬煮成稀粥。

【功效】清热明目,平肝潜阳,可用于头晕目眩、青光眼、白内障、高血压病等症的辅助食疗。平素脾胃虚寒者慎用。早晚分食,连用 5~7 日。

山药羊肉汤

【用料】山药 50 克,肉苁蓉 20 克,菟丝子 10 克,葱白 3 根,核桃仁 2 个,瘦羊肉 500 克,羊脊骨 1 个,黄酒、葱、姜、花椒、胡椒粉、八角、精盐各适量。

【做法】将羊脊骨剁成数节洗净;瘦羊肉洗净后,下入沸水锅内焯透,捞出洗去血沫,切指条块;葱、姜洗净拍破;菟丝子、肉苁蓉、山药、核桃仁装入纱布袋内。将羊肉块、羊脊骨下入砂锅,加清水适量,用大火烧开后撇净浮沫,再下入花椒、八角、黄酒、葱、姜,用小火煨至肉酥烂,最后加入胡椒粉、精盐拌匀即可。

【功效】补阳温肾,可用于耳鸣眼花、早泄、阳痿、腰膝无力等症的辅助食疗。

双决明菊花粥

【用料】石决明 25 克,草决明、白菊花各 10 克,冰糖 6 克,粳米 100 克。

【做法】将石决明入锅炒至出香味时出锅,然后与草决明和白菊花入砂锅,加水适量煎汁,取汁与淘洗干净的粳米同下锅,加水适量,用大火烧沸后改为小火煮粥,加入冰糖调匀。

【功效】养肝潜阳,清肝明目,可用于目赤肿痛、羞光多泪、高脂血症、高血压病、肝炎等症的辅助食疗。凡大便泄泻者不宜食用。每日分 2 次食用,连用 3~5 日。

鸡蛋山药粥

【用料】山药 50 克,大米 80 克,鸡蛋 3 个,冰糖适量。

【做法】将山药洗净,入锅蒸熟,用刀切碎备用。把大米淘洗干净,与山药齐下锅,加适量清水,置旺火上烧开,用文火熬煮,快起锅时,将鸡蛋打入碗中,去掉鸡蛋清,把蛋黄打散,倒入粥中,再加入冰糖,迅速搅匀即可。

【功效】养血安神,滋阴补血,适用于阴血不足、失眠多梦、视物模糊者。每日早、晚温食。

枸杞叶粥

【用料】鲜枸杞叶 100 克,糯米 50 克,白糖适量。

【做法】将鲜枸杞叶洗净下锅,加水 300 克,煎至 200 克,去渣后与淘洗干净的糯米、白糖同下砂锅,加水 300 克,用大火烧沸后再用小火熬煮成稀粥即成。

【功效】清热明目,补益肝肾,可用于头晕目眩、夜盲症、虚劳发热、肝肾精亏、烦渴、女性宫寒不孕、阳痿等症的辅助食疗。性功能亢进者慎用。

榛子枸杞粥

【用料】榛子仁 30 克,枸杞子 15 克,粳米 50 克。

【做法】将榛子仁捣碎,与枸杞子同下锅,加水煎汁,去渣取汁,与淘洗干净的粳米一同入锅,加水适量,用大火烧沸后改为小火熬煮成粥即可。

【功效】明目、养肝、益肾、丰肌,可用于肝血亏虚引起的头昏眼花、视力减退、夜盲症、面色无华等症的辅助食疗。每日早晚空腹食用。

黄花瘦肉粥

【用料】鲜黄花菜 5 朵,瘦猪肉末、水发木耳各 50 克,精盐 5 克,味精 2 克,麻油 25 克,糯米 100 克。

【做法】将新鲜黄花菜洗净,用沸水煮透捞起备用;水发木耳切成丝;糯米淘洗干净后下锅,加清水 1 千克,置火上烧沸,熬煮至米粒煮开花时加入瘦猪肉末、水发木耳丝、黄花菜、精盐、味精、麻油,稍煮片刻。

【功效】利尿消肿,解热止痛,消食利膈,安神明目,可用于视力减退、小便赤涩、身体烦热、食欲不振、神疲乏力等症的辅助食疗。每日分 2 次食用。

绿豆猪肝粥

【用料】新鲜猪肝 100 克,绿豆 50 克,大米 100 克,食盐、味精各适量。

【做法】先将绿豆、大米熬成粥,粥将熟时加猪肝(切条)同煮,熟后加调味品。

【功效】清热明目,补肝养血,适于肝虚血少引起的视力减退、视物模糊者。每日 1~2 次,每次 1 碗,可连服 3~5 日。

枸杞小笼包

【用料】面粉、瘦猪肉各 500 克,枸杞子 100 克,精盐、味精、酱油、糖、料酒等各适量。

【做法】先将枸杞子洗净,研碎待用;瘦猪肉洗净,剁成肉泥,放在锅内,加入枸杞子及各种调料,拌匀作馅。面粉加水适量和成面团,做成皮子,包入馅,捏成包子形,上笼用旺火沸水蒸约 8 分钟即可。

【功效】补益肝肾,滋阴明目,适用于肝肾虚弱引起的视物昏花者。

决明双花汤

【用料】蜜蒙花、菊花各 60 克,车前子(布包)25 克,石决明 125 克,蜂蜜适量。

【做法】将密蒙花、菊花、车前子、石决明洗净,下入锅内,加清水适量,用文火煲 1 小时,取汁兑蜂蜜。

【功效】疏散风热,清肝明目,适用于肝阳上亢所致的头晕眼花、视力下降者。随量饮用。

枸杞炖兔肉

【用料】兔肉 500 克,枸杞子 30 克,盐、料酒、葱等调料各适量。

【做法】先将兔肉洗净切块和枸杞子一起放入大锅内,注入适量的清水,用文火炖熟,加入盐、料酒、葱等调味。

【功效】明目,滋补肝肾,适用于气血虚弱所致视力减弱者。每日睡前食肉饮汤 1 碗。

车前叶粥

【用料】鲜车前叶 60 克,葱白 3 棵,粳米 100 克。

【做法】将车前叶和葱白洗净、切碎,下入砂锅,加水 200 克,中火煎至 100 克,去渣后与粳米同下锅,加水 600 克,用大火烧沸后换用小火熬煮成稀粥。

【功效】明目、祛痰、利尿、清热,可用于目赤肿痛、急性肾炎、尿血、水肿、肠炎、痢疾、尿路感染、急慢性气管炎、高血压病等症的辅助性食疗。凡患有遗精、遗尿者慎用。

软炸鸡肝

【用料】山药粉、豆粉各 100 克,鸡肝 400 克,鸡蛋 4 个,生姜、葱、食盐、黄酒、味精、花椒、胡椒粉、花生油、麻油各适量。

【做法】鸡肝洗净,大的切成两块;葱切成葱花,姜拍破;鸡蛋打散,加水豆粉、山药粉调成糊状。鸡肝加入葱、姜、绍酒、胡椒粉、食盐、味精略腌后,再用蛋清糊上浆。锅内花生油烧热,把鸡肝炸一下捞起。再将锅烧热加入麻油,下鸡肝,加葱花、花椒,翻炒几下盛盘即可。

【功效】滋补肝肾,清心明目,适用于肝肾虚弱视物模糊者。佐餐食用。

菊花炒肉片

【用料】野菊花及嫩茎叶(洗净,去苦味,切段)200 克,猪肉片 400 克,料酒、精盐、味精、酱油、葱花、姜丝各适量。

【做法】猪肉片加入料酒、味精、精盐、酱油、葱花、姜丝腌渍10分钟。锅烧热，倒入猪肉煸炒入味后，投入野菊炒至入味，即可食用。

【功效】润燥明目，清热解毒，适用于目涩肿痛、羞明者。佐餐食用。

鱼肝豆豉蒸蛋

【用料】鱼肝1个，豆豉25克，鸡蛋2个。

【做法】将鱼肝洗净切片，放在碗中，打入鸡蛋，放入豆豉，上笼蒸熟即成。

【功效】补血，养肝，适宜用作夜盲症的辅助食疗。

肉苁蓉羊肾汤

【用料】肉苁蓉30克，羊肾1对，精盐、味精、胡椒粉各适量。

【做法】将羊肾剖开洗净；肉苁蓉洗净切片，与羊肾一起放入砂锅，注入清水适量，先用大火烧开，再用小火炖煮20~30分钟，待羊肾熟烂后去肉苁蓉片，下入精盐、味精和胡椒粉调味。

【功效】益精润肠，温补肾阳，可用于肾虚劳损所致的耳鸣耳聋、阳痿、夜尿频、大便秘结等症的辅助食疗。

胡萝卜炖牛肝

【用料】牛肝100克，胡萝卜200克，精盐、味精、八角、葱段、姜片、花椒、素油、鲜汤、香菜末各适量。

【做法】将胡萝卜洗净去皮，切成薄片；牛肝洗净切片。锅中放油烧热，放入胡萝卜片略炒，倒在砂锅中。牛肝片入沸水锅中焯后捞出，放入砂锅中，加入八角、姜片、葱段、花椒，加鲜汤适量，用大火烧开后改为小火慢炖至牛肝酥烂，加入精盐、味精调味，撒上香菜末。

【功效】明目、补肝、养血，可用于肝血亏虚引起的两目干涩、远视、夜盲、唇指淡白、面色无华等症的辅助食疗。佐餐食用。

枸杞炒鸡丁

【用料】鸡脯肉250克，枸杞子12克，净青笋50克，葱花、精盐、酱油、植物油、水淀粉、醋、绍兴酒各适量。

【做法】鸡胸脯肉、青笋分别切丁；鸡丁加精盐、水淀粉搅匀；将醋、酱油、水淀粉兑成汁备用；枸杞子用温水洗净。炒锅放旺火上，下油烧至六成热时，下鸡丁炒散，加绍兴酒、青笋煸炒，再烹入汁，撒入枸杞子、葱花炒匀起锅即可。

【功效】补虚明目，养阴清热，适用于肝肾阴虚引起的两目干涩、视物不清者。每日1~2次，佐餐随意食用。

国学经典文库

中华食疗大全

·科学滋补食疗养生·

图文珍藏版

葱蒸猪肤

【用料】猪皮、香葱各 100 克,精盐适量。

【做法】将猪皮用开水烫洗,拔尽猪毛,再用清水洗净,切成小块,然后与洗净的香葱同时剁烂,倒入碗内,加精盐适量混匀,上笼用小火蒸 2 小时左右,直至猪皮熟烂。

【功效】补虚聪耳,滋阴养血,用于肾虚所致耳鸣耳聋等症的辅助食疗。佐餐食用。

茄汁青鱼

【用料】青鱼 1 条,花生油 1 千克(实耗约 75 克),豆酱、白糖、青蒜段各 50 克,鸡汤、猪油各 50 克,黄酒 25 克,香菜末、葱段 25 克,姜片 20 克,姜末、味精各 5 克,糖色少许。

【做法】将青鱼剖杀后洗净,两面斜剞上刀纹。炒锅加入素油烧至八成热,放入鱼炸至金黄色时捞出沥油。锅内留余油烧热,下豆酱、白糖炒散,烹入黄酒,加入鸡汤、姜片、葱段和味精,再加糖色少量,把汤调成红色,调味,把炸好的鱼放入汤内,用小火将两面各煨 10 分钟,烧透后盛在盘中。锅内鱼汁拣去姜片、葱段,大火将汁收浓,浇在鱼段上。再在锅内加猪油,放入青蒜段稍炸,浇在鱼上,撒上香菜末和姜末。

【功效】养肝明目,益气化湿,健脾养胃,可用于眼花、面色萎黄、烦闷、水肿等症的辅助食疗。

油菜心炒鸡肝鹅肉

【用料】油菜心 250 克,鸡肝、鹅肉各 100 克,精盐、酱油、胡椒粉、水淀粉、姜片、麻油、素油各适量。

【做法】将酱油、胡椒粉、水淀粉、麻油调成芡;嫩菜心洗净,鸡肝、鹅肉洗净后切成片。炒锅放素油烧热,下鹅肉片、鸡肝片炒熟盛出。姜片下热油锅中稍煸,放油菜心煸熟,再下鹅肉片、鸡肝片,淋入芡汁炒匀,加入精盐调味即可。

【功效】补肝明目,滋补强身,可用于肝虚引起的视物模糊、头晕眼花、体虚消瘦等症的辅助食疗。

巴戟天炖蚌肉

【用料】巴戟天 30 克,干蚌肉 100 克,姜 2 片,精盐适量。

【做法】将干蚌肉用清水浸透发开,洗净切片。巴戟天洗净。瓦煲内加适量清水,用大火烧至水开后放入巴戟天、姜片、蚌肉,改用中火继续煲 3 小时左右,再加入精盐调味。

【功效】明目补肾,可用于肾气虚引起的视物模糊不清、头晕眼花、耳鸣、腰膝酸痛等症的辅助食疗。佐餐食用。

四季豆炒猪肝

【用料】四季豆 200 克,猪肝 150 克,黄酒 5 克,精盐 4 克,味精 1 克,素油 90 克,胡椒粉适量,水淀粉 10 克,鲜汤适量。

【做法】将四季豆去杂洗净,沥尽水分,切成碎粒;猪肝洗净,沥水后切成碎粒,放在碗中,加入水淀粉、精盐、黄酒、胡椒粉拌匀。再将余下的精盐、味精、水淀粉和鲜汤调成味汁。炒锅倒素油烧至七成热,放入猪肝粒炒散,加入四季豆碎粒炒至断生,从锅边淋入味汁,炒匀即成。

【功效】明目补肝,可用于视力减退、夜盲症、肝血不足、面黄肌瘦等症的辅助食疗。佐餐食用。

海参黄鱼羹

【用料】大黄鱼肉、水发海参各 125 克,熟火腿末 1 克,葱段 2 克,鸡蛋 1 个,肉汤 300 克,胡椒粉、猪油、黄酒、味精、精盐、水淀粉各适量。

【做法】大黄鱼肉、水发海参洗净,切成 4 厘米宽、0.5 厘米长的厚片;鸡蛋磕入碗中,用筷子搅匀待用。炒锅加热,倒入猪油、葱段略煸,加入黄酒、肉汤、海参片和黄鱼肉片,再加入胡椒粉,煮开后取出葱段,加入精盐、味精,用水淀粉勾芡,再将鸡蛋液慢慢地加入,然后倒入碗中,撒上熟火腿末。

【功效】益气,开胃,填精,补肾,可用于干眼病、夜盲病、腰膝酸软、肝炎、胃肠病、伤寒、消化不良、冠心病、高血压病、肾炎、脑血管疾病等症的辅助食疗。

菊花羊肝汤

【用料】羊肝 60 克,白菊花 10 克。

【做法】将羊肝洗净后切成薄片,白菊花洗净后用纱布袋包好,同入锅内,加水适量,煮开后去药袋。

【功效】明目、清肝、祛风,适宜用于肝热风动引起的头目疾患,虚风内动引起的目赤或癫痫、抽搐等症,以及肝虚引发的白内障、青光眼、夜盲症、疳眼等症的辅助食疗。喝汤吃肝,分 3 次食用。

桑叶炖猪肝

【用料】桑叶 15 克,猪肝 100 克,精盐少许。

【做法】将桑叶洗净,猪肝洗净后切片。锅内加清水烧开,加入猪肝片和桑叶,待猪肝熟后加精盐调味。

【功效】养肝明目，疏风清热，喝汤吃猪肝，适用于结膜炎、夜盲症、肝热头目疼痛等症的辅助食疗。佐餐食用。

花生鱼头汤

【用料】鳙鱼头1个，花生仁80克，生姜2片，精盐适量。

【做法】将鳙鱼头洗净剖开，下热油锅两面稍煎，放入砂锅，花生仁洗净也下入砂锅，加水适量，用大火烧沸后改为中火炖汤，加入精盐调味即可。

【功效】健脑益智，健脾补肾，强健筋骨，可用于眼花、耳鸣、记忆力减退、头晕、腰膝酸软无力、夜尿频等症的辅助食疗。佐餐食用。

猪肉鹿肾汤

【用料】鹿肾1个，瘦猪肉250克，肉汤、葱花、精盐、味精、胡椒粉各适量。

【做法】将鹿肾用温水浸泡10~12小时，水凉后换几遍温水，再除去内外的粗皮及杂层，洗净后切成小丁；瘦猪肉洗净后在沸水锅中焯一下，捞出切成小丁块，与鹿肾丁同下锅，加入肉汤，煮至熟烂，再加精盐、味精、胡椒粉、葱花调味，稍煮即可。

【功效】强体聪耳，补肾壮阳，可用于肾虚耳聋，身体消瘦等症的辅助食疗。早、晚餐食用。

芝麻女贞汤

【用料】女贞子15克，黑芝麻、桑葚子、草决明各10克，泽泻9克。

【做法】将女贞子、桑葚子、黑芝麻、草决明、泽泻洗净，下入砂锅，加水适量，用大火煮沸后再用小火煎煮30分钟取汁。药渣加水适量，再煎煮25分钟去渣取汁，合并药汁。

【功效】养头目，补肝肾，润肠道，适用于阴虚肠燥所致的便秘和肝肾阴虚所致的头晕眼花等症的辅助性食疗。每日分早、晚分服，空腹食用。

决明子绿豆汤

【用料】绿豆120克，决明子30克。

【做法】将绿豆洗净，与决明子同下入砂锅内，加适量水，用中火煎煮成汤即可。

【功效】清肝明目，可用于青光眼、双目红赤肿痛等症的辅助食疗。当饮料饮用。

沙苑子炖猪肝

【用料】猪肝150克，沙苑子30克，桂圆肉6克，姜1片，精盐适量。

【做法】将沙苑子和桂圆肉去杂洗净;猪肝洗净,切片。瓦煲内加清水适量,用大火烧沸,放入沙苑子和桂圆肉,换用中火继续煲2小时左右,再加入猪肝,待猪肝熟透,加精盐调味。

【功效】养血明目,补益肝肾,可用于肝肾阴虚所致的视力下降、头晕眼花、身体烦热等症的辅助食疗。燥热咳嗽者不宜食用。佐餐食用。

黄花马齿苋汤

【用料】马齿苋、黄花菜各30克。

【做法】将马齿苋、黄花菜分别洗净,下入锅中,加水适量,用中小火煎汤。

【功效】清热解毒,适用于急性结膜炎的辅助食疗。每日2次,连服4~5日。

枸杞牛肝汤

【用料】牛肝100克,枸杞子15克,精盐适量。

【做法】将牛肝洗净切成片,用开水烫后捞出沥水。枸杞子洗净,下入砂锅,加清水适量,用大火煮沸后换用小火煮沸30分钟,捞出枸杞子,再将汤煮开,下入牛肝片,煮至牛肝片熟,加入精盐调味即可。

【功效】聪耳明目,滋阴清肝,可用于肝肾阴虚所致的头晕耳鸣、视物模糊不清、腰膝酸软等症的辅助食疗。喝汤吃牛肝和枸杞子。

三、减压抗疲食疗

当人压力大,过度劳累时就会出现睡眠质量差(如失眠多梦)、记忆力减退、脱发白发、认知功能下降及一些躯体症状(如腰酸背痛、头晕头痛等)等。疲劳不仅会影响个人的学业、工作和日常生活,严重时可能会成为其他病症的征兆。消除疲劳,除了保证适当的睡眠和运动外,还可以多食用含有维生素 E、维生素 B_{12} 的食物。

加枣茶

【用料】枸杞子、酸枣仁各10克,刺五加15克,红糖适量。

【做法】将前三物放入锅中,加水适量煮15分钟,去药渣,用红糖调味即成。每日1次,分2次服用。

【功效】刺五加有较好的养心益智、健脾补肾作用,对失眠多梦、记忆力差,头昏头胀及儿童智力发育不良等有较好的疗效,并能增强体力,改善脑力活动,提高视力、色觉及听力,从而提高学习效率。此茶有补养肝肾,健脑明目作用。适宜于阴虚精亏,头晕眼花,心烦意乱,心悸不宁,记忆力减退,失眠神疲者饮服。

蜂王浆芹汁

【用料】蜂王浆 1 克,鲜芹菜汁 200 毫升,蜂蜜 10 克。

【做法】选用新鲜芹菜 500 克洗净,切成短节放搅汁机内,加少量冷开水搅拌取汁。将蜂王浆放干净的玻璃杯中,加芹菜汁、蜂蜜调匀即可。每日 1 次,可长期饮用。

【功效】强身壮体,消除疲劳。蜂王浆能调整人体的机能,使其强健,并有抗疲劳作用。蜂王浆与芹菜汁中还含有多种维生素和矿物质。长期饮用能强壮身体、消除疲劳、延缓衰老,益寿延年。

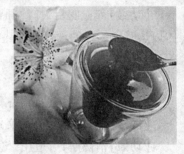

蜂王浆

银耳灵芝羹

【用料】灵芝 9 克,银耳 6 克,冰糖 15 克。

【做法】银耳用温水泡发,洗净,放在锅内,加入洗净的灵芝,并加水适量,小火炖 2~3 小时,至银耳汤稠粘,捞出灵芝,加入冰糖汁,即可。每日 1 次,分 3 次服下。

【功效】安神宁心,养阴润燥。适用于阴虚咳嗽,心神不宁,失眠多梦,心悸怔忡,眩晕健忘,神疲乏力者。

枸汁水果饮

【用料】鲜枸杞叶 100 克,苹果 200 克,胡萝卜 150 克,蜂蜜 15 克,冷开水 150 克。

【做法】将枸杞叶、胡萝卜、苹果洗净。苹果去皮、核。将枸杞叶切碎,苹果、胡萝卜切片,同放在搅汁机内,加冷开水制成汁,加入蜂蜜调匀即成。每日 1 次,可长期饮服。

【功效】强身壮阳,美颜,抗疲劳。枸杞叶味甘性平,能补身益精、清热、明目止渴。

银耳苡仁羹

【用料】薏苡仁 150 克,水发银耳 50 克,白糖、糖桂花、湿淀粉。

【做法】将薏苡去杂用温水浸泡,泡好后洗净备用。将银耳去杂洗净,撕成小片待用。锅中加入冷水、银耳、薏米烧煮,薏米熟透时,加入白糖烧开,用湿淀粉勾成稀芡,加糖桂花推匀出锅盛碗即可。

【功效】薏苡仁含丰富的碳水化合物和多种人体必需的氨基酸,具有健脾、补肺、利水的作用。银耳含有蛋白质、脂肪、碳水化合物、钙、铁、磷、维生素等大脑所需的营养成分。其功效重在滋补生津、健脑强身。

葡萄养颜饮

【用料】葡萄 100 克,胡萝卜 150 克,苹果 250 克,蜂蜜 20 克。

【做法】将胡萝卜、苹果、葡萄洗净;胡萝卜、苹果(去皮、核)切片。葡萄逐个取下,与胡萝卜、苹果片同入果汁机中,加凉开水,搅 1 分钟即可。加入蜂蜜调匀饮用。每日饮 2 次,夏季尤佳。

【功效】补血强身,荣颜壮体。苹果含有维生素 A、维生素 B_1、维生素 B_2、维生素 C、维生素 H 及烟草酸、单宁酸等,能消除人体内的乳酸,故可消除疲劳。胡萝卜含有丰富的胡萝卜素,并含有维生素 B_1、维生素 B_2、维生素 C 等,促进消化系统分泌,并可增强肝肾和内分泌功能,使人焕发青春活力;葡萄含果糖及丰富的维生素。

银耳鲜莲汤

【用料】干银耳 10 克,鲜莲子 30 克,鸡清汤 1500 毫升,料酒、盐、白糖、味精各适量。

【做法】把银耳发好,放一大碗内,加鸡汤 150 毫升蒸 1 小时左右,将银耳完全蒸透取出。将鲜莲子剥去青皮和一层嫩白皮,切掉两头,捅去心,用水余后仍用开水浸泡。烧开鸡汤,加入料酒、盐、味精、白糖适量,将银耳莲子盛在碗内,加入清汤即可。吃莲子银耳、喝汤,每日 1 次。

【功效】补脾安神,滋阴润肺。适用于心烦失眠、干咳痰少、口干咽干、食少乏力等症。健康人食用能消除疲劳、增进食欲、增强体质。

红枣绞股蓝汤

【用料】绞股蓝 10 克,刺五加 30 克,红枣 5 枚。

【做法】将上二味洗净,同放入锅内,加水适量,文火煮至红枣熟即成。每日 1 次;吃红枣,喝汤。

【功效】健脑益智,镇静安神,抗疲劳。绞股蓝具有健脑益智、镇静安神、益肾摄精之功效。适用于神疲乏力、食欲不振、失眠健忘、记忆力减退、夜尿频多者服用。

【注意】本品性温,阴虚火旺而见烦躁易怒、口干咽痛者不宜用。

茉莉花汆鸡片

【用料】生鸡脯肉 120 克,茉莉花 24 朵,鸡蛋 2 个,料酒、精盐、味精、胡椒粉、水淀粉、鸡清汤各适量。

【做法】鸡蛋去黄留清;鸡脯肉剔去筋洗净,切成薄片,放入冷水内泡一下,捞起用干布压净水分。把盐及水淀粉、鸡蛋清混匀，拌入鸡片；茉莉花择去蒂后洗净。水开，把鸡片理平逐片下锅，再上火略氽，捞出。烧开鸡清汤，用盐、胡椒粉、味精、料酒调好味。盛热汤再把鸡片烫一下。捞入汤碗内。放入茉莉花，注入调好的鸡清汤即可。

【功效】鸡肉有益五脏、补虚损、健脾胃、强筋骨、活血络、调月经、止白带等多种功效。茉莉花性味甘温，具有提神醒脑、理气开郁、祛秽和中之功效。适用于五脏虚损面虚烦之人食用。对于贫血、疲倦乏力者尤适用。

沙苑炖猪肝

【用料】鲜猪肝300克，沙苑子3克，宁夏枸杞子10克，白菜叶50克，化猪油35克，干豆粉30克，料酒25克，鸡蛋50克，生姜15克，葱10克，精盐2克，胡椒粉、味精各1克，肉汤1000克。

【做法】猪肝洗净片去筋膜，切成薄片；生姜洗净切薄片；葱洗净切葱花；枸杞子用温水洗净备用；沙苑子、白菜叶洗净待用；鸡蛋去黄留清，与豆粉调成蛋清豆粉。沙苑子用清水煎2次，每次15分钟，共收取药液100毫升，猪肝用精盐（约1克）、蛋清、豆粉浆好。锅放火上，放入猪油，加入肉汤，下药液、姜片、粒酒、精盐、胡椒粉，待汤开时下入肝片，烧至微沸时，用筷子轻轻将猪肝拨开，放入白菜、枸杞子，煮2分钟加葱花，再放味精调味，起锅盛汤。

【功效】益肾养血，补肝明目，润肤美容。长时间看书、看电视、射击运动员等过久使用视力的人，常服此汤能消除眼睛疲劳；铅作业人员食用可保健强身；青年女子食用能艳肤美容。

炸溜人参山药果

【用料】人参10克，核桃仁30克，山药500克，鸡蛋2个，白糖、盐、水淀粉、麻油各适。

【做法】人参研成细末；山药洗净，放笼内蒸熟，剥皮，碾成山药泥；将人参与山药泥搅拌均匀，制成人参山药泥。核桃仁用开水浸泡，剥皮，用净毛巾吸去水分。勺内放油，待其烧至五成热时下桃仁，炸至淡黄色捞出；鸡蛋打成蛋液。将炸好的核桃仁用人参山药泥包成球形，表面沾上蛋液及水淀粉，待油烧至八成热时，将炸好的人参山药泥下油中炸至金黄色捞出，整齐地码放到盘中。炒勺内打底油，熬糖汁，浇在炸好的人参果上即可。佐餐食。

【功效】人参有健脾、安神之功。可以抗疲劳、提高体力劳动及脑力劳动效率、提高人体的抗病能力和适应能力。山药历代被医家视为"理虚之要药"，经常服用可补中、益气力、长肌肉，并可使耳目聪明，核桃仁有"长生果"之美誉。此膳配合人参、核桃仁、山药是理想的健脑增力食品。本品性味平和，不凉不燥不腻，适合于各种体质的人食用。尤其适用于气血不足、肾虚精亏,经常出现乏力、气短、失眠健忘的人食用。

【注意】此方中有人参,故不宜与萝卜、茶同食。

银耳蒸豆腐

【用料】银耳15克,豆腐250克,芫荽叶10克,精盐、味精、淀粉、豆芽汤。

【做法】将银耳用温水泡发,去杂洗净,放在沸水锅中焯透,捞出摆放在盘子里。豆腐压碎成泥,加入味精、精盐、淀粉搅成糊状待用。用羹匙装入调好的豆腐泥,上面撒上芫荽叶,上笼蒸5分钟取出,均匀地摆在盛银耳的盘子里。锅中加入豆芽汤、精盐,烧开后用湿淀粉勾稀芡,点入味精,浇在银耳上面即可。

【功效】此菜是以醒脑提神、消除心身疲劳的银耳配以清热解毒、和中润燥、宽肠降浊的豆腐构成的,含有丰富的蛋白质、钙、磷及多种维生素。

桂圆枸杞炖猫肉

【用料】猫肉1300克,猪瘦肉150克,枸杞子15克,桂圆肉10克,甘蔗90克,料酒、精盐、味精、胡椒粉、熟猪油、葱、姜、鸡清汤各适量。

【做法】将猫肉、猪肉分别切成4厘米见方的肉块;桂圆、枸杞子分别用温水洗净;甘蔗洗净劈开,再剁成4段;葱切成段;姜切成片。锅内猪油烧热,下入葱、姜炒出香味后,加入料酒,加入清水、猫肉;水开后撇去浮沫。待猫肉煮透收缩后,捞出,用温水洗净;猪肉用开水煮透洗干净。用炖盅一个,把猫肉、猪肉、桂圆肉、枸杞子、甘蔗一起放入,下盐、料酒、葱、姜,倒入鸡清汤,上笼蒸烂,拣去葱、姜、甘蔗、猪肉,加味精、胡椒粉,调味即可。

【功效】猫肉性温味甘酸,具有治虚疲、去风湿、散结、补血之功,《本草纲目》谓之"治瘰疬、鼠疫";《本草求真》谓之"补血治瘰疬,又治瘰疬"。桂圆肉益心脾、补气血。枸杞子滋阴补血、益精明目。猪肉滋阴润燥。甘蔗清热、生津润燥,且能去除猫肉之腥膻。药食同用,则具益精明目、养血通络、滋阴补肾之功。适用贫血、食欲不振、精神疲乏者。健康人食用能消除疲劳、防病延年。

人参鸡汤

【用料】老母鸡1只(约1000克),人参10克。

【做法】将鸡宰杀后,去毛及肠杂,剁块,洗净;人参泡发,切成薄片。将鸡块、参片同置砂锅内,加姜、葱、料酒、盐及适量水,先用大火烧开,再改为小火慢炖,约2小时,至鸡肉酥软,即成。吃鸡肉喝汤,人参片一并食用。分2日食用。

【功效】大补元气,安神益智。适宜于病后体虚,或年老体弱,或思虚劳心过度,而见面黄肌瘦,神疲乏力,眩晕健忘者食用。

燕窝鸽蛋

【用料】干燕窝30克,奶汤1500毫升,鸽蛋24个,鸡清汤250毫升,熟火腿丝6克,料酒6毫升,精盐4克。

【做法】将燕窝择去毛,拣去杂质将鸽蛋放瓦钵内加水淹浸,加盖用纱布密封,用中火蒸熟取出,放入冷水中冷却,剥去蛋壳(要保持鸽蛋完整)。将锅烧热入油,烹料酒,加入鸡清汤和盐,烧沸后将燕窝用漏勺盛着放入锅内煨1分钟,取出后用洁净毛巾吸干水分,放在清汤中间,排列整齐,把鸽蛋摆在燕窝四周,火腿丝放在燕窝上面。将锅洗净放在火上,加入奶汤烧至微沸后,撇净汤面浮油,从燕窝边轻轻倒入,保持燕窝外形完美。

【功效】补肾生血,补益脾胃,消除疲劳。健康人食用更能提神醒脑、消除疲劳、防病强身。

丁香蛤蜊火锅

【用料】丁香6克,蛤蜊肉200克,鱼圆100克,墨鱼2条,虾仁100克,粉丝、芹菜、冻豆腐、葱、味精各适量,鸡汤4碗。

【做法】将蛤蜊肉、虾仁洗净待用;鱼圆切片;墨鱼除去腹内杂物洗净后,在沸水锅里速烫一遍,然后切成2片。粉丝用热水泡软,切段;芹菜切成寸段;冻豆腐切成小块;葱切成小段。将以上各料先各放一半入锅,汤也加入一半,并可加入适量葡萄酒,盐少量,旺火烧5~6分钟后,即可趁热吃。佐餐食用。

【功效】丁香火锅能使人精神振奋,增强全身活力,消除疲劳。

拔丝葡萄

【用料】葡萄500克,鸡蛋3个(用蛋清),芝麻5克,白糖、生油、淀粉、面粉、红绿丝。

【做法】将葡萄去核,去皮,蘸一层面粉。将鸡蛋清打在汤盘内,用筷子抽成糊加淀粉调匀。将芝麻去杂淘洗干净,沥水后放锅内炒香。锅内加油,油烧至四成热时,用筷子夹着葡萄挂上蛋糊放入油内炸。这时将另一锅置火上,放点清水加白糖熬,将糖浆熬至拔丝时,此时葡萄已炸透,随即将葡萄捞在糖浆锅内,炒翻几下,撒上芝麻、红绿丝盛在盘内即可。

【功效】葡萄中的果酸有帮助消化的作用,还含有矿物质钾、钙、磷、铁以及维生素A原、维生素B_1,对神经衰弱和消除疲劳有益,同时又是儿童、妇女和体弱贫血者的滋补佳品。

蒜蓉炒四蔬

【用料】珍珠笋(玉米笋)150克,胡萝卜100克,仙人掌100克,鲜芦笋100克,蒜蓉、姜丝、盐、味精、高汤,淀粉。

【做法】将仙人掌、芦笋、胡萝卜洗净,去皮,切条;用沸水焯片刻。锅放油,烧热放姜丝炝锅,出味后,将四蔬放入锅中翻炒,加入适量高汤、盐、味精,用淀粉勾芡,出锅前放蒜蓉翻炒均匀。

【功效】新鲜蔬菜、水果中含有丰富的维生素和纤维素,等属于碱性食物,能使人体内酸碱平衡,有缓解疲劳之功效。经常食用,还有清肠排毒和提高机体免疫力功效。

花椰菜金橘汁

【用料】金橘 10 颗,花椰菜 200 克,蜂蜜 1 大匙,柠檬汁 1 小匙。

【做法】将上述材料洗净,放在榨汁机中榨汁。加入蜂蜜 1 大匙及柠檬汁 1 小匙拌匀即成。

【功效】金橘含有丰富的维生素 A、维生素 C 和钙及铁等矿物质;花椰菜中的维生素 C,能活化细胞,促进身体的新陈代谢,迅速消除疲劳。

蜂王浆蜜

【用料】蜂王浆,蜂蜜各适量。

【做法】每次用蜂王浆 5 克,与蜂蜜 10 克调匀服。每日早晚各一次,空腹用凉开水冲服。

【功效】蜂王浆中含有丰富的对人体有益的营养物质。是一种很好的保健食品,也是一种抗衰老、护肤美容食品。

麦冬人参五味饮

【用料】人参 1.5 克,麦冬、五味子各 9 克。

【做法】将以上三味加水煎取汁,连煎 3 次,然后将 3 次汁混合待用。每日 1 次,分数次温饮。

【功效】人参有明显的兴奋中枢神经系统,减轻疲乏感,增强高级神经活动的兴奋与抑制过程作用。有养阴润肺,清心除烦,镇咳去痰,强心利尿作用。五味子能调节神经系统的兴奋与抑制过程,使之趋于平衡。此饮适用于心悸不宁、少气懒言、夜寐不安、多梦健忘、口舌干燥、脉虚细无力者饮服。

蛋奶饮

【用料】熟鸡蛋 1 个,牛奶 100 毫升,苹果 200 克,胡萝卜 150 克,蜂蜜 20 克。

【做法】将橘子、胡萝卜、苹果洗净,苹果去皮、核与胡萝卜同切片,同橘皮、橘瓣一起放在果汁机内,再打入鸡蛋,牛奶及冷开水 100 毫升,搅制成汁;蜂蜜放在杯内,倒入果蛋奶汁调匀即可。每日1次,连服20天为1疗程。

【功效】鸡蛋中含有丰富的蛋白质和卵磷脂,有滋阴润燥,清热养血作用;牛奶含有丰富的蛋白质和钙,能增强新陈代谢和抗疲劳;苹果、胡萝卜含有维生素 C、胡萝卜素和果胶等成分,能促进代谢使人精神振奋。经常饮用,对体质虚弱、容易疲倦肩酸、腰膝软者效果最佳。

【注意】牛奶不宜与酸性水果、蔬菜一起食用(如酸楂、橘子、猕猴桃、番茄等)。

黑芝麻红茶

【用料】芝麻100克,盐少许,红茶适量。

【做法】将芝麻炒香,磨成细末,加盐及水适量,搅打至稀调适度的酱备用。红茶放杯中,用滚水冲泡,再取茶水倒入锅内熬浓。然后停火,放温,调入待用之芝麻酱内即成。每日1次,空腹趁热温送服。

【功效】黑芝麻有滋补肝肾,养心健脑作用。此茶适用于肝肾虚损,精血不足,智力低下,神疲乏力,头晕健忘,大便干燥者食用。

牛奶苹果饮

【用料】牛奶150克,苹果100克,胡萝卜1根,蜂蜜15克。

【做法】将苹果、胡萝卜洗净,切片,放入搅汁机内搅汁,汁同牛奶调匀,加入蜂蜜饮服。每日1次,可长期饮服。

【功效】牛奶含有丰富的蛋白质和钙质;有补充营养和镇静安神作用;胡萝卜含有丰富的胡萝卜素和维生素,可增强细胞活性和振奋精神;苹果含有的苹果酸,能消除人体内的疲劳素——乳酸。经常饮用,可增强体质,使人焕发青春活力。

黄精豆腐汤

【用料】大米200克,黄精15克,豆腐、海米、海带丝、调味品等各适量。

【做法】将黄精洗净后,切细,放在大米内煮成黄精米饭。另做豆腐汤,原料除豆腐外,还加海米、海带丝等。

【功效】安五脏,充盈肌肉,强肝和抗疲劳。适用于失眠多梦、早衰、面色无华、疲劳等症。

五味饮

【用料】刺五加15克,五味子6克。

【做法】将刺五加、五味子同放在茶杯内,冲入沸水,加盖焖15分钟即可饮用。当茶饮,随冲随饮,每日1次,可加糖调味。

【功效】养心安神,补肾强志。适宜于腰膝酸痛、神疲乏力、失眠健忘、注意力难以集中者饮服。

【注意】阴虚火旺,或病症属实热者,不宜饮用。

珍宝人参汤

【用料】人参1克,菠萝、鲜桃、蜜柑、梨、莲子各15克,青丝、红丝、瓜条各25克,冰糖、香蕉精、湿淀粉。

【做法】将人参放碗内加水和冰糖,上笼蒸4小时。将莲子洗净放盆内,加水、冰糖上笼蒸烂取出。将苹果、梨去皮切开去核。青丝、红丝、瓜条用水稍泡一下。将桃、蜜柑去皮去核。将人参、菠萝、苹果、梨、桃、蜜柑、莲子都切成小片。锅内加入开水,将蒸人参的原汁倒入锅内,再将切好的人参、苹果、莲子等各种小片下入锅内,加冰糖用湿淀粉勾芡,用筷子蘸一滴香蕉精放入锅内盛在碗内即可。

【功效】人参含有人参皂甙、三萜化合物、挥发油、维生素 B_1、维生素 B_2、烟酸、糖分等多种物质。可以兴奋神经,提高工作效率,消除疲劳,提高人体免疫力等。苹果、菠萝、桃、柑、梨、莲子等水果具有生津止渴的作用,此汤重在滋补强壮,益智健脑、延年益寿。

玉竹烧油豆腐

【用料】玉竹50克,油豆腐8块,肥瘦猪肉250克,竹笋20克,水发香菇8个,芹菜心25克,发菜5克,绍酒25毫升,味精1克,盐5克,胡椒粉0、6克,鸡汤250毫升,水豆粉10克,酱油10毫升,油40毫升。

【做法】将玉竹煎药汁100毫升;把瘦猪肉剁成肉末;竹笋煮熟;香菇、芹菜剁碎;油豆腐,切成方形共16份,自切口挖空,将香菇、竹笋、芹菜、猪肉末、味精、胡椒、水淀粉、绍酒、盐等作成馅,酿入油豆腐中,用发菜扎紧,不得漏。将锅放中火,掺鸡汤、玉竹汁、油豆腐烧开,加酱油、黄酒、白糖少许,加盖文火慢烧,至汤汁干浓时起锅即可。

【功效】美肌艳容。玉竹养阴润燥,生津止渴。《本经》载:"久服去面黑干,好颜色润泽,轻身不老"。久服此菜能温暖身体、消除疲劳、消除颜面斑点、美肌肤、增血色。

黄精汽锅鸡

【用料】黄精、党参、山药各30克,母鸡1只(约1000克),生姜、葱、川椒、食盐、味精各适量。

【做法】将鸡宰杀,去毛及内脏,洗净,剁成2寸见方的块,放入沸水锅内烫3分钟捞出,去血沫,装入汽锅内,加入葱、姜、食盐、川椒、味精。再加入党参、黄精、山药,盖好汽锅盖,上笼蒸3小时,即成。空腹分顿食用,吃鸡喝汤。

【功效】补虚益气。适宜于体倦无力,精神疲惫,体力及智力下降者服食。

清炖甲鱼

【用料】活甲鱼1只,葱节、姜块、绍酒、精盐、味精、蒜泥各适量。

【做法】将甲鱼宰杀,剁去脚爪洗净,放入沸水锅中汆一下,捞出刮去黑膜,剁成4块。取砂锅1只,放入甲鱼块,加葱、姜、料酒等调料及清水淹没甲鱼,用旺火烧沸,用小火焖2小时,至烂后去姜、葱,加精盐、味精调味。佐餐食用,吃时加入蒜泥。

【功效】益气补虚,滋阴凉血,养血补血。健康人食用能使精力充沛、精神焕发、消除疲劳。

归参炖鳝鱼

【用料】鳝鱼500克,当归15克,党参15克,黄酒、葱、姜、蒜、味精、食盐、酱油各适量。

【做法】当归、党参装入纱布袋内,扎紧袋口。鳝鱼宰杀后去头、骨及内脏,洗净切成丝待用。将鳝鱼、纱布袋放在锅内,加清水适量,用武火烧沸后,撇净浮沫,加黄酒,改用文火煮熬1小时,捞出纱布药袋,加食盐、味精即成。每日中、晚餐做菜佐食。

【功效】补益气血。主治气血不足,久病体弱,疲倦无力,面黄消瘦等症。

四、益气补血食疗

气虚证多是由于饮食失调,年老体弱,久病等原因所致,临床表现为脏腑功能衰退。根据不同脏腑的气虚证临床表现的特点,可采用不同的食疗方法。

补气食疗应注意:肝火、肝阳上亢、痰阻引起的头晕目眩,饮食积滞或湿浊中阻引起的胃脘胀满等实邪致病,不宜使用本法。气虚兼有实邪的病证,补气法宜与祛邪法配合使用。血虚证主要有心血虚证和肝血虚证,补血法有补心血和补肝血。此外,气虚、精亏、血瘀等也可导致血虚证的发生,所以补血还有补气生血、填精补血、祛瘀生新等方法。

补血食疗需注意的是:因痰浊、火热邪气所致的心悸、失眠、眩晕,热盛所致的肢体抽搐及瘀血所致的闭经,不适用使用补血法。血虚患者要忌用温燥伤阴的药物。

黄芪人参粥

【用料】人参6克,黄芪60克,大米100克。

【做法】将人参研成末,黄芪水煎2次,合并煎液。大米投入黄芪液中大火烧开,再投入人参末,小火煮粥,加白糖调味即可食用。

【功效】补气强身,延年益寿,适用于气虚体弱者。每日早、晚分 2 次服食。

制何首乌枣粥

【用料】制何首乌 60 克,粳米 60 克,红枣 5 枚,红糖适量。

【做法】将制何首乌煎取浓汁,去渣,用药汁同红枣、粳米同下砂锅熬粥,待粥将熟时加入红糖,稍煮一二沸即可食用。

【功效】延年益寿,补益精血,适用于血虚,须发早白、面色萎黄之人。每日 1 次酌量食用。

莲子桂圆粥

【用料】桂圆肉 30 克,莲子 30 克,糯米 60 克,大枣 10 枚,白糖适量。

【做法】将莲子去皮心,大枣去核,与桂圆、糯米同放入锅内,加水适量煮成粥,加白糖搅匀即可食用。

【功效】益气养血,适用于气血亏虚、贫血之人。可作正餐或佐餐食饮。

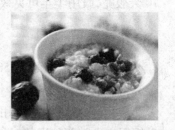

莲子桂圆粥

山药鹌鹑粥

【用料】鹌鹑 2 只,山药 50 克,粳米 100 克,姜、葱、盐各适量。

【做法】活杀鹌鹑,去毛及内脏,洗净去骨,剔出鹌鹑肉,剁成小碎块;将山药冲洗干净,粳米洗净。将山药、鹌鹑肉、粳米同时下入锅内,先用旺火烧开,后改用文火慢煮至粥成,加姜、葱、盐少许即成。

【功效】益气养血,健脾和胃,适用于体虚乏力之人。隔日 1 次服食。

牛髓粥

【用料】牛骨髓 20 克,粳米 100 克,地黄汁 15 克,白蜂蜜 30 克,味精、绍酒、姜块各适量。

【做法】用牛的棒子骨 4 根或 8 根,下锅捶破,掺清水熬取牛骨髓,加姜块、绍酒,熬去水分,装入瓷罐内保存。粳米淘洗干净后下入净锅内,掺清水煮沸,加地黄汁、味精、白蜂蜜煮煎成粥。

【功效】益气力,安五脏,适用于脾胃虚弱、消化不良、肌肉消瘦及口渴者。冬天宜稠,热天宜稀。

葡萄干桂圆汤

【用料】葡萄干、桂圆肉各 50 克,红糖适量。

【做法】葡萄干、桂圆肉洗净,在锅中加适量水全部原料放入同煮半小时即成。

【功效】延年益寿,补益气血,适用于气血虚弱、体质衰弱者。每日 1 次,饮汤食料。

首乌芝麻糊

【用料】熟首乌、黑芝麻各 500 克,红砂糖 300 克。

【做法】熟首乌片烘干研为粉末,黑芝麻炒酥压碎。净锅置中火上,注清水,入首乌粉煎几沸,加入芝麻粉、红糖熬成糊状即成。

【功效】补肾黑发,适用于中年男女血虚白发症。早、晚冲服 1 次,每次 100 克,10 天服完,服用半年可见效。

桑葚藕蜜

【用料】新鲜熟桑葚 150 克,藕粉、制蜂蜜各 30 克,开水适量。

【做法】先将藕粉用少量凉开水溶开,然后再冲入沸水并搅成稀糊状待用,新鲜熟桑葚(未熟透者不可用)去蒂洗净后至盆中压碎烂,用纱布过滤充渣取汁,入砂锅用文火熬至稍稠状时加入藕粉糊和制蜂蜜,反复搅拌,直至呈浓稠状离锅,冷却后倒入瓶内即可。

【功效】抗衰防老,补肾养血,适用于血虚所致体弱衰老者。每日早、晚各 1 次,每次 10 克,温开水冲服。

归参炖鳝鱼

【用料】当归、党参各 15 克,鳝鱼 500 克,料酒、葱、生姜、蒜、味精、食盐、酱油各适量。

【做法】将鳝鱼剖背脊后除去内脏、骨、头、尾,切丝待用。将当归、党参装入纱布袋内后扎紧袋口,然后放在铝锅内。加料酒、葱、蒜、食盐、生姜及水适量。将锅放在火上,先用武火烧沸,打去浮沫,再用文火煎熬 1 小时,拣出药袋不用,加入味精即成。

【功效】补益气血,适用于气血不足、体倦乏力、面黄肌瘦者或病后、产后气血亏虚者。空腹吃鱼饮汤,每日 1~2 次。

人参猪肚鲜汤

【用料】人参 10 克,干贝、熟猪肚各 30 克,鲍鱼 50 克,净冬笋 60 克,水发海参、鸡肉各 300 克,干蟹黄、水发口蘑、海米各 20 克,猪肋肉 200 克,调料适量。

【做法】将人参泡软,切成薄片,放入酒中 5~7 日得人参酒,人参片待用。将蟹黄、干贝、海米用温水浸泡,猪肚、冬笋切片,鸡肉、海参切丁,猪肉切成小丁块,冬笋放入沸水中烫透,猪肉丁和鸡丁用水焯一下待用。锅中放入猪油,投入姜、葱煸出香味,烹入料酒和鸡汤,加入精盐、味精,把干贝、蟹黄、海米、猪肚、冬笋、鸡肉丁、猪肉丁、口蘑、鲍鱼同入锅内,汤沸后打去浮沫,用文火炖至熟烂,加入海参丁、人参酒,继续炖 10 分钟,再加入人参片,稍焖片刻即可。

【功效】大补元气,适用于年老体弱、气血不足者。佐餐食用。

三鲜蒸豆腐

【用料】北豆腐 500 克,水发海参、虾仁、冬笋肉各 20 克,鸡蛋 3 个,香菜末 25 克,葱、姜末各 3 克,鸡汤 200 克,味精 5 克,水淀粉 20 克,面粉 15 克,酱油 15 克,麻油 5 克,素油 50 克。

【做法】将北豆腐切成约 6.7 厘米长、3.3 厘米宽、1.7 厘米厚的长方块,下热油锅炸成金黄色后捞起,从上面片下一薄片后在中间挖成槽状备用;水发海参、冬笋肉切成小丁,下开水锅焯后入碗;虾仁洗净,加鸡蛋清、淀粉、精盐拌匀上浆,下温油锅划透。将冬笋丁、海参丁、虾仁入在碗中,加入味精、精盐、姜末、麻油拌匀,分别填入豆腐槽中。将鸡蛋黄掺入少量面粉,拌匀后抹在片下的豆腐片上,将豆腐槽盖封好,上笼蒸约 10 分钟取出,收汤汁,码入盘中。炒锅置火,加入鸡汤、精盐、味精、酱油,煮沸后加入水淀粉勾薄芡,浇在豆腐槽上,再淋上麻油,撒上香菜末即可。

【功效】清热解毒,补中益气,益精养血,生津润燥,可用于高血压病,高脂血症,动脉粥样硬化等症的辅助食疗。佐餐食用。

红枣羊心汤

【用料】羊心 1 个,红枣 15 枚,精盐、黄酒、葱段、姜片、胡椒粉、味精、麻油各适量。

【做法】将羊心洗净,切成小块,放在砂锅中,加入黄酒、葱段、姜片和清水适量,用大火烧沸后加入红枣,改为小火慢炖,至羊心、红枣熟烂后去葱段、姜片不用,加入胡椒粉、味精调味,淋上麻油即可。

【功效】补养气血,调和心脾,可用于心脾两虚引起的心悸不宁、多梦健忘、面色萎黄、神疲乏力等症的辅助食疗。佐餐食用。

花旗参滋养汤

【用料】花旗参 10 克,红枣 40 克,淮山药、芡实各 25 克,陈皮 5 克,活鲫鱼 300 克,料酒、精盐、味精、胡椒粉、姜末、鲜汤各适量。

【做法】鲫鱼去鳞后剖腹,除去鳃及内脏洗净,加盐、料酒、姜末、胡椒粉调味;花旗参切片;红枣洗净去核。将花旗参、鲫鱼、红枣、淮山药、陈皮、芡实下入烧沸的鲜汤锅内,用小火煲 2 小时左右,食用时放入味精、胡椒粉、盐,调味。

【功效】补气血,益肝肾,适用于气血两虚之人。食鱼饮汤,佐餐食用。

太子参烧羊肉

【用料】羊肉250克,太子参30克,黄酒、葱结、姜片、精盐、味精、胡萝卜块、花椒各适量。

【做法】将太子参下锅,加水适量,用中火浓煎取汁200克。将羊肉洗净切块,放入锅中,加入葱结、黄酒、姜片、胡萝卜块、花椒及清水适量,用大火烧开后转用小火炖2小时,直至羊肉熟烂,再下入太子参汁和精盐、味精,烧至汤汁浓稠即可。

【功效】温中补血,养阴益气,健脾暖胃,可用于产后腹痛、崩漏失血、久病体虚、虚劳羸弱等症的辅助食疗。佐餐食用。

茭白炖猪蹄

【用料】茭白200克,猪蹄1只,葱结、姜片、精盐各适量。

【做法】将茭白去杂洗净,切片;猪蹄去毛后洗净,下入沸水锅中焯透捞出,用凉水冲洗干净,再与茭白片、葱结、姜片一起放入砂锅中,加清水适量,用大火烧开后转用小火炖约2小时,至猪蹄熟烂,去葱结和姜片不用,加精盐调味即可。

【功效】补血、清热、通乳,可用于产后乳汁不下者的辅助食疗。佐餐食用。

黑豆当归炖羊肉

【用料】羊肉1千克,黑豆100克,当归10克,桂圆肉5克,精盐、味精各适量。

【做法】将黑豆洗净下入锅中,加水煮软;羊肉洗净,切成薄片,放入锅中,加水煮沸,撇去浮沫及肥油,然后将黑豆及羊肉连汤倒入炖煲内,放入当归和切碎的桂圆肉,隔水炖约3小时即可。

【功效】补血活血,镇静止痛,可用于更年期综合征,月经不调,高血压病等症的辅助食疗。佐餐食用。

猪蹄芝麻糊

【用料】猪前蹄2只,黑芝麻50克,红糖、精盐、味精、酱油各适量。

【做法】将猪前蹄用清水浸泡,然后用镊子除去猪毛,除去蹄甲,用刀刮洗干净,斩成小块,下入砂锅,加清水适量,用中火煮2~3小时,中途经常加水,避免烧干,直至蹄肉熟烂;滗出汤汁,下入黑芝麻,再用小火煮成糊状,加入红糖溶化;猪蹄块加入精盐、味精、酱油烧入味,浇上芝麻糊即成。

【功效】滋阴养血,补虚增乳,可用于阴血亏虚、腰膝酸软、皮肤干燥、产后乳汁不下、大便干结等症的辅助食疗。日常佐餐和当点心食用。

当归墨鱼汤

【用料】墨鱼 250 克,羊肉 500 克,山药 60 克,红枣 10 克,当归、姜各 30 克,精盐适量。

【做法】将墨鱼放盆中,注入清水适量,浸泡 3~4 小时,去墨鱼骨、内脏洗净;羊肉洗净后切块,与墨鱼和洗净的当归、山药、红枣、姜同下入锅内,加清水适量,用大火烧沸后改用小火熬至墨鱼肉熟烂,加精盐适量调味即可。

【功效】补血养肝,和血调经,适用于血虚瘀滞所引起的妇女经血不调、痛经、白带过多等症的辅助食疗。凡阴虚火旺、湿热带下者不宜服用。佐餐食用。

豇豆炒猪肝

【用料】猪肝 150 克,豇豆 250 克,黄酒、精盐、味精、酱油、葱花、姜末、白糖、猎油各适量。

【做法】将猪肝洗净,切片;豇豆去杂洗净,切段,下沸水锅焯后捞出。炒锅上火,放猪油烧热,加葱花、姜末煸香,再下猪肝片煸炒,放入酱油、黄酒煸炒,加清水少量,放入熟豇豆、精盐、白糖、味精煸炒入味,出锅盛盘即可。

【功效】补肝明目,健脾补血,可用于血虚萎黄、体虚乏力、食欲不振、消化不良、浮肿、目赤、呕逆、泄泻等症的辅助食疗。佐餐食用。

熘鹿里脊

【用料】鹿里脊肉 500 克,鸡汤 100 克,荸荠 4 个,鸡蛋 3 个,素油 200 克,豌豆苗、精盐、黄酒、味精、水淀粉、鸡油各适量。

【做法】将鹿里脊肉去筋膜,切成薄片,放入碗内,加入精盐、黄酒、味精、水淀粉、鸡蛋清拌匀;荸荠洗净去皮,切成圆片。炒锅置火上,放素油烧热,放入鹿里脊肉片划透,盛起沥尽油。将鸡汤、黄酒、精盐、味精、水淀粉下入锅中勾芡汁,再将鹿里脊肉和荸荠片一同放入芡汁中,不断翻炒,撒上豌豆苗,淋上鸡油,出锅即可。

【功效】补气养气,补肾益精,可用于肾精亏损、阳痿早泄、遗精、腰脊酸痛、气血不足、月经不调、崩漏等症的辅助食疗。佐餐食用。

青椒酿鲜肉

【用料】猪五花肉 150 克,鸡肝 50 克,青椒 5 个,素油、鲜汤各 150 克,黄酒 25 克,精盐 1.5 克,白糖 8 克,番茄酱 15 克,辣椒油、麻油各 10 克,味精 2 克,水淀粉 5 克,淀粉 40 克。

【做法】将猪五花肉、鸡肝洗净,切成碎末,倒入碗内用力搅拌起劲留用;青椒去杂洗净,切成两半,抹去水分,在青椒里面蘸上淀粉,然后把肉馅嵌在淀粉上。炒锅烧热,加素油烧至七成热时,逐一将青椒有馅的一面贴在锅上;用小火煎至肉馅呈黄色,倒入漏勺沥油。原锅下入带馅的青椒,加入精盐、黄酒、白糖、番茄酱、辣椒油、味精、鲜汤,加盖焖烧至入味,卤汁吸干,用水淀粉勾芡,淋上麻油即可。

【功效】滋阴润燥,补血养肝,可用于贫血、面色少华、热病伤津、糖尿病等症的辅助食疗。佐餐食用。

柏子仁炖猪心

【用料】柏子仁 15 克,猪心 1 个,精盐适量。

【做法】将猪心洗净剖开,填入洗净的柏子仁,装在瓦煲内,加清水适量,再将瓦煲放在大锅中,隔水蒸炖 1 小时左右,直至猪心熟烂,加精盐调味即可。

【功效】补血润肠,养心安神,可用于心阴血虚引起的心悸不宁、失眠多梦、健忘及血虚肠燥所致大便秘结等症的辅助食疗。日常佐餐食用。

参麦炖甲鱼

【用料】甲鱼 1 只,人参 5 克,浮小麦、茯苓各 20 克,火腿肉 100 克,鸡蛋 1 个,精盐、黄酒、味精、葱段、姜片、鸡汤、生猪板油各适量。

【做法】将甲鱼放沸水锅中烫死,剁去头和爪,揭去硬壳,掏出内脏洗净,切成 3 厘米见方的块,放入碗内;火腿切成小片,生猪板油切成丁,铺在甲鱼上面,再将精盐、味精、黄酒、葱段、姜片掺入适量鸡汤,倒入碗中。另将浮小麦、茯苓用纱布包好后下入汤中,人参研成细粉,撒在上面,然后用湿绵纸封口,上笼蒸 2~3 小时,直至熟烂,取出后去葱段、姜片和纱布包,滗出原汤,将甲鱼扣在碗中,原汤倒入锅中,烧沸后撇净浮沫,磕入鸡蛋,再沸后浇在甲鱼上即成。

【功效】养血安神,补中益气,可用于阴虚潮热盗汗、神疲气短等症的辅助食疗。佐餐食用。

素烩鳝鱼丝

【用料】鳝鱼 500 克,素油 50 克,粗盐、黄酒、味精、酱油、食醋、红糖、葱段、姜丝、水淀粉各适量。

【做法】将鳝鱼剖腹去骨,除内脏后洗净,斜切成丝。锅上个火烧热后放入素油,待油至八成热时,放入鳝鱼丝煸炒片刻,再加入精盐、食醋、酱油、红糖、葱段、姜丝,加水稍煮 3~5 分钟,用水淀粉勾薄芡,略煮至汤汁透明时离火即可。

【功效】补虚损,补血止血,可用于气血虚弱、身体虚弱、痔疮出血等症的辅助食疗。佐餐食用。

黄芪鲈鱼汤

【用料】黄芪 30 克,鲈鱼 1 条,精盐、黄酒、味精、花椒、鸡汤、葱段、姜片、素油各适量。

【做法】将黄芪浸润后洗净切片;鲈鱼去鳞、鳃和内脏后洗净,入热油锅煎至色金黄,放入黄芪、黄酒、精盐、味精、花椒、鸡汤、葱段、姜片,用大火烧沸后换用小火炖至鱼肉熟烂,拣去葱段、姜片、黄芪即成。

【功效】补气养血,健脾行水,可用于气血两虚、眩晕、心悸健忘、面色无华以及用作手术后促进伤口生肌愈合的辅助性食疗。佐餐食用。

归芪炖墨鱼

【用料】墨鱼 300 克,姜 30 克,当归 10 克,黄芪 20 克,素油、精盐、淀粉、麻油各适量。

【做法】将当归、黄芪下入锅中,加水适量,大火煮沸后换用小火煮 30 分钟,去渣留汁,加少量淀粉和匀成芡汁留用。墨鱼洗净,切片。炒锅置火,放素油烧热,下墨鱼片和姜丝共炒,加入精盐适量,用芡汁勾芡,淋上麻油,出锅装盘即可。

【功效】温中散寒,益气养血,可用于气虚血弱型痛经及产后血虚头晕、血虚劳热等症的辅助食疗。佐餐食用。

海参蒸虾

【用料】虾子 15 克,水发海参 150 克,肉汤 500 克,姜片、葱段、精盐、黄酒、味精、酱油、水淀粉各适量。

【做法】将水发海参洗净切碎;虾子洗净,放在碗中,加黄酒和清水适量,上笼蒸 10 分钟左右。

锅放火上,放猪油烧热,放入葱段、姜片,煸炒后捞起弃去,加入黄酒,再加入肉汤和精盐、酱油,放入海参和虾子,用大火煮沸后转用小火煨透成浓汁,用水淀粉勾芡,放入味精即可。

【功效】补肾润燥,养血滋阴,可用于阴血亏虚、头晕耳鸣、疲乏无力、便秘等症的辅助食疗。凡脾虚腹泻、痰多者禁食。佐餐食用。

桂圆首乌汤

【用料】桂圆肉 20 克,制首乌、红枣各 15 克,当归 6 克,冰糖 50 克。

【做法】将制首乌、当归去净灰渣,烘干碾成粉末;红枣支核后切成细粒,桂圆肉切碎;净锅放中火上,加入清水 700 克及制首乌末、当归末,煎煮至沸,再加入桂圆肉末、红枣粒、冰糖,熬煮至汤剩 300 克即可。

【功效】补肝肾、润肌肤、益精血、美容颜,可用于妇女产后血虚不足、精神不振等症的辅助食疗。长期坚持服用,服用 30 天后需停 1 周,之后再继续服用。

桂圆童子鸡

【用料】净童子鸡 1 只,桂圆肉、葱、姜各 10 克,黄酒 100 克,精盐 5 克。

【做法】将童子鸡洗净去爪,将鸡颈别在鸡翅下,使其团起来,放入沸水锅中焯一下,去除血水,捞出洗净;桂圆肉也用清水洗净。将鸡下入汤锅,再将入桂圆肉、黄酒、姜、葱、精盐和清水 500 克,上笼蒸约 1 小时取出,去葱、姜即可。

【功效】养心安神,补益气血,可用于心脾两虚引起的面色萎黄、失眠健忘、心悸头昏、食欲不振以及病后或产后体虚等症的辅助食疗。日常佐餐食用。

黄花菜肉饼

【用料】面粉 1 千克,猪肉 400 克,黄花菜 80 克,精盐、味精、酱油、葱花、姜末、素油各适量。

【做法】将猪肉洗净,剁成肉末;黄花菜用水泡发后洗净切碎,与肉末调匀,并加入少量葱花、精盐、姜末、酱油、味精,拌成肉馅。面粉加水揉成面团,摘成一个个剂子,在每个剂子中包入肉馅,做成肉饼,入热油锅煎或烙熟即可。

【功效】养血益气,补虚通乳,可用于妇女产后气血不足引起的乳汁缺乏、停乳等症的辅助食疗。作点心食用。

桃酥蒸糕

【用料】核桃仁 100 克,鸡肉 300 克,猪肥肉、淀粉各 120 克,桑葚 40 克,枸杞子 30 克,精盐 2 克,麻油 25 克,鸡蛋 1 个,黄酒、味精各适量。

【做法】将核桃仁用温水泡发后去皮,烘干炸酥,剁成绿豆大的粒盛于碗内;枸杞子、桑葚烘干制成粉末;鸡肉去外皮,用刀前捶鸡茸;猪肥肉剁细后放在碗中;鸡茸放入盆内,加入鸡蛋清,用手在盆内搅拌 15 分钟,加入黄酒和清水 40 克,边搅边和,分 4~5 次加完,再下枸杞子、淀粉、桑葚粉末、肥肉茸、核桃仁粒、味精搅 15 分钟左右,加精盐、麻油再搅拌同样时间,放入盘中擀平成形,上笼蒸 10 分钟取出,切成条状即可。

【功效】补血养阴,温脾胃,强肝肾,可用于肝肾阴不足、心肝血虚引起的体弱、腰膝疲软、消渴、头晕目眩等症的辅助食疗。当点心食用。

银耳柿饼羹

【用料】水发银耳 25 克,柿饼 50 克,白糖、水淀粉各适量。

【做法】将柿饼去蒂,切成丁块;水发银耳洗净去杂质,撕成小片,与柿饼丁同下入砂锅内,加水适量,用大火煮沸后换用小火炖至银耳熟烂,调入白糖调味,用水淀粉勾芡即可。

【功效】润肺止血,和胃涩肠,可用于吐血、咯血、血淋、便血、痔漏等症的辅助食疗。当点心食用。

桑葚糯米粥

【用料】桑葚 100 克,糯米 150 克。

【做法】将桑葚洗净后捣取汁液,与淘洗干净的糯米一同下锅,加水适量,用大火烧沸后换用小火熬煮成粥。

【功效】滋补肝肾、养血,可用于烦热羸弱等症的辅助食疗。每天空腹食用。

红枣花生黑米粥

【用料】红枣 15 克,黑米 50 克,红衣花生米 15 克,白糖适量。

【做法】将红枣、黑米、红衣花生米分别洗净下锅,加水适量,用大火烧沸后换用小火熬煮成稀粥,调入白糖即可。

【功效】滋阴养肾、养血生血,可用于各种原因所致贫血的辅助食疗。早晚分服。

熟地黄芪鸡粥

【用料】黄芪、熟地黄各 30 克,母鸡肉 250 克,粳米 200 克,麻油、精盐各适量。

【做法】将黄芪、熟地黄下入锅中,加水适量,煎取汁,与母鸡肉及淘洗干净的粳米同下入锅,加水适量,用大火烧沸后转用小火熬煮成稀粥,加麻油、精盐调味即可。

【功效】补血益精,补中益气,补肾滋阴,可用于遗尿、夜多小便、下腹冷痛等症的辅助食疗。每天分数次食用。

益母草汁粥

【用料】鲜益母草汁、蜂蜜各 10 克,鲜生地黄汁、鲜藕汁各 40 克,姜汁 2 克,粳米 100 克。

【做法】将淘洗干净的粳米入锅,加水 1 千克,用大火烧开,待米熟时加入鲜益母草汁、鲜生地黄汁、姜汁、鲜藕汁和蜂蜜,转为小火熬煮成稀粥。

【功效】调经、消瘀、滋阴、养血、解渴、除烦,可用于妇女月经不调、功能性子宫出血、产后血晕、恶露不净、血瘀腹痛、吐血、鼻出血、咳血、便血等症的辅助食疗。每天早晚食用。

清蒸人参鸡

【用料】人参、水发香菇各 15 克,母鸡 1 只,火腿、水发玉兰片各 10 克,精盐、料酒、味精、葱、生姜、鸡汤各适量。

【做法】将母鸡宰杀后煺净毛，取出内脏，放入沸水锅里烫一下，用凉水洗净；玉兰片、火腿、香菇、葱、生姜均切成片；将人参用开水泡开，上蒸笼蒸30分钟取出。将母鸡洗净，放在盆内，加入人参、火腿、玉兰片、香菇、葱、生姜、精盐、料酒、味精，添入鸡汤（淹没过鸡）上笼，在武火上蒸烂熟。将蒸烂熟的鸡放在大碗内。将人参（切碎）、玉兰片、火退、香菇摆在鸡肉上（除去葱、生姜不用），将蒸鸡的汤倒在锅里，置火上烧开，撇去沫子，调好口味，浇在鸡肉上即可。

【功效】大补元气，固脱生津，安神，适用于气血不足、食少倦怠、乏力之人。佐餐食用。

桂圆糯米粥

【用料】桂圆肉15克，糯米100克。

【做法】将淘洗干净的糯米下锅，加水1千克，用大火烧沸后改用小火熬煮，待粥半熟时加入桂圆肉，搅匀后继续煮至粥成。

【功效】安神，补益心脾，可用于提高记忆力及对贫血等症的辅助治疗。每天晨起和睡前温热食用。

黄芪炖乌骨鸡

【用料】黄芪50克，乌骨鸡1只，葱、姜、盐、花椒、料酒各适量。

【做法】黄芪洗净，用温水浸软，切片待用；乌骨鸡宰杀，去毛及内脏，放入沸水中烫3分钟，捞出后用凉水洗去血沫。将黄芪及葱段、姜片、花椒填入鸡腹内，然后将鸡放入汤盆，加入适量水、料酒、盐、将汤盆置锅中，隔水炖至鸡肉熟烂，取出汤盆，加入味精即可。

【功效】调经，益气补血，适用于产后、病后、年老体弱者。佐餐食用。

橘皮炖鸭

【用料】黄芪30克，橘皮10克，老鸭1只，瘦猪肉100克，味精、精盐、料酒、酱油、姜片、葱段、菜籽油各适量。

【做法】将老鸭宰杀后，去毛和内脏洗净；在鸭皮上擦一层酱油，下八成热菜籽油锅炸至皮色金黄捞出；用温水洗去细腻，盛入砂锅内（锅底垫上瓦碟），加水适量。将瘦猪肉切块，下沸水烫一下捞起，洗净血污，放入已装鸭子的砂锅中，加入黄芪、橘皮、味精、食盐、精酒、酱油、葱段、姜片，再净砂锅放于火上，用文火烧至老鸭熟时取出，滗出原汁，滤净留用。将鸭子剔去大骨，切成长条块，下入大汤碗内摆好，倒入原汤即可。

【功效】大补元气，益血健体，适用于气衰血虚、乏力之人。佐餐食用。

爆炒人参鸡片

【用料】鲜人参 15 克,鸡脯肉 200 克,玉兰片 25 克,黄瓜 25 克,鸡蛋 1 个,葱、姜、香菜梗、料酒、盐、鸡汤、猪油、麻油、水淀粉、味精各适量。

【做法】将鸡脯肉切成片,鲜人参洗净切成 0.5 厘米厚的斜圆片,黄瓜切片,葱、姜切成丝,香菜梗切成长段。将鸡片放入碗内,加盐、水淀粉、鸡蛋清,搅拌使之均匀。锅置火上,放入足量猪油,烧至五成热时,下入鸡片,用筷子打散,炸至鸡片浮起,变色时捞出,控尽油。用盐、味精、鸡汤、料酒兑成汁备用。另起锅,放少量猪油,烧至六成热时,下入葱丝、生姜丝、玉兰片、人参片煸炒,然后下入鸡片、黄瓜片、香菜梗,倒入兑好的汁,颠炒几下,淋上麻油即成。

【功效】大补元气,适用于久病体虚之人。佐餐食用。

佛手南瓜蒸鸡

【用料】鲜佛手花 10 克,老南瓜 1 个,仔鸡肉 750 克,毛豆 250 克,葱花、生姜末、精盐、黄酒、糯米酒、味精、酱油、红糖、秫米、花椒、豆腐乳汁、植物油、米粉各适量。

【做法】先将佛手花瓣洗净,花椒和秫米炒熟,共研成粗粉;鸡肉洗净剁成块,用葱花、生姜末、精盐、酱油、红糖、豆腐乳汁、黄酒、糯米酒、味精拌匀腌渍入味,再下入米粉和植物油;毛豆轻轻搓去膜并洗净,加入与鸡肉相同的调料;南瓜刷洗干净,由蒂把周围开一个 7 厘米见方的口,取下蒂把留着做盖,用一长把小勺将瓜瓤和籽挖出,由南瓜的开口处装入一半的佛手花,一半的毛豆粒,再装入鸡肉块,然后放入余下的毛豆粒、佛手花,盖上盖装盘,上笼蒸熟烂即可。

【功效】补中益气,健脾养胃,适于中老年体弱者食用。佐餐食用。

双味滋补肉

【用料】鹿茸 10 克,人参 15 克,猪肉、鸡肉各 250 克,鸡汤 1 千克,香菜、葱、姜、精盐、味精、蜂蜜、酱油、猪油、料酒、水淀粉、花椒水各适量。

【做法】将人参用水泡软,切成细丝,同鹿茸片放在一起,把猪肉与鸡肉切成小方块,留用。锅内放底油,油热时,放葱、生姜,炸成金黄色,把鸡肉、猪肉块下入手勺内,煸炒 2 分钟,下入酱油、料酒、味精、精盐、花椒水、鸡汤,用文火煨 30 分钟,再上中火勾淀粉芡,淋上麻油翻出手勺,倒在盘中,放上香菜即可。

【功效】补气益血,壮阳强肾,适用于气血不足之人。每半月 1 次,佐餐食用。

黑豆莲藕炖乳鸽

【用料】黑豆 100 克,莲藕 500 克,乳鸽 2 只,陈皮 1 块,红枣 4 枚,精盐适量。

【做法】将黑豆放入铁锅中干炒至豆衣裂开,再用清水洗净,晾干留用;乳鸽宰杀,去毛及内脏,洗净留用;莲藕、红枣、陈皮分别洗净;莲藕切成块;红枣去核。取汤锅上火,加清水适量,用大火烧沸,下黑豆、红枣、乳鸽、莲藕和陈皮,换用小火继续炖约 3 小时,加入精盐调味即可。

【功效】强身健体,补益气血,可用于低血压、头目眩晕、食欲不振等症的辅助食疗。身体燥热,感冒未愈者不宜多服用。佐餐食用。

姜枣红糖汤

【用料】干姜、红枣、红糖各 30 克。

【做法】将干姜洗净后切片,红枣洗净后去核,一同下锅,加水适量,用大火煮沸后换用小火煮熬 40 分钟左右,至红枣熟烂时调入红糖,再煮沸即可。

【功效】温中逐寒,养血温经,可用于风寒感冒初期血虚寒凝所引起的妇女面色无光、唇指淡白、月经量少色淡、产后恶露不尽等症的辅助食疗。吃红枣喝汤。

黄豆排骨汤

【用料】黄豆 500 克,猪排骨 1 千克,精盐、黄酒、葱白、素油各适量。

【做法】黄豆去杂后洗净,在清水中浸泡 1 小时,沥干留用;猪排骨洗净后切成小块。炒锅置火上,放素油烧热,下葱白煸炒,再倒入排骨块翻炒 5 分钟,加入精盐、黄酒,焖烧出香味时盛入大砂锅中,再加入黄豆和清水适量(以浸没为度),用大火烧开,然后转用小火煨 3 小时,至排骨、黄豆均已酥烂,离火即可。

【功效】补中益气,补骨益肾,补血养肝,利水消肿,可用于身体虚弱、高血压病水肿、缺铁性贫血、神经衰弱等症的辅助食疗。佐餐食用。

黑木耳炖猪肝

【用料】猪肝 50 克,黑木耳 10 克,精盐适量。

【做法】将猪肝洗净,切片;黑木耳用清水泡发后洗净,与猪肝片一同下锅,加水适量,煮熟后加精盐调味即可。

【功效】益胃、补肝、养血,可用于缺铁性贫血等症的辅助食疗。佐餐食用。

红枣甘麦汤

【用料】甘草 10 克,小麦 30 克,红枣 5 枚。

【做法】将甘草、红枣、小麦分别洗净,加水 800 克煎至 400 克,去渣取汤即成。

【功效】益气除烦、养心安神、和中缓急,补脾和胃,可用于神经衰弱,烦躁不安,失眠,盗汗等症的辅助食疗。代茶饮用。

鸡汤燕窝

【用料】干燕窝 50 克,火腿、水发香菇各 15 克,豌豆苗 25 克,黄酒、味精、精盐、鸡汤各适量。

【做法】将干燕窝放在大碗内,倒入温开水浸泡 1 小时,水凉后沥去水分,换入开水再浸泡片刻,待其泡发后捞出,放在清水中镊净绒毛,最后用清小漂洗几次,放在碗内用凉水泡好留用。将火腿、香菇均切成 4 厘米长的细丝。豌豆苗去根,留嫩尖洗净。锅中倒入鸡汤,放在火上烧沸,将涨发好的燕窝捞出,放入汤锅中焯烫后,分别捞在 10 个小汤碗内。另取锅置大火上,倒入鸡汤,加入黄酒、味精、精盐,汤沸后撇净浮沫,调好口味,最后放入豌豆苗,分盛在小汤碗内即可。

【功效】健脾开胃,补肺虚,益气血,可用于肺结核咯血、支气管炎、肺气肿等症的辅助食疗。佐餐食用。

二莲蛋黄汤

【用料】莲子肉、百合各 30 克,莲须 12 克,红枣 4 枚,鸡蛋 2 个。

【做法】将莲子肉、百合、莲须、红枣洗净,红枣去核,莲子去心入锅,加水适量,大火煮沸后改为小火煮约 1 小时,然后把鸡蛋磕破,取蛋黄放在汤中,视蛋黄刚熟即可。

【功效】安神固胎,养心除烦,可用于妊娠后阴血不足引起的虚烦不眠、心中烦闷、心悸心慌、多梦易醒、舌红苔少、脉细数的辅助食疗。凡脾胃虚寒者慎用。吃蛋喝汤,可加少量白糖调服。

丝瓜猪蹄汤

【用料】丝瓜 250 克,香菇 30 克,猪蹄 1 只,豆腐 100 克,姜丝、精盐、味精各适量。

【做法】将香菇用水泡后洗净,丝瓜洗净后切片,猪蹄洗净后剁碎。先将猪蹄放在锅中,加水适量,置火上煮约 10 分钟,再加入香菇、姜丝、精盐,用小火慢炖 20 分钟,再下丝瓜片和豆腐,炖至猪蹄熟烂,加入味精即可。

【功效】养血、通络、下乳,可用于产后体质虚弱、乳汁不足等症的辅助食疗。佐餐食用。

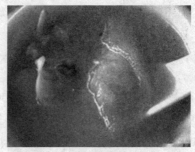
丝瓜猪蹄汤

芪归枣汤

【用料】黄芪 30 克,当归、红枣各 10 克。

【做法】将黄芪、当归、红枣洗净,加水适量,煎煮40分钟取汁;药渣再加水适量,煎煮30分钟取汁,合并药汁即成。

【功效】补养气血,可用于气血不足所引起的面色萎黄、头昏目眩、疮疡及不收口、关节疼痛等症的辅助食疗。每天早晚2次,温服。

番木瓜带鱼汤

【用料】鲜带鱼250克,番木瓜300克,精盐适量。

【做法】将番木瓜刨去皮,去内核,切成厚片;带鱼洗净,与番木瓜片同下砂锅内,加水适量,用大火煮沸后转用小火炖至原料熟烂,加精盐调味即可。

【功效】增乳汁,补气血,可用于产后乳汁不足等症的辅助食疗。佐餐食用。

参芪泥鳅汤

【用料】泥鳅150克,黄芪、党参、红枣各15克,山药50克,姜、精盐各适量。

【做法】将泥鳅养在清水盆中,滴儿滴素油,每天换水1次,令泥鳅吐尽肠内脏物,1周后取出泥鳅。锅内放素油适量,烧至九成热,下入姜片,下泥鳅煎至色金黄,加水1.2千克,放入装有黄芪、红枣、山药、党参的药袋,先用大火煮沸,再改用小火煎熬30分钟左右,捞去药袋,加精盐调味即可。

【功效】补气养血,健脾和胃,可用于脾胃气虚所引起的气虚自汗、身体虚弱等症的辅助食疗。分2次吃鱼喝汤。

红枣羊骨汤

【用料】羊胫骨500克,红枣100克。

【做法】将羊胫骨洗净放入砂锅中,加水适量,用大火煮沸后改用文火煎煮1小时,下入洗净的红枣,继续用文火炖煮2小时左右。

【功效】补血养血,补肾健脾,可用于再生障碍性贫血、血小板减少性紫癜,精血不足、眩晕、四肢乏力、面色无华等症的辅助食疗。喝汤吃枣,分2~3次食用,宜连用15天。

羊肝菠菜蛋汤

【用料】羊肝100克,菠菜250克,鸡蛋1克,精盐、味精各适量。

【做法】将羊肝洗净切片,下砂锅,加水适量,煮熟后将羊肝捣碎,放入洗净的菠菜,再打入鸡蛋,视蛋熟加入精盐、味精即可。

【功效】补血养血,补肝明目,可用于缺铁性贫血、营养不良性贫血的辅助食疗。佐餐食用。

猪心猪蹄汤

【用料】猪蹄 2 只,猪心 1 个,鲜地榆 30 克,葱、姜、精盐、味精各适量。

【做法】将猪蹄、猪心、鲜地榆洗净下锅,加水适量,用中火煮沸 15 分钟,加入姜、葱和精盐,改用小火炖至猪蹄熟烂汤浓,去地榆,加味精调味即可。

【功效】镇静补心,凉血止血,可用于小儿癫痫、气血虚弱及脾胃功能低下等症的辅助食疗。吃肉喝汤,分 3 天食用。

小麦枣桂汤

【用料】小麦 50 克,红枣 30 克,桂圆肉 15 克。

【做法】将小麦去壳,红枣水泡后去核,与桂圆肉一起下锅,加水适量,用大火煮沸后改用小火煎煮 60 分钟左右即可。

【功效】补虚止汗,益气养血,可用于气虚所引起的自汗等症的辅助食疗。喝汤,吃红枣和桂圆肉。

岗稔胡子鲶汤

【用料】胡子鲶 1 条(重约 100 克),岗稔 50 克,姜、精盐、味精、麻油各适量。

【做法】胡子鲶洗净切段,岗稔洗净沥干,同放在砂锅中,加入 400 毫升清水,烧开后,加入精盐和姜片,煮至熟透,加味精,淋麻油。分 1~2 次趁热食鱼,喝汤。

【功效】适用于久病体弱、头晕目眩、气血不足。

参芪烧鲋鱼

【用料】党参、黄芪各 20 克,鱼块 500 克,酱油、精盐、白糖、黄酒,猪肉丁、葱、姜、玉兰片、香菇片各适量。

【做法】党参、黄芪水煎 2 次,每次用水 100 毫升,煎半小时,去渣留药汁 100 毫升。用油将鱼块煎至金黄色,加酱油、黄酒、白糖、精盐、熟肥猪肉丁、姜片、葱段、玉兰片香菇片,再倒入药汁淹没鱼块(不足者可酌加清水),烧开后,改用中火再烧 15 分钟,收汤汁,起锅盛盘。分 2~3 次趁热服,单食或佐餐食用。

【功效】适用于气血两亏、食少口渴、脾胃虚弱、自汗、盗汗、久泻脱肛、子宫脱垂、贫血、崩漏。

姜醋炒章鱼

【用料】章鱼 250 克,生姜、精盐、醋各适量。

【做法】章鱼润软,洗净切碎。炒锅加油,先投入姜片爆香,再加章鱼,炒匀后,加盐和清水少许,加盖焖熟,揭盖放醋炒匀。分 2 次趁热单食或佐餐食用。

【功效】适用于气血两亏、面色苍白、体倦力乏。

黄芪蚂蚁散

【用料】干蚂蚁200克，黄芪100克，蜂蜜适量。

【做法】干蚂蚁、黄芪分别焙干，共研成细末。每日服3次，每次10~15克，用蜂蜜调服。

【功效】适用于气血两亏、四肢酸软。

番木瓜药酒

【用料】成熟番木瓜500克，白酒1000毫升。

【做法】成熟番木瓜洗净，切片，晒干水分，浸入白酒，密封15日后饮酒。每日服2次，每次15~20毫升。

【功效】适用于气血两虚、肌肉酸痛、关节活动不利。

参归炖鲳鱼

【用料】党参15克，当归10克，鲳鱼250克（1条），姜、酒、味精各适量。

【做法】党参、当归用水煎2次，每次用水300毫升，煎半小时，2次混合，去渣留汁在锅中。然后将鲳鱼剖腹去内脏，放在另一锅中用姜、酒、油煎至两面呈金黄后，再放入砂锅药汁中，继续加热，煮至熟透，加味精，调味。分1~2次趁热服。

【功效】适用于气血不足、面色苍白、脾胃虚弱、神疲力乏、头晕头悸。

鸽蛋龙眼汤

【用料】龙眼肉30克，枸杞15克，鸽蛋2个，冰糖适量。

【做法】龙眼肉、枸杞分别洗净，加水烧开后，再将鸽蛋打入，煮熟后，下冰糖，继续煮至糖溶。分1~2次趁热服用。

【功效】适用于气血虚弱、智力减退、年老体衰。

龙眼酒

【用料】龙眼肉250克，白酒1000毫升。

【做法】龙眼肉浸在白酒中，密封1个月。早晚各饮1次，每次20~30毫升。

【功效】适用于气血亏虚、脾胃不健、夜卧不宁。

八宝全鸭

【用料】老公鸭1只（重约1.5千克），党参、茯苓、当归、熟地各10克，炒白术、白芍、川芎、炙甘草各5克，猪骨汤1000毫升，姜、葱、黄酒、精盐、味精各适量。

【做法】老公鸭洗净，沥干，茯苓、党参、熟地、当归、炒白术、白芍、川芎、炙甘草,装纱布袋内,塞入鸭腹腔,放于砂锅中,腹面向上,然后把姜拍裂,葱打结,摆在上面,注入猪骨汤,加入黄酒和精盐,烧开后,撇净浮沫,小火炖至酥烂。捞出姜块、葱结和药纱袋,将鸭翻扣于汤盘中,滗出原汁,加味精,调匀。分4~5次趁热食鸭肉喝汤。

【功效】适用于气血两虚、食少便溏、四肢无力、面色萎黄、神经衰弱。

参芪酱肘

【用料】猪肘1个(重约1.5千克),黄芪、党参各30克,当归、熟地各15克,肉桂、砂仁各5克,大料茴香、花椒、精盐、白糖、黄酒、酱油各适量。

【做法】黄芪、当归、党参、熟地、砂仁、肉桂、大料茴香、花椒共装在纱布袋内,与猪肘同放于砂锅中,加1000毫升清水,烧开后,撇净浮沫,炖至熟透时,捞出药纱袋,下精盐、白糖、黄酒和酱油,继续炖至肉酥汁浓,取出,用刀划破成小块。分2~3次趁热单食或佐餐食用。

【功效】适用于久病缠绵、气血两虚、倦怠神疲、面色无华、气短懒言、自汗、盗汗。

红枣煨肘子

【用料】猪肘肉1千克,清汤1000毫升,去核红枣200克,冰糖块、酱油、黄酒、葱、姜、精盐、味精各适量。

【做法】清汤和猪肘肉共烧开,撇净浮沫,加入去核红枣、冰糖、黄酒、酱油、葱、姜和精盐,改用小火煨2~3小时直至猪肘肉酥烂,拣出葱结、姜块,加味精,调匀。单食或佐餐食用。

【功效】适用于气血亏虚、脾运不健、食欲不振、消瘦乏力、血小板减少等症。

荔枝香菇炒鸡球

【用料】净鸡肉300克,香菇30克,荔枝肉20克,鸡蛋清、水淀粉、清肠、麻油、胡椒粉、葱、姜、黄酒各适量。

【做法】净鸡肉洗净,切成球状,放在碗中,用鸡蛋清和水淀粉混合调匀。另将清汤、水淀粉、麻油、胡椒调成芡汁。先将鸡球翻炒至熟,倒出,炒锅中再加少许油,倒入葱、姜、荔枝肉、香菇、熟鸡球和黄酒,炒匀,勾薄芡。单食或佐餐食用。

【功效】适用于气血亏虚、体倦力乏。

参芪炖兔肉

【用料】兔肉200克,山药30克,红枣10枚,党参、黄芪、枸杞各15克,精盐、麻油各适量。

·科学滋补食疗养生·

图文珍藏版

【做法】兔肉洗净切块、生姜洗净拍裂,山药、红枣洗净沥干,黄芪、党参、枸杞洗净,同装在纱布袋中,一起放在砂锅里,注入500毫升清水,小火炖至兔肉酥烂,拣出药纱布袋,加精盐,淋麻油,调味。分1~2次趁热食肉喝汤。

【功效】适用于气血亏虚、头晕目眩、心慌气短、四肢无力。

卤驴肉

【用料】鲜驴肉1.5千克,大料茴香、肉桂、草果、砂仁、花椒、小茴香、橘皮、甘草、姜片、酱油、黄酒、精盐、味精、白糖各适量。

【做法】鲜驴肉切成大块,放开水锅中余一下,捞起、沥干。大料茴香、肉桂、草果、砂仁、花椒、小茴香、橘皮、甘草、姜片、精盐、味精、酱油、黄酒、白糖各适量,加500毫升清水慢熬成卤汁,滤去渣,加入驴肉块,继续炖至肉烂汁浓,加味精,调味。单食或佐餐食用。

【功效】适用于气血不足、腰膝酸软、体倦力乏。

驴肉汤

【用料】驴肉300克,葱、姜、黄酒、味精、胡椒粉、麻油各适量。

【做法】驴肉洗净切块,加500毫升清水烧开后,再加入葱、姜、黄酒和精盐,炖至酥烂,加味精、胡椒粉,淋麻油。分1~2次趁热食肉,喝汤。

【功效】适用于气血亏虚、忧郁心烦、神志失调。

荷花糯米粥

【用料】糯米100克,荷花100克,冰糖适量。

【做法】糯米加1000毫升水用大火烧开,小火慢煮至粥将成时,再将荷花洗净切片和冰糖一起放入至花熟糖溶。分2次空腹食用。

【功效】适用于气血亏虚、未老先衰、神疲乏力。

荷花凉拌火腿

【用料】荷花5朵,火腿肉200克,麻油、精盐、味精各适量。

【做法】荷花剥成瓣,切成丝,浸泡在清水中,火腿肉也切成同样粗细的丝,分别放滚开水烫熟,捞出沥水,盛于盘中,加入麻油、味精、精盐,拌匀,腌渍入味。单食或佐餐食用。

【功效】适用于气血亏虚、肌肤枯燥无华。

阿胶参枣汤

【用料】阿胶15克,红参10克,红枣10枚。

【做法】阿胶、红参、红枣同放在大瓷碗中,加 300 毫升清水,盖好,隔水蒸 1 小时即可。分 2 次食参喝汤。

【功效】适用于气血两虚、头晕心慌、出血过多引起的贫血。

汽锅乌鸡

【用料】乌骨鸡 1 只(重约 750 克),冬虫夏草、黄精、熟地各 5 克,党参 10 克,玉兰片 60 克,香菇丝 30 克,生姜、黄酒、精盐、味精、胡椒粉、麻油各适量。

【做法】乌骨鸡洗净切块,汽锅洗净,先下入鸡块,依次将洗净、润软的黄精、冬虫夏草、熟地、党参、玉兰、香菇丝均匀摆在鸡块上面,加入姜片、黄酒、精盐和清水 500 毫升,然后把汽锅放在蒸锅之上,用布将两锅之间的缝隙堵严。蒸 2~3 小时,出笼后,拣出黄精、熟地和党参不用,加味精、胡椒粉,淋麻油,调味。分 1~2 次趁热食用。

【功效】适用于气血两亏、头晕目眩、健忘、耳鸣、阳痿、遗精、盗汗。

十全大补鸡

【用料】母鸡 1 只(重约 1200 克),当归、党参、熟地、茯苓、黄芪各 10 克,炒白术、白芍、川芎、肉桂、炙甘草各 5 克,香菇 10 克,红枣 10 枚,葱、姜、黄酒、精盐、味精各适量。

【做法】母鸡洗净切块,熟地、党参、当归、茯苓、黄芪、炒白术、白芍、川芎、肉桂、炙甘草分别洗净,同装在纱布袋内,与鸡肉一起下砂锅中,加清水 700 毫升,烧开后,撇去浮沫,加入香菇丝、红枣(去核)、葱段、姜片、黄酒和精盐,小火炖至酥烂,拣出药纱袋不用,加味精,调味。分 2~3 次趁热食鸡肉和红枣、香菇,喝汤。

【功效】适用于面色萎黄、气血两虚、食欲不振、精神倦怠、腰膝酸软。

莲藕炖猪脊骨

【用料】猪脊骨 500 克,莲藕 250 克,精盐、味精各适量。

【做法】猪脊骨剁成小块,莲藕切块,同放在砂锅中,注入清水 800 毫升,烧开后,撇净浮沫,用小火炖至酥烂,加精盐、味精,调匀。分 2 次趁热食肉和藕,喝汤。

【功效】适用于气血虚弱、面色苍白、腰膝酸软、四肢无力、慢性腰痛、陈旧性腰肌损伤。

归芪羊肉粥

【用料】羊肉 300 克,当归、黄芪、白芍、熟地各 10 克,粳米 100 克,生姜、精盐、味精、麻油各适量。

【做法】先将羊肉切片,当归、白芍、黄芪、熟地分别洗净与 50 克羊肉,同下入锅中,加清水 2000 毫升,煎至 1000 毫升,去渣留汁于锅中,粳米淘净,再将羊肉 250

国学经典文库

中华食疗大全

·科学滋补食疗养生·

图文珍藏版

克和姜丝加入,慢熬成粥,加精盐、味精,淋麻油,调味。分2次空腹食用。

【功效】适用于虚损羸弱、形容枯槁、气血不足。

参芍蒸乌鸡

【用料】乌鸡1只,党参20克,当归10克,白芍、熟地、龙眼肉、甘草各5克,生姜、精盐、味精、麻油各适量。

【做法】乌鸡洗净,当归、党参、白芍、熟地、龙眼肉、甘草分别洗净,装在纱布袋内,纳入鸡腹腔,放在大瓷碗中,加入精盐,姜片和清水300毫升。盖好,隔水蒸至酥烂,捞出药纱袋,加味精,淋麻油。分1~2次趁热食肉喝汤。

【功效】适用于气血两亏、肢体羸瘦、神疲力乏、头晕目眩。

太子参羊肉羹

【用料】羊肉500克,太子参30克,龙眼肉20克,首乌15克,生姜、葱、黄酒、精盐、味精、胡椒粉、麻油各适量。

【做法】羊肉洗净,放开水锅中烫一下,取出沥水,切成丁块,太子参、龙眼肉、首乌同装纱布袋内,扎紧袋口,与生姜、葱同放在砂锅中,注入清水500毫升,烧开后,撇净浮沫,加入黄酒和精盐,小火炖至羊肉酥烂。捞出药纱袋、姜块和葱,加味精,胡椒粉,淋麻油。分1~2次趁热食肉喝汤。

【功效】适用于气血两亏、形体羸瘦、肢寒畏冷、面色萎黄,气短乏力、心悸、眩晕、腰痛、阳痿。

阿胶蒸鸡肉

【用料】阿胶20克,鸡肉150克,龙眼肉15克,红枣5枚,生姜、黄酒、精盐、味精、麻油各适量。

【做法】阿胶捣碎,鸡肉切成块,红枣(去核)、龙眼肉,同放于大瓷碗中,加入姜片、黄酒、精盐和清水400毫升,盖好,隔水蒸至酥烂,加味精,淋麻油。分2次趁热食用。

【功效】适用血虚眩晕、心悸、崩漏、月经过多、妊娠下血、肺结核咳血。

参枣牛心汤

【用料】牛心300克,党参、龙眼肉各20克,红枣5枚,生姜、黄酒、精盐、味精、麻油各适量。

【做法】牛心(切片),党参,红枣、龙眼肉(去核),同下砂锅中,注水500毫升,烧开后,加入姜片和黄酒,小火煮至酥烂,下味精、精盐,淋麻油。分2次趁热食用。

【功效】适用于气血亏虚、烦躁失眠、心悸多梦、神经衰弱。

芦笋鲍鱼汤

【用料】鲍鱼 150 克, 芦笋 100 克, 鸡骨汤 500 毫升, 豌豆苗 10 克, 精盐、味精、麻油各适量。

【做法】鲍鱼、芦笋加鸡骨汤烧开后, 放入豌豆苗和精盐, 煮熟, 下味精, 淋麻油。分 1~2 次趁热服用。

【功效】适用于血虚体弱、头晕目眩、夜卧不宁。

茯苓金针牛心汤

【用料】牛心 150 克, 金针菜 20 克, 茯苓 30 克, 姜、精盐、味精、麻油各适量。

【做法】牛心切片, 茯苓、金针菜洗净, 沥水。同放于砂锅中, 加水 500 毫升, 烧开后, 撇净浮沫, 加入姜丝和精盐, 煮至熟透, 加味精, 淋麻油。分 1~2 次食渣喝汤。

【功效】适用于血虚体弱、精神恍惚、夜卧不宁、健忘。

地黄牛骨髓汤

【用料】熟地片 250 克, 牛骨髓 150 克, 蜂蜜适量。

【做法】熟地片加清水 500 毫升, 煎至 250 毫升, 去渣, 再将牛骨髓洗净切段投入, 煮熟, 加蜂蜜, 调匀。分 1~2 次服。

【功效】适用气血两亏、头晕目眩、耳鸣、腰膝酸软。

红枣花生炖兔肉

【用料】红枣 10 枚, 花生米 50 克, 兔肉 500 克, 调味品适量。

【做法】将红枣、花生米、兔肉洗净, 同下锅内煮熟炖烂, 调味即可食用。

【功效】补气养血, 健脾固肾, 适用于血虚及面色无华之人, 每日分 2 次佐餐食用。

参芪龟肉汤

【用料】活龟 1 只(约 1 千克), 母鸡 1 只(约 1.5 千克), 黄芪、党参各 30 克, 口蘑 15 克, 猪油、料酒、盐、味精、胡椒粉、葱、姜各适量。

【做法】将乌龟杀死后, 把乌龟壳两侧用铁锤打破, 用刀尖割下龟肉, 去掉底板, 再除去上壳和内脏, 清洗一遍, 将龟肉用沸水氽一下, 捞到放凉水中去掉粗皮, 然后剁去龟头、爪, 剔去喉管、气管, 切成方块, 洗净后沥干水分。党参、黄芪洗净; 将宰杀好的鸡由脊背开膛后去内脏、鸡头及鸡爪, 放沸水中氽一下; 口蘑洗净切片; 葱、姜拍破。将鸡放入砂钵内; 龟放入六成热油中煸炒, 炒时加猪油、葱、姜、料酒、盐和适量水,待水沸后倒入装鸡的砂钵内;再将黄芪、党参投入,盖好盖,炖熟烂。食用时加入胡椒、味精及葱花。

【功效】强筋骨,补气血,适用于体虚及气血不足之人。佐餐食用。

萝卜枸杞烧鸡

【用料】鸡肉 500 克,白萝卜 600 克,枸杞子 15 克,陈皮 9 克,味精、胡椒粉、绍酒、姜块、葱、精盐、熟猪油、水淀粉、花椒各适量。

【做法】将鸡肉洗净,切成粗条;白萝卜洗净,也切成条;枸杞子、姜块、葱洗干净。炒锅洗净置旺火上,放猪油烧至六成热,下入鸡肉煸炒变色,掺入鲜汤烧开,撇去浮沫,加绍酒、陈皮、姜块、花椒、葱烧开,至肉七成熟时,加入白萝卜、胡椒粉。待烧开后,加精盐、枸杞子、味精调味,勾薄芡汁即可盛盘。

【功效】补中益气,化痰利气,适用于治疗虚劳消瘦、纳呆食水、水肿以及咳嗽痰多、胸腹胀满等症。佐餐。

肉苁蓉炖黄鸡

【用料】黄雌鸡 1 只(约 500 克),肉苁蓉 12 克,山药 20 克,茯苓 6 克,粳米 150 克。

【做法】先将黄雌鸡去肠杂洗净,然后将山药、肉苁蓉、茯苓慢火焙干,共研成细末,加入黄雌鸡、粳米煮粥。

【功效】健脾固肾,补益气血,每日早、晚分 2 次温食。适用于气血不足乏力之人。

蜂王浆焖肘子

【用料】蜂王浆 5 克,猪肘子 750 克,淀粉 25 克,葱块 10 克,姜块 10 克,酱油 50 克,香菜 25 克,花椒 5 克,八角 5 克,味精 1 克,豆油 25 克。

【做法】将猪肘子皮刮洗干净,下汤锅内煮至八分熟时捞起,剔去骨,肘子皮面抹上蜂王浆。将猪肘子放入八成热的油锅内,炸至火红时捞出。将肘子肉面剞上十字深切口,肘皮相连,皮向下摆在碗内,放上葱、八角、花椒、姜块、酱油,上屉蒸熟透取出,拣去葱、姜块、花椒、八角。将汤滗入勺内,把肘子扣在盘中间,汤开时勾淀粉芡,淋明油,浇在肘子上,撒上香菜段即可。

【功效】补虚强体,延年益寿,适用于久病虚弱及老年体弱者。佐餐食用。

黄芪炖牛肉

【用料】鲜牛肉 100 克,粳米 100 克,黄芪 10 克,精豆粉、姜、葱、胡椒粉、味精、盐、水各适量。

【做法】鲜牛肉洗净去筋膜后和姜一起绞烂，加入豆粉、盐、胡椒粉、味精调匀待用；姜、葱洗净；葱切花；姜切片。将粳米洗净、下锅，加适量水，用旺火烧开一段时间，加入黄芪(布包)，并改用文火煨至软糯时，拣出布包，加入牛肉馅、姜片搅散，继续用中火煮至肉熟软，再加入葱花、味精调味。

【功效】健脾胃，益气血，适用于气血亏损、体弱怕冷之人。每日分2次温食。

桂圆芝麻汤

【用料】桂圆肉400克，黑芝麻300克，冰糖100克。

【做法】桂圆肉蒸熟，放在阳光中暴晒约2小时，蒸5次晒5次，剁细成末；黑芝麻炒酥压碎，冰糖砸成碎粒。三样混匀，装入瓶内待用。每次取20克用沸水冲服。

【功效】止脱发，益气血，适用于气血不足、面色萎黄、四肢寒冷、极易脱发之症。每日早、晚各1次食用。

西菜瘦肉章鱼汤

【用料】西洋菜1.5千克，干章鱼50克，瘦猪肉500克，蜜枣3个，味精4克，精盐7克，清水3千克。

【做法】将洗净的西洋菜(又名豆瓣菜)掐去老茎，沥水备用；章鱼去掉内脏洗净，将其腹部附着的薄膜泡在水里备用，把猪肉洗净；蜜枣去核备用；将砂锅内注清水3千克，烧沸后加入章鱼、西洋菜；锅中水再烧沸后，放入瘦猪肉、蜜枣，用中火炖90分钟。至汤水剩2千克时，加味精、盐调味。锅离火后，将西洋菜捞出，沥汤，盛入盘内，再把捞出的章鱼、瘦肉切块，放在西洋菜上。另用小碗盛上酱油，并浇上熟油，用以蘸菜，将汤和蜜枣盛在大碗内即可。

【功效】益精髓，补气血，适用于病后体弱、阴血不足者。佐餐食用。

党参乳鸽汤

【用料】乳鸽2只，鸽肾2个，党参50克，瘦猪肉200克，调料适量。

【做法】将乳鸽剖开，去内脏，将猪肾破开去黄衣，用盐腌后冲洗干净；将瘦猪肉切成大块。将乳鸽和鸽肾在滚水中烫一下，用清水洗净；将党参、鸽肾、乳鸽、瘦猪肉放入炖盅内，放几片姜，倒少许绍酒，并加适量水，隔水炖3小时左右，调味后即可食用。

【功效】补益气血，温肾壮阳，适用于脾肾虚损、气血不足者。佐餐食用，每日1~2次。

桂花桂圆酒

【用料】党参、生地、茯苓各150克，白术、白芍、当归、神曲各100克，川芎50

克,桂花500克,桂圆肉400克,高粱酒15千克。

【做法】将党参、生地、白芍、白术、茯苓、当归、神曲、川芎、桂花、桂圆肉去杂质洗净,沥水,烘干共研为粗末,装入纱袋中,并用高粱酒浸泡4~5日,滤去渣,加入冰糖适量即可饮用。

【功效】养血活血,补中益气,适用于气血亏虚者。适量饮服,每日3次。

银耳人参鸽蛋汤

【用料】人参粉2~4克,银耳20克,水发冬菇、鸽蛋各15克,猪精肉30克,鸡汤、精盐、鸡油各适量。

【做法】将银耳拣净杂质,用热水泡发至松软,鸽蛋打入瓷盘内(勿搅),盘边排好猪肉片、冬菇片,入笼蒸熟,倒入大汤碗内。锅内倒入鸡汤,加精盐、银耳烧开,打净浮沫,银耳熟后加入鸡油和人参粉再烧开。盛入大汤碗内即成。

【功效】补气血,益阴阳,适用于病后体虚之人。佐餐食用。

甘草芍药蜜饮

【用料】芍药、甘草各10克,陈皮6克,蜂蜜60克。

【做法】将芍药、甘草、陈皮下入锅中,加水煎汤,去渣后加入蜂蜜调匀即可。

【功效】养血益胃,适用于胃及十二指肠溃疡患者的辅助食疗。每天分2次饮用。

红枣绿豆饮

【用料】绿豆30克,红枣30克,红糖适量。

【做法】将绿豆、红枣洗净下锅,加水适量,煮至绿豆熟烂,调入红糖适量即可。

【功效】清热解毒,补血养血,适用于缺铁性贫血等症的辅助食疗。每天饮用1次,宜连续饮用15天。

葡萄蜜藕

【用料】鲜藕750克,糯米200克,猪网油100克,葡萄500克,蜂蜜800克,冰糖、桂花卤、食碱各适量。

【做法】藕切去一端藕节,洗净孔中泥沙,沥净水备用;葡萄用冷开水洗净;糯米淘洗干净后沥尽水分。在藕切开的一端,将糯米灌满,然后将切开处用刀把轻轻地砸平,避免漏米。取砂锅,加清水及灌好米的藕,用大火烧沸后盖好盖,改用小火煮,待煮至五成熟时加入少量食碱,继续煮烂为止,待藕变红色捞出待凉,削去藕的外皮。在扣碗底部放上猪网油,将藕两头切去,再切成0.3厘米厚的圆片,成3排码入碗内,加入冰糖、蜂蜜、桂花卤,再盖上猪网油,上笼用大火蒸至冰糖完全溶化后取出,翻扣在盘内,去掉猪网油渣、桂花卤渣,周围摆上葡萄即可。

【功效】益血开胃,养心除烦,清热止渴,可用于贫血、多病体弱等症的辅助食疗。当点心或佐餐食用。

鲜莲烩玉米

【用料】鲜莲子 200 克,罐头玉米粒 200 克,鸡汤 1 千克,水淀粉、黄酒、精盐、味精、鸡油各适量。

【做法】将罐头玉米粒剁成粗粒;鲜莲子去皮、心,下入沸水中焯透,捞出沥干;锅放火上,加入鸡汤、玉米粗粒、莲子、精盐、黄酒、味精、鸡油,用大火烧沸后换用小火煨至熟透,用水淀粉勾芡;起锅装碗即可。

【功效】补心益肾,益气健脾,可用于脾胃虚弱、食欲不振、消化不良、久泻虚痢、失眠多梦、肾虚遗精、病后体虚等症的辅助食疗。佐餐食用。

莲藕猪骨汤

【用料】莲藕 400 克,茯苓 10 克,党参、熟地、白芍各 8～10 克,当归 8 克,白术 12 克,川芎 5 克,猪脊骨 600 克,酱油、麻油、味精、精盐各适量。

【做法】莲藕削皮洗净切块;猪脊骨洗净后砍断;茯苓、党参、白术、川芎、白芍、熟地、当归淘洗后用干净纱布包裹,放入沸水砂煲内煨 1 小时左右,待猪脊骨熟软,再加适量精盐调味,用味精、麻油、酱油的调味碟调食,汤单喝。

【功效】护肤养颜,补气养血,延年益寿,适用于气血不足、面黄肌瘦者。佐餐食用。

参精鹌蛋

【用料】鹌鹑蛋 10 只,党参、黄精各 10 克,红枣 10 枚。

【做法】将鹌鹑蛋放到冷水中煮熟,捞出放入冷水中,剥去外壳;党参、黄精洗净,放入纱布袋,扎紧袋口;红枣洗净,与药袋一同放入砂锅中,加清水适量,用大火烧沸后换用小火煎煮 45 分钟,然后放入剥去外壳的鹌鹑蛋,用小火煎煮 15 分钟即可。

【功效】补益心脾,可用于气血不足,食欲不振、面色无华、心悸失眠、大便稀薄、病后体虚等症的辅助食疗。日常喝汤吃蛋和红枣。

酸辣猪血豆腐

【用料】鲜猪血 250 克,鸡蛋皮、豆腐各 100 克,青豌豆 50 克,花椒粉 15 克,味精 3 克,精盐、白胡椒粉 5 克,食醋、黄酒 10 克,水淀粉 50 克,麻油 5 克,素油适量。

【做法】将猪血加水适量,上笼蒸成血豆腐,取出切成 1 厘米宽、3 厘米长的条,鸡蛋皮、豆腐也切成相同的条。锅中放素油烧热,下入猪血条、鸡蛋皮条、青豌豆、豆腐条、精盐、花椒粉、味精、食醋、黄酒、白胡椒粉,烧熟后用小淀粉勾芡,淋上麻油即可。

【功效】补心安神,补益精血,生精润燥,可用于心烦不眠、燥咳声哑、头晕目眩、腰膝酸软、产后血虚、久病体虚等症的辅助食疗。佐餐食用。

香菜牛百叶

【用料】牛百叶1千克,香菜250克,麻油20克,葱段、姜片、蒜片、八角、干辣椒、胡椒粉、酱油、食醋味精、水淀粉、素油各适量。

【做法】将牛百叶泡洗干净后,放入沸水锅,加入葱段、姜片、八角,煮熟捞出,用凉水过凉,切成细丝;香菜拣洗干净,去叶留梗,切成3厘米长的丝;干辣椒切成细丝。

炒锅放火上,加素油烧热,投入牛百叶丝炸后捞出,倒出锅内余油。炒锅中加入麻油烧热,放入蒜片稍煸后加入干辣椒丝、葱段、姜片、牛百叶丝,烹入黄酒翻片刻,再加入适量胡椒粉、酱油、食醋、味精,放入香菜段急炒数次,淋上淀粉,盛盘即可。

【功效】补血益气,健脾补虚,适用于病后虚弱、气血不足、糖尿病、风眩等症的辅助食疗。佐餐食用。

参归猪心汤

【用料】猪心1个,党参50克,当归10克,精盐、味精各适量。

【做法】将党参、当归洗净切片,装入纱布袋内,扎紧袋口。猪心剖开洗净,挤净血污,用清水冲洗干净,与纱布袋一起放入砂锅内,加清水适量,用大火烧沸后转用小火炖煮40分钟左右,去纱布袋,加入精盐、味精调味即可。

【功效】补血益气,养心安神,可用于气血亏虚、心悸、烦躁、失眠多梦等症的辅助食疗。佐餐食用。

桂圆炖牛心

【用料】桂圆肉50克,鲜牛心500克,冰糖、淀粉各10克,精盐、姜末各2克,味精、葱花各3克,鸡蛋清20克,麻油5克,素油500克。

【做法】将桂圆肉洗净,放在碗内,加冰糖蒸透;牛心切薄片,放入碗内,加入精盐1克,味精1克,麻油1克调味,然后加入鸡蛋清和淀粉上浆;取小碗1只,下入精盐、味精、淀粉、鲜汤调成味汁备用。

炒锅置火,放入素油烧至四成热,放入浆好的牛心片划散,倒入漏勺内。锅内底油,放入葱花、姜末炸香,推入牛心片和桂圆肉,翻炒两下,下入味汁,炒匀后淋上麻油即可。

【功效】补气血,益心脾,可用于体虚劳伤及羸弱、失眠健忘,心悸不宁等症的辅助食疗。佐餐食用。

花生蜜枣栗子羹

【用料】花生仁 100 克,蜜枣 20 枚,栗子肉 100 克,冰糖适量。

【做法】栗子肉、蜜枣、花生仁分别洗净,同下入砂锅中,加水适量,用大火煮沸后转用小火煎煮至原料熟烂,加冰糖调味,再稍煮即可。

【功效】健脾、益气、养血,可用于血小板减少等症的辅助食疗。佐餐食用。

黄芪灵芝汤

【用料】灵芝、黄芪、黄精、鸡血藤各 15 克,精盐适量。

【做法】将灵芝、黄精、鸡血藤、黄芪洗净,下入砂锅中,加水适量,浸泡 2 小时,用小火煎煮 50 ~ 60 分钟,取汁;药渣再加水适量,煎煮 40 分钟,取汁,合并药汁即成。

【功效】补气养血,可用于白细胞减少、气血两虚、纳食减少、身倦乏力、面色少华等症的辅助食疗。早晚分食。

黄豆猪肝汤

【用料】黄豆 100 克,猪肝 500 克,黄酒、酱油、味精、精盐各适量。

【做法】猪肝洗净、切片后用沸水冲淋,加入精盐、黄酒腌片刻。黄豆冲洗后下锅,加水适量,用中火煮至八成熟,放入猪肝片和酱油、味精、精盐,用小火炖 30 分钟即可。

【功效】润燥消水,健脾宽中,补血养肝,可用于肝虚水肿、妊娠水肿、缺铁性贫血等症的辅助食疗。佐餐食用。

豆豉酱猪心

【用料】猪心 1 千克,豆豉、葱、姜、甜面酱、酱油、黄酒各适量。

【做法】将猪心加工后洗净,下入锅中,再放入洗净的豆豉、姜、葱、酱油、甜面酱、黄酒、清水适量,用大火烧开后换用小火炖至猪心熟,捞出猪心,稍冷后切成薄片即成。

【功效】安神止痛,补血养心,可用于心血亏虚、心悸、烦躁、产后血虚、惊悸、痉挛抽搐等症的辅助食疗。佐餐食用。

黄芪炸里脊

【用料】猪里脊肉 400 克,黄芪 50 克,鸡蛋 1 个,水淀粉 20 克,葱段、姜片各 15

克,酱油 12 克,黄酒 5 克,素油 500 克,精盐、味精各适量。

【做法】将黄芪洗净后切片入锅,加水煮取浓缩汁 50 克备用;猪里脊肉去掉白筋,切成 0.4 厘米厚的片,两面用刀划成十字花,再切成宽 0.8 厘米、长 2.5 厘米的条,放在凉水碗中,洗净血沫,用净布吸干,放入碗内,加入葱段、味精、姜片、黄酒、酱油、精盐腌 10 分钟,去葱段、姜片不用,再用净布吸水。

将鸡蛋黄、水淀粉放在碗中,用手搅成糊,将里脊肉放入糊内拌匀。炒锅置火上,加入素油烧至三成热,将里脊肉逐块下入锅内,炸成金黄色时将油滗出,将黄芪浓缩汁洒在肉上,翻转数下即可。

【功效】益气固表,补肾养血,适用于老年体虚、产后体虚、病后体质虚弱者的辅助食疗,也可用于自汗、盗汗、浮肿、内伤劳倦、脾虚泄泻、脱肛等症的辅助食疗。佐餐食用。

鹧鸪炖章鱼

【用料】鹧鸪 2 只,干章鱼 150 克,玉竹 50 克,火腿片 15 克,味精、精盐、黄酒、葱段、姜片、鸡汤各适量。

【做法】将鹧鸪宰杀后用开水烫透,去毛和内脏,洗净后斩去脚爪,剖开脊背,下沸水锅焯后捞出洗净;干章鱼洗净,用开水浸泡 10 分钟,捞出脱去黑皮,洗净后切成条;玉竹用冷水洗净后同章鱼、火腿片同放蒸碗中,放入鹧鸪、鸡汤、姜片、葱段、味精、精盐、黄酒,上笼蒸至原料熟烂,出笼后拣出葱段、姜片即成。

【功效】益气补血,健脾开胃,可用于食欲减退、心悸、心烦、失眠多梦、健忘等症的辅助食疗。佐餐食用。

姜醋炒章鱼

【用料】章鱼 200 克,精盐、黄酒、食醋、姜片、素油各适量。

【做法】将新鲜章鱼洗净,切成长方形片状。锅放火上,放入花生油,烧至八成热,下入章鱼片,翻炒后加入姜丝、黄酒、食醋、精盐,炒至章鱼片熟即可。

【功效】开胃增食,补气益血,可用于气血不足、少气乏力、食欲不振等症的辅助食疗。佐餐食用。

红枣花生炖猪蹄

【用料】猪蹄 1 千克,带衣花生米 100 克,红枣 40 枚,黄酒 25 克,酱油 60 克,白糖 30 克,葱段 20 克,姜 10 克,素油、精盐、味精、小茴香、八角、花椒各适量。

【做法】将带衣花生米、红枣洗净,放在碗内加水浸泡;猎蹄去毛后洗净,斩成块入锅,加适量水,用中火煮至四成熟捞起,用酱油拌匀。

炒锅置火上,加素油烧至七成热,下猪蹄块炸至金黄色捞出,下入砂锅内,注入清水,加入花生米、红枣及白糖、黄酒、葱段、姜、精盐、味精、八角、小茴香、花椒,用大火烧沸后换用小火慢炖至熟烂即可。

【功效】安神、养血、补脾,可用于贫血、血小板减少性紫癜、白细胞减少等症的辅助食疗。佐餐食用。

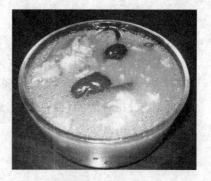

红枣花生炖猪蹄

陈皮炖鸽松

【用料】鸽肉240克,芹菜500克,荸荠90克,泡红辣椒、陈皮各15克,虾片60克,熟芝麻6克,精盐、黄酒、味精、酱油、白糖、蒜、葱、姜、胡椒粉、水淀粉、鸡蛋清、猪油、麻油、素油各适量。

【做法】将鸽肉去皮、筋洗净,切成末,下入精盐、鸡蛋清和水淀粉调匀浆好,再放入麻油调匀;芹菜、泡红辣椒、陈皮、葱、姜和蒜分别洗净,切末;荸荠去皮,拍碎;酱油、黄酒、白糖、胡椒粉、味精调匀成汁备用。炒锅放火上,放入素油烧热,下虾片炸熟后捞起,放入盘中。另锅置火上,放猪油烧热,下入鸽肉末炒至断生,倒入漏勺。再将锅置火上,放素油烧热,放入陈皮先炒片刻,再下入荸荠、葱末、姜末、蒜末、泡红辣椒末炒匀,放入鸽肉末及调好的汁,炒匀再下芹菜末炒匀,淋上食醋、麻油,起锅盛盘,撒上熟芝麻,将虾片围在周围即可。

【功效】理气健脾,补益精血,可用于脾胃虚弱引起的食欲不振、面色少华以及肝肾不足引起的腰膝酸软等症的辅助食疗。佐餐食用。

啤酒炖鸡

【用料】嫩母鸡1只,啤酒250克,净油菜心100克,葱段、姜各10克,精盐4克。

【做法】将母鸡宰杀,去毛去内脏,洗净血水,取下大腿留用。将鸡放入汤水中加水1千克,加葱段5克、姜片5克,煮至鸡熟后加精盐2克,待汤浓缩至约1千克时滗出留用。将鸡腿肉去骨,切成4~5厘米宽的丁块,下沸水锅焯透捞入锅内,加入鸡汤、啤酒150克、姜片5克、葱段5克、精盐2克,上笼蒸熟。上桌前将油菜心下沸水锅中焯后放在锅内,再加啤酒100克即可。

【功效】滋补血液,温中补脾,补肾益精,可用于眩晕、贫血、月经不调、慢性胃炎、胃及十二指肠溃疡、慢性肠炎、耳鸣耳聋、腰膝酸软、闭经等症的辅助食疗。佐餐食用。

茉莉花鸡汤

【用料】鸡脯肉150克,茉莉花24朵,鸡蛋2个,黄酒、精盐、味精、胡椒粉、淀粉、麻油各适量。

【做法】将茉莉花去蒂洗净；鸡脯肉洗净后切成薄片，加精盐、淀粉、鸡蛋清搅匀，下沸水锅略焯捞出；汤锅放入鲜汤烧沸，下入精盐、味精、胡椒粉、黄酒调好味，将鸡片放入热汤再煲片刻，捞在汤碗内，再放入茉莉花，注入沸汤，淋上麻油即可。

【功效】提神醒脑，补血强身，适用于疲倦乏力、贫血虚弱等症的辅助食疗。佐餐食用。

枸杞炖鸡

【用料】小母鸡1只，枸杞子50克，精盐、黄酒各适量。

【做法】将小母鸡宰杀，去毛及内脏，洗净。枸杞子洗净，与小母鸡同放在炖盅内，加黄酒和清水适量，用小火慢炖约3小时，直至汤浓肉熟烂，加精盐调味即可。

【功效】滋养强壮，补血养颜，可用于体虚、血少、妇女产后虚损、病后虚弱等症的辅助食疗。佐餐食用。

素菜鱼卷

【用料】黄鱼肉100克，猪肥肉、荸荠、荠菜各25克，油豆腐皮50克，鸡蛋清30克，食碱、精盐各1.5克，味精1克，葱花、姜末各2.5克，面粉60克，黄酒5克，淀粉60克，素油1千克(实耗约25克)，麻油5克。

【做法】将加工好的鱼肉、猪肉、荸荠、荠菜切成细丝，放入葱花、姜末、鸡蛋清、精盐、黄酒、麻油、味精调成肉馅。将油豆腐皮1张切成两半后铺平，铺上肉馅，卷成长卷，切成长3厘米的小段，蘸上用面粉、食碱和清水调成的面糊，放在油锅内炸成金黄色捞出，装盘即可。

【功效】益气养血，健脑填髓，强筋壮骨，舒筋活血，可用于缺铁性贫血、软骨病、佝偻病、慢性肾炎、结核病、术后恢复期病人的辅助食疗。佐餐食用。

陈皮鸡丁

【用料】鸡肉1千克，陈皮、姜块各15克，葱段、精盐、干辣椒段各25克，黄酒25克，花椒5克，鲜汤250克，醪糟汁50克，味精1克，麻油15克，素油1千克(实耗125克)，酱油适量。

【做法】将鸡肉洗净，切成1.5厘米见方的丁，加入姜块、葱段、黄酒、精盐拌匀入味30分钟。炒锅置火，下素油烧至六成热，放入鸡丁炸至浅黄色时捞出，捡去姜块、葱段不用。锅内留油100克，烧至五成热时放入干辣椒段、花椒、陈皮、炸成棕红色，再放入鸡丁炒匀，加入鲜汤、醪糟汁、酱油，改为中火收汁至油亮，最后加入味精、麻油，调匀起锅即成。

【功效】健脾理气，补血强身，可用于低血压、贫血等症的辅助食疗。佐餐食用。

绿豆炖乳鸽

【用料】乳鸽1只,绿豆50克。

【做法】将乳鸽宰杀后去内脏洗净,与浸洗干净的绿豆同放入炖盅内,加水适量,上笼隔水炖熟即可。

【功效】补气养血,清热解毒,适用于乳腺炎破溃期的辅助食疗。每天分数次食用。

雪梨山楂羹

【用料】山楂500克,雪梨、藕、白糖各适量。

【做法】将山楂洗净,去籽,下锅,加水适量,放火上煮15分钟,用勺将其压成糊浆,加入白糖溶化后倒入碗中,将雪梨与藕洗净,切成薄片,放入碗中即可。

【功效】清热平肝,消食和胃,降压降脂,可用作热邪伤阴、津液亏少、胸中积热、食积不化、高血压病、脑动脉硬化等症的辅助食疗。当点心食用。

藕米糕

【用料】藕粉、糯米粉、白糖各250克。

【做法】将藕粉、糯米粉、白糖放入盆中,注入适量清水,揉成面团,放入蒸笼内蒸10分钟,以面团蒸熟为度。

【功效】补虚止血,健脾养胃,可用于脾胃虚弱、饮食减少、大便溏薄、疲倦乏力、便血、吐血等症的辅助食疗。当点心食用。

藕粉粥

【用料】藕粉、粳米各25克,白糖适量。

【做法】将粳米淘洗干净,下入锅中,加清水适量,用大火烧沸后转用小火熬煮至稀粥,待粥将成时放入藕粉搅匀,加白糖调味。

【功效】补心益脾,止血安神,可用于心脾不足而引起的失眠多梦、心悸不宁、饮食减少、肢体倦怠等症的辅助食疗。每天早、晚餐温热服用。

薏仁桂圆莲子羹

【用料】桂圆肉30克,薏苡仁70克,莲子100克,冰糖适量。

【做法】将莲子用水泡发,去皮和心,洗净,与洗净的桂圆肉、薏苡仁同下入砂锅中,加水适量,用大火煮沸后换用小火煎煮至莲子酥烂,加冰糖调味即可。

【功效】健脾胃,补心血,可用于营养不良、贫血、消瘦等症的辅助食疗。睡前服用。

· 科学滋补食疗养生 ·

图文珍藏版

红枣山药粥

【用料】鲜山药 100 克,红枣 10 枚,粳米 250 克。

【做法】将山药、红枣、粳米分别洗净,一同下锅,加水适量,用大火烧沸后转用小火熬煮成稀粥即成。

【功效】补脾益肾,补中益气,养血安神,可用于血栓闭塞性脉管炎等症的辅助食疗。每天分数次温热食用。

荔枝蒸鸭

【用料】肥鸭 1 只,瘦猪肉 60 克,鲜荔枝肉 150 克,熟火腿 15 克,鲜荷花 1 朵,精盐、黄酒、味精、葱白、姜片各适量。

【做法】将鸭宰杀,从背部切开,去掉肠杂,清水漂洗干净,放入沸水中稍煮后取出;熟火腿切成 5 粒;瘦猪肉切成 6 块;鲜荔枝肉切成两半;鲜荷花摘下花瓣,放入沸水锅中焯后捞起。将瘦猪肉块、火腿肉粒放在钵内,放入适量黄酒、姜片、精盐、葱白和开水,用中火隔水蒸炖 2 小时左右,去葱白、姜片不用,撇净浮沫,放入荔枝肉和荷花瓣,再煮 5 分钟左右,加味精即可。

【功效】健脾养血,清热滋阴,可用于气血不足引起的面色少华、身倦乏力以及暑伤气阴引起的疲乏无力,食欲不振等症的辅助食疗。佐餐食用。

鸡汁粥

【用料】母鸡 1 只,粳米 100 克。

【做法】将母鸡剖洗干净下锅,加水适量,放火上煎至鸡汁浓。将原汁鸡汤与淘洗干净的粳米一同下锅,用大火烧沸后转用小火熬煮成稀粥。

【功效】补益气血,滋养五脏,可用于贫血、年老体弱、产后羸弱、虚弱劳损等所有气血不足等症的辅助食疗。感冒或发热者不宜服用。每天早晚温热食用。

归参红花粥

【用料】红花、当归各 10 克,丹参 15 克,糯米 100 克。

【做法】将红花、当归、丹参洗净,下入锅中,加水煎汤,去渣取汁与淘洗干净的糯米同下入锅,加水适量,用大火烧沸后改为小火煮成粥。

【功效】调经、养血、活血,可用于月经不调而引起的血虚、血瘀等症的辅助食疗。每天空腹食用。

小麦红枣粥

【用料】小麦 50 克,红枣 5 枚,白糖 20 克,粳米 100 克。

【做法】将小麦淘洗干净，加热水浸涨，倒入锅中，上火煮熟后取汁，与淘洗干净的粳米、洗净去核的红枣一同下锅，用大火烧沸后转用小火熬煮成稀粥，起锅时调入白糖。

【功效】养心神、止虚汗，补脾胃，除烦渴，温热食用，适用于心气不足所引起的心悸、失眠、自汗、盗汗、怔忡不安、脾虚泄泻等症的辅助食疗。宜连续食用3~5天。

冬人参天门炖鸡

【用料】乌鸡1只，人参15克，天门冬20克，鹌鹑蛋10个，白酒少许。

【做法】将鹌鹑蛋煮熟，去壳待用；将人参和天门冬切成薄片，备用；乌鸡洗净，鸡脚、鸡头全装入鸡体内，将鸡放入炖盅，把人参和天门冬放在鸡上，加适理清水，隔水大火炖2小时，加入白酒和鹌鹑蛋，再炖40分钟即成。

【功效】补益气血，适用于气血不足之面色无华、乏力者。佐餐食用，每日1~2次。

薏苡仁炖鸡

【用料】鸡1只，薏苡仁20克，绍酒、精盐、葱花、姜丝、胡椒各适量，橙子1个。

【做法】将鸡去毛及内脏洗净，将鸡肉连骨切成约3厘米的方块，放在深锅内，加水约10杯，加入薏苡仁。先用猛火煮滚，继用文火炖2小时，以鸡肉煮烂能离骨为度，加入酒、盐、葱、姜、椒、橙子汁等调味即可。

【功效】补益元气，适用于体倦无力之人。佐餐食用。

归芪蒸鸡

【用料】炙黄芪100克，当归20克，嫩母鸡1只（约1.5千克），绍酒30克，味精、胡椒粉各3克，葱、姜各适量。

【做法】鸡去毛、内脏洗净，当归切片与炙黄芪共放在鸡腹内，放入盘子中，加姜、葱、食盐、酒、胡椒粉、清水，入蒸笼蒸2小时，食用时加味精调味。

【功效】补气生血，适用于病后气血亏虚者及老年人气血不足者。去药渣食鸡肉。

地黄蒸乌鸡

【用料】雌乌鸡1只，生地黄250克（切丝），饴糖150克。

【做法】先将鸡去毛及内脏洗净，将生地丝、饴糖调匀，放入鸡腹内缝固，放盆中入蒸锅内蒸熟即成。

【功效】补气血，益精髓，适用于气血亏虚、疲乏无力者。食鸡肉，饮汤。

参麦水鱼汤

【用料】茯苓、党参各 3 克,浮小麦 6 克,水鱼 100 克,火腿 30 克,姜、葱、绍酒各 10 克,盐适量。

【做法】活水鱼剁去头,用沸水烫 3 分钟,去内脏洗净;火腿切成小块盖在水鱼上,放在碗中加调料和适量清水;将浮小麦、茯苓用纱布包好后放入汤中;党参切段下碗内,同上火蒸 1 小时即可。

【功效】益气健脾,滋阴补血,适用于脾虚血少、体质衰弱者。佐餐食用。

鱼胶糯米粥

【用料】鱼胶 30 克,糯米 50 克,麻油、精盐、味精各适量。

【做法】将鱼胶与淘洗干净的糯米同时下锅,加水 500 克,用大火烧沸后改用小火熬煮成稀粥,加入适量的精盐、麻油、味精等调味即成。

【功效】养血,补中益气,补肾益精,可用于妇女脾肾虚弱、腰酸、白带过多等症的辅助食疗。每天温热食用。

猪蹄鲫鱼汤

【用料】鲜鲫鱼 1 条,猪蹄 1 只,通草 9 克,精盐、姜各适量。

【做法】将猪蹄刮毛,洗净后切成小块;鲫鱼去鳞、鳃及内脏,洗净后与猪蹄块、通草同下入锅内,加水适量,再加少量精盐、姜,用中火煮 30 分钟左右,视汤呈乳白色即可。

【功效】补气养血,增乳,可用于妇女产后气血亏虚所引起的乳汁分泌不足者的辅助食疗。日常佐餐食用。

黑豆党参汤

【用料】党参 9 克,黑豆、红糖各 30 克。

【做法】将黑豆、党参同下入锅中,加水适量,用小火炖至黑豆熟烂,加入红糖调匀即可。

【功效】补气养血,吃豆饮汤,可用于月经不调等症的辅助食疗。每天 1 次,连用 6~7 天。

海参鸡汤

【用料】水发海参 750 克,猪油 25 克,胡椒粉 2 克,鸡汤 500 克,黄酒 15 克,酱油 2.5 克,精盐、味精各 2.5 克,麻油 5 克,葱丝、香菜段各 10 克。

【做法】将水发海参洗净,切成大片,放入开水锅中焯透,捞出用凉水洗透。炒锅上火,放猪油、葱丝、胡椒粉稍煸,再下鸡汤、黄酒、味精、精盐、酱油,随后下入海参片,调味,烧沸后加入麻油,盛入碗中,再撒上葱丝、香菜段即可。

【功效】补肾益精,滋阴补血,可用于气血不足、肾阳虚弱、高血压病等症的辅助食疗。佐餐食用。

豆腐鸭血汤

【用料】鸭血 500 克,豆腐 50 克,青蒜花、精盐、麻油、味精、水淀粉、黄酒、食醋各适量。

【做法】在锅内放清水适量,煮沸后放入切成丁块的鸭血和豆腐,加入精盐、黄酒,待水沸后加入少量水淀粉,再沸后投入适量的食醋、味精、胡椒粉,撒上青蒜花,淋上麻油,离火起锅即可。

【功效】开胃消食,补血强身,可用于消化不良、食欲不佳等症的辅助食疗。佐餐食用。

山药紫荆皮汤

【用料】山药 30 克,紫荆皮 9 克,红枣 20 克。

【做法】将紫荆皮、山药、红枣洗净下锅,置中火上,加水适量煎汤。

【功效】补肾养阴,健脾益血,适用于伴有低热的贫血患者的辅助食疗。每天分 3 次服用。

黄豆芽炖猪血

【用料】黄豆芽、猪血各 250 克,蒜泥、黄酒、精盐、味精、葱姜素油各适量。

【做法】将黄豆芽去根洗净;猪血切成小方块,漂洗干净。锅放火上,加素油烧热,下蒜泥、葱、姜爆香,再下猪血块、黄酒,加水煮开,即放入黄豆芽煮 2 分钟,加味精、精盐调味即可。

【功效】润肺补血,清热解毒,可用于缺铁性贫血、硅沉着病、石棉尘肺、头晕等症的辅助性食疗。佐餐食用。

瓜菇炖猪蹄

【用料】丝瓜 250 克,香菇 30 克,猪蹄 1 只,姜丝、精盐、味精各适量。

【做法】将香菇用水泡发后洗净,丝瓜洗净后切片,猪蹄洗净后斩碎。将猪蹄下入锅中,加水适量,用大火煮约 10 分钟,再加入香菇、姜丝、精盐、改用小火炖 20 分钟,再下丝瓜片,炖至肉熟烂离火,加入味精即可。

【功效】养血、通络、下乳,可用于贫血、产后缺乳等症的辅助食疗。佐餐食用。

木瓜章鱼汤

【用料】章鱼 60 克,番木瓜 500 克,猪尾 1 条,花生仁 100 克,红枣 10 克,精盐适量。

【做法】将猪尾刮去毛,割去肥肉部分,洗净后切碎;取半生半熟的番木瓜去皮及内核,切成厚片;章鱼浸发后撕开;红枣去核,花生仁洗净,与猪尾、番木瓜片、章鱼一起放入砂锅内,注水适量,用大火煮沸后转小火炖 3 小时,加精盐调味即可。

【功效】强壮腰膝,补血通乳,可用于产后血虚引起的腰膝酸软、头晕眼花、面色无光、乳汁稀少等症的辅助食疗。佐餐食用。

麻蓉什锦汤圆

【用料】花生仁 100 克,赤豆、白糖各 200 克,桂圆肉 5 克,麻蓉汤圆 250 克。

【做法】将赤豆洗净,用清水浸软待用。锅中加水 2.5 千克,放入赤豆、桂圆肉、花生仁,煮至赤豆熟烂,调入白糖。另锅加水 250 克,放入麻蓉汤圆煮熟,再将麻蓉汤圆加入煮赤豆、花生仁、桂圆肉的锅中,共煮至沸即可。

【功效】补心养血,益气安神,开胃健脾,可用于面色无华、口唇淡白、食欲不振、失眠、头目眩晕、耳鸣、妇女月经不调等症的辅助食疗。当正餐或点心食用。

菠菜炖猪血

【用料】菠菜 500 克,熟猪血 250 克,精盐适量。

【做法】将菠菜洗净后切段,用开水氽一下。熟猪血切成小方块,下入锅中,加水煮沸,然后加入菠菜段,熟后加入精盐调味即可。

【功效】补血、止血、润肠、通便,可用于痔疮、习惯性便秘、老年性肠燥便秘、鼻出血等症的辅助食疗。每天或隔日食用 1 次。

木耳菠菜猪肝汤

【用料】猪肝、菠菜各 50 克,黑木耳 10 克,葱花、味精、猪油、精盐各适量。

【做法】将猪肝洗净,切片;黑木耳用清水泡发后洗净,与猪肝片一同入锅,加水适量,煮至汤沸后再加入菠菜,略煮片刻,加入猪油、葱花、精盐和味精调味即可。

【功效】养血补血,可用于贫血的辅助食疗。佐餐食用。

胡子鲶米酒汤

【用料】胡子鲶 1 条(重约 150 克),米酒 100 毫升,姜、精盐、麻油各适量。

【做法】胡子鲶洗净切段,放在砂锅中,投入姜片、米酒和清水,烧开后,小火煮至酥烂,加精盐、味精,淋麻油。趁热 1 次食完。

【功效】适用于气血两虚、关节疼痛、四肢麻木。

香菇清蒸鲥鱼

【用料】鲥鱼 500 克(1 条),熟火腿片 25 克,香菇片 25 克,猪板油丁 50 克,鸡清汤 100 毫升,精盐、葱、姜、黄酒、味精各适量。

【做法】鲥鱼去鳃不刮鳞,剖腹去内脏及腹中黑膜,洗净,放开水锅中烫一下,取出沥净血水。放在长盘中,在鱼身和鱼腹中均匀撒上精盐,在鱼身上铺熟火腿片和香菇片,撒上猪板油丁,加入姜片、葱段、黄酒和鸡清汤 50 毫升,上笼用大火蒸 20 分钟。捞出猪板油丁、葱、姜。将鱼汤滗入炒锅中,加入余下的鸡清汤 50 毫升和味精,烧开浇到鱼身上。分 1~2 次 1 日服完。另用小碟分装姜末和醋,蘸食用。

【功效】适用于病后体弱、气血不足、食欲不振、四肢乏力。

双仁蒸鳜鱼

【用料】鳜鱼 1 条(重约 300 克),松子仁、柏子仁各 15 克,姜、精盐、味精、麻油各适量。

【做法】鳜鱼洗净,柏子仁、松子仁分别洗净,捣碎,装纱布袋内,扎紧袋口,填入鱼腹腔中,用大瓷碗装盛,加入姜丝、精盐和清水 300 毫升,盖好,隔水蒸熟,捞出药纱袋,加味精,淋麻油,调味。分 1~2 次热食鱼喝汤。

【功效】适用于气血亏虚、烦躁失眠。

枸杞桂圆鸽蛋

【用料】鸽蛋 5 个,桂圆肉、枸杞子各 10 克,冰糖 25 克。

【做法】将鸽蛋稍煮去壳,然后与桂圆肉、枸杞子、冰糖放在碗内,隔火炖熟。

【功效】滋阴养血,补肾益气,适用于体弱消瘦、腰膝软弱无力之人。每日清晨空腹食用。

爆炒三丁

【用料】莴笋 50 克,香干 150 克,猪肉 100 克,植物油 5 克,味精及盐各适量。

【做法】莴笋去皮、洗净、切成丁块,香干洗净、切丁,猪肉洗净、切丁。油放炒锅中,烧至五成热,下猪肉丁翻炒几下,再加入莴笋丁和香干丁翻炒,放盐和味精再炒动至菜熟即成。

【功效】补血补钙,健胃护肝,适用于一般人。佐餐食用。

酒酿蒸鲥鱼

【用料】鲥鱼 1 千克,酒酿 50 克,黄酒、精盐、葱、姜、味精各适量。

【做法】鲥鱼剖开两片,除去内脏,刮尽腹中黑膜,洗净后用黄酒、精盐抹遍鱼全身。网油洗净,平摊在砧板上,将鱼放在网油上,鱼身上再放上黄酒,加味精,用网油包紧,放在长盘中,上面再放上姜片、葱结。放蒸笼中蒸熟,拣出葱、姜即可,分2次趁热服,或用于佐餐食用。

【功效】适用于气血不足、脾胃虚弱、食欲不振、体倦乏力。

姜醋凉拌章鱼

【用料】章鱼100克,姜、酱油、麻油、盐、味精,各适量。

【做法】章鱼润软,洗净,放在砂锅中,注入清水150毫升,小火煮至熟透,取出切丝,盛在碗中,加入姜丝、酱油、盐、麻油、味精等,拌匀,腌渍入味。分1~2次服。

【功效】适用于病后体弱、老年人气血两亏。

黄芪羊肉汤

【用料】羊肉300克,食盐3克,黄芪、党参、当归、生姜片各25克。

【做法】将羊肉洗净,切成小块,党参、黄芪、当归包在纱布里,用线捆扎好,和羊肉同放在砂锅内,加水2千克,以小火煨煮至羊肉将烂时,放入生姜片、食盐,待羊肉熟烂即成。

【功效】行气通经,补气养血,益脾散寒,适用于病后体虚、产后血亏之人。佐餐食用。

鹌蛋莲杞汤

【用料】鹌鹑蛋4个,莲肉、枸杞、龙眼肉各10克,黑枣4枚,冰糖适量。

【做法】鹌鹑蛋煮熟去壳,龙眼肉、枸杞、莲肉、黑枣均洗净沥水。清水400毫升,烧沸后,放入鹌鹑蛋、冰糖及各药,煮熟。分2次服用。

【功效】适宜于血虚心悸、健忘、失眠、脾虚食欲不振、泻痢。

红枣牛心汤

【用料】牛心200克,红枣10枚,黄酒、姜、精盐、味精、麻油各适量。

【做法】牛心切片,红枣去核,同放在砂锅中,加水400毫升,烧开后,加黄酒、姜片和精盐,小火煮至熟透,加味精,淋麻油。分1~2次趁热服用。

【功效】适用血虚体弱、夜卧不宁、心悸、健忘。

牛骨髓炒米粉茶

【用料】牛骨1千克,粳米60克,糯米140克。

【做法】牛肉置砂锅中,用小火熬出骨髓油。粳米、糯米同炒熟,研成粉,放在锅中翻炒,加热均匀,慢慢加入热牛髓油,边加边炒,以粉吃足油而不见油为度,即可。每日服 3 次,每次 10~15 克,滚开水冲服(或加盐、糖调味)。

【功效】适用于平素体弱、气血不足、未老先衰。

白蚁卵炒蛋

【用料】白蚁卵 100 克,鸡蛋 2 个,精盐适量。

【做法】白蚁卵洗净沥干,鸡蛋打破,倒入碗中,打散,加入白蚁卵和精盐,搅匀。用油煎炒至熟,单食或佐餐。

【功效】适用于老年人体弱、气血亏虚。

小枣葡萄糯米粥

【用料】糯米 100 克,葡萄干 50 克,小红枣 50 克,冰糖适量。

【做法】糯米加水 1000 毫升,烧沸后,再将葡萄干洗净,小红枣去核和冰糖一起加入,小火慢煮成粥。分 2 次空腹服用。

【功效】适用于气血两亏、脾胃虚弱、食欲不振。

核桃参芪猪肾汤

【用料】猪肾 1 对,党参、黄芪各 20 克,炙甘草 10 克,核桃肉 50 克,生姜、精盐、味精、麻油各适量。

【做法】黄芪、党参、炙甘草水煎 2 次,每次用水 300 毫升,煎半小时,2 次混合,去渣留汁在锅中。再将猪肾 1 对剖开,除去臊腺,洗净切片,核桃肉洗净,连同精盐、姜丝放入锅中,继续煮至熟透,加味精,淋麻油。分 2 次趁热食猪肾和核桃肉,喝汤。

【功效】适用于气血亏虚、四肢无力、腰膝酸软、阳痿、妇女阴冷。

参芪蒸鹿肉

【用料】鹿肉 500 克,党参、黄芪各 20 克,红枣 10 枚,熟火腿肉 50 克,鸡清汤 1000 毫升,黄酒、葱、生姜、精盐、味精各适量。

【做法】鹿肉洗净切片,放开水锅中烫一下,取出沥水,黄芪、党参、红枣去核,熟火腿肉切碎与鸡清汤同放在大瓷碗中,加入黄酒、姜片、葱段、精盐,盖好,上锅隔水蒸至酥烂,捞出党参、黄芪、葱段和姜片,加味精,调味,分 2 次趁热食肉喝汤。

【功效】适用于气血两虚、倦怠乏力、语音低微。

参芪炖乌鸡

【用料】乌鸡 1 只,黄芪 30 克,熟地 15 克,丹参 20 克,川芎 10 克,人参片 10

克,生姜、葱、黄酒、精盐、味精、麻油各适量。

【做法】乌鸡洗净,放开水锅中烫一下,捞出切成条状,放于大瓷碗中,加入姜片、葱段、人参片和黄酒,隔水蒸至酥烂,拣出葱、姜不用,将鸡肉扣于碗中。鸡脚及翅膀和黄芪、熟地、丹参、川芎一起装入纱布袋内,放在砂锅中,注入清水400毫升,用文火炖1小时,去渣留汁在锅中,加入精盐、味精,调味,收取浓汁,浇在鸡肉上面,淋麻油。单食或佐餐食用。

【功效】适用于气血不足、四肢末端发绀、皮色青紫、僵硬、全身无力、面色苍白、少气懒言、老年体弱、久病亏损、贫血。

羊肉糯米粥

【用料】羊肉200克,糯米100克,生姜、葱白、精盐、麻油各适量。

【做法】羊肉洗净切块,糯米淘净,同放入砂锅中,加入清水1000毫升,烧开后,小火慢熬至粥将成时,再将生姜、葱白洗净切碎放入,继续熬至粥成,加精盐,淋麻油。分2次早晚空腹趁热食用。

【功效】适用于中老年人阳气不足、气血亏损、畏寒肢冷、腰膝酸软。

龙眼红枣饮

【用料】龙眼肉30克,红枣5枚,红糖各适量。

【做法】龙眼肉、红枣加300毫升清水烧开后,加入红糖,小火煮10分钟。每日早晚各服1次。

【功效】适用于气血不足、心悸失眠、久病体虚。

杞参茶

【用料】枸杞20克,党参15克。

【做法】枸杞、党参分别洗净,用水煎2次,每次用水300毫升,煎半小时,2次混合,去渣留汁,代茶饮用。

【功效】适用于气血两亏、腰膝酸软、肝肾不足、头昏目眩。

樱桃膏

【用料】鲜樱桃1千克,白糖适量。

【做法】鲜樱桃洗净,加200毫升清水,煮烂,去渣,调入白糖,拌匀,加热浓缩制膏。早晚各服1次,每次1~2匙。

【功效】适用于气血两亏、身体虚弱、面色无华、体倦力乏。

芪枣瘦肉汤

【用料】瘦猪肉片250克,黄芪片30克,红枣10枚去核,姜、精盐、味精各适量。

【做法】瘦猪肉、黄芪片、红枣加 600 毫升清水烧开后,加入姜片和精盐。炖至瘦猪肉酥烂,拣出黄芪,下味精,调匀。分 2 次趁热食肉、枣,喝汤。

【功效】适用于气血两虚、身体瘦弱、贫血及病毒性心肌炎后期治疗。

沙姜鲜虾汤

【用料】鲜河虾 100 克,沙姜 10 克,白酒、精盐、味精、麻油各适量。

【做法】鲜河虾、沙姜同放于砂锅中,注入白酒和清水 150 毫升,烧开后,小火煮至熟透,下精盐、味精,淋麻油。分 1~2 次趁热食虾喝汤。

【功效】适用于气血两虚、手足抽搐。

山药炒兔肉

【用料】兔肉 250 克,山药、淀粉各 100 克,山药粉、淀粉、黄酒、精盐、味精、酱油各适量。

【做法】兔肉切成小块,加精盐、黄酒、味精、酱油,拌匀,腌渍入味。山药粉与淀粉加水混合制成粉糊,将兔肉块裹上,油炸至呈金黄色出锅。单食或佐餐食用。

【功效】适用于气血不足、脾胃虚弱、面黄肌瘦、食欲不振。

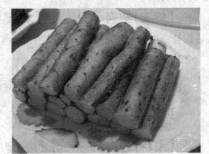

山药

地麻枸杞酒

【用料】枸杞 50 克,生地片 30 克,火麻仁 50 克,白酒 500 毫升。

【做法】生地片、枸杞、火麻仁同浸泡于白酒中,密封 15 日。每日早晚各服 1 次,每次 15~20 毫升。

【功效】适用于气血亏虚、神疲力乏、容颜憔悴。

参杞炖狗肉

【用料】党参、枸杞各 10 克,菟丝子、牛膝各 10 克,砂仁、橘皮各 5 克,狗肉 1000 克,姜、葱、黄酒、酱油、白糖、精盐、味精各适量。

【做法】枸杞、党参、菟丝子、牛膝、砂仁、橘皮水煎 2 次,每次用水 400 毫升,煮半小时,两次混合,去渣留汁。狗肉刮洗干净,切块,沸水汆过,沥干与姜、葱同炒以去水分,加入黄酒、酱油、白糖、精盐、姜块和葱结,加盖,焖至入味,然后,放入药汁(不足可加适量清水),焖至狗肉酥烂,拣出姜块、葱结,加味精,调匀。分多次单食或佐餐食用。

【功效】适用于气血两亏、形寒肢冷、腰膝或小腹冷痛、阳痿、月经不调、五更泻。

黄花菜根猪肉汤

【用料】瘦猪肉 150 克,当归、黄花菜根各 15 克,素油、味精、精盐各适量。

【做法】将瘦猪肉洗净后切丝,黄花菜根洗净,当归洗净放在纱布袋中,一同下入锅中,加水适量,用大火煮沸后转用小火炖煮 30 分钟左右,加入精盐、素油,待肉熟烂后熄火,捞去药袋,加入味精即可。

【功效】和血通脉,益气补血,可用于气血亏虚所引起的身体瘦弱、头晕目眩、疲倦乏力、闭经等症的辅助食疗。喝汤吃肉。

参芪炖驴肉

【用料】驴肉片 300 克,党参、黄芪各 20 克,红枣 5 枚,姜、黄酒、精盐、味精、麻油各适量。

【做法】驴肉、党参、黄芪、红枣(去核)同放于砂锅中,加入 500 毫升清水,烧开后,撇净浮沫。加入姜片和黄酒,改用小火炖至酥烂。加精盐、味精,淋麻油。分 1 ~2 次趁热食驴肉和枣,喝汤。

【功效】适用于气血两亏、体形消瘦、四肢乏力。

荷花莲肉炖鸡

【用料】莲肉 50 克,鸡脯肉 100 克,荷花 100 克,姜、精盐、味精、麻油各适量。

【做法】莲肉、鸡脯肉洗净切片注入 600 毫升清水,用大火烧开,小火煮至酥烂时,再将荷花和姜片、精盐一起投入,同煮至花熟,加味精,淋麻油。分 1~2 次趁热食用。

【功效】适用于气血亏虚、面色无华、皮肤粗糙。

鲫鱼糯米饭

【用料】糯米 150 克,鲫鱼 1 条(500 克),精盐、味精各适量。

【做法】糯米洗净,浸泡 4 小时,装于大碗中。将鲫鱼洗净切块,加入调料,搅匀,腌渍入味后,连鱼块和腌汁均匀平铺于糯米面上,加适量清水,盖好,上锅蒸熟。分 1~2 次趁热拌匀食用。

【功效】适用于气血亏损、身体虚弱、食少神疲。

第十一章 常见病食疗养生

一、内科常见病食疗养生方

（一）冠心病

冠心病是冠状动脉粥样硬化性心脏病的简称,是由冠状动脉粥样硬化使血管阻塞或冠状动脉痉挛而导致心肌缺血缺氧的一种心脏病,其症状表现为心绞痛、头昏目眩、心悸心慌、胸闷气短、心律不齐等。冠心病患者可多食含维生素、矿物质、纤维素的果蔬,如菠菜、大蒜、马铃薯、蘑菇、木耳、苹果等;多食植物蛋白,如豆类、豆制品;多吃鱼,鱼油中的 EPA(二十碳五烯酸)能降低血液中胆固醇和血液的稠粘度,防止冠状动脉血栓形成。

玉竹炖猪心

【用料】玉竹 50 克,猪心 500 克,生姜、葱、花椒、食盐、白糖、味精、香油适量。

【做法】将玉竹洗净,切成节,用水稍润,煎熬 2 次,收取药液 1000 毫升。将猪心破开,洗净血水,与药液、生姜、葱、花椒同放锅内,在火上煮到猪心六成熟时,将它捞出晾凉。将猪心放在卤汁锅中,用文火煮熟捞出,揩净浮沫。在锅内加卤汁适量;加入食盐、白糖、味精和香油,加热成浓状,将其均匀地涂在猪心里外即可。每日 2 次,佐餐食用。

【功效】养阴生津,安神宁心。适用于冠心病、心律不齐以及热病伤阴的干咳烦渴。

双耳滑鸡煲

【用料】鸡肉 200 克,白木耳 15 克,黑木耳 15 克,西芹 100 克,绍酒 10 克,酱油 10 克,盐 5 克,葱 10 克,姜 5 克,白糖 5 克,素油 50 克,鸡汤 400 克。

【做法】把鸡肉放在碗内,加入绍酒、酱油、葱、姜、盐、白糖、拌匀,腌渍 30 分钟。把木耳发透,去蒂根,撕成瓣状;西芹切成 3 厘米段,姜切丝,葱切花;鸡肉洗净切成 4 厘米见方的块。把炒勺放在武火上,烧热,加入素油,烧六成热时,下入鸡块、木耳、西芹,翻炒片刻,再加入鸡汤煲至熟即可。每日 1 次,每次食鸡肉 50 克,佐餐食用。

【功效】补气血,养心阴。适用于心气不足之冠心病患者食用。

山楂炖牛肉

【用料】山楂 15 克,红花 6 克,红枣 10 枚,熟地 6 克,牛肉 200 克,胡萝卜 200 克,绍酒 10 克,葱 10 克,姜 5 克,盐 5 克。

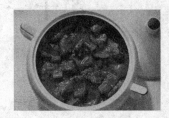

山楂炖牛肉

【做法】红花洗净去杂质;红枣去核;熟地切片;把山楂洗净、去核;牛肉洗净,用滚水焯一下,切成 4 厘米见方的块;胡萝卜洗净切 4 厘米见方的块;姜拍松,葱切段。把牛肉、绍酒、盐、葱、姜放在炖锅内,加入水 1000 毫升,用中火煮,20 分钟后,再加入上汤 1000 毫升,烧开,下入胡萝卜、山楂、红花、红枣、熟地,用文火炖煮 50 分钟即可。每日 1 次,每次吃牛肉 50 克,随意食胡萝卜喝汤。

【功效】补气血,祛瘀阻。适用于冠心病患者服用。

木耳拌洋葱

【用料】大个洋葱 1 个,木耳 3 朵,醋、香油、味精、盐各适量。

【做法】每天早晨将洋葱头切成片,在开水中烫一下,同时放进 3 个发好的黑木耳,加调料凉拌直接吃。

【功效】洋葱中所含的二烯丙基二硫化物和少量含硫氨基酸,具有降血压、降血脂、抗动脉粥样硬化和预防心肌梗塞的奇异功能。

黑木耳具有益气、凉血、止血、降压、利便等功效。有抗血小板聚集,降低血脂和防止胆固醇沉积的作用。常食用黑木耳,可防治高脂血症、动脉硬化和冠心病,并可延年益寿。

山楂丹参粥

【用料】山楂 30~40 克,丹参 15~30 克,粳米 100 克,砂糖适量。

【做法】先将丹参、山楂放入砂锅煎取浓汁,去渣,放入粳米、砂糖煮粥。两餐间当点心服食,不宜空腹服,7~10 天为 1 疗程。

【功效】健脾胃,消食积,散瘀血。适用于心绞痛、冠心病、高血压、高脂血症等患者。

半夏瓜蒌薤白粥

【用料】瓜蒌 12 克,薤白、半夏各 10 克,粳米 50 克,白砂糖适量。

【做法】将瓜蒌、半夏、薤白煎取浓汁,去渣,加入洗净的粳米同煮粥,待粥将熟时,放入白砂糖,稍煮即可。每日 2 次,早、晚温热服。

【功效】行气化瘀,通阳散结,适用于冠心病、胸背痛、不能平卧、气短等症。

【注意】本品温燥、内热盛者不宜用。

红花川粳粥

【用料】川芎、红花各 6 克,粳米 50~100 克,白糖适量。

【做法】先将川芎、红花煎汁,去渣,加入淘净的粳米和白糖共煮粥。每日 2 次,温热服用。

【功效】祛瘀止痛,行气活血。适用于冠心病,心绞痛,以及头痛、身痛。

【注意】阴虚火旺、肝阳上亢、孕妇及出血性疾病者禁用。

山楂柿叶茶

【用料】柿叶 10 克,山楂 12 克,茶叶 3 克。

【做法】将柿叶、山楂、茶叶以沸水浸泡 15 分钟即成。每日 1 次,不拘时频频饮服。

【功效】活血化瘀。降压降脂。适用于冠心病、高血脂症和高血压等。常服有预防和治疗作用。

决明子菊花茶

【用料】菊花 3 克,生山楂片、草决明各 15 克。

【做法】将丹参、红果片以及麦冬放在杯中,用开水浸泡,焖 30 分钟后,即成。代茶频饮。

【功效】清热平肝,活血化瘀。适用于防治冠心病,有降压作用,并有软化血管作用。

红果丹参茶

【用料】丹参、红果片(山楂片)各 10 克,麦冬 5 克。

【做法】将上述药放在杯中,用沸水浸泡,焖 30 分钟后,晾温即可饮用。代茶频饮。

【功效】活血化瘀,适用于防治冠心病及高血压病,有软化血管作用。

决明楂菊茶

【用料】菊花 5 克,生山楂 10 克,草决明 15 克。

【做法】将菊花、生山楂、草决明洗净,同放入砂锅中煎煮 20 分钟,或者同放入保温瓶中,冲入开水,焖泡 30 分钟。随时饮用。

【功效】平肝,清热,活血。适用于冠心病、心绞痛、高血压患者。饮用此茶可预防和治疗心血管疾病,可作为冠心病患者的常用饮料。

茜草根老茶树茶

【用料】老茶树根、余柑根(大戟科植物油柑的根皮)各30克,茜草根15克。

【做法】将老茶树根、余柑根以及茜草根加水适量煎沸15~25分钟即成。每日1次,不拘时饮服,每周服6日,连服4周为1疗程。

【功效】活血化瘀,化痰利湿,行气止痛。适用于冠心病、心绞痛、冠心病合并高血压等。

山楂益母茶

【用料】山楂30克,益母草10克,茶叶5克。

【做法】将上述三味放在杯中,用沸水冲服。代茶,每日饮用。

【功效】清热化痰,活血降脂,通脉。适用于冠心病、高血脂症患者。

止痛乳香茶

【用料】乳香、茶叶各等分,鹿血适量。

【做法】将乳香、茶叶共研成细末,过筛,加鹿血和丸,如梧桐子大;或可将上2味药末,每取3克,以滚水冲泡,加鹿血服。每日2次,每次3克,开水送服或冲泡饮服。

【功效】理气止痛,温经祛寒。适用于心腹冷痛(包括冠心病)。

开元寿面

【用料】白面条500克,芹菜6克,水发香菇30克,豆芽250克,黄花菜15克,嫩姜3克,植物油75克,味精5克,酱油15克。

【做法】锅内水开后,将面条放入煮透,捞出沥干水分,抖松后淋上熟植物油(15克)拌匀。将香菇、嫩姜切丝,芹菜焯一下切碎,豆芽洗净去根,黄花菜切段备用。炒锅加热放油60克,九成热时取出一半,放入姜丝翻炒,加黄花菜、香菇翻炒,再加入酱油、味精,加水250毫升,煮沸后下面条、豆芽,加盖焖至汤干熟透,将留下的熟油加入芹菜当菜码。佐餐食用。

【功效】补虚益精,健脾益气。可作为冠心病、高血压的辅助食疗。

玉米粉粥

【用料】玉米粉、粳米各适量。

【做法】将玉米粉加适量凉水调和,将粳米粥煮开后入玉米粉,同煮为粥。可供早、晚餐温热服。

【功效】降压,降脂。对动脉硬化、冠心病、心肌梗塞及血液循环障碍有一定的治疗作用;高脂血症病人常服也有效。

豆腐浆粥

【用料】豆腐汁500毫升,粳米50克,砂糖或细盐适量。

【做法】将豆浆汁、粳米同下砂锅内,煮至粥稠,以表面有粥油为度,加入砂糖或细盐即可。每日早、晚餐,温热食。

【功效】补虚润燥。适用于动脉硬化、高血脂症、高血压,冠心病及一切体弱患者。

红豆绿豆粥

【用料】绿豆、红豆各适量,北粳米100克。

【做法】先将红豆、绿豆洗净以温水浸泡2小时,然后与粳米同下砂锅内,加水1000毫升,煮至豆烂米开汤浓。每日2~3次顿服,夏季可当冷饮频食之。

【功效】清热解毒,解暑止渴,消肿、降脂,可预防动脉硬化;适用于冠心病、中暑、暑热烦渴、疮毒疔肿、食物中毒等。

【注意】脾胃虚寒腹泻者不宜食用,一般不宜冬季食用。

葱粉薤白粥

【用料】薤白10~15克(鲜者30~60克),葱白2茎,白面粉100~150克(或粳米50~100克)。

【做法】先把薤白,葱白洗净切碎,与白面粉用冷水调匀后,调入沸水中煮熟即可,或用粳米一同煮成稀粥。用于心绞痛、冠心病的辅助治疗,可间断温热服用。治疗肠炎、痢疾,3~5天为1疗程,每日2~3次温热服。

【功效】行气止痢,宽胸止痛。适用于冠心病、心绞痛以及急慢性痢疾、肠炎。

【注意】发热病人不宜选用。

五味子参麦粥

【用料】五味子10克,粳米100克,人参6克,丹参、麦冬各15克,白砂糖适量。

【做法】先将麦冬、五味子、丹参洗净煎取浓汁;人参切薄片,与洗净的粳米同煮成粥,粥将熟时,兑入药汁、砂糖,再煮1~2沸即可。每日2次,温热服。

【功效】敛汗安神,益气养阴,活血化瘀。适用于冠心病、心绞痛、心肌梗塞、心律失常及低血压属气阴

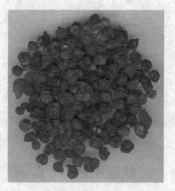

五味子

两虚的病人。

【注意】阳虚寒凝及阴虚火旺者均不宜用。

三七人参粥

【用料】人参 6 克,三七 3 克,粳米 60 克,白糖适量。

【做法】先将人参、三七切片或打碎,与粳米(洗净)同下砂锅煮粥,粥熟后放入白糖调味。每日 2 次,早、晚服。

【功效】益气养心,活血祛瘀。适用于冠心病、心绞痛、心肌梗塞。

【注意】实热证和湿热证不宜用。

丹参粳米粥

【用料】檀香 6 克,粳米 50 克,丹参 15 克,砂仁 3 克,白砂糖适量。

【做法】先将砂仁、丹参、檀香煎取浓汁,去渣;再将粳米煮粥,粥将熟时,加入药汁、白砂糖,稍煮 1~2 沸即可。每日 2 次,早、晚温热服。

【功效】行气,化瘀,止痛。适用于冠心病、心绞痛,属于气滞血瘀者。

【注意】月经过多及咳血、尿血者慎用。

玉竹兔肉汤

【用料】玉竹 20 克,香菇 15 克,兔肉 150 克,西芹 50 克,火腿肉 50 克,绍酒 10 克,盐 5 克,葱 10 克,姜 5 克。

【做法】玉竹洗净,切 3 厘米的段;西芹洗净,切 3 厘米段;香菇发透,洗净去蒂,一切两半;火腿肉切薄片;姜榨成汁;葱切段;兔肉切 3 厘米长 2 厘米宽的块。煲锅内放入兔肉、玉竹、火腿、西芹、香菇、姜汁、葱、绍酒、加入鸡汤 500 毫升,先用旺火煮沸,加入盐,用文火煲 1 小时即可。每日 1 次,佐餐食用,每次吃兔肉 30~50 克。

【功效】润肺,生津,止烦渴。适用于冠心病患者食用。

豆腐烧木耳

【用料】黑木耳 15 克,豆腐 60 克,葱、蒜各 15 克,花椒 1 克,辣椒 3 克,菜油适量。

【做法】将锅烧热,加菜油,烧至六成热时,下豆腐,煮十几分钟,再下木耳翻炒,最后放辣椒、花椒、葱、蒜等调料,炒匀即可。每日吃 1 次,佐餐服食。

【功效】益气活血。适用于冠心病的治疗和预防。

花椒嫩鸡

【用料】鸡 1 只(约 3000 克),酱油 5 克,味精 2 克,花椒 0.4 克,香油,生姜各 5

克,精盐5克,醋、葱各10克。

【做法】将葱、姜洗净切丝;鸡去毛及内脏,洗净,入开水中煮半熟取出,剁成小长方形形块,皮朝下逐块整齐放在碗里;鸡头劈成两半,与碎鸡块同放在碗内鸡块上面。锅中放香油,旺火炸焦花椒,连油一同倒入鸡块碗内;酱油、盐、醋、味精等调匀,也倒入碗内;葱、姜丝撒在上面,上屉旺火蒸半小时,待鸡熟透取出,倒扣入大盘内即可。佐膳服食。

【功效】温中,益气,补精。适用于营养不良、冠心病、高血压病、脑血管病、消化不良及手术恢复期等病症。

炒香舌片

【用料】猪舌1只,冬菇30克,酸枣仁12克,葱10克,黑木耳20克,酱油10克,盐5克,绍酒10克,生粉20克,姜5克,素油50克。

【做法】猪舌洗净,用沸水焯透,刮去外层皮膜,切薄片;黑木耳洗净,发透,去蒂根,撕成瓣状;把酸枣仁烘干,研为细粉;葱切段;姜切丝。把猪舌放碗内,加入酸枣仁粉、绍酒、盐、酱油、生粉、姜、葱各一半,加适量水调稠状待用。把炒勺放在中火上烧热,加入素油,烧六成热时,加入姜、葱另一半爆香,再下入腌渍之舌片,翻炒2分钟,下入黑木耳,炒熟即可。每日1次,每次吃猪舌50克。

【功效】宁心安神,滋补肝肾。适用于心肝失调、心悸多梦、冠心病患者食用。

参芪陈皮煲猪心

【用料】猪心1只,陈皮3克,党参15克,黄芪15克,绍酒适量,盐5克,胡萝卜100克,生素油30克。

【做法】把陈皮、党参、黄芪洗净,陈皮切3厘米见方的块,党参切片,黄芪切片,胡萝卜切4厘米见方的块,猪心洗净,切成3厘米见方的块。把锅放中火上烧热,加入素油,六成热时,加入猪心、胡萝卜、绍酒、盐、陈皮、党参、黄芪、加鸡汤300毫升,烧开,再用文火煲至浓稠即可。每日1次,每次食猪心30克,胡萝卜50克,木耳随意食用。

【功效】补心气,益气血,疏肝解郁。适用于心肝失调之冠心病患者食用。

麦冬人参炖瘦肉

【用料】瘦猪肉50克,人参10克,麦冬10克,五味子6克,冬菇30克,姜5克,葱10克,盐5克。

【做法】麦冬洗净去心,五味子洗净,人参洗净、润透,切片,冬菇洗净,一切两半,姜拍松,葱切段。猪肉切4厘米见方的块。把瘦猪肉放入炖锅内,加入姜、冬菇、葱、盐、麦冬、人参、五味子、注入鸡汤或上汤600毫升。把炖锅置武火上烧开,用文火煮 1 小时即成。每日 1 次,佐餐食用。

【功效】活血清热,滋阴养心。适用于阴虚之冠心病患者食用。

川芎蛤蜊汤

【用料】蛤蜊肉 200 克,川芎 10 克,土豆、料酒等各适量。

【做法】将川芎加水适量煎取约 50 毫升的药汁,过滤去渣后备用。把土豆切片倒入锅中,倒入川芎汁和适量的水,煮至土豆将熟时,把用盐水洗过的蛤蜊肉放入,煮沸后加入调味品。食肉,饮汤。

【功效】强精,活血,造血,安神。适用于冠心病、心绞痛等症。

紫菜豆腐兔肉汤

【用料】兔肉 60 克,紫菜 30 克,豆腐 50 克,精盐、黄酒、淀粉、葱花各适量。

【做法】将紫菜撕成小片,洗净后放入小碗;豆腐切块;兔肉洗净切为薄片,加盐、黄酒、淀粉共拌匀备用。锅中加入清水 1 大碗,入豆腐、盐,中火烧开后倒入肉片,煮 5 分钟,放入葱花,立即出锅,倒入紫菜,搅匀即可。佐餐食用。

【功效】化痰软坚,清热利水。据现代医学研究有降血脂的作用,可作为动脉硬化、高血脂、高血压、冠心病患者的辅助食疗。

山甲首乌汤

【用料】穿山甲肉 250 克,何首乌 50 克,黑豆 50 克,精盐、调味品各适量。

【做法】将穿山甲肉切碎,何首乌、黑豆洗净,共放砂锅内加清水约 500 毫升,用文火烧煮 90 分钟,至黑豆熟烂后加入精盐、调料调味。吃时连汤带肉一同吃下,亦可佐餐。

【功效】活血化瘀,扶正祛邪。适且于冠心病、动脉硬化症等疾病的辅助食疗。一般月余即见成效。

猪心枣汤

【用料】新鲜猪心 1 只,大枣 20 克,调味品适量。

【做法】大枣去核,将猪心去附着物,洗净切片,与调味品共放于锅中,加水适量,炖煮烧汤,约 30 分钟即可。食猪心及大枣,饮汤,可分 2 次食用。

【功效】安神、养心、补血。适用于心血不足之心悸怔忡、乏力倦怠、面色无华及各种心脏病的补养调治。

冬菇枣汤

【用料】大红枣 15 枚,干冬菇 15 个,生姜、花生油、料酒、食盐、味精各适量。

【做法】先将干冬菇洗净去泥沙；红枣洗净，去核；将清水、冬菇、红枣、食盐、料酒、味精、生姜片、热花生油少许一起放在蒸碗内，盖严，上笼蒸60~90分钟，出笼即可。佐餐食。

【功效】益气，活血。适用于高血压、冠心病等虚症。

回春汤

【用料】黄芪15克，软骨素1克，干鱼粉1克，黄酒20毫升。

【做法】先将黄芪煎取汁液，然后加入干鱼粉、软骨素，再放入黄酒，搅拌均匀即可。饮汤。

【功效】软化血管，降低胆固醇。适用于气血虚弱、动脉硬化等症。

降脂香菇汤

【用料】鲜香菇90克，食盐、植物油各适量。

【做法】先将香菇用植物油和盐炒过，然后再加水煎煮成汤。长期服食。

【功效】降血脂。适用于动脉硬化、高血压等症。

长寿杂面

【用料】豇豆粉2份，黄豆粉3份，绿豆粉2份，面粉3份。

【做法】将将黄豆粉、绿豆粉、豇豆粉与面粉和匀揉好，用擀面杖轧成薄片，切成均匀细面条，放入开水锅内煮熟；食时配以炸酱、麻酱浇卤，或炒食均可。佐餐食用。

【功效】滋补强壮，延年益寿。适于高血压、冠心病、动脉硬化症患者食用。

归芪蒸鳗鱼

【用料】当归9克，黄芪18克，鳗鱼1尾（500克），绍酒适量，盐5克，葱5克，姜5克，酱油10克，冬菇30克，芝麻油5克。

【做法】把当归洗净，切片，黄芪润透切片；鳗鱼洗净，去腮及内脏，剁连接的5厘米长的段；葱切段，姜切丝，冬菇切两半。把鳗鱼放在蒸盆内，用酱油、盐、葱、姜腌渍30分钟，再加入黄芪、当归片，加上汤。把盛有鳗鱼的蒸盆放蒸笼内，用武火，大气蒸35分钟即可。每日1次，佐餐食用。

【功效】益气和中，气血双补。适用于气血两虚之冠心病患者食用。

姜葱滑鸡煲

【用料】鸡肉200克，火腿肉50克，当归6克，肉桂6克，红枣6枚，冬菇20克，胡萝卜50克，姜10克，葱10克，盐5克，酱油10克，鸡汤300克，素油50克。

【做法】把鸡肉切为4厘米的块,火腿肉也切4厘米见方块,当归洗净,肉桂洗净,红枣洗净去核;胡萝卜切4厘米见方的块,姜拍松,葱切段,冬菇洗净,一切两半。炒勺置武火上烧热,加入素油,烧六成热时,下入葱、姜、爆香,下入鸡肉、冬菇、当归、红枣、肉桂、胡萝卜、火腿肉炒匀,倒入鸡汤,用文火煲至稠浓即可。每日1次,佐餐食用,每次吃鸡肉50克,随意食冬菇、胡萝卜、红枣和当归。

【功效】祛寒闭,补气血。适用于血虚寒闭型冠心病患者食用。

山楂糖块

【用料】生山楂500克,白砂糖500克。

【做法】将生山楂洗净,切碎,放在锅内,加水500毫升,煎煮,每20分钟取煎液1次,加水再煎,共取煎液3次,合并煎液,继续用文火煎熬浓缩至较稠黏时,加白砂糖,混匀,待砂糖熔化呈透明状时,熄火。趁热将山楂糖浓汁倒在撒上一层白砂糖的大搪瓷盘中,待凉,在山楂软糖面上部再撒白砂糖一层后,将它分割成约150块。随时含服。

【功效】消肉食、开胃,活血化瘀。饭前食可增进食欲,饭后食可助消化。

豆腐炖草鱼

【用料】草鱼1条(约1000克),豆腐500克,青蒜25克,白糖、鸡油、鸡汤、酱油各适量。

【做法】豆腐切成小方块;草鱼打鳞、去鳃、除内脏,洗净,切段;青蒜洗净,切段待用。将锅内加入适量鸡油,烧热,把鱼放入,再加入料酒、酱油、糖和鸡汤炖之。待鱼煮熟下入豆腐,先用武火烧开,后改为文火焖5~10分钟,放入青蒜即可。佐餐食用。

【功效】补中,平肝,祛风,调胃,消肿,利水。适于冠心病、血脂较高等患者食用。

岗松炖猪心

【用料】猪心1个,鲜岗松根、茶树根、猕猴桃根各60克,食盐适量。

【做法】将鲜岗松根、茶树根、猕猴桃根洗净,切碎,装入纱布袋中,扎紧口备用。猪心洗净,与纱布袋同放入砂锅内,加水适量,用武火烧沸,后换用文火炖之。待猪心熟透,拣去纱布药袋,加食盐调味即可。食猪心饮汤。

【功效】祛瘀,养心。适用于心脏病。

洋葱炒猪肉

【用料】洋葱150克,瘦猪肉50克,酱油、味精、植物油、盐各适量。

【做法】先将猪肉洗净,切丝;洋葱洗净,切丝待用。将植物油少许倒入锅内烧至八成热,加入猪肉翻炒,再将洋葱下锅与肉同炒片刻,倒入各种调料翻炒即可。佐餐食用。

【功效】具有预防动脉粥样硬化的作用。

山楂蜜饯

【用料】生山楂 500 克,蜂蜜 250 克。

【做法】将生山楂洗净,去果柄、果核,放入铝锅内,加水适量,煎煮至七成熟烂、水将耗干时加入蜂蜜,再以文火煮熟透,收汁。待凉,放入瓶罐中贮存待用。每日 3 次,每次 15~30 克。

【功效】消食,开胃,活血化瘀。适用于冠心病以及肉食不消、腹泻。

(二)高血压

高血压是以体循环动脉血压增高为主的临床综合征,是最常见的心血管疾病;收缩压等于或高于 18.7 千帕(140 毫米汞柱),舒张压等于或高于 12 千帕(90 毫米汞柱)为高血压。饮食治疗时应以低热量、低脂肪、低胆固醇、低盐食品为主,平时多吃新鲜蔬菜和瓜果。

枣菊汤

【用料】红枣 50 克,菊花 30 克。

【做法】红枣、菊花水煎 2 次,每次用水 300 毫升,煎 20 分钟,2 次混合,取汁。代茶频饮。

【功效】适用于高血压、血清胆固醇过高。

葛根凉薯饮

【用料】凉薯、生葛根各 250 克。

【做法】凉薯、生葛根去皮洗净切成薄片待用,在锅内放 600 毫升水,将二料放入煮至熟透。分 2~3 次食薯,喝汤。

【功效】适用于高血压伴有兴奋、感冒发热、头痛烦渴、下痢、饮酒过量、烦躁、口渴及肩背屈伸不便。

凉薯饮

【用料】凉薯 500 克。

【做法】凉薯去皮洗净,捣烂绞汁。每日服 2~3 次,每次 30 毫升。

【功效】适用于高血压、颜面潮红、头昏目赤、便秘。

玉米须香蕉汤

【用料】玉米须、西瓜皮各 30 克,香蕉 3 个。

【做法】玉米须、西瓜皮加水 500 毫升,煎半小时,去渣留汁,再将香蕉去皮切段加入,继续煎至蕉熟。分 2 次吃香蕉,喝汤。

【功效】适用于原发性高血压。

蘑菇鲜汤

【用料】蘑菇 300 克。

【做法】蘑菇加清水 1500 毫升,用文火煮 2 小时,分 2~3 次服。

【功效】适用于高血脂、高血压、动脉硬化。

豆腐干芹菜炒肉丝

【用料】芹菜 200 克,猪肉丝、豆腐干丝、精盐各适量。

【做法】瘦猪肉和豆腐干均洗净切丝。芹菜去须根和叶片,把嫩茎理好,拍扁,切成段。炒锅放大火上,下油,烧至七成热,投入芹菜和少许精盐,炒至半熟铲起锅,再加油,投入猪肉丝拌炒片刻,放入精盐和豆腐干丝,和炒均匀,略加水焖,再放进芹菜,炒熟即可。可佐餐食用。

【功效】适用于高血压、动脉硬化、糖尿病。

芹菜饮

【用料】鲜芹菜 250 克,白糖适量。

【做法】鲜芹菜放入开水中烫 2 分钟,捞起切碎捣烂,榨取汁水,加白糖服用。每日服 2 次,每次 1 小杯。

【功效】适用于高血压、糖尿病、咳嗽痰喘、血尿、崩漏、带下。

绿豆荸荠饮

【用料】荸荠 200 克,绿豆 50 克,红糖适量。

【做法】荸荠洗净,去皮切片,绿豆洗净,加水 400 毫升,先用大火烧开后加红糖,转用小火煮至绿豆酥烂。分 1~2 次食荸荠、绿豆喝汤。

【功效】适用于高血压、眩晕耳鸣、面赤头痛、急躁易怒、口苦目赤、尿黄便秘。

灵芝荸荠饮

【用料】灵芝 30 克,荸荠 300 克,白糖适量。

【做法】灵芝去柄切碎,水煎 2 次,每次用水 300 毫升,煎半小时,2 次混合,去渣留汁在锅中,再将荸荠去皮,洗净切片加入,继续加热煮熟,下白糖,调溶。分 1~

2 次食荸荠,喝汤。

【功效】适用于高血压、头昏脑涨、夜卧不安。

芹菜粥

【用料】芹菜 150 克,粳米 100 克,麻油、精盐、味精各适量。

【做法】粳米加清水入锅煮,用小火慢熬至粥将成,再将芹菜连根洗净后切段加入,继续熬至菜熟粥成,下麻油、精盐和味精,每日服 2 次,早晚空腹趁热食用。

【功效】适用于高血压、神经衰弱。

豆腐拌芹菜

【用料】水豆腐 1 块,芹菜 150 克,精盐、味精、麻油各适量。

【做法】水豆腐切成小方丁,用滚水略烫,捞出装入盘中。芹菜去根、叶,洗净切碎,用开水汆熟,放凉后撒在水豆腐上,加入精盐、味精,淋上麻油,拌匀。单食或佐餐食用。

【功效】适用于高血压。

香菇芹菜丝

【用料】水发香菇 100 克,芹菜 200 克,精盐、味精、麻油、水淀粉各适量。

【做法】芹菜切段,水发香菇切丝,放旺火上下油起锅,加入芹菜,煸炒几下,再放香菇丝,加盐,炒匀,注入清汤,转用小火焖片刻,加味精,淋麻油,用水淀粉勾芡。单食或佐餐均可。

【功效】适用于高血压、高脂血症、神经衰弱。

醋浸花生仁

【用料】花生仁 100 克,米醋 300 毫升。

【做法】花生仁浸泡在米醋中,5 日后食用。每日清晨嚼食花生米 10~15 粒。

【功效】适用于高血压病。

麦冬山楂饮

【用料】山楂、麦冬各 20 克。

【做法】山楂、麦冬加水 500 毫升,水煎至 250 毫升。分 2 次服用。

【功效】适用于动脉硬化性高血压、暑热烦渴、咽干舌燥、肉食积滞不化、胃部不适。

红枣芹菜汤

【用料】鲜芹菜茎 500 克,红枣 30 克。

【做法】鲜芹菜茎、红枣加清水 500 毫升,同煎半小时。分 2 次食枣,喝汤。

【功效】适用于高血压、冠心病、胆固醇过高。

芹菜根枣汤

【用料】红枣、芹菜根各 50 克。

【做法】红枣去核,芹菜根加水 500 毫升,水煎至 300 毫升,分 1~2 次食枣,喝汤。

【功效】适用于高血压、血清胆固醇升高、冠心病。

五丝烩蕨菜

【用料】火腿肉、香菇、柿子椒、冬笋各 50 克,鲜蕨菜 150 克,姜、黄酒、精盐、味精、胡椒粉、麻油各适量。

【做法】将鲜蕨菜洗净并切成小段,入开水锅烫一下,再放冷水中过凉,沥干。火腿肉,香菇,柿子椒、冬笋均切成丝。炒锅置旺火上,下猪油,烧至七成热,先投入冬笋,炒匀后加盖焖片刻,然后下入蕨菜、香菇、火腿肉、柿子椒,混炒均匀后,加姜丝、黄酒和少量清水,烩炒至熟。加入味精、精盐、胡椒粉,淋麻油,勾薄芡。单食或佐餐均可。

【功效】适用于高血压、冠心病。

枯草荠菜汤

【用料】鲜荠菜、夏枯草各 50 克。

【做法】鲜荠菜、夏枯草用水煎 2 次,每次用水 400 毫升,煎 20 分钟,2 次混匀,取汁。分 2~3 次食用。

【功效】适用于高血压。

旱莲草荠菜花汤

【用料】荠菜花 50 克,旱莲草 30 克。

【做法】荠菜花、旱莲草加水 500 毫升,水煎至 250 毫升,取汁。分 2 次食用。

【功效】适用于高血压、眼底出血。

香椿拌双丁

【用料】香椿芽 100 克,五香豆腐干 100 克,皮蛋 2 个,麻油、醋、精盐、味精各适量。

【做法】香椿芽洗净,放滚开水中加盖温浸 5 分钟,取出切碎,五香豆腐干切成粒。皮蛋去壳洗净切粒,同放在碗中,加入麻油、醋、精盐和味精,拌匀,腌渍入味。

单食或佐餐食用。

【功效】适用于高血压。

皮蛋蕨菜汤

【用料】鸡清汤 500 毫升,蕨菜 200 克,皮蛋 2 个,姜丝、精盐、味精、麻油各适量。

【做法】鸡清汤烧沸后,放入蕨菜(先汆水,切段)、姜丝和精盐,煮熟后,再入皮蛋丁,加味精,淋入麻油。分 1~2 次趁热食用。

【功效】适用于高血压、头昏脑涨。

淡菜皮蛋粥

【用料】粳米 100 克,淡菜 100 克,姜 10 克,皮蛋 2 个,精盐、味精、麻油各适量。

【做法】在锅内放清水 1000 毫升,烧沸后加入淡菜和姜丝,小火慢熬至粥将成时,再放皮蛋粒和精盐,继续熬至粥成,加味精,淋入麻油,调匀。分 2 次空腹食用。

【功效】适用于阴虚火旺、耳鸣眩晕、高血压、动脉硬化。

皮蛋汤

【用料】皮蛋 1 个,精盐、味精、葱末、麻油各适量。

【做法】清水 150 毫升,烧沸后,将皮蛋去壳,洗净,切成小丁,和精盐一起放入,再烧开,加味精、葱末,淋麻油。1 次趁热食用,每日服 2~3 次。

【功效】适用于高血压、食欲不振、头昏脑涨。

洋葱粥

【用料】粳米 100 克,洋葱头 200 克,精盐、味精、麻油各适量。

【做法】粳米入锅加适量水,用大火烧沸,小火慢熬至粥将成时,再将洋葱头洗净切丝放入,继续熬至葱熟粥成,加精盐、味精,淋入麻油。分 2 次空腹食用。

【功效】适用于高血压、动脉硬化、糖尿病。

万寿菊槐花饮

【用料】万寿菊 15 克,菊花、槐花各 10 克。

【做法】万寿菊、菊花、槐花用沸水 300 毫升冲泡,温浸半小时,代茶频饮。

【功效】适用于高血压、头昏脑涨。

黄豆灵芝散

【用料】灵芝 50 克,黄豆 180 克。

【做法】灵芝焙干,黄豆洗净炒熟,共研成末,混合均匀。每日服 2 次,每次 10~

15 克,温开水送下。

【功效】适用于高血压。

草菇清汤

【用料】草菇 200 克,精盐、味精、麻油适量。

【做法】清水 300 毫升,烧沸后,把草菇洗净切片下入,煮熟后,加精盐、味精,淋麻油。分 1~2 次食菇喝汤。

【功效】适用于高血压、高脂血症。

淡菜海蜇汤

【用料】淡菜 50 克,海蜇 100 克,瘦猪肉 150 克,姜、精盐、味精、麻油各适量。

【做法】淡菜发透洗净切片,海蜇洗净切丝,瘦猪肉洗净切片,同放于砂锅内,注入适量水,烧开后,下入姜片,小火煮至熟透,加精盐、味精,淋入麻油。分 2 次趁热服用。

【功效】适用于高血压、头晕目眩、肾虚腰痛。

杞菜粥

【用料】枸杞菜 100 克,糯米 50 克,白糖适量。

【做法】枸杞菜加水 500 毫升,煮至 300 毫升,去渣留汁于锅中,再将糯米放入,加入清水 300 毫升,小火慢熬成粥,加白糖,调匀。分 1~2 次空腹食用。

【功效】适用于肝肾亏虚、视力减退、动脉硬化、高血压。

玉米须茶饮

【用料】玉米须 30 克,冰糖适量。

【做法】将玉米须加清水 500 毫升,烧沸后,去渣留汁,加入冰糖,溶化。化茶频饮。

【功效】适用于肾炎引起的浮肿、高血压。

香蕉皮玉米须汤

【用料】玉米须、香蕉皮各 30 克,栀子 10 克。

【做法】玉米须、香蕉皮、栀子,同入锅煎 2 次,每次加水 400 毫升,煎半小时,将两次的混合,去渣取汁。分 2~3 次食用,连服 10 日为 1 疗程。

【功效】适用于高血压。

香菇白菜

【用料】白菜 200 克,香菇 20 克,精盐适量。

【做法】白菜洗净切段,香菇去柄切片。炒锅置旺火上,下油,烧至八成热,加入大白菜和香菇,翻炒几下,下盐,炒至熟。单食或佐餐食用。

【功效】适用于脑血管病、高血压、慢性肾炎、咽干口渴、大小便不畅。

水芹鲜饮

【用料】鲜水芹 500 克。

【做法】鲜水芹除去须根,洗净切碎,压榨取汁。每日服 2 次,每次 50 毫升。

【功效】适用于高血压、头昏脑涨、尿血。

发菜皮蛋粥

【用料】发菜 15 克,皮蛋 2 个,粳米 100 克,瘦猪肉(蓉)50 克,番茄(片)20 克,姜、精盐、味精、麻油各适量。

【做法】将淘净的粳米放入砂锅,加入清水 1000 毫升,大火烧开后,加入瘦猪肉(蓉),番茄(片)和姜丝,转用小火慢熬至粥将成时,再加发菜,放皮蛋(切粒),精盐,略熬片刻,粥成时加味精,淋麻油。分 2 次空腹食用。

【功效】适用于高血压。

决明海带饮

【用料】海带 100 克,决明子 50 克。

【做法】海带洗净切成丁块,决明子洗净,用清水 400 毫升,煮半小时。分 1~2 次食海带,喝汤。

【功效】适用于高血压、头痛面红、眩晕耳鸣、急躁易怒、口苦面赤。

菠菜海带汤

【用料】菠菜 200 克,海带 50 克,精盐、味精、麻油各适量。

【做法】海带洗净切丝放入锅中,加水 300 毫升,煮 15 分钟,然后再将菠菜洗净切段下入,同煮 10 分钟,加精盐、味精,淋入麻油。分 1~2 次趁热食菜,喝汤。

【功效】适用于高血压、高脂血症。

决明紫菜饮

【用料】紫菜 50 克,决明子 20 克。

【做法】紫菜洗净切碎,将决明子洗净沥干,水煎 2 次,每次用水 500 毫升,水煎半小时,去渣留汁,分 2~3 次饮用。

【功效】适用于高血压、头昏脑涨、易兴奋。

芹菜牛骨粉饮

【用料】芹菜(连叶)50 克,牛骨粉 5 克。

【做法】芹菜(连叶),加水煮熟,去渣留汁,冲牛骨粉饮用。每日服 2 次。

【功效】适用于高血压。

西芹苹果茼蒿汁

【用料】苹果 200 克,西芹、茼蒿各 100 克。

【做法】西芹、苹果、茼蒿同绞汁。分 1~2 次服完。

【功效】适用于头昏脑涨、高血压、暑热疲倦、口角炎、口腔炎。

柳菇竹荪煲丝瓜

【用料】竹荪 6 条,丝瓜 1 条,柳菇 100 克,枸杞子 10 克,葱、鸡高汤、食盐各适量。

【做法】将丝瓜削皮,切成易入口的块状。将竹荪洗净,去除沙子和杂质,然后泡水使其软化,切成小块或小段待用。将预先准备好的鸡高汤倒入汤锅里,放进竹荪、丝瓜、枸杞子、柳松菇,等再次滚沸后,调小火炖煮 30 分钟。停火前,加入适量食盐和葱丝调味即可。

【功效】竹荪含有丰富的粗蛋白和对人体有益的 16 种氨基酸,具有补气、抗炎、预防高血压、降低胆固醇和避免心血管硬化等作用。柳松菇轻小瘦长,含有丰富的蛋白质、矿物质、维生素和纤维素,为防癌、强身、平衡血压、降低胆固醇、美容美体和补气的珍品。丝瓜含有丰富的维生素和矿物质,且具有通乳腺,促进胸部丰满、维持美好胸型和弹性的作用,搭配枸杞,则效果更佳。减压降脂和美肤养颜作用。

海带参贝汤

【用料】海参 2 条,干贝 2 个,水发海带 100 克,夏枯草 20 克,枸杞子 10 克,姜、葱、料酒、盐、味精等。

【做法】海参干贝浸泡一夜;海参放姜葱煮软。将夏枯草煎取汁。将干贝、海参、海带切细,同放入炖盅内,放入枸杞子、姜、葱、料酒等炖汤,7 碗水炖至 3 碗半。再将夏枯草煎取汁倒入参贝汤调味即可。分 2 次服食。每周 2 次。

【功效】海参含有丰富的胶质蛋白、碘和钙、磷、铁等矿物质,有补肾益精,养血润燥作用;海带含有一种甘露醇,有很好的利尿作用。通过利尿,也能达到降压目的。

香菇淡菜粥

【用料】淡菜 50 克,粳米 100 克,香菇 3 朵,松花蛋 1 个,食盐、料酒、味精等各少许。

【做法】将松花蛋去皮,切块丁。将淡菜用温水浸泡3小时,剪洗干净,放碗内,加适量水,食盐,先入锅蒸烂。将香菇泡发,切小丁。粳米淘洗干净,下锅,加适量水,先煮成粥,待粥浓时,加入淡菜、香菇丁、松花蛋,稍煮后加入味精。每日早、晚餐温热食用。

【功效】淡菜是益肾补肝的良品,加入松花蛋可增加其凉肝明目的功效,常用于治高血压及耳鸣眩晕等症。

酸枣仁芹菜汤

【用料】芹菜200克,酸枣仁15克,精盐、味精、麻油各适量。

【做法】芹菜切段,酸枣仁洗净捣碎装入纱布袋中,扎紧袋口,加水500毫升,煮至300毫升,捞出药纱袋,加精盐,味精,淋麻油。分1~2次食菜,喝汤。

【功效】适用于高血压、神经衰弱、失眠。

海蜇拌芹菜

【用料】芹菜300克,小虾米3克,精盐、醋、味精、麻油各适量。

【做法】芹菜除去根、叶,洗净切成小段,放沸水锅中烫一下,沥干。小虾米用开水泡好,海蜇皮漂洗干净,切成细丝,同放于大碗中,放入精盐、醋、味精和麻油,搅匀,腌渍入味。单食或佐餐均可。

【功效】适用于高血压、小便涩痛、头痛眩晕、咳嗽痰多、目赤、牙痛。

荸荠芹菜根汤

【用料】芹菜根100克,荸荠100克。

【做法】芹菜根洗净切段,荸荠削去皮,洗净切片,加水500毫升,水煎至250毫升。分1~2次食荸荠,喝汤。

【功效】适用于高血压、精神兴奋、夜卧不安。

茼蒿汤

【用料】茼蒿200克,麻油、精盐、味精各适量。

【做法】茼蒿去须根,加水300毫升,煮熟后,加麻油、精盐和味精,调味。分1~2次食菜,喝汤。

【功效】适用于高血压、肺热咳嗽、二便不畅。

笋丝炒茼蒿

【用料】茼蒿150克,冬笋100克,精盐、味精少许。

【做法】冬笋切丝,茼蒿去须根,切段,将炒锅置旺火上,加油,烧至八成热,加入笋丝,翻炒片刻,加水稍焖至熟,再下茼蒿同炒,下盐炒匀,起锅时调入味精即可。单食与佐餐均可。

【功效】适用于高血压。

菊花茼蒿饮

【用料】茼蒿 250 克,菊花 15 克。

【做法】茼蒿、菊花加水 300 毫升,水煎 20 分钟,取汁。代茶饮。

【功效】适用于高血压、心烦易怒、头昏脑涨、肝火亢盛型。

芹菜葵花子汤

【用料】葵花子 50 克,鲜芹菜 100 克。

【做法】葵花子、鲜芹菜分别洗净,加水 200 毫升,小火煮至熟透。分 1~2 次嗑食瓜子,喝汤。

【功效】适用于高血压、动脉硬化、防癌。

葵花仁白糖饮

【用料】葵花子仁 10 克,白糖适量。

【做法】葵花子仁研碎,冲白糖水服用。

【功效】适用于高血压、动脉硬化。

香菇猪血汤

【用料】香菇 20 克,猪血 200 克,葱、姜、精盐、味精、麻油各适量。

【做法】香菇水发,去柄,洗净,切碎,猪血切成小丁块,同放于砂锅中,加入清水 500 毫升,煮熟,放入葱、姜、精盐和味精,淋麻油。分 1~2 次趁热服用。

【功效】适用于冠心病、高血压、脑血管病。

百合万寿果汤

【用料】万寿果 100 克,百合 15 克。

【做法】万寿果、百合均洗净入锅,用水煎 2 次,每次放入水 300 毫升,将两次煎后的混合,去渣留汁。分 2 次服用。

【功效】适用于高血压、心烦口渴、性情急躁。

菊花酒酿

【用料】菊花 10 克,酒酿适量。

【做法】菊花洗净切碎,与酒酿一起放在铝锅中,拌匀,小火烧沸。每日 2 次。

【功效】适用于肝热型高血压、眩晕。

大蒜蘸酱油

【用料】蒜、酱油各适量。

【做法】将蒜剥瓣去膜，早晚蘸酱油食用。连服1~2周。

【功效】可降低血压。

决明蜜饮

【用料】决明子20克，蜂蜜50克。

【做法】决明子洗净，研末，加入清水200毫升，煎取100毫升。分2次连渣冲蜂蜜食用。

【功效】适用于高血压、便秘。

海带煮鸭肉

【用料】鸭肉250克，海带200克，姜、精盐、味精各适量。

【做法】海带切碎，鸭肉洗净切块，同放在砂锅中，加水500毫升，烧开后，去掉浮沫，加入姜片和精盐，炖至酥烂，加味精，调匀即可。分1~2次趁热食用。

【功效】适用于高血压、冠心病、动脉硬化。

（三）低血压

低血压是指体循环动脉压力低于正常的状态，即低于1218kpa（90160mmHg）即为低血压。

在饮食上，低血压患者应多吃富含蛋白质、铁、铜、叶酸、维生素 B_{12}、维生素 C 等造血原料的食物，如禽蛋、瘦肉、牛肉、鱼、虾、鸭血、贝类、土豆、豆腐以及新鲜蔬菜、水果等。忌吃生、凉、寒、冷的食物。

羊奶粥

【用料】粳米100克，羊奶450毫升，白糖适量。

【做法】粳米淘净，水1000毫升，小火熬至半熟时，去米汤，加入羊奶450毫升，白糖适量，熬至粥成。早晚空腹食用。

【功效】适用于病后体弱、结核病、神经衰弱、低血压。

牛奶粥

【用料】粳米100克，牛奶500毫升，白糖适量。

【做法】粳米加水800毫升，用小火熬至半熟时，去米汤，加入牛奶和白糖，继续同熬至粥成。分1~2次空腹食用。

【功效】适用于低血压、病后体弱、神经衰弱。

归芪红枣蛋

【用料】当归、黄芪各 30 克,红枣 30 枚,鸡蛋 3 个。

【做法】将各药和红枣、蛋分别洗净,共放在砂锅中,加清水 900 毫升,煎至 450 毫升。每天食枣 10 枚,鸡蛋 1 个,喝汤,分 3 天吃完。

【功效】适用于低血压。

桂枝肉桂茶

【用料】肉桂、桂枝各 5 克,炙甘草 5 克。

【做法】肉桂、桂枝各洗净切薄片,和炙甘草同放在大茶杯中,加入沸水 200 毫升,加盖焖浸 15 分钟。代茶频饮,连服 10~20 日。

【功效】适用于体质虚弱、低血压病、消瘦、怕冷、食欲不振。

菠萝炖鹌鹑

【用料】菠萝肉 150 克,鹌鹑 4 只,鸡蛋清 2 个,精盐、味精、黄酒、葱、姜、酱油、白糖、醋各适量。

【做法】鹌鹑刮净切块,加入鸡蛋清、味精、精盐、黄酒、拌匀,腌渍入味,用油炸至金黄色,捞出沥油。原锅放少许油,加入菠萝肉,稍炒,随即放入鹌鹑块同炒,加入葱、姜、酱油、黄酒、白糖、醋和适量清水,加盖焖熟,用淀粉勾芡。单食或佐餐均可。

【功效】适用于低血压。

菠萝炒鸡片

【用料】菠萝肉 250 克,鸡脯肉 100 克,味精、胡椒粉各适量。

【做法】将菠萝肉、鸡脯肉分别洗净切成薄片,先放鸡脯肉片和盐炒至半熟,再放菠萝同炒,加入适量清水,加盖片刻,焖至熟透,加味精、胡椒粉,炒匀。单食或佐餐食用。

【功效】适用于低血压眩晕、手足软弱无力。

参枣蒸蜜

【用料】红枣 30 枚,沙参 15 克,生熟地 10 克,蜂蜜 100 克。

【做法】将红枣、沙参、生熟地分别洗净,同放于在瓷碗中,调入蜂蜜和水 500 毫升盖好,上

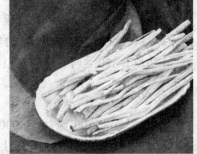

沙参

锅隔水蒸 2 小时。分 3 次趁温食枣 10 枚,喝汤,连服 10 日。

【功效】适用于低血压。

天麻黄芪炖鸡

【用料】仔母鸡 1 只(重 800 克),黄芪 15 克,天麻 10 克,葱、姜、精盐、黄酒各适量。

【做法】将鸡剖净,除去内脏及鸡爪,黄芪、天麻洗净切片,装于鸡腹腔,同放在砂锅中,加入葱、姜、精盐、黄酒和清水 600 毫升,先用大火烧沸,再转为小火炖至酥烂。分 1~2 次趁热食鸡肉、喝汤。

【功效】适用于低血压眩晕。

莲苡参山粥

【用料】太子参 15 克,山药 10 克,苡仁 20 克,莲肉 15 克,红枣 10 枚,糯米 50 克,白糖适量。

【做法】将各药和糯米分别洗净,同放在砂锅中,注入清水 800 毫升,大火烧沸后,转用小火熬至粥成,加白糖调味。每日早晚各服 1 次,15 日为 1 疗程。

【功效】适用于低血压。

(四)高血脂

人体血浆中脂类如胆固醇、甘油三酯、脂蛋白等含量超标即为高血脂症。高血脂本身的症状不是很明显,但是会并发很多其他的病,如动脉硬化、心脏梗死、脑部供血不足、肝功能异常等。高血脂患者要少吃动物的内脏、蛋黄、肥肉等食物,可多吃鱼类、豆制品、蔬菜、水果以及粗粮等。

紫茄子烧牡蛎肉

【用料】紫茄子 500 克,牡蛎肉 150 克,料酒、精盐、味精、白糖、胡椒粉、葱、姜、蒜茸、植物油、鸡汤。

【做法】将洗净的茄子切成 6 厘米长的条块,下油锅炸熟后捞出。锅中放油,将葱、蒜、姜、牡蛎肉下锅煸炒,烹入料酒,加入茄子,加入鸡汤、糖、盐、味精、胡椒粉焖烧片刻,后用水淀粉勾芡即可。

【功效】茄子性味甘寒,具有散血止痛、去瘀、利尿、消肿、宽肠之功效。常吃茄子可预防血液中胆固醇升高,牡蛎肉富含微量元素锌及牛黄酸等,尤其是牛黄酸可以促进胆固醇分解,有助于降低血脂水平。

【注意】建议用紫色的茄子。紫色的茄子含维生素 P 丰富。烹调茄子不要去皮,茄子皮中含营养素丰富。

芡实茯苓瘦肉汤

【用料】芡实100克,茯苓100克,红枣50克,动物瘦肉200克,水适量。

【做法】瘦肉洗净切片,红枣洗净去核,芡实、云苓洗净混合并用一个纱布袋包好;然后将上述原料共同入锅加水煮沸;先用旺火水开后改用文火再煨1小时,拣出药纱袋,据各人口味,加入适当调料,调味后即可。吃肉喝汤。

【功效】该膳食老少皆宜,不但能降血脂、降血压,防治血管硬化,同时对儿童伤食、中年人熬夜伤神、烟酒过多、口臭、眼睛充血以及糖尿病患者都有一定的辅助治疗作用。

玉米豆苹果粉羹

【用料】玉米粉75克,苹果200克,黄豆粉25克,红糖适量。

【做法】将苹果洗净、去皮、去核、切成小块。锅中加水,放入红糖、玉米粉、黄豆粉,先用旺火烧开,再用小火煮一会儿至豆粉没有生豆味,再放入苹果细粒煮一会儿即可。此菜清香,酸甜适口,营养丰富。

【功效】多吃苹果可以有助于减少体内放射性元素的积存。玉米是抗癌、防老的粗粮。常食此羹,有助于降低血脂和血压,抵抗动脉硬化等降脂抗凝作用。

长寿水饺

【用料】豆粉300克,面粉200克,番茄300克,豆腐500克,枸杞子50克,冬瓜仁20克,香油50克,葱末、姜末、精盐、花椒面适量。

【做法】将豆腐放沸水中煮透,去掉豆腥味,捞出沥净水,抓碎成馅;加入番茄(切碎)、枸杞子、冬瓜仁、姜末、葱末、精盐、香油,搅拌均匀,然后制皮,包煮即可。佐餐食用,常食。

【功效】滋补强壮,延年益寿。适宜于未老先衰以及高血压、高脂血症,冠心病患者。

首乌三七粥

【用料】三七5克,制何首乌30~60克,粳米100克,大枣2~3枚,冰糖适量。

【做法】先将三七、首乌洗净放入砂锅内煎取浓汁,去渣,取药汁与大枣、粳米、冰糖同煮成粥。供早、晚餐服食。

【功效】补血活血,益肾养肝,降血脂,抗衰老。适用于老年性高血脂、血管硬化、大便干燥等病症。

【注意】大便溏薄者忌服。服首乌粥期间,忌吃葱、蒜、萝卜。

黄精山楂粥

【用料】山楂 15 克,黄精 15~30 克,粳米 100 克,白糖适量。

【做法】选干净的山楂、黄精煎取浓汁后除渣,再同洗净的粳米煮粥,粥成后加入白糖适量即成。每日 2 次,温热服。

【功效】补脾胃,润心肺,祛瘀血,降血脂。适用于高脂血症及动脉硬化症。

【注意】平素痰湿偏盛者忌用,脾胃虚寒者也不宜用。

花生壳粥

【用料】花生壳,粳米各 60 克,冰糖适量。

【做法】花生壳洗净放入水锅中煎汁,然后去渣取汁,加入淘净的粳米和冰糖同煮粥。每日 2 次,温热服。

【功效】润肺和胃,降脂降压。适用于高脂血症、高血压病等。

【注意】体寒湿滞者慎服。

双玉米粥

【用料】玉米粉 20 克,粳米 100 克,玉竹 10 克,红枣 10 个,水适量。

【做法】先将红枣洗净,去核,玉竹洗净入锅煮熟,然后切成小粒;玉米粉和水调成糊状,将粳米洗净后与红枣、玉竹粒一同加水入锅煮粥;米将软时,再慢慢加入玉米粉糊拌匀,继续煮片刻,同时不断搅动,直至粥溢香气即可。每日 1~2 次。

【功效】具有降低血脂、软化血管、预防动脉硬化之功效。

葡萄酒泡洋葱

【用料】洋葱 2 个,葡萄酒适量。

【做法】将洋葱洗净切粗丝,放入玻璃器皿中,倒入葡萄酒,淹过洋葱即可。一般泡 24 小时即可。每次 10 毫升。

【功效】葡萄酒含有一种白藜芦醇,是能降低胆固醇的天然物质。

洋葱中类黄酮的含量丰富。类黄酮是一种天然抗氧化剂,通过抑制低密度脂蛋白氧化,而起到降血脂、降血压、抗动脉粥样硬化和延缓人体衰老作用。

【注意】泡洋葱的葡萄酒最好用干红葡萄酒。以减少糖分的摄入。

清蒸肉末海带盒

【用料】瘦猪肉 150 克,水发海带 350 克,清汤 50 克,盐适量,葱姜末各 10 克,味精适量,鸡蛋 1 个,香油 5 克。

【做法】将水发海带放入锅中煮透,捞出晾凉,切成长 5 厘米、宽 3 厘米的块,需切 40 块,放盐、味精拌匀。其余海带切成极细末。将瘦猪肉剁成泥,加味精、盐、清汤、葱姜末、鸡蛋清、香油、海带末搅匀,用手制成 20 个丸子,分放在 20 处海带上,每个丸子上再盖一片海带,并略加压制,即成生海带盒。将生海带盒放笼屉蒸熟即可食用。

【功效】海带和肉类食品相搭配做菜,不仅能够互相促进各自的营养成分的消化和吸收,使营养更丰富,而且还可以调节人体的酸碱平衡。此菜具有很好的降压降脂作用。

鲜虾核桃仁炒韭菜

【用料】核桃仁 50 克,韭菜 250 克,鲜虾 150 克,芝麻油 150 克,食盐 3 克,黄酒、葱、姜各适量。

【做法】先将韭菜拣择洗净,切成 3 厘米左右长小段;虾剥去壳洗净;葱、姜洗净分别切成段、片。将锅烧热,加入芝麻油,先将葱入锅煸香,随后放入桃核仁、虾仁、黄酒并连续翻炒,至虾熟,放入韭菜,再翻炒片刻,加盐调味后即可。佐餐食。

【功效】本品不但能防治高血脂、高胆固醇等症,并且具有健脑、补肾助阳功效。如治疗阳痿、可佐白酒食用。

素炒三菇

【用料】嫩玉米笋片 50 克,冬菇 25 克,蘑菇 25 克,鲜汤适量,草菇 25 克,粉芡、调料各少许。

【做法】先将草菇、蘑菇、冬菇入清水泡发洗净,沥干后入油锅煸炒,之后加入鲜汤、嫩玉米笋片同煮,待熟后再加入粉芡和调料,翻炒片刻即可。佐餐食用。

【功效】是降脂降压、防癌之佳品。

银耳炒肉丝

【用料】银耳 9 克,瘦猪肉丝 150 克,酱油 10 毫升,水豆粉 5 克,油、盐、味精、姜粉、沸水各少许。

【做法】先将银耳用温水泡发,去黄蒂,杂质洗净,并撕为小片;肉丝放入水豆粉、适量酱油、姜粉拌和码味后,放入热油锅炒至八成熟时,加入银耳、沸水、盐及少许酱油,同时并不断用旺火翻炒 5 分钟,起锅时加入味精调味即可。日分 2 次食,连服 10 日为 1 疗程。

【功效】滋补润肺,化痰止咳,降血脂。适用于高血压、高血脂、动脉硬化及肺燥咳嗽者食用。

豆腐炒双耳

【用料】银耳 15 克,木耳 15 克,优质鲜豆腐 300~500 克,豆腐乳 3~5 克,鲜肉汤适量,胡椒粉、香菜、油、盐、味精各少许。

【做法】香菜洗净切碎;木耳、银耳加入清水泡发,去除杂质,洗净,在油锅中略爆炒;豆腐洗净切成 2 厘米见方小块后,先放入油锅和豆腐乳煎炒,加入双耳、鲜汤、香菜、胡椒粉、盐及味精煮透。佐餐食用

【功效】滋补气血,降血脂,血压。适宜经常食用。

山楂粥

【用料】山楂 30~45 克(或鲜山楂 60 克),粳米 100 克,砂糖适量。

【做法】将山楂煎取浓汁,去渣,同洗净的粳米同煮,粥将熟时放入砂糖,稍煮 1~2 沸。作点心热服,10 日为 1 疗程。

【功效】助消化,健脾胃,降血脂。适用于高血脂、高血压、冠心病,以及食积停滞、肉积不消。

【注意】宜久服方能见效。阴虚病人不宜用。

决明子菊花粥

【用料】菊花 10 克,决明子 10~15 克,粳米 50 克,冰糖适量。

【做法】先把决明子放入砂锅内炒至微有香气,取出,待凉后与菊花煎汁,去楂取汁,加入粳米煮粥,粥将熟时,加入冰糖,再煮 1~2 沸即可。每日 1 次,5~7 日为 1 疗程。

【功效】清肝明目,降压通便。适用于高血压、高血脂症以及习惯性便秘等。

【注意】大便泄泻者忌服。

健身消脂茶

【用料】焦山楂、生黄芪各 15 克,荷叶 8 克,当归、泽泻各 10 克,生大黄 5 克,生姜 2 片,生甘草 3 克。

【做法】上各味同煎成汤。代茶随饮,或每日 3 次。

【功效】益气消脂,通腑除积,轻身健步。适用于高血脂、动脉硬化、高血压、肥胖等。

荷泽山楂茶

【用料】山楂 15 克,荷叶 12 克,泽泻 10 克。

【做法】将山楂、荷叶、泽泻切细,加水煎或以沸水冲泡,取浓汁。每日 1 次,不拘时代茶饮用。

【功效】消脂化滞,降压减肥。适用于高血压、高血脂、肥胖症等。

消脂茶

【用料】绿茶 6 克，大黄 2 克。

【做法】上 2 味用滚水冲泡。随渴随饮。

【功效】清热，泻火，通便，消积，去脂。适用于高脂血症及肥胖症，常饮此茶可延缓衰老。

消脂麦麸茶

【用料】麦麸 200 克，松子仁 20 克，豆粒外皮 20 克，柏子仁 20 克，蜂蜜适量。

【做法】将麦麸、豆皮、柏子仁、松子仁混合炒熟至发出香味后，研为细粉，放入瓷罐内收藏；用时，取 1 平匙，用沸水冲好，加蜂蜜调匀即可。当茶饮。每日 1～2 次。

【功效】本品具有显著降低血胆固醇作用。适用于高血脂症、冠心病、肥胖病、大便秘结等症。

桃仁山楂露

【用料】新鲜山楂 1000 克，桃仁 60 克，蜂蜜 250 克。

【做法】将鲜山楂洗净，用刀背拍碎，同桃仁放入锅中，水煎 2 次，去楂取汁备用。将煎好的汁盛入盆内，加入蜂蜜，加盖，隔水蒸 1 小时，离火冷却，装瓶即可。每日两次，每次 1 勺，早、晚饭后用开水冲服。此方宜长期服用。

【功效】健脾胃，消积食，降血脂，降胆固醇，降血压，还能增加心肌供血。适用于高脂血症、冠心病患者经常服用。

醋蛋液

【用料】鲜鸡蛋（薄皮）1 个，米醋 180 毫升。

【做法】将鸡蛋洗净后放置在一个有盖的大口搪瓷杯内，将米醋（陈醋最好，如无，其他醋也可代替）倒入并加盖密闭 48 小时，然后用竹筷将蛋壳挑破并搅拌均匀，再密封 24 小时即可。每日清晨饭前空腹饮服 1 次，每次 20 毫升，并加对温开水 80 毫升混合后服用。连服 7 天为 1 疗程。服后可刷牙漱口，以防伤牙。

【功效】降血脂，补肝消肿，降血压，并减少或避免胆固醇在血管壁上的沉积，防止细胞老化，改善大脑思维功能。适用于患动脉硬化、脑血栓、高血压者经常或定期服用。

山楂青鱼片

【用料】山楂 10 克，青鱼 150 克，玉竹 6 克，陈皮 3 克，粉芡、蛋清、味精各少许。

【做法】先将青鱼去除头、鳞、肠杂,清洗后切片,用鸡蛋清、粉芡、盐、味精浆一下,加油爆炒,铲出待用;山楂、陈皮洗净切片;玉竹置温水中浸泡至软,捞出后与山楂片一起在油锅中煸炒;随后加入鱼片、陈皮及浸过玉竹的汁与调料,同炒至鱼肉熟软、汁呈粘稠即可。佐餐食用。

【功效】是降血脂的一种美味佳肴。

杞子红花鸡

【用料】枸杞子 15 克,童子鸡 1 只,大蒜、橘皮各 6 克,红花 6 克,酒、盐、姜末各少许。

【做法】枸杞子、橘皮、红花洗净;大蒜去皮洗净;鸡去净毛及内脏后洗净,再将洗净的枸杞子、大蒜、橘皮、红花填入鸡腹内,同时加入盐、姜末、料酒将鸡清蒸;待熟后切块,吃肉喝汤,其中鸡腹内的药也宜同食。佐餐食用。

【功效】不仅有降血压的作用,同时还有降低血脂、改善冠状动脉循环和营养心脏的功效。

【注意】孕妇暂不宜食用。

黑豆首乌炖甲鱼

【用料】甲鱼 1 只,首乌 30 克,黑豆 60 克,红枣 3 枚,姜、盐等调料适量。

【做法】将甲鱼宰杀,去除内脏,洗净切块,略炒待用;甲鱼血可生饮或加工食用。将甲鱼块、黑豆、首乌、红枣(去核)及生姜 3 片一起隔水炖熟,调味后即可。吃肉饮汤佐膳。

【功效】滋阴益肾,降血压。有明显的降血清胆固醇作用。适用于高脂血症、冠心病。此验方常服有效。

萝卜绿豆灌大藕

【用料】大藕 4 节,绿豆 200 克,胡萝卜 125 克,白糖适量。

【做法】先将绿豆洗净,浸泡 30 分钟,然后沥水;胡萝卜洗净切碎,捣泥;再用白糖与此二味调匀待用。将藕洗净,以刀切开靠近藕节的一端,切下部分作盖,将混匀的绿豆萝卜泥塞入藕洞内,塞满为止;再将切下部分盖在原处,用竹签插牢,上锅隔水蒸熟。当点心食用。

【功效】降低血脂,促进肾上腺素合成。可辅治高脂血症、高血压和动脉硬化症。

荷叶米粉肉

【用料】新鲜荷叶 5 张,瘦猪肉 250 克,大米 250 克,精盐、酱油、食油、淀粉等各适量。

【做法】先将大米洗净用沙盆捣成米粉;猪肉切成厚片,加入酱油、精盐、食油、淀粉等搅拌均匀待用。将荷叶洗净裁成 10 块,把肉和米粉包入荷叶内,卷成长方形,放蒸笼中蒸 30 分钟,取出食用。佐餐食。

【功效】升清降浊,健脾养胃,并有降血脂作用。尤其适于中老年人患有冠心病及高脂血症者食用。

山楂鲤鱼蛋

【用料】鲜山楂片 25 克,鲤鱼 1 条,鸡蛋清 2 个,料酒、葱段、姜片、精盐、白糖适量,面粉 150 克。

【做法】将面粉加入清水和白糖适量,打入蛋清搅和成糊备用;将鲤鱼去鳞、鳃及内脏,洗净切块,烹入料酒,精盐渍 15 分钟。将鱼块下入糊中浸透,取出后粘上干面粉,放入爆过姜片的温油锅中翻炸 3 分钟捞起;山楂片放入少量水,上火煮溶,加入调料及生面粉糊少量,制成芡汁水,加入炸好的鱼块煮 15 分钟,撒上葱段、味精即可。佐餐食用。

【功效】利水开胃。可作为冠心病、高脂血症、面身浮肿等症的辅助食疗。

(五)血栓闭塞性脉管炎

血栓闭塞性脉管炎简称脉管炎,是发生于血管的变态反应炎症,导致中小动脉节段性狭窄、闭塞,肢端失去营养、出现溃疡、坏死,是一种较顽固的血管疾病。我国各地均有发病,而以北方多见。好发于男性青壮年,女性少见。本病的病因至今尚未完全明了。吸烟、寒冷、潮湿、营养不良和性激素异常一直被认为是本病的主要发病因素,而吸烟与发病的关系尤为密切。本病在饮食方面,宜清淡,忌辛辣、生冷。在缓解期,可食肺、脾、肾等物,不宜进食鲤鱼、虾、蟹、生鸡等"发物"。急性感染期,饮食宜清淡富含营养,忌辛辣、燥热之物。

党参黄芪炖猪肘

【用料】猪肘子 1500 克,炙黄芪 40 克,党参 20 克,当归 15 克,肉桂、熟地各 10克,砂仁 5 克,盐、糖、黄酒、大料、黄椒、酱油各适量。

【做法】把肘子调和诸药、与调料一同下锅,用旺火煮 1 小时,待出油后,把肘子取出,用凉水洗净,同时撇去锅中浮油。将肘子复入锅内,继续用旺火煮 3 小时,最后用微火焖煮一小时,待肉烂捞出即可食用,亦可置凉后,切成片放碟内,每餐做冷菜食用。佐餐食。

【功效】益气养血。适用于血栓闭塞性脉管炎的辅助治疗。

七品蒸鸭

【用料】白鸭 1 只(重约 2000 克左右),连翘、丹皮各 15 克,金银花、白茅根各 30 克,赤芍 20 克,玄参、延胡索各 10 克,生姜、葱、黄酒、胡椒粉、盐、清汤各适量。

【做法】鸭去毛及内脏后用沸水焯透,冷水洗净,沥干。把上述诸药全部纳入鸭腹,放入砂锅中,兑入清汤,加入黄酒、胡椒粉、生姜、葱、盐等调料,盖上锅盖,用湿绵纸封好砂锅口,大火蒸 3 小时,去诸药。佐餐食,吃鸭肉饮汤。

【功效】活血止痛,清热育阴。适用于热毒蕴结所致的血栓闭塞性脉管炎。

焖罐鸡

【用料】雄仔鸡 1 只(重约 750 克),当归、鸡血藤各 20 克,桃仁、桂枝各 10 克,生麻黄 3 克,生姜、葱各 10 克,绍酒、面酱各 25 克,花椒 3 克,盐、淀粉、白糖、味精各适量。

【做法】将鸡去毛及内脏,入清水中浸泡 2 小时,捞出切块,经油炸后入罐中。将诸药装入纱布袋内扎口,投入罐中,加入生姜、葱、绍酒、盐,兑入老汤及适量水,上屉蒸 1 小时,取出翻扣于盘中,捞取药袋不用。余汁倒进勺内,大火烧沸,兑入少量淀粉勾芡,反复搅匀,浇在鸡块上面即成。佐餐食。

【功效】温阳散寒,活血通络。适用于阳虚寒凝之血栓闭塞性脉管炎。

毛冬青猪爪汤

【用料】毛冬青 150 克,猪蹄 1 只,葱、姜、黄酒、味精各适量。

【做法】将毛冬青洗净,猪蹄去毛洗净;二者同放入锅内,放葱、姜、盐、黄酒、清水各适量,烧沸后用文火炖熬 4 小时,加味精调味。食肉饮汤。1 日内分 3 次服完,20 天为 1 疗程,每疗程间隔 5~7 天。

【功效】活血通脉,解毒托疮。适用于血栓闭塞性脉管炎。

狗肉羹

【用料】狗肉 500 克,炮附子 12 克,油肉桂、干姜、郁金、桃仁各 10 克,怀牛膝 30 克,葱段、姜片、料酒、食盐、味精各适量。

【做法】将狗肉洗净切块,焯去血水;将诸药放入纱布内扎紧。取砂锅,垫几片瓷片,放入狗肉及药袋,加适量清水及葱、姜、料酒、盐,武火烧沸,撇去浮沫,用中火炖 2 小时至肉烂,去药袋。佐餐食。

【功效】温阳散寒,活血通络。适用于血栓闭塞性脉管炎,表现为下肢寒凉、麻木、沉重、酸痛,行走时疼痛加重,呈间歇性跛行,患肢皮肤苍白、面色暗淡、全身喜暖畏寒,苍白等症。

牛蹄筋祛瘀汤

【用料】牛蹄筋 100 克,当归尾 15 克,紫丹参 20 克,雪莲花、鸡冠花、香菇各 10 克,火腿、碱面各 15 克,姜、葱、汾酒、味精、盐各适量。

【做法】用温水洗牛蹄筋,放入有 500 毫升水的锅中煮,待水沸后,放入碱面 15 克,倒入牛筋,加盖焖 2 分钟,捞出用热水洗去油污,如此反复洗闷多次,至牛筋胀发,切成段状,放入蒸碗。将当归、丹参放入纱布袋,放于周边;鸡冠花、雪莲花点缀在四周,香菇、火腿摆于其上,并放入姜、葱、汾酒、味精、盐等调料,入笼蒸 3 小时,待牛筋熟烂后出笼,除去药袋。佐餐或单食。

【功效】通络止痛,调气活血。适用于血栓闭塞性脉管炎属瘀血阻滞者,患肢青紫或黯红,下垂尤甚,抬高则苍白,持续疼痛等症。

木耳紫菜蛋花汤

【用料】黑木耳 15 克,鸡蛋 1 个,紫菜 10 克,食盐、味精适量。

【做法】将木耳洗净加水煮汤,水沸时打入鸡蛋,加入紫菜至熟,再加入食盐、味精调味即成。饮服。

【功效】养血活血。可辅治血栓闭塞性脉管炎。常食效果好。

熟地鹿角胶汤

【用料】鹿角胶 15 克,熟地 50 克,肉桂 5 克,白芥子 10 克,麻黄、姜炭各 2 克,生甘草 6 克。

【做法】将以上各味一起放入砂锅内,加适量水煎煮。每日服 1 次。

【功效】强筋骨,补肾虚。适用于血栓闭塞性脉管炎、鹤膝风及其他阴疽。

黑大豆活血粥

【用料】黑大豆、粳米各 100 克,苏木 15 克,鸡血藤 30 克,元胡面 5 克,红糖适量。

【做法】洗净黑大豆,放入锅内,加水煮至五成熟。另将苏木、鸡血藤加水煎煮 40 分钟,除去药渣;把药液与黑豆同煮,至八成熟时再放入粳米、元胡面和水,煮至烂熟,加糖后即可食用。可供早晚餐,每日 2 次。

【功效】活血化瘀。适用于瘀血阻滞型脉管炎。

红枣枸杞山药粥

【用料】枸杞子 10 克,红枣 10 枚,鲜山药 100 克,粳米 250 克。

【做法】将上四味同煮成粥。每日服 2 次。

【功效】补养气血。可辅治疗血栓闭塞性脉管炎。

活血四虫粉

【用料】全蝎、蚯蚓、土元、蜈蚣各 25 克。

【做法】将以上四味药焙干后共研成末。每日 3 次,每次 4 克,7 天为 1 疗程。

【功效】通络活血。可辅助治疗血栓闭塞性脉管炎。

鲜藕雪梨银花饮

【用料】鲜藕 200 克,金银花 15 克,麦门冬、鲜生地各 20 克,雪梨 2 个。

【做法】将鲜藕和雪梨洗净,切片,榨取汁。将金银花、麦门冬、鲜生地同放入砂锅内加清水 500 毫升,煎煮 5 分钟取汁,再加水煎 1 次,2 次取汁 400 毫升。每次服用前,取藕、梨汁 20~40 毫升,兑入 150 毫升药液中,冷服为佳,一日 2~3 次。

【功效】清热育阴,活血止痛。适用于热毒蕴结之血栓闭塞性脉管炎、患肢坏疽、剧痛难忍、烧灼感、局部肿胀、变黑紫色,兼发热、口干等热盛象。

通脉管药酒

【用料】走马胎、七叶一枝花、当归尾、桑寄生、威灵仙各 30 克,红花、桃仁、皂角刺、牛膝、黄芪、桂枝、党参各 15 克,乳香、没药各 9 克,桂林三花酒 2500 毫升。

【做法】将上述诸药放入容器中,加入桂林三花酒,浸泡 3 周后,滤取药汁待用。每天服 20~60 毫升,每天 4~6 次,酒量大者可多饮,以不醉为度,1 个月为 1 疗程,停 3~5 天可再服。

【功效】祛风散寒,益气活血,适用于阴寒型、血瘀型和气滞型脉管炎。对湿热型患者,宜先清热利湿解毒、活血化瘀,待炎症控制后,再服用米酒。

爬山猴酒

【用料】爬山猴(草药)350 克,白酒 1000 毫升。

【做法】将爬山猴研为细粉,先用白酒湿润后,放入容器内,加入白酒,按冷浸法浸泡 7 天即成。每次口服 15 毫升,每天服 3 次。

【功效】消炎通络。适用于血栓闭塞性脉管炎。

【注意】高血压患者忌服。

通脉乌蛇酒

【用料】乌梢蛇 20 克,制附子 20 克,赤芍 15 克,白酒 500 毫升。

【做法】将乌梢蛇、制附子、赤芍放入瓶中,加入白酒,密封浸泡 7 天,过滤即成。每次饮 10 毫升,每天早晚各饮 1 次。

【功效】活血通脉,化瘀止痛。适用于血栓闭塞性脉管炎。

祛寒通络酒

【用料】熟附子 45 克,细辛 15 克,红花、丹参各 60 克,土元、苏木、川芎各 30 克,大枣 20 枚,白酒 1500 毫升。

【做法】将以上各味药共置瓶中,兑入白酒,密封浸泡 7 天,过滤去渣即可饮用。每天服 2 次,每次服 30 毫升。

【功效】祛寒通络,温经止痛。适用于血瘀、寒湿所致的血栓闭塞性脉管炎,表现为患肢端疼痛、苍白或紫暗,触之发凉,受寒加重。

丹参通络药酒

【用料】丹参 30 克,60 度白酒 500 毫升。

【做法】洗净丹参并切碎,放入瓶中,倒入白酒,密封瓶口,每日振摇 1 次,浸泡半月后即能饮用。每日饮 3 次,每次服 20 毫升,饭前服用为宜。

【功效】活血通络。适用于血栓闭塞性脉管炎。

蜈蚣鹿蝎蒜酒

【用料】蜈蚣 4 条,鹿茸 5 克,全蝎 3 克,大蒜 5 克,白酒 100 毫升。

【做法】将鹿茸、全蝎和蜈蚣大蒜放入白酒中,浸泡 2 周后即可饮用。每次热饮 40 毫升,半个月为 1 疗程。

【功效】适用于血栓闭塞性脉管炎疼痛较重者。

(六) 贫血

贫血是指外围血中单位容积内血红蛋白浓度、红细胞计数或血细胞比容低于正常标准。临床表现为:心悸健忘,失眠多梦,头晕目眩,两目干涩,视物模糊,肢体麻木,震颤拘挛,女子月经量少淡,甚则经闭,面白无华消瘦,爪甲不荣,毛发无泽,舌淡苔白,脉细无力。贫血一般分为失血性贫血、溶血性贫血、营养性贫血及再生障碍性贫血四种类型。溶血性贫血应慎重输血,或输注洗涤红细胞悬液,避免感染等。营养不良性贫血应纠正偏食,进食富含铁(肝脏、瘦肉、动物血、木耳、海带、香菇等)及维生素 B_{12} 素(心、肝、肾、瘦肉、奶、蛋等)食物,加强易患人群防治与保健。再生障碍性贫血应避免接触对造血功能有影响的药物、放射线、农药、化工物质等。

枣菇蒸鸡

【用料】净鸡肉 150 克,红枣 20 克,香菇(水发)20 克,湿淀粉 6 克,酱油、盐、味精、料酒、白糖、葱、姜、麻油、鸡清汤各适量。

【做法】将鸡肉洗干净,切成1寸长、2分厚的肉条;红枣、香菇洗净后待用。将鸡条、红枣、香菇放在碗内,加入酱油、盐、白糖、味精、葱、姜、料酒、鸡清汤和湿淀粉,拌匀,上笼蒸(或隔水蒸)13分钟,蒸熟后取出,用筷子拨开,摊平,淋麻油。佐餐服食。

【功效】补脾胃,补肝肾,养血补血。适用于贫血、消化不良、乏力等病症。

加味红枣花生米

【用料】干红枣50克,花生米100克,红糖50克。

【做法】花生米略煮一下,待冷,把皮剥下;将干红枣洗净,用温水泡发。把泡发的红枣和花生米皮同放在煮花生米的水中,再加冷水适量,用文火煮半小时左右,捞出花生米皮调入红糖,待糖溶化后,收汁即可食用。每日1次,分2次服。

【功效】补气生血。对产后、病后体虚,营养不良及恶性贫血、血小板减少症,以及癌症经化疗、放疗后血象异常的病人,均有改善症状的作用。

黄芪鸡汁粥

【用料】母鸡1只(重约1000~1500克),黄芪15克,粳米100克。

【做法】将母鸡剖洗干净浓煎鸡汁,将黄芪煎汁,每次用粳米100克煮粥。早、晚趁热服食。

【功效】填精髓,益气血,补气升阳,固表止汗。适用于久病体虚、气血双亏、营养不良的贫血患者。

【注意】感冒发热期间宜停服。

动物肝粥

【用料】动物肝(猪肝、羊肝、牛肝、鸡肝均可)100~150克,粳米100克。葱、姜、油、盐各适量。

【做法】将动物肝洗净切成丁块,与粳米、葱、姜、油、盐一同加水约700毫升,煮成粥,待肝熟粥稠即可。每日早、晚空腹趁热顿食。

【功效】补肝,养血明目。适用于气血虚弱所致的贫血、夜盲症、干眼、目昏眼花等。

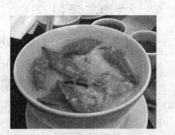

猪肝粥

龙眼莲子粥

【用料】莲子15克,龙眼肉10克,糯米30克。

【做法】将莲子、龙眼肉、糯米同煮成粥。温热食。每日2次。

【功效】补心脾,益气血。适用于失血性贫血。

菠菜猪肝粥

【用料】猪肝、小米各 100 克,菠菜 150 克,盐、姜、葱适量。

【做法】将猪肝切片,菠菜洗净去根切段,大米淘净;先煮大米成稀薄粥,然后放入肝和菠菜,放少许葱花、姜片及盐,至猪肝熟即可。饮粥吃肝及菜,每日 1~2 次。

【功效】补肝养血,明目。用于肝阴血不足所致的贫血、夜盲症。

【注意】不宜食病猪及变质的肝;泄泻者不宜食。

阿胶大枣粥

【用料】阿胶 15 克,糯米 100 克,大枣 10 枚。

【做法】将阿胶捣碎,大枣去核与糯米煮粥,待熟入阿胶,稍煮,搅令化即成。每日早、晚餐温热服食。

【功效】养血止血,滋阴润肺,安胎。适用于血虚萎黄、眩晕心悸、虚劳咳血、吐血尿血、便血等多种血症。

黑芝麻桂圆粥

【用料】黑芝麻 25 克,桂圆肉 15 克,大米适量。

【做法】将黑芝麻捣碎,大米淘净,与桂圆肉一并下锅,加入适量煮成粥。每日 2~3 次,或经常佐餐用。

【功效】补肝肾,润五脏。适用于阴血不足所致眩晕、消瘦、便燥、须发早白,以及产生乳汁不足。

大枣羊汤粥

【用料】大枣 50 克,羊胫骨 1 根,糯米 100~200 克,红糖适量。

【做法】将羊胫骨洗净砸碎,煮汤取汁,再将洗净的糯米、大枣放在羊胫骨汤汁中煮粥,粥熟后加入红糖调匀。每日分 2 次服,温热食,连服 15~20 日。

【功效】益精血,补脾胃。适用于贫血、再生障碍性贫血、血小板减少性紫癜。

豉姜鸡肝粥

【用料】鸡肝 1~2 具,小米 100 克,豆豉、生姜、盐适量。

【做法】将鸡肝洗净,切片或块;先煮小米,下入豆豉及生姜,后入鸡肝,将熟时放入盐、味精等调味品,稍煮即可。每日分 2 次服,温热食。

【功效】和胃明目,补肝养血。适用于肝血不足所致的两目昏花、夜盲等。

牛蹄筋粥

【用料】牛蹄筋、花生米各 50 克,糯米 50~100 克。

【做法】糯米洗净,牛蹄筋洗净切成小块,将二料与花生米一同下砂锅,加水适量,煮成蹄筋及花生熟烂、米开汤稠即成。喝粥,吃蹄筋及花生。

【功效】补气养血。适用于贫血及白细胞低下。

芪枣羊骨粥

【用料】羊骨 1000 克左右,黄芪 30 克,大枣 10 枚,粳米 100 克,细盐、葱白、生姜各适量。

【做法】先将羊骨打碎与黄芪、大枣下砂锅,加水煎汤,然后取汤代水同米煮粥,待粥将熟时,加入细盐、生姜、葱白,稍煮 2~3 沸即成。温热空腹食用,10~15日为 1 疗程,宜于秋冬季食用。

【功效】强筋骨,补肾气,健脾胃。适用于血小板减少性紫癜、再生障碍性贫血。

大枣荔枝干

【用料】荔枝干、大枣各 7 枚。

【做法】将荔枝干与大枣用水煎。每日 1 次,分 2 次服。

【功效】补气血。适用于失血性贫血。

鸡血藤煲鸡蛋

【用料】鸡血藤 30 克,鸡蛋 2 个。

【做法】将鸡血藤、鸡蛋加清水两碗同煮,蛋熟后去壳再煮片刻,煮成 1 碗后,加白糖少许调匀。每日 2 次。饮汤,食鸡蛋。

【功效】舒筋活络,活血补血。适用于妇女月经不调、贫血等症。

当归猪肉饭

【用料】猪肉 200 克,当归 15 克,大米适量,洋葱、土豆、胡萝卜片、调味品各适量。

【做法】将大米做成干饭;当归加水煎取药汁约 50 毫升,连渣保留备用。将猪肉炒熟,下入洋葱片、胡萝卜、土豆丝及调味品,翻炒数下后连渣倒入当归汁,加入盐、酱油、胡椒粉等调味,煮熟后即可与米饭同食。当主食吃。

【功效】本品具有促进血液循环及新陈代谢的功效。适宜于血虚体弱、贫血、面色白光白、月经稀少等症。

炒糯米饭

【用料】糯米 250 克,赤豆、红枣、龙眼肉各 25 克,白糖 150 克,熟猪油 50 克。

【做法】糯米淘净滤干水,等猪油烧至四成热时,倒入翻炒,再入赤豆、红枣、龙眼肉、白糖混匀,加适量水,武火煮开,再翻炒至水干,最后用筷子在饭上戳几个小洞改用文火焖 20~30 分钟。当主食吃。

【功效】益气补血。适用于消化不良、贫血等症。亦可用于产妇调理滋补佳品。

养血茯药糕

【用料】面粉 1000 克,白术、茯苓、山药、龙眼肉各 20 克,党参 10 克,陈皮 5 克。

【做法】将白术、茯苓、山药、龙眼肉、党参以及陈皮研成细末,与面粉混匀,加白糖适量,用水和成面团,上笼蒸成糕,再将蒸好的糕入烤箱烤干。长期服食。

【功效】益气补虚,健脾和胃。适用于贫血所致食少纳呆、脘腹胀满、少气懒言、四肢倦怠、消瘦、面色萎黄或苍白、大便溏稀等症。

蜜枣糖糕

【用料】发面 500 克,小枣 150 克,蜜枣 100 克,红糖 250 克,小米面 100 克,玫瑰 5 克。

【做法】把发面 500 克使好碱(碱稍大一点),放在盆中;将红糖用玫瑰水溶化,与小米面一起掺入面中,调搅成稀糊状。将方模子放入笼屉,把调好的面糊倒入一半,用板刮平;放上去核的小枣,再将剩下的一半面糊倒上,在上面摆上蜜枣,用旺火蒸 20 分钟即可。食用时切成方块,凉、热均可食用。

【功效】补脾气,益气血。适宜于贫血、食欲不振、消化不良的患者作为补益之食品。健康人食用能增进食欲。

枣泥薄饼

【用料】糯米粉、大枣、白糖各适量。

【做法】大枣洗净,水煮至熟,去皮、核,捣成泥,加入白糖,拌均匀,做馅用。糯米粉调成糊状,在锅上摊烙成薄饼,卷枣泥白糖馅成条状,烙至金黄色时,切段。早、晚餐服食。

【功效】补气血,健脾胃。适用于胃虚食少、脾虚泄泻、气血不足以及血小板减少、慢性肝炎、贫血、过敏性紫癜、营养不良、病后体弱等症。

豌豆核桃仁泥

【用料】鲜豌豆粒 750 克,核桃仁、藕粉各 60 克,白糖 240 克。

【做法】核桃仁用开水稍泡片刻,剥去皮,用温油炸透捞出,稍冷,剁成细末;豌豆用开水煮烂,捞出捣成细泥,藕粉放入冷水调成稀糊状;锅内放入水烧沸,加入白糖、豌豆泥,拌匀,待煮开后,将调好的藕粉缓缓倒入,勾成稀糊状,撒上核桃仁末即可。可供早、晚做点心食。

【功效】滑肠,润燥,补肾。适用于贫血、肠燥便秘、肾虚咳喘,健康人食用能增强记忆力、防病延年。

猪皮糖酒汤

【用料】红糖50克,黄酒50毫升,净猪皮100克。

【做法】将猪皮切细条,放在锅中,加水500毫升及黄酒、红糖,用文火炖煮2小时,猪皮熟烂即可。饮汤,食猪皮。

【功效】补血滋阴,温通血脉。适用于失血后的贫血、血友病、崩漏、大便下血等病症的辅助食疗与调养。

牛筋生血汤

【用料】补骨脂10克,鸡血藤、牛蹄筋各50克。

【做法】将鸡血藤、补骨脂、牛蹄筋共放在砂锅中,加水300毫升,以文火炖煮50分钟,至牛蹄筋熟烂即成。饮汤,食蹄筋。

【功效】养血通脉,补肾生髓。适宜于再生障碍性贫血、白细胞减少症、血小板减少症及其他骨髓造血功能减退等病症。

黑木耳红枣汤

【用料】黑木耳15克,红枣15个。

【做法】将黑木耳、红枣用温水泡发放在小碗中,加水和冰糖适量,再将碗放在蒸锅中,蒸1小时。每日2次,吃木耳、红枣,喝汤。

【功效】清热补血。适用于贫血。

天花粉山药汤

【用料】山药、天花粉各30克。

【做法】将山药、天花粉同煎汤。每日分2次完。

【功效】生血,补脾胃。适用于再生障碍性贫血。

当归鲩鱼鳔汤

【用料】鲩鱼鳔、当归各10克,红枣10枚。

【做法】将鲩鱼鳔、当归、红枣用水煎。每日2次,可长期服用。

【功效】大补气血。适用于再生障碍性贫血。

紫荆皮山药汤

【用料】山药 30 克，紫荆皮 9 克，大枣 10 枚。

【做法】将上述三味水煎。每日 1 次，每日 3 次服。

【功效】补肾养阴，健脾益血。适用于低热的贫血患者。

山药羊肉汤

【用料】山药 30 克，羊肉 250 克，当归、生姜各 15 克，调料适量。

【做法】当归用纱布包好；将羊肉洗净切块；把二者同山药、姜片都放在砂锅内，加水适量，共炖汤，至肉熟烂后，加入调味品即可。食肉，饮汤。每周 3～4 次。

【功效】健脾益气，补心养血。主治产妇贫血症，30 日左右即愈。

黄豆芽炖猪血

【用料】黄豆芽、猪血各 250 克，黄酒及调料各适量。

【做法】将黄豆芽去根洗净；猪血划成小方块，用清水漂净备用。锅内加油少许烧热，爆香蒜茸、葱花、姜末，下猪血并烹入黄酒，加水煮沸，放入黄豆芽，煮熟，再调入味精、精盐即可。随意食用。

【功效】润肺补血。适用于血虚头晕及缺铁性贫血。

猪皮红枣羹

【用料】猪皮 500 克，红枣 250 克，冰糖适量。

【做法】将猪皮去毛，洗净，切小块；大枣洗净去核待用。将猪皮块与大枣放铁锅中，放入冰糖和清水，旺火烧开后用文火炖成稠羹。佐餐食用。

【功效】补血美容。即可防治容颜早衰，又可作为血小板减少性紫癜、血友病、牙龈出血、缺铁性贫血等症的辅助食疗调养。

桂髓炖鹌鹑

【用料】猪脊髓 30 克，桂圆肉 60 克，鹌鹑肉 90 克，冰糖 6 克，桂花 3 克，调料各适量。

【做法】将鹌鹑肉洗净，切成小块，用开水烫透去腥味。将猪脊髓洗净后，余熟除去血筋，捞出盛入碗内，再添入清汤、鹑肉、桂圆肉、冰糖和少许料酒、葱、姜，上笼蒸烂，盛放汤盆，撒上桂花。食肉，饮汤。

【功效】养心和胃，补益肝肾。适宜于贫血、营养不良、疲乏无力等症患者食用。

（七）感冒

感冒是由流行病毒所引起的一种常见的传染病，冬春季节多发，一般通过飞沫或被污染的用具传播。起病较急，以咽喉发痒鼻塞、流涕、咳嗽、咳痰、头痛、发热、全身疲倦、四肢酸痛为症状。中医认为本病是由感受风邪而致，尤以在气候突变，寒暖异常且人体正气不足时最易发生。对待本病，除常规药物治疗外，需注意休息，平时多喝水、勤洗手，保持室内空气流通，尽量不去人多的地方。

橘姜茶

【用料】橘饼 2 个，生姜 20 克。

【做法】用水煎服。每日 1 次，连用 3 次。

【功效】辛温解表。

苦瓜炖猪肉

【用料】苦瓜 200 克，猪瘦肉 50 克。

【做法】将猪瘦肉洗净后切成片，苦瓜切成片，然后一起煮汤食用。一天两次。

【功效】祛湿解表。

萝卜生姜汤

【用料】生姜 25 克，萝卜 50 克，红糖少许。

【做法】将生姜和萝卜洗净后切成片，加入适量水后煎煮 15 分钟，再加入红糖稍煮片刻。

【功效】止咳化痰，辛温解表。

生姜米粥

【用料】鲜生姜 25 克，粳米 100 克，红糖适量。

【做法】粳米淘洗干净，加水旺火煮沸后加入姜末，再改用文火续煮至粥熟，用红糖调味后食用。

【功效】辛温解表散寒。

绿豆甜粥

【用料】绿豆 150 克，红糖适量。

【做法】将绿豆加水煮沸 1 小时左右，加红糖，再煮 15 分钟，趁热食服，卧床发汗。

【功效】辛凉解表。

粳米薄荷粥

【用料】粳米 50 克,薄荷 5 克。

【做法】先煮粳米,将熟时加入薄荷,再煮沸 5 分钟,空腹饮用。

【功效】辛凉解表。

香菜萝卜饮

【用料】萝卜 150 克,香菜 30 克。

【做法】萝卜洗净切块,加入 300 毫升清水,煮熟后,再将香菜洗净切段放入,再烧开即可。趁热服用。

【功效】适用于治疗感冒无汗、麻疹透发不畅。

姜糖荸荠饮

【用料】荸荠 250 克,生姜 20 克,冰糖适量。

【做法】洗净切片,生姜洗净拍裂,加水煮熟放入冰糖待溶后去渣取汁,分两次服。

【功效】适用于风寒感冒。

莲藕金橘汤

【用料】金橘 5 个,莲藕 100 克,糖、酒均适量。

【做法】金橘洗净切成圆薄片,莲藕切片,加入 400 毫升清水煮至熟透,放入糖、酒,调匀。分 1~2 次趁热服食。

【功效】适用于治疗一切感冒、咳嗽痰多。

香菜饴糖粥

【用料】香菜 30 克,饴糖 15 克,米汤 300 毫升。

【做法】香菜、饴糖、米汤共煮至糖溶。分 1~2 次趁热服食。

【功效】适用于治疗伤风感冒、咳嗽痰多泡沫。

枣姜紫苏饮

【用料】红枣 50 克,生姜、紫苏叶各 10 克。

【做法】红枣、生姜、紫苏叶共煎两次,每次用水 300 毫升,煎 20 分钟,两次混合,去渣取汁,代茶饮。

【功效】适用于风寒感冒。

葱姜橄榄饮

【用料】橄榄 50 克,葱白、生姜、紫苏叶各 10 克。

【做法】橄榄、生姜、葱白、紫苏叶分别洗净,共煎两次,每次加水 400 毫升,煎 20 分钟,两次混合,去渣。分 2 次服。

【功效】适用于治疗伤风感冒、鼻流清涕、喷嚏、胸胀满、呕吐。

姜酒草鱼汤

【用料】草鱼肉 200 克,生姜 15 克,米酒 50 毫升,精盐、味精、麻油各适量。

【做法】草鱼洗净切片,连同切成丝的生姜和米酒一起放入清水中,煮至熟透, 加入精盐、味精、麻油,调匀。趁热服用。

【功效】适用于风寒感冒、头痛、怕冷等症。

秋梨姜汤

【用料】生姜 5 片,秋梨 1 个,红糖适量。

【做法】将生姜、秋梨洗净,切成薄片,放入锅内,加清水 400 毫升。先用大火煮 开,然后改用文火煎,约 15 分钟后,放入红糖即可。趁热喝汤,食梨。每日 1 次,3 日见效。

【功效】发汗驱寒,化痰止咳。可辅治小儿受凉感冒咳嗽、鼻塞不通。

【注意】服汤后需盖被发汗,勿迎风。

姜葱白菜汤

【用料】白菜 120 克,生姜、葱白各 10 克。

【做法】将白菜连根茎洗净,切碎,与生姜、葱白一同加水煎煮后,去渣取汤即 成。日饮 2 次,连服 2~3 日。

【功效】适用于感冒初起或预防感冒。

葱白香菜汤

【用料】葱白、香菜各 15 克。

【做法】上两味洗净,加水煎沸为汤。趁热食用。

【功效】解表散寒。适用于外感风寒。

姜枣萝卜汤

【用料】白萝卜 1 个,生姜 1 块,大枣 3 枚,蜂蜜 30 克。

【做法】将白萝卜、生姜分别洗净,晾干,切成薄片备用。取白萝卜 5 片,生姜 3 片,大枣 3 枚,放入锅内,加水 1 碗,煮沸 20 分钟,去渣留汤。最后加入蜂蜜,再煮沸即成。趁热代茶频饮。

【功效】辛温解表,止咳化痰。可辅助治疗小儿风寒感冒、咳嗽、鼻流清涕。

细葱老姜汤

【用料】细香葱(小葱)2~3根,老生姜1片,红糖适量。

【做法】将细香葱、老姜片分别冲洗干净,放入小锅内,加水1小碗煎至半小碗,去渣留汤,加少许红糖即成。趁热饮用,每晚1次,连服3次。

【功效】发汗解表,止咳。可辅治小儿风寒感冒兼咳嗽。

【注意】服汤后需盖被发汗,故应避风。

芥菜姜汤

【用料】鲜芥菜500克,生姜10克,食盐适量。

【做法】将芥菜、生姜洗净,芥菜切段,生姜切片,同放入锅内,加清水1000毫升,煎煮至500毫升,加食盐少许调味,趁热服用。

【功效】宣肺祛痰,发表散寒。适用于感冒或风寒、痰白难吐、头痛咳嗽、筋骨疼痛等症。

三根汤

【用料】大白菜根3个,大葱根7个,芦根15克。

【做法】上三味药用水煎服。每天1次,连服2~3天。

【功效】辛凉解表。适用于小儿风热感冒。

葱豉黄酒汤

【用料】荆芥、苏叶、生姜各10克,茶叶6克,红糖30克。

【做法】将荆芥、苏叶洗净,与茶叶、生姜一起用文火煎沸,加红糖溶化即可。随量服。

【功效】发汗解表。适用于风寒感冒。

嫩姜炖鲢鱼

【用料】鲢鱼肉200克,嫩姜20克,淀粉、精盐、黄酒、味精各适量。

【做法】将鲢鱼,切成薄片,嫩姜切成碎末,同放入碗中,加入淀粉和精盐,拌匀,腌渍入味。等锅内油热时,倒入腌好的鲢鱼肉片,翻炒片刻,加入黄酒和味精,炒至熟透即可。单食或佐餐均可。

【功效】适用于伤风鼻塞、胃寒肢冷或冷痛、食欲不振等症。

酸辣豆腐汤

【用料】豆腐 150 克,黑木耳 10 克,冬笋、胡萝卜各 20 克,醋 20 毫升,精盐、味精、水淀粉、葱花、胡椒粉、麻油各适量。

【做法】豆腐切成小条状,放开水锅中氽一下,黑木耳用水泡发,冬笋、胡萝卜均切成丝。锅放在旺火上,注入 150 毫升清水,烧开后,先投入木耳、冬笋、胡萝卜,再烧开,加入醋、精盐和味精,用水淀粉勾芡,再加入豆腐条,煮熟,撒葱花、胡椒粉,淋麻油。趁热服食。

【功效】适用于咳嗽鼻塞、风寒感冒。

葱白豆豉汤

【用料】淡豆豉 15 克,连须葱白 30 克,黄酒 50 毫升。

【做法】淡豆豉加水 150 毫升,煎煮 10 分钟,加入洗净的连须葱白,共煮 5 分钟,去渣,加入黄酒。分 1~2 次趁热服,微出汗。

【功效】适用于治疗风寒感冒、头痛鼻塞。

桑叶姜汤

【用料】生姜 3 片,冬桑叶 9 克,西河柳 15 克。

【做法】将上三味用水煎。代茶饮。

【功效】疏风散热。适用于小儿风热感冒、微恶风寒、发热较高、汗出、鼻塞无涕、咽喉肿痛等。

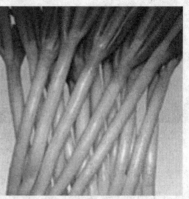

葱

葱白豆豉姜汤

【用料】连须葱白 30 克,淡豆豉 10 克,生姜 3 片,黄酒 30 克。

【做法】将葱白、生姜、淡豆豉加水 500 毫升,煎沸再加黄酒煎煮。热服,服后盖被取汗。

【功效】解表和中。适用于风寒感冒。

醋泡大蒜

【用料】紫皮大蒜 200 克,醋 500 毫升。

【做法】紫皮大蒜剥瓣去膜,放入冷开水中浸泡一夜,沥干,加醋,密封浸泡 50 日。每日食 2~3 瓣醋泡大蒜,并饮用经稀释 3 倍的醋浸汁。

【功效】适用于恶寒发热、伤风感冒,并可预防感冒。

花椒辣椒汤

【用料】将红辣椒15克,花椒5克,鲜姜2片,精盐适量。

【做法】将红辣椒洗净切开与花椒、姜片同放入砂锅中,加入清水两碗,煎全一碗,去渣,加入精盐,搅匀。热服,出汗即愈。

【功效】适用于治疗风寒感冒。

芦根银花汤

【用料】金银花、芦根各30克,薄荷、白糖适量。

【做法】金银花、芦根加水500毫升烧开后,再放入薄荷,烧开。取汁分两次冲入白糖调匀服用。

【功效】适用于治疗风热感冒、咳嗽痰稠。

菊花蜜饮

【用料】菊花50克,蜂蜜适量。

【做法】在锅内放1000毫升水,加入菊花,烧沸后,倒出保温30分钟,过滤,待水温时,加入蜂蜜,调匀。可代茶饮。

【功效】适用于感冒、头痛等症。

甘蔗番茄汁

【用料】鲜番茄汁200毫升,鲜甘蔗汁20毫升。

【做法】将鲜番茄汁、鲜甘蔗汁两者混合调匀,分1~2次服。

【功效】适用于治疗风热感冒、口干舌燥。

银菊粥

【用料】金银花、菊花各10克,粳米100克,白糖适量。

【做法】金银花、菊花洗净焙干,共研为末,粳米加水熬成粥,加入银花,菊花末及白糖,调匀。分2次服用。

【功效】适用于风热感冒、咽喉肿痛、头痛目赤、冠心病、高血压、小儿热疖。

银花蜜饮

【用料】金银花30克,蜂蜜适量。

【做法】金银花水煎2次,每次用水300毫升,煎半小时,两次混合,取汁调入蜂蜜。分3次1日服完。

【功效】适用于风热感冒、咳嗽痰多、咽喉疼痛、大便干燥。

太子参薄荷绿茶

【用料】太子参 6 克,绿茶 6 克,姜片、薄荷叶 3 克。

【做法】太子参加水 250 毫升,烧开后,倒入大茶杯中,加入姜片、绿茶和薄荷,盖好,温浸约 15 分钟。代茶饮用。

【功效】适用于感冒风热。

菊花柿桑茶

【用料】干柿叶、桑叶各 20 克,菊花 10 克。

【做法】在锅内入 300 毫升水,烧开,将干柿叶(切碎)、桑叶、菊花倒入,温浸 15 分钟。代茶饮用,可反复浸泡 1~2 次。

【功效】适用于风热感冒、咳嗽吐血等症。

葱头苏叶汤

【用料】葱头、陈皮各 15 克,紫苏叶 9 克。

【做法】将以上各味用水煎服。每天 1 次,连服 2~3 天。

【功效】辛温解表。适用于风寒型感冒。

银菊粟米粥

【用料】银花、菊花各 10 克,粟米 100 克。

【做法】银花、菊花焙干研末,粟米洗净,放在砂锅中,注入 800 毫升清水,小火慢熬至粥成时,将药末缓缓加入,稍煮即成。

【功效】适用于预防中暑、头痛目赤、风热感冒、咽喉肿痛、高血压、肥胖症、冠心病、小儿热疖。

茼蒿冰糖饮

【用料】茼蒿 150 克,冰糖适量。

【做法】茼蒿去须根,加水 300 毫升,煮熟去渣留汁,加入冰糖。分 1~2 次服用。

【功效】用于风热感冒、咳嗽痰浓。

菊花脑茼蒿汤

【用料】茼蒿、菊花脑(菊花嫩苗)各 150 克。

【做法】茼蒿、菊花脑加水 400 毫升,煎煮 20 分钟,取汁。分 2~3 次服。

【功效】适用于外感风热、睡眠不稳、烦热头痛。

鲜梨椰菜汁

【用料】花椰菜 200 克,鲜梨适量。

【做法】花椰菜切碎,鲜梨去皮及核,切成小块,两者一同绞汁。分 1~2 次,1 日服完。

【功效】适用于防治感冒、劳累过度、疲劳烦渴。

葱白麦芽奶

【用料】葱白 5 根,麦芽 15 克,熟牛奶 100 毫升。

【做法】将葱白剖开,与麦芽放入杯中加盖,隔水炖熟后去掉葱白及麦芽,加入熟牛奶。每日可服 2~3 次,连服两日见效。

【功效】解表开胃。适用于小儿感冒。

金橘冰糖粥

【用料】金橘 5 个,粳米 100 克,冰糖 20 克。

【做法】先将米洗净在水中泡 1 小时,将金橘切片。向深锅内加入米和水,用大火煮开后改用小火。放入金橘慢慢煮至粥稠。起锅前加冰糖调味即可。

【功效】镇咳祛痰、助消化、止咳润喉。

葱姜米粥

【用料】葱白、生姜各 15 克,糯米 100 克,食醋 30 毫升。

【做法】先将糯米熬煮成粥,加入生姜、葱白,煮 5 分钟,再加食醋,立即起锅,趁热服用。服用后上床盖被,以助药力,约 15 分钟后,腹中似有热气升腾,继之遍体微热而发小汗。每日早晚各服 1 次。连用 3 天可愈。

【功效】辛温解表,益气健脾。适用于风寒型感冒。

生姜炒米粥

【用料】生姜 30~50 克,炒米 50 克,红糖适量。

【做法】将生姜洗净,切成薄片,与炒米同煮为粥,加入红糖拌匀即可食用。趁热服食,感冒愈后停服。

【功效】解表发汗,疏散风寒,止呕化痰。适用于外感风寒、鼻塞流涕、食欲不振、咳嗽痰稀。也可用于胃寒呕逆。

【注意】风热感冒及胃热呕逆者禁用。

发汗豆豉粥

【用料】淡豆豉 15~20 克,荆芥 3~6 克,麻黄 1~2 克,葛根 20~30 克,山栀 3

克,生石膏 60~90 克,生姜 3 片,葱 2 茎,粳米 100 克。

【做法】将上面几味药放入砂锅内同煎(5~10 分钟),去渣取汁,加入粳米,同煮为稀薄粥。空腹温食,每日 2~3 次,汗出热退即停用。

【功效】发汗,清热。适用于感冒引起的高热不退、肺热喘急、头痛、失眠、咽干口渴、无汗、烦躁以及病毒性感染引起的高热无汗病人。

荆芥豉粥

【用料】荆芥 5~10 克,薄荷 3~5 克,淡豆豉 5~10 克,粳米 50~100 克。

【做法】先将荆芥、薄荷、淡豆豉煮沸 5 分钟(不宜久煮),取汁去渣。另将粳米洗净煮成粥,待粥将熟时,加入药汁,再同煮为粥。每日 2 次,温热服,2~3 日为 1 疗程。

【功效】清利咽喉,发汗解表,退热去烦。适用于伤风感冒,发热恶寒,咽痛,头痛,心烦失眠以及面神经麻痹初期。

葱白核桃姜茶

【用料】连须葱白 3 根,生姜 5 克,核桃仁 15 克,红糖适量。

【做法】连须葱白、生姜、核桃仁洗净捣烂,装入大茶杯中,加入茶叶和红糖,冲入沸水 250 毫升,盖好,温浸 5 分钟。分 2~3 次趁热饮,盖被微出汗。

【功效】适用于外感风寒、头痛鼻塞、身体困乏、疼痛。

香菜牛肉粥

【用料】粳米 100 克,香菜 20 克,熟牛肉丝 50 克,姜丝、橘皮末、精盐、味精、麻油各适量。

【做法】粳米放入水锅中煮,至粥将成时,再将香菜洗净切段,和熟牛肉丝、姜丝、橘皮末、精盐一起放入,继续煮,加入味精,麻油,搅匀即可。

【功效】适用于风寒感冒、鼻塞、头痛。

葱姜粥

【用料】糯米 100 克,姜片 10 克,葱白 7 根,醋 20 毫升。

【做法】糯米加入 1000 毫升清水,烧开后,加入姜片,小火慢熬至粥将成时,再放葱白(切段),略煮片刻,下醋拌匀。分 2 次趁热空腹服食。

【功效】适用于风寒感冒、头痛、发热、畏冷、鼻塞流涕、咳嗽喷嚏、食欲不佳。

芥菜豆腐汤

【用料】水豆腐 2 块,芥菜 250 克,橄榄 4 枚,生姜、精盐、味精、麻油各适量。

【做法】水豆腐加入 500 毫升清水,小火煮至呈蜂窝眼状时,再将芥菜洗净切段,生姜切丝连同橄榄一起倒入,继续同煮至菜熟,加入精盐、味精、淋麻油。每日每晚各服用 1 次,趁热食菜喝汤。

【功效】适用于风寒感冒、鼻塞、畏冷无汗、食欲不振。

芥菜炖牛肉

【用料】牛肉 100 克,芥菜 250 克,姜丝、酱油、淀粉、味精、麻油各适量。

【做法】牛肉洗净切薄片,放入碗中,加入姜丝、酱油、淀粉、味精调匀,腌渍入味,切碎芥菜,加清水 400 毫升,同煮至熟透,加入味精,麻油。热服,一天 1~2 次。

【功效】适用于夏天感冒风寒、周身骨痛、恶寒头痛、咳嗽痰白。

清明菜冰糖粥

【用料】鲜清明菜、冰糖各 50 克。

【做法】鲜清明菜、冰糖加清水 200 毫升,盛于碗中,隔水蒸熟,取汁。分 1~2 次趁热服用。

【功效】适用于风寒感冒、咳嗽多痰。

紫苏杏仁粥

【用料】杏仁 20 克,粳米 100 克,紫苏叶 20 克。

【做法】杏仁(去皮)、粳米加水 1000 毫升,大火烧沸,小火慢熬至粥将成时,再加入紫苏叶熬至粥成。空腹食用。

【功效】适用于感冒咳嗽痰多、胸脘作痛。

预防感冒茶

【用料】板蓝根、大青叶各 50 克,野菊花、金银花各 30 克。

【做法】将上述四味药同放入大茶缸中,用沸水冲泡,片刻后饮服。代茶频饮。

【功效】清热解毒。适用于预防流行性感冒等。此方除用于防治流感外,对于流行性肝炎、流行性脑炎及流行性呼吸道感染(尤其是病毒性感染)都有较好的预防作用。

桑蜜菊茶

【用料】桑叶、杭菊各 5 克,薄荷 3 克,丝瓜花 10 克,蜂蜜 15 克。

【做法】将桑叶、杭菊、丝瓜花共煎约有半小时,取汁放入薄荷再煎片刻,兑入蜂蜜调匀。当茶温饮。

【功效】清热散风,解表。适用于发热、微恶风寒、头痛、无汗或少汗、咳嗽、舌尖红、口微渴、脉浮数等症。

桑叶枇杷茶

【用料】野菊花、桑叶、枇杷叶各 10 克。

【做法】上三味药共为粗末，水煎，取汁。代茶频饮，连服 3~5 天。

【功效】清热散风，解表，化痰。适用于流行性感冒、咳黄痰、咳嗽等症。

清热止嗽饮

【用料】甘菊花、炙枇杷叶、霜桑叶各 6 克，广皮、酒黄芩各 3 克，生地、焦枳壳各 4.5 克，鲜芦根 2 支。

【做法】将芦根切碎，与余药共研为粗末，水煎，取汁。代茶温饮，每日 1 次。

【功效】清热解表，宣肺止嗽。适用于外感风热、肺热咳嗽、恶心痰多、口渴咽干、大便干结等症。

苏叶辛夷茶

【用料】紫苏叶 10 克，辛夷 5 克。

【做法】紫苏叶、辛夷同放于大茶杯中，注入 150 毫升开水，加盖，温浸 20 分钟。代茶饮用。

【功效】适用于感冒头痛。

蔓荆子粥

【用料】蔓荆子 100 克，粳米 250 克，白糖适量。

【做法】研碎蔓荆子，同水（约 2000 毫升左右）搅拌，过滤取汁，入淘净的粳米煮粥，药汁少再加水，以文火慢煮至汁稠黏时，加入白糖调匀后停火起锅食用。凉服每日 2 次。

【功效】疏散风热，清利头目。适用于风热感冒、齿痛、头痛、目赤肿痛、昏暗多泪、湿痹拘挛等。

【注意】血虚有火之头痛，目眩及胃虚者不宜服用。

预防流感茶

【用料】贯众、板蓝根各 30 克，甘草 15 克。

【做法】上三味药用开水冲泡后，代茶饮。每日 1 次，不拘时频饮。

【功效】清热，祛风，利咽。适用于流行性感冒。上三味药均有较强的抗流感病毒的作用，且清热解毒功效良好。以药浸泡代茶，既饮用方便，又使药物的成分充分浸出，不致因沸煎而使一些成分遭受破坏。

国学经典文库

中华食疗大全

· 常见病食疗养生 ·

图文珍藏版

贯众青茶

【用料】贯众6克,青茶2克。

【做法】上两味制成粗末,用沸水冲泡10分钟即成,亦可煎汤饮。每日1次,连服5日。

【功效】清热解毒,疏风解表。适用于小儿流行性感冒、四时感冒、斑疹、暑热等。

薄荷糖

【用料】红糖500克,薄荷粉30克。

【做法】先将红糖放入铝锅,加少量清水,小火熬稠,加入薄荷粉调匀,继续熬至拉起丝状不粘手时,停火,倒在涂有熟油的搪瓷盘内稍冷,切成小方块。可随时食用。

【功效】适用于风热感冒、鼻塞流浓涕、头痛发热、咳嗽痰稠。

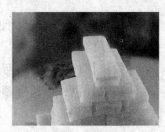

薄荷粉

胖大海蜜饮

【用料】胖大海5枚,蜂蜜适量。

【做法】胖大海洗净,放入大茶杯中,加150毫升滚开水,盖好,温浸20分钟,待其膨胀后,除去皮核,加入蜂蜜,搅匀。分1~2次服。

【功效】适用于外感风热、牙痛、头痛、目赤红肿、大便燥结。

山楂桑菊茶

【用料】山楂20克,桑叶、菊花、决明子各10克。

【做法】山楂、桑叶、菊花、决明子分别洗净,水煎两次,每次用水400毫升,煎煮半小时,两次混合。分两次服。

【功效】适用于风热感冒、高脂血症、高血压、头晕目眩。

马兰银花饮

【用料】马兰嫩茎叶50克,金银花20克,甘草10克。

【做法】马兰嫩茎叶、金银花、甘草洗净,水煎两次,每次加水约500毫升,煎煮半小时,两次混合,去渣取汁。代茶饮用。

【功效】适用于预防流感、白喉。

姜蒜柠檬酒

【用料】生姜100克,大蒜400克,柠檬3~4克,蜂蜜70毫升,酒800毫升。

【做法】大蒜去皮蒸5分钟然后切片;柠檬去皮切片;生姜切片,与蜂蜜共浸泡入酒中,3个月后过滤后即可饮用。在感觉身体不适,有感冒症状时,服20~30毫升,一天两次。

【功效】祛风散寒解表。适用于风寒型感冒。

【注意】不可过量。

地瓜煎葛根

【用料】鲜地瓜100克,葛根(干品)50克。

【做法】将地瓜洗净切片和葛根一起,加水适量、水煎煮。去渣饮用。每日1次。1次服完。

【功效】解热生津,发表解肌。适用于流行性感冒。

苏叶姜糖饮

【用料】苏叶、生姜各3克,红糖15克。

【做法】将生姜、苏叶洗净切成细丝,放入瓷杯内,再加入红糖,以沸水冲泡,盖上盖,温浸10分钟即可。每日两次,趁热服食。

【功效】发汗解表,祛寒健胃。适用于风寒感冒;对同时患有恶心、呕吐、腹胀、胃痛等症的胃肠型感冒则更为适宜。

桑菊薄竹饮

【用料】桑叶、菊花各5克,薄荷3克,苦竹叶、白茅根各30克。

【做法】将上述药品洗净,倒入茶壶内,用开水泡10分钟即可。代茶频饮。

【功效】辛凉解表。适用于风热感冒。

银花薄荷饮

【用料】银花30克,薄荷10克,鲜芦根60克。

【做法】先将银花、芦根加水500克,煮15分钟后,后放入薄荷煮沸3分钟,滤渣,加适量白糖。每日3~4次,温热服。

【功效】清热凉血解毒。适用于各种热病初起;对发热较重的风热型感冒,效果更佳。

狗肝菜鸭蛋汤

【用料】狗肝菜150克,豆豉10克,鸭蛋1个,精盐、麻油各适量。

【做法】狗肝菜洗净切成段,注入300毫升清水,大火烧沸,加入豆豉,转用小火煮5分钟,再打入鸭蛋,煮至熟透,下精盐,淋麻油。吃蛋喝汤,一次服完。

【功效】适用于感冒高热、斑疹不透。

竹叶鸭跖饮

【用料】鸭跖草 60 克,淡竹叶 30 克。

【做法】鸭跖草、淡竹叶同煎两次,每次用水 500 毫升,煎半小时,2 次混合,取汁。代茶饮。

【功效】适用于流感、高热烦渴或原因不明的高热。

绿豆甜粥

【用料】茶叶 5 克,绿豆 30 克,红糖适量。

【做法】将茶叶装于纱袋中,绿豆洗净捣碎,加清水 500 毫升,煎至 250 毫升,去茶叶,加入红糖,煎至熔化。食豆喝汤,一天 1~2 次。

【功效】适用于流行性感冒。

葱蒜饮

【用料】葱白 250 克,大蒜 120 克。

【做法】葱白、大蒜洗净拍裂,加清水 800 毫升,煮熟,去渣。每日服用 3 次,每次 100~150 毫升。

【功效】适用于治疗流感。

(八)支气管炎

支气管炎是指气管、支气管黏膜及其周围组织的慢性非特异性炎症。临床上以咳嗽、咳痰或伴有喘息及反复发作的慢性过程为特征。它是一种常见病,尤以老年人多见。主要原因为病毒和细菌的重复感染。当气温骤降、呼吸道小血管痉挛缺血、防御功能下降等利于致病;烟雾粉尘、污染大气等慢性刺激也可发病;另外,吸烟也会增高发病率。针对支气管炎的病因、病期和反复发作的特点,患者在进行治疗的同时,应加强锻炼,增强体质,提高机体抵抗力,自觉戒烟,避免和减少各种诱发因素。

紫苏叶姜枣饮

【用料】紫苏叶 30 克,生姜 20 克,红枣 20 枚。

【做法】先将紫苏叶洗净,切碎,盛入碗中。红枣、生姜分别洗净,生姜切成片,与紫苏叶同放入砂锅,加水适量,先用大火煮沸,改用小火煨煮 40 分钟。待红枣熟烂呈花状时,取出红枣,过滤取汁,将滤汁和红枣放回砂锅,小火煮沸即可。早晚 2 次分服。

【功效】对风寒型急性支气管炎尤为适宜。

贝母灵芝炖甲鱼

【用料】灵芝 10 克,川贝母 6 克,甲鱼 1 只,清鸡汤 1000 毫升,料酒、姜、葱、盐、花椒、味精。

【做法】将甲鱼宰杀,洗净,切块,放入炖锅中;加入鸡汤、川贝母、灵芝、料酒、姜、葱、盐、花椒,小火炖 1 小时即成。食甲鱼肉,喝汤。每周 1 次。

【功效】滋阴养虚、补肺。化痰止咳。

杏仁蒸萝卜

【用料】白萝卜 250 克,麻黄 3 克,杏仁 15 克,炙甘草 3 克,蜂蜜 30 克。

【做法】将萝卜洗净,切片,放在蒸碗内,加洗净的麻黄、炙甘草、杏仁,加蜂蜜,放入蒸笼内,大火蒸 30 分钟即可。早晚 2 次分服。麻黄、杏仁、甘草也可一同服食。

【功效】对风寒型急性支气管炎尤为适宜。

桔梗生姜红糖汤

【用料】鲜生姜 20 克,桔梗 20 克,红糖 30 克。

【做法】鲜生姜洗净,切片,桔梗洗净,切段,将它们同放入砂锅,加水适量,大火煮沸后,改用小火煨煮 30 分钟,用洁净纱布过滤,去渣留汁,加入红糖,继续煨煮至沸即可,每天早晚服用。

【功效】对风寒型急性支气管炎尤为适宜。

枇杷鱼腥草蜜饮

【用料】干鱼腥草 20 克,桑白皮 30 克,枇杷叶 30 克,蜂蜜 30 克。

【做法】先将干鱼腥草拣杂、洗净,放入砂锅中,加清水浸泡 30 分钟。将桑白皮、枇杷叶切碎,装入纱袋中,扎紧袋口,一同放入砂锅,加水适量,先用大火煮沸,后改用中火煎煮 30 分钟,取出药袋,趁温热加入蜂蜜,调和均匀即可。早晚两次分服。

【功效】对风热型急性支气管炎尤为适宜。

川贝雪梨饮

【用料】川贝母粉 5 克,雪梨 1 个(约 250 克)。

【做法】先将雪梨外表面用温开水反复冲洗干净,去除梨柄、梨核仁,将梨切成 1 厘米见方的雪梨丁,放入炖杯,加川贝母粉,再加适量水,先以大火煮沸,后改用小火煨炖 30 分钟,即可。煨炖时也可加入冰糖 20 克。早晚两次分服。

【功效】对燥热型急性支气管炎尤为适宜。

甜杏百合粥

【用料】鲜百合 60 克,甜杏仁 15 克,粳米 100 克,绵白糖 20 克。

【做法】先将鲜百合洗净瓣成瓣,将甜杏仁、粳米淘净后,同放入砂锅,加水适量,先用大火煮沸,加鲜百合,改为小火煨煮 1 小时,待百合酥烂、杏仁熟透、粥稠黏状时调入绵白糖,搅匀即可。每天早晚服用。

【功效】对燥热型急性支气管炎尤为适宜。

桑杏银花茶

【用料】金银花 30 克,桑叶 30 克,杏仁 15 克。

【做法】先将桑叶洗净,切碎,装入纱袋中,扎紧袋口,待用。杏仁拣杂后,放入清水中浸泡片刻,与洗净的金银花同放入砂锅,放入桑叶袋,加适量水,先用大火煮沸,再以小火煎煮 30 分钟,待杏仁熟烂,取出药袋,即可。早晚两次分服,代茶频饮,当日饮完。

【功效】对风热型急性支气管炎尤为适宜。

冰糖炖雪梨

【用料】大雪梨 1 个(约 250 克),冰糖 30 克。

【做法】先将雪梨外表面用温开水反复冲洗干净,在靠梨柄 1/4 处横剖切开,将梨核掏去,将敲碎的冰糖纳入其中,用牙签将梨帽盖上并插紧,放在蒸碗中,隔水蒸熟即可。早晚 2 次分服。

【功效】对燥热型急性支气管炎尤为适宜。

罗汉果柿饼粥

【用料】罗汉果 1 个,柿饼 2 个,冰糖 30 克。

【做法】先将罗汉果洗净,烘干或晒干,研为粗粉。柿饼洗净后,切碎,倒入大碗中,加适量温开水,研磨成泥糊状,边加水边调入砂锅,用小火煨煮,加冰糖及罗汉果粉,小火煨煮 10 分钟,搅匀成羹。早晚 2 次分服。

【功效】对燥热型急性支气管炎尤为适宜。

荆栀葱根豆豉粥

【用料】葱根、淡豆豉各 15 克,生石膏粉 30 克,荆芥、山栀各 5 克,麻黄 3 克,葱白、姜末各 5 克,粳米 100 克,精盐、麻油各适量。

【做法】将上述药分别洗净，水煎 2 次，每次用水 600 毫升，煎 20 分钟，两次混合，去渣留汁，加入粳米，用小火慢熬成粥，下葱、姜、精盐和麻油，搅匀。分 2 次趁热空腹服。

【功效】适用于急性支气管炎、风热咳嗽。

银耳沙参粥

【用料】银耳 10 克，沙参 15 克，粳米 100 克，白糖适量。

【做法】在砂锅中注入 1000 毫升清水将粳米淘净，放入锅中，大火烧开后，再将银耳、沙参洗净切碎倒入，改用小火慢熬成粥，加入白糖，调匀。

【功效】适用于阴虚燥热干咳、少痰、口渴。

皂刺猪肺汤

【用料】猪肺 500 克，皂角刺 100 克，姜、黄酒、精盐、味精、胡椒粉、麻油各适量。

【做法】猪肺洗净切块，皂角刺洗净，用其尖刺插入肺块上，同放入砂锅中，加入清水 600 毫升，烧开后，撇去浮沫，加入姜片和黄酒，小火炖至酥烂。取下皂角刺，加入精盐、味精，撒胡椒粉，淋麻油。分 2~3 次趁热食猪肺，喝汤。

【功效】适用于治疗风寒咳嗽。

冰糖蒸金橘

【用料】鲜金橘 10 个，清水 200 毫升，冰糖适量。

【做法】鲜金橘剖开两半，去核，放在大瓷碗中，加入冰糖和清水，上锅隔水蒸熟。分 1~2 次吃橘，喝汤。

【功效】适用于老年咳嗽、风寒咳嗽。

核桃松子膏

【用料】松子仁、核桃仁各 100 克，蜂蜜 500 克。

【做法】松子仁、核桃仁各洗净沥干，共捣成膏状，装在瓷碗中，加入蜂蜜，调匀，隔水蒸熟。每日服 2~3 次，每次 1~2 匙，温水送服。

【功效】适用于肺燥咳嗽、病后体弱消瘦。

百合花生羹

【用料】花生仁 50 克，百合 30 克，冰糖 20 克。

【做法】花生仁、百合、加清水 400 毫升，小火炖 1 小时，至花生仁酥烂时，加入冰糖 20 克熔化。分 1~2 次食花生仁、百合，喝汤，连服用 3~5 日。

【功效】适用于秋燥久咳不止、声音嘶哑。

沙参玉竹炖鹧鸪

【用料】玉竹 8 克,沙参、百合各 6 克,鹧鸪 1 只,瘦猪肉 50 克,生姜 2 片,绍酒 2 茶匙。

【做法】将鹧鸪宰杀干净,除去头、爪及内脏,并剁成 4 件;将瘦猪肉洗净,切成中块,待用。将玉竹、沙参用温水浸透,沙参斜向切成厚片,待用。将所用材料置于炖盅,加入 1 碗半沸水,炖盅加盖,隔水炖之。先用大火炖 30 分钟,再用中火炖 50 分钟,然后用小火炖 1.5 小时即成。

【功效】滋润心肺、养阴补虚、养阴润肺、益胃生津。

白萝卜雪梨

【用料】白萝卜 1 个,雪梨 1 个,白胡椒 7 粒,蜂蜜 15 克。

【做法】将白萝卜切片,梨去核切成块;将白萝卜片,白胡椒、梨块、蜂蜜,一同倒入碗内隔水蒸熟。吃萝卜、梨,饮汤。每日 1 次。

【功效】白萝卜含有大量纤维素、多种维生素及微量元素和双链核糖核酸。纤维素可促进胃肠蠕动,防治便秘。双链核糖核酸能诱导人体产生干扰素,增强人体免疫力。

梨含苹果酸、柠檬酸、果糖、葡萄糖、蔗糖等。《本草纲目》中说梨能"润肺凉心、消痰降火,解疮毒酒毒"。梨除有化痰止咳作用外,还有降低血压、清热镇静作用。胡椒有温中下气,消痰解毒功效。此方适用于寒型咳嗽者食用。

【注意】梨最好不削皮,效果更佳。

鸭梨炖鸡块

【用料】鸭梨 500 克,白条鸡半只,葱 10 克,姜 10 克,酱油 15 克,盐适量,白糖 5 克,料酒 10 克,淀粉 10 克,植物油 25 克,香油 5 克。

【做法】葱姜洗净,葱切段、生姜切片。鸭梨洗净去皮,切块如橘瓣状。将鸡洗净,去头爪,剁成核桃大的块。将鸡块放沸水中焯透、捞出、用凉水冲掉血沫。将锅中煮鸡的原汤撇去浮沫,待用。炒锅中放入植物油烧鸡,放入白糖炒至枣红色时,加入姜片、葱段,煸炒出香味,放入鸡块翻炒。待鸡块上色时,烹入酱油、料酒,倒入原汤,加盐、白糖一同煮沸,撇去浮

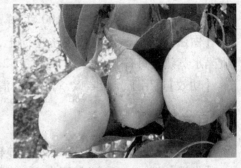

鸭梨

沫,再用小火炖。鸡块炖熟后,加入鸭梨块,煮 3 分钟,淋上香油,加淀粉勾芡,即可

出锅。起锅盛盘时,将鸡肉块放盘中间,鸭梨块放在周围。

【功效】本菜鸡块和梨一道成菜,不仅可以补充人体所需要的蛋白质,还有补而不滞的优点,不仅适合全家老幼食用,更是肥胖、便秘者适合的一道荤素菜。现代营养学发现,梨所含热量比其他水果低,而含植物纤维素却名列前茅。因此,梨有通便、减肥、润肠的作用。中医认为,梨性凉,有清热解酒、润肺化痰、生津止渴之功,对糖尿病、肺热咳嗽、高血压、肠燥便秘有食疗作用。

鸡块软烂鲜美,梨块清香细嫩,酸甜适口。这道菜肴营养丰富,令人食欲大开,具有很好润肺化痰作用。

【注意】梨性凉,脾胃虚寒、大便溏泻者慎用。

棠梨冰糖汁

【用料】鲜棠梨 100 克,冰糖适量。

【做法】鲜棠梨剖开去核,洗净,加清水 400 毫升,煎至 250 毫升,去渣,加入冰糖,继续熬煮。分 1~2 次服。

【功效】适用于肺热咳嗽、干咳少痰。

冰糖蒸草莓

【用料】鲜草莓 60 克,冰糖适量。

【做法】鲜草莓、冰糖同放在大瓷碗中,加清水 300 毫升,盖好,隔水蒸熟。分 1~2 次服。

【功效】适用于干咳无痰、日久不愈。

黄芪柚肉汤

【用料】柚肉 100 克,瘦猪肉片 200 克,黄芪片 10 克,精盐、味精各适量。

【做法】柚肉、瘦猪肉片、黄芪片加清水 500 毫升,煮至熟透,挑出黄芪,下精盐、味精,搅匀。分两次趁热食柚和瘦猪肉,喝汤。

【功效】适用于肺燥咳嗽。

杏子糖粥

【用料】粳米 50 克,熟杏子 5 枚,冰糖适量。

【做法】粳米入锅,加 500 毫升水,大火烧开后,再将成熟杏子洗净,去核后放入,小火慢熬至粥将成时,放入冰糖,熬至糖溶粥成。切记应空腹饮用。

【功效】适用于肺燥喘咳、心烦口渴。

蔗梨甜粥

【用料】甘蔗 1 千克,梨 4 个,粳米 100 克,冰糖适量。

【做法】甘蔗去皮,洗净劈开切段,加水煮半小时,去渣留汁于锅中,再将梨去皮心,洗净切块。粳米洗净一起放入,慢熬至粥将成时,加入冰糖,熬至糖溶成粥。分 2~3 次空腹服食。

【功效】适用于热病后肺燥干咳、津伤口渴、心烦、胸闷、食欲不振、大便燥结。

四汁甜饮

【用料】甘蔗汁 50 毫升,梨汁 30 毫升,荸荠汁、莲藕汁各 15 毫升。

【做法】甘蔗汁、梨汁、荸荠汁、莲藕汁同放在大瓷碗中,盖好,隔水蒸熟,分 1~2 次服用。

【功效】适用于秋燥干咳少痰、咽干、大便秘结。

鲜梨甘蔗饮

【用料】甘蔗 500 克,梨 2 个。

【做法】甘蔗削去皮,洗净切成小段,梨去皮心,剖成 4 块,加水 600 毫升,煮半小时,去渣取汁。代茶频饮。

【功效】适用于肺热干咳、胸闷、心烦、食欲不振、大便秘结。

红枣剑花猪蹄汤

【用料】剑花干品 30 克,猪蹄 1 个,红枣 10 枚,姜、精盐、味精各适量。

【做法】剑花干品、猪蹄、红枣加入清水 800 毫升,大火烧开,加入姜片和精盐,改为小火炖至酥烂,加入味精,搅匀。分 2 次服。

【功效】适用于肺燥干咳、血小板减少性紫癜。

桑白皮猪肺汤

【用料】猪肺 250 克,南杏、桑白皮各 15 克,姜、精盐、味精、麻油各适量。

【做法】猪肺洗净切块,放入铁锅中炒,当颜色变为咖啡色时,倒入清水洗净,与南杏、桑白皮同放在砂锅中,注入清水 600 毫升,烧开后,撇去浮沫,加入姜丝和精盐,小火炖至酥烂,拣出桑白皮,加入味精,淋麻油。

【功效】适用于燥热咳嗽、老年人干咳、大便秘结、肺结核咳嗽。

山茶红枣汤

【用料】山茶花 10 朵,红花 15 克,红枣 120 克,白芨 30 克。

【做法】山茶花、红花、红枣、白芨共煎两次,每次用水 400 毫升,煎半小时,两次混合,去渣留枣和汁。分两次食枣,喝汤。

【功效】适用于肺热咳嗽、吐血。

松子南瓜浓汤

【用料】南瓜、土豆各 100 克,松子 30 克,橄榄油、盐、糖、水淀粉、鲜奶油适量。

【做法】南瓜、土豆去皮,切成薄片;松子放入锅中,以文火炒香待用。锅炉中倒入橄榄油,加入南瓜、土豆及松子炒至香软,再倒入果汁机中,加入 400 毫升水打成南瓜汁待用。南瓜汁倒入锅中煮开,加入盐、糖调味,再加入水淀粉勾薄芡,盛盘,淋少量鲜奶油。

【功效】南瓜含有丰富的维生素及镁、锌等矿物质,栽种容易,保存期长,在西方是很受欢迎的蔬果。南瓜性味甘温,具有补中益气、润肺软便的作用,适合患有慢性支气管炎、久咳不愈者食用。松子可滋阴,润肠,益肺,可用于治疗燥痰干咳,气血不足或肠燥便秘等。本品属补中益气,润肺清肠的好汤。

荸荠银耳汤

【用料】水发银耳 400 克,荸荠 100 克,甜杏仁 10 克,桂圆肉 30 克,姜、葱、盐、白糖、花生油、玫瑰露酒等各适量。

【做法】荸荠切碎放入砂锅中,加水煮 2 小时取汁备用;杏仁去皮,加入开水锅煮 10 分钟,再入清水中漂去苦味,放在碗中加清水 100 毫升;桂圆肉洗净,与杏仁一起入笼蒸 50 分钟取出,待用。将银耳入沸水煮片刻捞出;炒锅放在火上,加花生油少许,放葱、姜、精盐和水,把银耳放入煮 3 分钟后捞出,放在蒸锅内,加荸荠汁、精盐、玫瑰露酒、白糖入笼蒸 50 分钟,然后再加入杏仁、桂圆蒸 15 分钟,放入味精即可。佐餐食用。

【功效】养血润肠,滋阴润肺。适宜于老年支气管炎、咳嗽、痰中带血、大便燥结等病症。

杏仁猪肺汤

【用料】新鲜猪肺 1 副,生姜汁 60 毫升,甜杏仁 60 枚,蜂蜜 250 克。

【做法】将猪肺洗净;甜杏仁用温水浸泡 2 小时,去皮,捣烂,取出同生姜汁、蜂蜜一起搅匀,塞入猪肺管内,扎好管口待用。将猪肺放入砂锅,加水适量,先用武火烧沸,后改为文火炖 150 分钟即成。每日 1~2 次,趁热空腹喝汤 1 小碗,连服 7 日。四季均可服用。

【功效】补肺,止咳,化痰。适用于老年人慢性支气管炎及久咳不愈者。

甜杏炖鲫鱼

【用料】甜杏仁 10 克,鲫鱼 1 尾,红糖适量。

【做法】先将鲫鱼去鳃与内脏及鳞,洗净放锅中加水与甜杏仁、红糖共煮约 30

分钟,至鱼熟即成。食肉,饮汤。

【功效】滋阴理肺,健脾益气。适用于气阴两虚型慢性支气管炎,有痰咳之不爽、动辄喘促气短之病人的调补食疗。

冬瓜子炖豆腐

【用料】冬瓜子 30 克,豆腐 500~1000 克。

【做法】将豆腐切成块状,与冬瓜子同放入砂锅内,加适量水煮 20 分钟即成。吃豆腐,喝汤。

【功效】化痰止咳。主治咳嗽多痰、慢性气管炎。

白茅根汤

【用料】鲜白茅根、鲜桑根、白皮各 60 克,冰糖 15 克。

【做法】将鲜白茅根和鲜桑根白皮洗净,切碎,同冰糖一起放在锅中,加水 3 碗,煎取约 2 碗汤即成。每日分 2~3 次凉饮,连服 5 日左右。

【功效】止咳,清热,定喘。适用于肺热咳喘、风热咳嗽、咳吐脓痰及急性气管炎、肺炎等症。

【注意】风寒咳嗽及寒痰气喘者,不宜服食此汤。

甘草枣汤

【用料】蜜枣 8 枚,生甘草 6 克。

【做法】将蜜枣、生甘草加清水 1000 两碗,煎至 500 毫升,去渣即可。饮服,每日 2 次。

【功效】补中益气,润肺止咳。适用于慢性支气管炎咳嗽、咽干喉痛、肺结核咳嗽等症。

茅根荸荠茶

【用料】荸荠 250 克,茅根 100 克,甘草 15 克,红糖适量。

【做法】荸荠洗净,削去外皮,切片,茅根、甘草分别洗净切片,同放在锅中,加水 1000 毫升,用中火煎半小时,去渣留汁于锅中,加入红糖,加热使糖溶化。代茶频饮,1 日服完。

【功效】适用于肺热咳嗽、痰多、大便燥结、小便短赤。

冰糖蒸羊奶果

【用料】鲜羊奶果 100 克,冰糖适量。

【做法】鲜羊奶果洗净,放在大瓷碗中,加入冰糖和清水 300 毫升,盖好,隔水蒸熟。分 1~2 次食果,喝汤。

【功效】适用于肺热咳嗽、痰多。

无花果糖饮

【用料】无花果 250 克,冰糖适量。

【做法】将无花果洗净切片放入锅中,加水 300 毫升,烧开后,加入冰糖,小火煮至糖溶。分两次服用。

【功效】适用于肺热咳嗽、声音嘶哑、毛发不荣、大便干燥、小便短少。

橘皮粳米粥

【用料】鲜橘皮 30 克,粳米 100 克。

【做法】先将鲜橘皮反复洗净外表皮,放入锅,加水煎煮 15 分钟,去渣取汁。粳米淘净后,放入砂锅,加入鲜橘皮汁,加适量水,先用大火煮沸,后用小火煨煮成稠粥。早晚两次服用。

【功效】适用于各型慢性支气管炎。

芦根枇杷汤

【用料】鲜枇杷 100 克,鲜芦根 50 克。

【做法】鲜枇杷去皮留核,鲜芦根洗净切段,加水 500 毫升,煎至 250 毫升,去渣留汁。分两次食枇杷肉,喝汤。

【功效】适用于肺热咳嗽、心烦口渴。

萝卜籽饮

【用料】萝卜籽 20 克。

【做法】将萝卜籽淘净,晾干,放在有盖的杯中,用沸水冲泡,加盖,闷 15 分钟即可服用。代茶频饮,一般可冲泡 3~5 次。

【功效】适用于各型慢性支气管炎。

猪胆汁蜜饮

【用料】新鲜猪胆 2 个,蜂蜜 10 克,凉开水若干。

【做法】先将猪胆用凉开水清洗干净,再将猪胆切开取汁,装入瓶中待用。每次取胆汁 3 克,与蜂蜜 5 克搅和均匀,每日 2 次,温开水送服。

【功效】对痰热阻肺型慢性支气管炎尤为适宜。

麻黄萝卜汁

【用料】白萝卜 250 克,麻黄 5 克,蜂蜜 30 克。

【做法】白萝卜洗净,切片,放入大瓷碗中,倒入蜂蜜及麻黄,隔水蒸 30 分钟即可。每日 1 次,趁热饮用。

【功效】对风寒犯肺型慢性支气管炎尤佳。

苏子姜枣饮

【用料】紫苏子 15 克,生姜 10 克,红枣 50 克。

【做法】先将生姜洗净,切片,然后与洗净的紫苏子、红枣同放入砂锅,加水 500 毫升,先用大火煮沸,然后小火煨煮至汁尽,取出红枣即可。早晚服用。

【功效】对风寒犯肺型慢性支气管炎尤为适宜。

冰糖燕窝粥

【用料】燕窝 10 克,粳米 100 克,冰糖 20 克。

【做法】先将燕窝放入温开水中浸泡片刻,待燕窝浸软后,择去污物、绒毛,再倒入沸水中涨发,待用。粳米淘净后,与涨发的燕窝及水同倒入砂锅,先用大火煮沸,再用小火煨煮成稠粥,调入冰糖,溶化后即可。早晚 2 次分服。

【功效】对阴虚燥热型慢性支气管炎尤为适宜。

麦冬沙参蒸鸡

【用料】沙参 20 克,麦冬 20 克,母鸡 1 只(约 1000 克),料酒、姜片、葱段、盐各适量。

【做法】沙参洗净,切成片,麦冬洗净,净母鸡洗净,沙参、麦冬纳入鸡腹,用细线扎一下,放在压力锅中,加水适量,加葱段、料酒、姜片、精盐等调味品,蒸煮约 30 分钟至鸡肉酥烂即可。佐餐当菜食用,沙参、麦冬也可同时嚼服,当日吃完。

【功效】对气阴两虚型慢性支气管炎尤佳。

芝麻姜汁蒸蜜

【用料】黑芝麻 250 克,姜汁 100 毫升,蜂蜜、冰糖各 120 克。

【做法】黑芝麻炒熟研为末,加入姜汁、冰糖、蜂蜜、搅匀,放在大瓷碗中,盖好,隔水蒸 1 小时。每日早晚各服 1 次,每次 20 克,开水送服。

【功效】适用于慢性支气管炎。

蜂蜜核仁酥

【用料】核桃仁、蜂蜜各 500 克,麻油 250 克,核桃粉 10 克。

【做法】将麻油烧至八成热,放入核桃仁炸至酥黄,改为小火,再入蜂蜜搅拌,使之均匀,随后加入核桃粉搅匀,离火放凉装瓶。每日早晚各用 1 次,每次 20 克,蒸热服用。

【功效】适用于老年人慢性支气管炎。

莲百炖瘦猪肉

【用料】莲肉、百合各30克,瘦猪肉200克,精盐、味精各适量。

【做法】百合、莲肉分别洗净沥干,瘦猪肉洗净切片,加水500毫升,大火烧沸后,转用小火煮至酥烂,加入精盐、味精调匀。每日服1次,连服3~5日。

【功效】适用于慢性支气管炎。

蜂蜜酸枣糕

【用料】酸枣100克,蜂蜜100克,面粉100克。

【做法】将面粉加入450毫升清水和适量酵母,和成面团发酵后,加入适量碱液,搅成浓稠状,再倒入蜂蜜和洗净的酸枣(去核,研末),搅拌均匀后摊在屉布上,上屉蒸熟,取出切成块即可。当点心食用。

【功效】安神开胃,增进食欲。适用于神经衰弱、食积、慢性支气管炎等症。

散寒消炎汤

【用料】生姜3片,鹅不食草6克,紫苏叶、胡颓子叶各9克。

【做法】将以上各药用水煎服。每日1次,分2次服。

【功效】温肺散寒,化痰止咳。适用于急性支气管炎。

百合荸荠雪梨羹

【用料】荸荠5只,百合20克,雪梨1只,冰糖适量。

【做法】将荸荠用清水洗净,去皮捣烂;雪梨去皮核,切碎成小块;百合洗净待用。将上三味混合加水500毫升,文火上熬煮50分钟,至熟烂成糊状时,放入冰糖,搅匀后放入干净玻璃瓶中即可。每日服食3次,每次1~2汤匙。

【功效】止咳化痰,滋阴润肺,清热除烦。适用于慢性支气管炎、喘息性支气管炎、阴虚肺热痰质粘稠不易咯出者,也可用于急性肺炎恢复期的调养食疗。

葛根蒸糕

【用料】天花粉、葛根、桔梗各10克,绿豆粉500克,白糖250克。

【做法】天花粉、葛根、桔梗切成片,烘干研为细末,与豆粉、白糖和匀,加清水调湿,放入饭盒内,武火蒸30分钟,取糕,切成重约25克的块状。酌量食用。

【功效】清热生津,润肺止咳。适用于肺燥干咳、胃热口渴及痰少等症。

大枣柿子糕

【用料】糯米2000克,干柿饼300克,大枣100克,松子仁50克,核桃仁50克,蜂蜜1000克。

【做法】将糯米和干柿饼研成细粉,大枣去核蒸熟,捣成泥。将糯米粉和枣泥合在一起,加适量水制成面团,铺平放在蒸锅里,用旺火蒸熟,取出稍凉后,再加入松子仁、核桃仁揉匀,搓成长条,揪成剂子,将剂子制成小圆饼盛入盘中,另用蜂蜜熬沸浇于柿糕上即可。随意食用。

【功效】滋补强身。适用于老年便秘、慢性支气管炎、腰膝酸软等症。

荸荠桂花饼

【用料】荸荠500克,枣泥馅150克,面粉50克,水淀粉15克,花生油1000克(实耗100克),白糖200克,桂花糖10克。

【做法】用刀把荸荠拍碎,剁成细末状,用干净纱布挤出水分,加入面粉拌匀。分成16等份,填入枣泥馅,做成16个丸子;待油烧至七成热时放入,炸至金黄色捞出。锅留底油,放入桂花糖、白糖、清水100毫升,熬成稠汁后加入炸好的丸子,稍焖,水淀粉勾芡,以锅铲按压丸子成饼状,收汁后盛盘。佐餐食用。

【功效】清热润燥。可辅助治疗老幼阴虚内热、轻咳便秘、口干舌燥等症。

雪梨三鲜汁

【用料】雪梨3个,萝卜250克,莲藕250克,蜂蜜适量。

【做法】雪梨去皮、核,洗净,萝卜洗净切碎,莲藕洗净切片,共捣碎取汁,加入蜂蜜,调匀。分2~3次饮用。

【功效】适用于慢性气管炎。热咳者生汁服,寒咳者将汁蒸熟加姜汁3~5滴同服。

黑豆鲜梨饼

【用料】大鲜梨、小黑豆各适量。

【做法】梨洗净,在近蒂处切开,去核;小黑豆洗净,填入梨内,装满,把切下的梨蒂盖合原处,用竹签固定,以荷叶或湿绵纸包裹好,埋入糠火中煨熟;取出,剥去包叶或包纸,捣如泥作餐。随意食用。

【功效】清热化痰。适用于肺热痰喘气急咳嗽等症。

蛤蚧人参饼

【用料】人参25克,蜜蜡100克,蛤蚧1对(雌雄头尾完全者),糯米适量。

【做法】将蛤蚧用酒和蜜涂炙熟,低温烘干,冷凉后与人参共研细粉。将蜜蜡融化,用纱布滤去杂质,和药粉做成 25 个药饼。每次服药时用糯米粥 1 碗,药饼 1个,细嚼食用,早、晚各服 1 次。

【功效】益脾肾,补肺气,定喘嗽。适用于咳嗽气喘、气短力乏、四肢浮肿等肾肺两虚等症。

杏仁百合粥

【用料】糯米 100 克,甜杏仁 30 克,百合 30 克。

【做法】糯米淘净入锅,加水 1000 毫升,大火烧开后,再将甜杏仁去皮,百合洗净和冰糖一起放入,转用小火慢熬成粥。分 2 次空腹服用。

【功效】适用于慢性支气管炎咳嗽、气阴不足、咳嗽有痰。

蜜饯橘皮

【用料】鲜橘皮 500 克,糖水(500 克白糖配 500 毫升开水调匀),柠檬酸适量。

【做法】鲜橘皮用 5% 的盐水煮两次,每次 15 分钟。沥干,去除苦味,然后漂洗 1 小时,取出切成条状,再放入糖水中熬煮 40 分钟,煮至橘皮变韧变软时,拌匀柠檬酸,冷却后即可。随意食用。

【功效】适用于慢性气管炎,咳嗽痰多。

荸荠百梨饮

【用料】荸荠 100 克,百合 20 克,雪梨 2 个,冰糖适量。

【做法】荸荠去皮洗净捣烂,百合洗净,雪梨去核、皮,洗净切碎,加水 500 毫升,大火烧开后,加入冰糖,改用小火再煮 10 分钟。分 1~2 次食渣,喝汤。

【功效】适用于慢性支气管炎、咳嗽、咽干、大便燥结。

蜜饯柚肉

【用料】柚肉 500 克,蜂蜜 250 克,白糖适量。

【做法】柚肉切碎,放入瓷罐中,加入白糖,严封罐口,浸泡一夜。次日将柚肉倒入铝锅中,小火熬至浓稠时,加入蜂蜜拌匀,晾冷后,封存在瓷罐中。每日服 3次,每次 5~10 克,温开水冲服。

【功效】适用于慢性支气管炎、咳嗽痰多、胸闷食少。

海带姜糖饮

【用料】海带 250 克,生姜 50 克,红糖适量。

【做法】海带洗净切丝,生姜洗净切片,加水 500 毫升,小火煎取浓汁,加红糖调味,煮至溶化。分 2~3 次食海带,喝汤。

【功效】适用于慢性支气管炎。

杏贝蚌粉汤

【用料】杏仁、川贝母、厚朴各 100 克,莱菔子 20 克。

【做法】杏仁、厚朴、川贝母、莱菔子同煎 2 次,每次用水 250 毫升,煎半小时,两次混合,去渣留汁。分 2 次服,每次冲服蚌粉 5 克。

【功效】适用于慢性支气管炎、咳嗽痰多。

红枣苦菜膏

【用料】苦菜 500 克,红枣 30 枚。

【做法】苦菜洗净切碎,加水 600 毫升,小火熬至苦菜酥烂,去渣,加入红枣,继续加热,煮至红枣酥烂,再去渣留汁,浓缩成膏。每日早晚各服 1 匙及红枣 1 枚。

【功效】适用于慢性气管炎。

松叶扁柏蜜汤

【用料】鲜松叶、鲜扁柏各 150 克,蜂蜜适量。

【做法】将鲜松叶、鲜扁柏用水煎两次,各每次用水 600 毫升,煎半小时,两次混合,去渣留汁,继续加热浓缩至 200 毫升,加入蜂蜜,搅匀。每日服 3 次,每次 100 毫升。

【功效】适用于慢性气管炎。

蜂蜜蒸萝卜

【用料】大萝卜 1 个(重约 500 克),蜂蜜 100 克。

【做法】大萝卜洗净去皮,挖去萝卜中心的肉,加入蜂蜜,放入大瓷碗中,盖好,隔水蒸熟。分 1~2 次食萝卜和蜜,喝汤。

【功效】适用于慢性支气管炎、肺结核咳嗽咽干。

油煎南瓜饼

【用料】糯米粉 400 克,南瓜 250 克,白糖 50 克,生油 25 克,豆沙 200 克。

【做法】将南瓜切成小块,放入蒸笼里蒸熟,待其冷却后剥去外皮;再将熟南瓜搅成糊状,加糯米粉和糖,揉成粉团,散放到蒸笼里蒸熟,倒入涂过油的盆里待凉,再搓成圆长条,摘成 12 只坯子。将坯子用手按扁,成旁边薄中间厚的圆形皮子,包上豆沙后,按成饼形,即成南瓜饼生坯。将平锅烧热,放生油;再将生坯放入锅内,用小火煎成两面微黄色即可。可随意食用。

【功效】润肺健脾，镇咳化痰。适用于肺燥咳嗽、脓痰等症。

灵芝荷包饺

【用料】烫面 500 克，灵芝 200 克，水发香菇 80 克，净冬笋 60 克，水面筋 100 克，酱油 16 克，味精 3 克，姜末 3 克，花生油 60 克。

【做法】灵芝研粉和烫面揉匀后，搓成长条，揪成剂子，擀成薄圆饺子皮。冬笋、香菇、水面筋剁成茸，加味精、酱油、姜末和烧熟的花生油搅匀做饺子馅。一个饺子皮纳入一小撮饺子馅，包密饺子皮捏褶成荷包形上蒸笼蒸 10 分钟即可。当主食吃。

【功效】适用于肾虚咳喘、气短乏力、慢性气管炎、耳鸣耳聋、腰膝酸软、心虚之心悸、失眠、健忘及神经衰弱、冠心病、消化不良等症。

牛肺糯米饭

【用料】牛肺 150~200 克，生姜汁 10~15 毫升，糯米适量。

【做法】牛肺切块，加糯米用文火焖熟，起锅时加入生姜汁即可。每日 2 次，拌匀调味食用。

【功效】祛痰，补肺，暖脾胃。适用于老人寒嗽日久、慢性支气管炎。

田鸡焖米饭

【用料】田鸡数只，大米适量，花生油、食盐少许。

【做法】除去田鸡的内脏后，将其洗净并切块，加花生油、食盐少许搅匀；大米适量煮成软饭；待米锅滚沸时，投入田鸡，一同焖熟后服食。主食。

【功效】补肺，祛痰，暖脾胃。适用于老人寒嗽日久慢性支气管炎。

葱白糯米粥

【用料】长 3 厘米的肥大葱白 5 段，糯米 60 克，生姜 5 片，米醋 5 毫升。

【做法】将三味材料洗净，共煮为粥，粥熟后加米醋。每日 2 次，趁热食用。

【功效】温中止咳，散寒解表。适用于风寒型急性支气管炎，症见咳嗽初起、痰液稀薄、头痛鼻塞、恶寒发热。

【注意】风热咳嗽、燥热咳嗽者不宜食用。

百合粉粥

【用料】百合粉 30 克（鲜百合 60 克），粳米 100 克，冰糖适量。

【做法】百合干后研成粉。先将粳米洗净，加水煮粥，米开后放入百合粉及冰糖，再煮 1~2 沸即可。供早餐或点心服食，每日 1~2 次。

【**功效**】养心安神、润肺止咳。适用于老年慢性气管炎、肺热或肺燥干咳、涕泪过多;热病后期余热未清、精神恍惚、坐卧不安,以及神经衰弱、肺结核、妇女更年期综合征。

【**注意**】风寒咳嗽及脾胃虚寒的病人禁用。

莱菔子粥

【**用料**】炒莱菔子末 15 克,粳米 100 克。

【**做法**】先将粳米洗净,放入砂锅,加 600 毫升水,加炒莱菔子末,共煮成粥。早、晚温热服。

【**功效**】行气消食,化痰平喘,适用于痰浊阻肺的咳嗽、气喘、痰多、胸闷等症。还可用于食积腹胀。

【**注意**】本品生用量不宜过大,气虚无痰积者忌用。

桃仁米粥

【**用料**】桃仁 150 克,粳米 100 克。

【**做法**】将桃仁去皮尖,用 2000 毫升水研汁,再与洗净的粳米同煮成稀粥。分 2 次服,早、晚餐各 1 次,温热服食。

【**功效**】止咳平喘、活血化瘀。

核杏蜜膏

【**用料**】核桃仁、甜杏仁、沙参、麦冬、天冬、天花粉、枇杷叶各 250 克,川贝母粉 60 克、蜂蜜 1 千克和冰糖 60 克。

【**做法**】甜杏仁、核桃仁、沙参、天冬、麦冬、天花粉、枇杷叶分别洗净,橘饼捣碎,同煎 2 次,每次用水 2000 毫升,煎 40 分钟,2 次合并,去渣留汁在锅中,加入川贝母粉、蜂蜜和冰糖,慢熬浓缩成膏。每日服 3 次,每次 1~2 匙,温开水送服。

【**功效**】适用于慢性支气管炎、久咳不愈。

萝卜萍菜猪肺汤

【**用料**】萍菜 250 克,萝卜 250 克,猪肺 500 克,红枣 5 枚,姜、精盐、味精、麻油各适量。

【**做法**】在砂锅中,倒入 600 毫升水将萍菜洗净,除去根及老茎,萝卜洗净切块,猪肺挑除血丝气泡,洗净切块,放入砂锅大火烧开后,加入姜片、红枣和精盐,转为小火炖至酥烂,下味精,淋上麻油。趁热服用。

【**功效**】适用于慢性支气管炎、咳嗽、痰黄黏稠。

松黄蜜

【用料】松黄 100 克,蜂蜜 500 克,乳酶萄素 6 粒。

【做法】松黄浸于蜂蜜中,充分搅拌,置于暗处,时时摇动,三日后加入乳酶萄素,1 个月即酿成松黄蜜。每日早晚空腹服 1 大匙,用温开水冲服。

【功效】适用于老年人慢性支气管炎,晚期癌症的辅助治疗。

慈菇豆浆饮

【用料】生慈菇 100 克,淡豆浆 250 毫升。

【做法】生慈菇切丝,加淡豆浆中水煮熟。每日清晨空腹食用。

【功效】适用于慢性气管炎。

枇杷膏

【用料】鲜枇杷 1 千克,枇杷叶 200 克,枇杷核 200 克,蜂蜜适量。

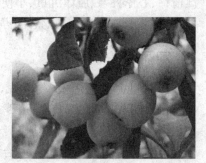

枇杷

【做法】鲜枇杷洗净去皮,枇杷叶刷去毛,洗净切丝,枇杷核洗净捣碎同煎两次,每次用水 1200 毫升,煎半小时,2 次混合,去渣留汁,继续加热,下蜂蜜,慢熬浓缩成膏。用瓷瓶封存。每日服 3 次,每次 1~2 匙,用温开水调服。

【功效】适用于支气管炎咳嗽、肺结核咳嗽。

二陈汤粥

【用料】茯苓 9~12 克,法半夏 9 克,陈橘皮 6 克,粳米 50~100 克,白糖适量。

【做法】将茯苓、法半夏、陈橘皮入锅煎取药汁,去渣,然后加入洗净的粳米煮粥;或将橘皮晒干,研成细末,每次 3~5 克,调入已煮沸的稀粥中,同煮成粥。每日 2 次,空腹食。

【功效】化痰止咳,顺气健脾。适用于痰湿咳嗽、胸膈满闷。还可用于脾胃气滞、脘腹胀满、消化不良、食欲不振、恶心呕吐。

【注意】阴虚燥咳或干咳无痰的病人不宜用。吐血患者禁用。

杏仁山药粥

【用料】山药、粟米各 100 克,杏仁 20 克,酥油适量。

【做法】将山药煮熟;杏仁炒过熟,去皮尖,研成末;粟米炒为面,备用。开水调杏仁末 10 克,山药、粟米适量,加酥油少许,煮粥。空腹食之,每日 2 次。

【功效】补中润肺,补中益气。适用于脾虚体弱、肺虚久咳。

【注意】外感咳嗽不宜用。

干姜附子粥

【用料】制附子 10 克,干姜 5 克,葱白 2 茎,红糖 5 克,猪肺 250 克,粳米 100 克。

【做法】先将猪肺洗净,入锅,煮至七成熟,切成丁块留用;再以大米、猪肺丁、猪肺汤适量,与附子片共煮为粥;粥将熟时加入姜、葱即可。早、晚酌量服,温热食之。

【功效】化气行水,温阳散寒。适用于阳虚咳嗽、咳嗽反复发作、迁延难愈、痰涎清稀、心悸畏寒、肢体沉重、小便清、舌质淡、苔白润、脉沉细。

【注意】非虚寒性咳嗽禁用;孕妇不宜。

加味干姜粥

【用料】干姜 3 克,茯苓 15 克,扁豆 15 克,粳米 100 克。

【做法】先将扁豆、干姜、茯苓入锅中共煎,去渣取汁,再加入洗净的粳米同煮成稀粥。每日 2~3 次,温热服。

【功效】温中散寒化痰。主治水湿寒饮上犯于肺所致咳嗽。吐白色稀水泡沫状痰、气喘、畏冷、头眩、不欲饮水、冬季易发,以及四肢不温、面淡肢肿。

【注意】外感咳嗽、精血不足、内有热邪者均不宜用。

苡仁猪肺粥

【用料】猪肺 500 克,大米 100 克,薏苡仁 50 克,料酒、葱、姜、食盐、味精各适量。

【做法】将猪肺入锅,放入料酒,煮至七成熟,捞起,切成肺丁,同淘净的大米、薏苡仁一起放入锅内,并放入姜、葱、食盐、味精、料酒,先放武火上煮沸,然后文火煨炖,米熟烂即成。可当饭吃。经常食用效果显著。

【功效】补脾肺止咳。适用于慢性支气管炎。

甘蔗汁蒸山药

【用料】山药 60 克,甘蔗汁 2000 毫升。

【做法】山药洗净捣烂,加甘蔗汁,盛于大瓷碗中,盖好,隔水蒸熟。每日服 1 次,连服 3~5 日。

【功效】适用于慢性支气管炎

糖渍花生糊

【用料】新鲜花生仁 500 克,白糖 150 克,蜂蜜 50 克。

【做法】新鲜花生仁洗净,沥干,打碎,放入盆内,加入蜂蜜和白糖,捣成花生糊,装瓶,盖紧,腌渍 10 日后即成。每日服 3 次,每次 10~20 克,食后饮开水或米汤半碗。

【功效】适用于慢性支气管炎。

佛手半夏汤

【用料】干佛手片 15 克,半夏 10 克。

【做法】干佛手片、半夏水煎 2 次,每次用水 150 毫升,煎 20 分钟,两次混合,去渣。分 1~2 次服。

【功效】适用于慢性支气管炎、咳喘。

佛手蜂蜜饮

【用料】佛手 50 克,蜂蜜适量。

【做法】佛手洗净,切成小薄片,放在大瓷缸中,加蜂蜜,滚开水冲泡,加盖 10 分钟。可代茶饮。

【功效】适用于慢性支气管炎急性发作、咳嗽气喘。

冰糖蒸白果

【用料】白果 50 克,冰糖适量。

【做法】白果去壳、膜和胚芽,洗净,冰糖打碎,一起放入大瓷碗中,注入清水 200 毫升,盖好,隔水蒸熟。趁热服食。

【功效】适用于老年性慢性支气管炎、喘咳痰稀。

白果麻甘汤

【用料】白果仁 20 克,麻黄、甘草各 10 克。

【做法】取白果仁、甘草、麻黄各 10 克,分别处理好后,同放入砂锅中,加水两碗,煎至一碗,去渣留汁。分 1~2 次服用。

【功效】适用于慢性支气管炎咳嗽、气喘。

石苇白果汤

【用料】白果 20 枚,石苇 30 克,冰糖适量。

【做法】白果去壳、膜及胚芽,石苇洗净,加水 500 毫升,煎至 300 毫升,去渣,加冰糖,加热溶化后服用。

【功效】适用于支气管炎咳嗽、痰多、气喘。

柚皮芝麻汤

【用料】黑芝麻 50 克,柚子皮 20 克,冰糖适量。

【做法】黑芝麻、柚子皮分别洗净,加水 400 毫升,煎至 200 毫升,挑出柚子皮,加冰糖,煎至糖溶。分 1~2 次趁热食芝麻,喝汤。

【功效】适用于慢性支气管炎咳嗽、气喘。

核桃蒸嫩鸡

【用料】母鸡 1 只(重约 750 克),核桃仁 15 克,党参、龙眼肉各 10 克,红枣 15 枚,生姜适量。

【做法】母鸡洗净,核桃仁、党参、龙眼肉、红枣、生姜(切片)分别洗净,纳入鸡腹腔中,装于大瓷碗里,加水 200 毫升,上笼蒸至鸡肉酥烂。取食鸡肉和药,喝汤。

【功效】适用于咳喘日久、体虚、心悸失眠。

半夏山药粥

【用料】半夏 20 克,粳米 100 克,鲜山药 100 克,精盐、味精、麻油各适量。

【做法】将半夏水煎 2 次,每次用水 600 毫升,各煎半小时,去渣并将两次的汁混合,加入粳米,用大火烧开,再将鲜山药去皮,切成小丁放入,转用小火慢熬成粥,下精盐、味精,淋麻油,调匀。空腹服用。

【功效】适用于慢性支气管炎咳喘。

玉兰茶

【用料】玉兰花蕾 5 朵。

【做法】玉兰花蕾洗净沥干,放于大茶杯中,注入滚开水 150 毫升,盖好,温浸 15 分钟。代茶饮。

【功效】适用于咳喘年久不愈。

米仔兰散

【用料】米仔兰 100 克。

【做法】米仔兰洗净焙干,研成末。每日服 3 次,每次 3~5 克,用温开水送下。

【功效】适宜用于支气管炎咳嗽、气喘。

剑花杏贝糖饮

【用料】剑花干品 20 克,甜杏仁 15 克,川贝母 10 克,冰糖适量。

【做法】剑花干品、川贝母(捣碎)、甜杏仁,用水煎 2 次,每次用水 400 毫升,煎半小时,两次混合,去渣,加入冰糖。分 2 次服用。

【功效】适用于老年慢性支气管炎、肺结核咳嗽、气喘。

杏仁大米粥

【用料】杏仁 15 克,白米 50 克。

【做法】将杏仁去皮、尖,水煎滤汁,同白米煮粥食用。可供早、晚餐,湿热送服。

【功效】止咳定喘,通便润肠。适用于风寒感冒并有喘咳、胸闷、便秘者。

【注意】阴虚咳嗽、大便溏泻者忌服。

四仁鸡蛋粥

【用料】白果仁,甜杏仁各 1 份,胡桃仁,花生仁各 2 份,鸡蛋 1 个。

【做法】将白果仁、甜杏仁、胡桃仁、花生仁共研成末,每次取 20 克,加鸡蛋 1 个煮成 1 小碗。清晨空腹食,连服半年。

【功效】止咳平喘,适用于中老年慢性支气管炎。

苏子红糖粥

【用料】苏子 10 克,南粳米 50~100 克,红糖适量。

【做法】将苏子捣成泥糊,与南粳米、红糖同入砂锅内,加水煮至粥稠即可。每日早、晚温热服,5 天为 1 疗程。

【功效】止咳平喘,降气消痰,养胃润肠。适用于中老年人慢性支气管炎及肠燥便秘。

【注意】大便稀薄的老人忌用。

车前子粥

【用料】车前子 15~30 克,粳米 100 克。

【做法】将车前子用纱布包好后煎汁,再将粳米入车前子煎汁中共煮为粥。每日早、晚温热食。

【功效】养肝明目,利水消肿,祛痰止咳。适用于老人慢性气管炎及尿道炎、高血压、膀胱炎等。

祛寒止咳茶

【用料】烧酒(粮食烧酒)、猪脂、茶末、香油、蜂蜜各等份。

【做法】将烧酒、猎脂、茶末、香油、蜂蜜和匀共浸 7 日即可。每日 2 次,每次取上汁 20 毫升蒸或温服。

【功效】止咳嗽,祛寒痰,适用于寒痰咳嗽之症。

【注意】忌食生冷腥腻之品。

清气化痰茶

【用料】百合、细茶各 30 克,荆芥穗 15 克,海螵蛸 3 克,蜂蜜适量。

【做法】将上述四味研细术,搅匀,用蜜为丸,如芡实了大小。每日 2～3 次,每次服嚼 1 丸。

【功效】清肺,化痰止咳。适用于咳嗽气急、痰多,或久咳不止、咳痰不爽等。

冰糖蒸桃

【用料】鲜桃 3 个,冰糖 30 克。

【做法】鲜桃削去外皮,去核,洗净,放在大瓷碗中,加入冰糖和清水 50 毫升,盖好,隔水蒸熟。每日服 1 次,连用 7 日。

【功效】适用于慢性支气管炎咳喘。

紫苑冬花茶

【用料】茶叶 6 克,冬花、紫苑各 3 克。

【做法】将上料一起放入杯中,用开水冲泡。每日代茶饮。

【功效】祛痰,止咳,平喘。适用于支气管炎、哮喘。

莱菔子白果汤

【用料】莱菔子、白果仁各 15 克,杏仁、橘皮、熟地各 10 克。

【做法】莱菔子、白果仁(去皮心)、橘皮、杏仁、熟地分别洗净,水煎 2 次,每次用水 300 毫升,约半小时,2 次混合,去渣留汁。分 2 次服用。

【功效】适用于慢性喘息性气管炎咳嗽痰喘。

干橘皮茶

【用料】茶叶、干橘皮各 2 克。

【做法】将茶叶、干橘皮用沸水冲泡 10 分钟即成。代茶饮。

【功效】止咳化痰,理气和胃。适用于慢性支气管炎咳嗽、痰多、胃脘不舒等。此茶药少量轻,适宜于轻症。

核桃姜杏糊

【用料】将核桃仁 50 克,杏仁、生姜各 20 克,蜂蜜 30 克。

【做法】将去皮杏仁、核桃仁、生姜分别洗净沥干,共捣碎如泥,加入蜂蜜煮熟搅成糊状。每日服 3 次,每次 1～2 匙,温开水送下。

【功效】适用于老年人咳喘气促、不能平卧。

国学经典文库

中华食疗大全

· 常见病食疗养生 ·

图文珍藏版

莱菔三子丸

【用料】莱菔子、紫苏子各 60 克,白芥子 30 克。

【做法】莱菔子、紫苏子、白芥子洗净,焙干,共研细粉,过筛,炼蜜为丸,每丸重 1 克。每日服 2 次,每次 3~6 丸,温开水送服。

【功效】适用于久咳痰喘、慢性气管炎、咳嗽气喘。

(九) 支气管哮喘

支气管哮喘是由嗜酸性粒细胞、肥大细胞和丁淋巴细胞等多种炎症细胞参与的气道慢性炎症。临床表现为气急、咳嗽、咳痰、呼吸困难,肺内可闻及哮鸣音,尤其是呼气时哮鸣音更加明显。本病急性发作期和缓解期反复交替出现,较难痊愈。儿童发病率高于成人,约 40% 的患者有家族史。支气管哮喘属中医学的"肺胀""哮证""喘促"等范畴,中医辨证常见为:寒证、热证、肺脾气虚证、肾不纳气证。

咸豆浆

【用料】豆浆 180 毫升,味精 1.6 克。

【做法】豆浆煮开后加 0.6 克味精及适量食盐调味。每天早起空腹饮用,常服。

【功效】能补虚润燥、清肺化痰、通便。对哮喘有一定的预防作用。每天早晨空腹服用豆浆半年以上,可预防哮喘发作。

白果蜜汁

【用料】白果仁 9~12 克,蜂蜜、清水各适量。

【做法】先将白果仁入锅翻炒片刻,然后将其加水煮熟,加入蜂蜜搅匀即可。饮汁,食果仁。

【功效】润肺平喘,强心益气。适于肺肾两虚型哮喘病人饮用。

橘叶糖浆

【用料】鲜橘树叶 1500 克,红砂糖 500 克,清水 1500 毫升。

【做法】将鲜橘叶洗净放入砂锅,加适量水旺火煮沸约 20 分钟后过滤取汁,然后加入红糖改用文火熬至汁呈浓稠状即可。放凉装瓶留用。每日 3 次,每次服约 20 毫升,连服 10 天为 1 疗程。

【功效】生津润喉,润肺化痰,适于痰多咳喘病人服用。

核桃人参饮

【用料】人参、核桃仁各 6 克,白糖、清水各适量。

【做法】将人参洗净,切成薄片,同核桃仁一起下锅,加清水适量;用旺火煮沸后改用文火煨 1 小时,加入白糖调味即可。嚼食核桃和参片,汁作茶饮,频频服食,一日服完,连服 3 日为 1 疗程。

【功效】温肺润燥,补气益血,平喘化痰。适于肾虚型哮喘患者服用。

桃肉止喘茶

【用料】胡桃肉 30 克,雨前茶 15 克,炼蜜 5 茶匙。

【做法】将胡桃肉、雨前茶研为末,拌匀,和炼蜜为丸,弹子大;现法:胡桃肉、雨前茶加水同煎,沸 10~15 分钟后,取汁加入炼蜜,即成;或上 2 味研末,加炼蜜以沸水冲泡饮用。丸剂:每日 2 丸,时时噙化;茶剂:每日 1 次,不拘时温服。

【功效】润肺平喘,止咳。适用于久喘、口干等症。

党参蛤蚧粥

【用料】蛤蚧 1 只,党参 30 克,糯米 50 克。

【做法】先用酒和蜜将蛤蚧涂身、炙熟;党参研成末,化蜡,与蛤蚧末和匀成饼;煮糯米成稀粥,加入蛤蚧饼搅拌溶化即可。每日早、晚温热服。

【功效】补肾温阳,纳气益肺。适用于肾气亏虚、久喘不愈、面肢浮肿、动则汗出、腰腿冷痛、阳痿等症。

秫米桃仁粥

【用料】桃仁 15 克,高粱米 50 克。

【做法】将桃仁研成汁,高粱米煮粥,待熟时入桃仁汁拌匀烧沸即可。空腹服用,每日 1 次。

【功效】补脾平喘。

猪肾散

【用料】小猪睾丸 1 具。

【做法】将猪睾丸晒干后研成细粉。每次 3 克,每日 2 次,温开水送下。

【功效】补肾摄纳。

加味参苓粥

【用料】人参 3~5 克(或党参 15~20 克),茯苓 15 克,胡桃肉 10 克,蛤蚧末 5~6 克,生姜片 3~5 克,粳米 100 克。

【做法】先将人参(或党参)、茯苓、蛤蚧末共煎汁,生姜后放,去渣;人参可连用三次;将胡桃肉研烂,与药汁、粳米共煮成稀粥;亦可将药汁与胡桃肉分 2 份,早晚分别与粳米煮粥。每日 2 次,温热食。

【功效】益气定喘。适用于虚喘,症见喘促气短、咳声低弱、语言无力、面色花白、自汗畏风。

【注意】实喘证及内有郁热的病人禁用。

紫苏粳米粥

【用料】紫苏叶 15 克,粳米 50 克。

【做法】先将洗净的粳米煮成稀粥,粥成后加入紫苏叶,稍煮即成。每日 2 次,温热服。

【功效】开宣肺气,发表散寒,镇喘祛痰。适用于寒喘,症见喘促气短、喉中痰鸣、痰液稀白、恶寒无汗、头痛身酸、舌苔薄白。

【注意】内热感冒、胸闷不舒者不宜用。

炖狗肉

【用料】狗肉 500 克,大蒜适量。

【做法】将狗肉、大蒜共放入锅中炖,至肉烂即可。隔日 1 次。

【功效】温肺平喘。

萝卜蜜汤

【用料】白萝卜汁 200 毫升,蜂蜜 30 毫升。

【做法】将上述用料混匀后一同煎服,每日 2 次。

【功效】化痰平喘,清热润肺。

姜汁蜜饮

【用料】姜 30 克,蜂蜜 60 克。

【做法】将姜捣烂后留汁,加入蜂蜜,分 3 次用开水冲服。每日 3 次。

【功效】化痰平喘,温肺散寒。

茶叶炒荞麦饮

【用料】茶叶 6 克,荞麦面 120 克,蜂蜜 60 克。

【做法】茶叶研成细末,荞麦面炒熟,与蜂蜜一起混匀备用。每次取 20 克,以沸水冲泡代茶饮用,每日 1~2 次。

【功效】下气消积、止咳化痰、润肠通便。

猪胎糊

【用料】猪胎 1 个,米粉适量,食盐少许。

【做法】取新鲜猪胎或刚出生、尚未吸奶的猪仔一个,去毛及内脏后洗净,切碎,煮熟,再加入米粉和少量盐煮成糊糊状即可。分 2 天吃完。

【功效】补肾纳气。适用于小儿哮喘。

糖白果

【用料】水发白果 150 克,白糖 100 克,淀粉 25 克,碱适量。

【做法】白果去壳,投入锅中,加水适量,放碱适量,置武火上煮沸后取出去膜,去白果心,盛入碗中,加适量水,将碗上笼,用武火蒸熟,取出白果放入清水锅中,再加白糖放火上煮沸,撇去浮沫,用淀粉勾芡,略煮后上盘即成。可当糕点食用。

【功效】定喘嗽、敛肺气、止带浊、缩小便之功。可辅治哮喘、咳嗽、白带、白浊等。

地龙胎盘粉

【用料】地龙 100 条,胎盘 1 个。

【做法】将地龙、胎盘均洗净,焙干,共研为粉末,和匀,装入空心胶囊(每个胶囊约重 0.25 克),放瓶内贮存留用。每日服用 3 次,每次用 6~8 粒胶囊,空腹温开水送服,10 日为 1 个疗程。

【功效】补气养身、清肺平喘。适用于支气管哮喘的治疗。

蛤蚧煲胎盘

【用料】蛤蚧 1 个,胎盘 1 个,鱼腥草 75 克,北杏仁 10 粒,瘦猪肉少许。

【做法】将各味洗净,用慢火煲汤 3 小时以上,加盐调味。分 2 次服食,每周或10 日内煲 3 次。

【功效】化痰定喘、补肾纳气。适用于支气管哮喘的治疗。

地龙麻油蜜

【用料】地龙 50 克,麻油 500 毫升,蜂蜜 50 克。

【做法】将麻油煎沸,投入地龙炸焦,去地龙渣,得净油,趁热入蜂蜜 50 克,装瓶留用。每次服用 10 毫升,每日服 2 次。

【功效】能益肺补肾、平喘纳气、润肠通便。适用于过敏性哮喘的治疗。

拌腐竹鲜菇

【用料】鲜蘑菇 100 克,腐竹 150 克,黄瓜 50 克,芝麻油、盐、味精各少许。

【做法】将黄瓜切成小块,腐竹水发后切成短节,鲜蘑菇洗净后撕成小朵;然后将三味一起入沸水锅中烫熟,凉后捞出沥干水后装盘,将芝麻油加热浇入,碗焖片刻后,加入味精、盐调味食用。佐餐,一日食完。连服 10 日为 1 疗程。

【功效】止咳平喘，滋阴健脾。适于脾虚型哮喘病人食用。

板栗炖猪胎盘

【用料】鲜猪胎盘 1 个，板栗 250 克，香油、味精、盐各少许，清水适量。

【做法】可以先将胎盘洗净、切块，板栗去壳；然后将板栗、胎盘一起下锅，加适量水旺火煮沸后改中火炖煮胎盘至软即可。食板栗、饮汤，胎盘内用香油、味精、盐调味后食用。一日分 2 次于两日内服完，隔 10 天继服 1 次，连服 3 次为 1 疗程。

【功效】止咳平喘，益气厚胃，增强机体免疫功能。适于肺虚型哮喘病人食用。

芝麻秸豆腐

【用料】芝麻秸适量，豆腐 30 克。

【做法】将芝麻秸放瓦上烧存性，研末，留用；用鲜豆腐蘸芝麻秸末食用。任意食用。

【功效】祛风清热。适用于小儿哮喘，尤其是热哮、过敏性哮喘。

杏仁炖豆腐

【用料】优质豆腐 120 克，杏仁 15 克，麻黄 3 克，盐、味精、芝麻油各适量。

【做法】先将麻黄、杏仁洗净，装入纱布袋，扎紧口；然后将豆腐切成 3 厘米见方块和药袋一起投入砂锅，加适量水，先用旺火烧开，后改用文火，共煮 1 小时，最后捞出药袋，后加入味精、盐、芝麻油调味即可。食豆腐、喝汤，一天分两次食用。连服 3 日为 1 疗程。

【功效】发汗定喘，润肺滑肠。适于肾阳虚哮喘病人服用，受凉发作者食用，疗效佳。

白果仁甘草汤

【用料】白果仁 6 克，麻黄、甘草各 4.5 克，清水适量。

【做法】将白果仁、麻黄、甘草洗净，一起加水入砂锅煎煮，旺火沸后改用中火继续煎煮半小时即可，弃渣取汁食用。每日 1 次，分 2 次服。

【功效】化痰定喘，温肺益气，补气养心，益肾滋阴。适于肾阴虚、喘咳多痰者病人食用。

竹笋汤

【用料】鲜竹笋 100 克，盐、味精各少许，水适量。

【做法】先将鲜竹笋剥去浮皮洗净、切成薄片，然后将其下锅加水煮沸后，用中火继续煮半小时加入精盐、味精即可。食笋喝汤，每日 1 次，连服 5 日为 1 疗程。

【功效】清热化痰、利膈健脾、消渴平喘。适于发烧咳喘之病人食用。

木耳枣米粥

【用料】木耳 5 克,粳米 100 克,大枣 50 克,冰糖、水各适量。

【做法】先将木耳用温水泡发、洗净,粳米、大枣洗净;然后将一同下锅,加水适量,旺火煮沸后改文火煨至木耳、粳米熟软加入冰糖,继稍煮片刻即可。每天分早、晚二次食完,连服 10 日为 1 疗程。

【功效】补肾润肺,治虚损,止咳平喘。适于肺肾两虚型哮喘患者服用。

葶苈子粥

【用料】葶苈子 10 克,大枣 5 枚,粳米 50 克,冰糖适量。

【做法】将葶苈子用纱布包好,放入砂锅内去渣取汁,加入红枣(去核)、粳米,共煮成粥,加入冰糖稍煮。每日 2 次,温热服。

【功效】泻肺定喘,逐饮行水。适用于咳嗽气喘、痰多、胸胁痞满、水肿、小便不利。

【注意】凡肺气虚的喘促禁用。

补虚正气粥

【用料】炙黄芪 30~60 克,人参 3~5 克,淮山药 30 克,半夏 10 克,粳米 100~150 克,白糖少许。

【做法】先将人参、黄芪切成薄片,用冷水浸泡半小时,与半夏同入砂锅煎沸,后改用小火煎汁,取汁后再加冷水,如上法煎取两汁,将两次药汁合并,分 2 次与粳米、山药同煮成粥;粥熟后,加白糖少许。每日早、晚各 1 次,温热服。

【功效】培土生金,化痰平喘。适用于平素痰多、喉间有哮鸣、面色黯黑、食少脘痞、倦怠无力、便溏、四肢浮肿、苔白滑腻、脉缓无力。

【注意】热喘咳黄痰者忌用。

冬虫夏草炖白鸭

【用料】冬虫夏草 10 克,白鸭 1 只,小米 100 克,盐、味精适量。

【做法】将冬草虫用纱布包好;白鸭去毛和内脏;然后将药包填入鸭胸膛内与小米放入砂锅中,同煮至肉熟粥成。吃肉,喝粥,每日 1~2 次。

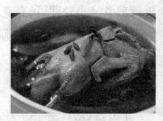

冬虫夏草炖白鸭

【功效】补虚损,益精气,润肺补肾。适用于肺肾阴虚所致虚喘、痨咳、咳血、自汗盗汗、阳痿遗精、腰膝酸痛和病后久虚不复等症。

【注意】冬虫草以色黄亮泽、肥满、断面黄白色、菌座短小、味香者为佳。并注意与伪品区别,有外感初起表证时忌用。

苏子降气粥

【用料】前胡、制半夏、当归、生姜、苏子各 10 克,陈皮 3 克,厚朴 6 克,炙甘草 4 克,肉桂 1.5 克,粳米 50~100 克,红糖适量。

【做法】将上述药用水煎煮,去渣取汁,加粳米、红糖煮至米开粥稠即可。每日早、晚温热服,5 日为 1 疗程。

【功效】温化痰湿,降气平喘。适用于支气管炎及支气管哮喘而致痰涎壅盛、咳喘气短、胸膈满闷。

【注意】肺热痰喘者禁食。

霜桑叶茶

【用料】经霜桑叶 30 克。

【做法】将桑叶洗净加水 500~1000 毫升,煎沸 10~15 分钟,取汁。代茶频饮,每日 1 次,不拘时温服。

【功效】止咳化痰,祛风平喘。适用于风热痰喘之症。

【注意】忌食腥腻之物。

百喘糖汁

【用料】芝麻油 30 克,白砂糖 100 克。

【做法】先将芝麻油下锅,用中火炖至油六七成热时,将白糖放入,改用文火并边炒边搅,直至糖溶成蜜汁状时即可,停火放凉后装瓶留用。每日 3 次,每次服 1 汤匙,温开水冲服,连服 10 日为 1 疗程。

【功效】平喘止咳。适于轻度哮喘者病人服用。

生姜枣米粥

【用料】鲜生姜 9 克,大枣 2 枚,糯米 150 克。

【做法】将鲜生姜切为薄片,大枣、糯米洗净,同煮成粥。每日 2 次,温热食。

【功效】化痰行水,散寒解表,益气调营,补脾和胃。适用于治疗寒喘,症见喘促气短、喉中喘鸣、痰液稀白、恶寒无汗、头痛身酸、舌苔薄白。

【注意】外感风热及里热盛者禁用。

桑皮桂苓粥

【用料】桂心 6 克,茯苓 30 克,桑皮 15 克,粳米 100 克。

【做法】将桂心茯苓桑皮三味用水煎后去渣留汁,后入粳米煮粥。空腹食用,每日 1 次。

【功效】清热化痰平喘。

杏仁胡桃粥

【用料】胡桃仁 15 克,杏仁 15 克,粳米 50 克。

【做法】先将杏仁水煎取汁,和胡桃、粳米共煮成粥。以蜂蜜调味,空腹食用,每日 1~2 次。

【功效】止咳平喘。

柚皮炖牛胎盘

【用料】牛胎盘半个,柚皮 15~30 克。

【做法】将洗净的牛胎盘,切成小块;柚皮洗净,切成小条。二味下锅,加适量水煲汤,等肉熟烂后即可。

【功效】化痰平喘、益气养血。可主治经久不愈、反复发作的哮喘病。

蛤蚧米团

【用料】蛤蚧粉 25 克,糯米 200 克。

【做法】糯米洗净焙干为末,与蛤蚧粉混匀,加适量水,加入白糖少许,共揉为面团,上笼蒸熟,每日 1 次。

【功效】具有补脾益肺止喘的功用。适用于支气管哮喘的治疗。

百果玫瑰球

【用料】核桃仁末,红枣(去皮核),青梅末、橘饼、莲米末各 15 克,南瓜子仁末 6 克,猪板油 30 克,白糖 45 克,干淀粉 40 克,鸡蛋清 4 克,菜油 300 克,玫瑰酱、红米汁各适量。

【做法】先将核桃仁末、红枣、青梅末、南瓜子仁末、橘饼、莲米末同猪板油、白糖 30 克及玫瑰酱拌匀,撒干淀粉 10 克,搓成丸形(10~12 只)即为百果丸。蛋清入浅汤盆中,用筷子搅打至起细浓泡沫,加入干淀粉 30 克,拌匀,再放入红米汁拌匀。放入菜油 300 克,在旺火上烧至三成热,将百果丸放入蛋清糊中滚满,然后放入油中,用筷子拨动,待百果丸结壳、肥大时捞起;待油烧到六成热时,再将所有百果丸一起投入,用漏勺翻炸至淡黄色,捞出装盆,撒上白糖即可。每日 2 次,随量食用。

【功效】止咳定喘,补脾和胃。适用于哮喘、慢性支气管炎、肺结核等。健康人经常食用能防病延年。

豆腐栗子丁

【用料】熟栗子 100 克,豆腐 2 件,姜末、葱段适量。

【做法】烧锅下油,爆香姜米,投入栗子肉炒透;投入豆腐、味料煮至入味,用湿生粉打芡,撒上葱段,炒匀上碟。

【功效】补脾益肾,生津润燥。

双仁姜汁

【用料】核桃仁 30 克,甜杏仁 10 克,姜汁少许,蜂蜜 5 克。

【做法】将杏仁、核桃仁、生姜一小块一起洗净、捣烂,放入碗中,加入蜂蜜搅匀;置锅中隔水蒸约 20 分钟即可。佐餐,一日分两次食完连服 10 日为 1 疗程。

【功效】温肺润燥、止咳平喘祛痰。适于肺虚型哮喘病。

油煎鸡蛋加蜂蜜

【用料】鸡蛋 1~2 个,蜂蜜 1~2 匙,油适量。

【做法】油煎鸡蛋,趁热加蜂蜜,立即食用。自春季开始,每晨服 1 次,可连用 2~3 个月。

【功效】补阴益血、补脾和胃、润肠通便,有一定的预防哮喘发作的效果。

八宝炖鸡

【用料】母鸡 1 只,粳米 60 克,莲肉、香菇各 20 克,虾肉 15 克,豌豆 75 克,薏苡仁、火腿肉、芡实各 30 克,味精、胡椒粉、水豆粉各少许。

【做法】将鸡去毛、爪、内脏,洗净备用,粳米洗净、泡胀,火腿肉切成肉丁。然后将薏苡仁、豌豆、芡实、虾肉、香菇(切丁)、莲肉及粳米、火腿肉加盐、味精、胡椒粉、水豆粉拌匀,放入鸡腹内,切口处用线缝合。上蒸笼置锅加水隔水蒸 2 小时,至鸡肉熟软即可。鸡肉切碎装盘,肉药共食。一日可分 2~3 次食完,隔 3 日后酌情再用。

【功效】滋肾益肺,健脾去湿,止咳平喘。适用于脾虚型哮喘病人。

冰糖冬瓜

【用料】小冬瓜 1 个,冰糖适量。

【做法】先将未脱蒂的小冬瓜洗净,剖开,再将冰糖填入,放笼屉内蒸,取冬瓜水。代茶频饮。

【功效】清热涤痰。适用于哮喘、热哮、寒哮发作或平时均可,但以热哮为优(小儿热哮多见,寒哮少见)。

白糖西葫芦

【用料】西葫芦半个,白糖 60 克。

【做法】选鲜西葫芦半个,去除瓢籽,将白糖放入里面,用大碗盛装,放笼屉上蒸熟就可以了。将蒸熟的白糖西葫芦,1 日吃完,连吃 3 天见效。

【功效】清热涤痰利尿。适用于哮喘(热哮)。

冰糖蒸鸭梨

【用料】鸭梨 5 个(约 250 克),冰糖 50 克,清水适量。

【做法】将鸭梨洗净去核及蒂后切块,放入碗中,并加入冰糖、水,隔水入锅蒸至梨熟软即可。分早、晚两次服用,连服 5 天为 1 疗程。

【功效】清心润肺,化痰定喘止咳。适于肺虚型哮喘病人服用。

百果蜜糕

【用料】糯米粉 1500 克,白糖 600 克,核桃仁 25 克,松子仁 25 克,瓜子仁 25 克,蜜枣 5 枚。

【做法】蜜枣去核,同核桃仁一起切成碎粒,加白糖、糯米粉、松仁、瓜子仁和冷水 300 毫升,拌匀。笼内垫上纱布,再放上糕粉,在沸水锅上用旺火蒸 10 分钟左右;待蒸气冒出,糕粉由白色转或玉色,糕已蒸熟;取出糕,倒在台板上,用干净湿布盖住,并趁热用双手揉和至光滑无粒,再搓成宽约 6 厘米、高 10 厘米的条子;冷却后,切成 1 厘米厚的薄片即可。当点心随意食。

【功效】止咳定喘,补脾和胃。适用于哮喘、支气管炎、肺结核等症。

姜味润肺蜜糖

【用料】芝麻 250 克,生姜、冰糖、蜂蜜各 60 克,凉开水适量。

【做法】先将冰糖放入凉开水中溶化;芝麻洗净控干水分,生姜洗净后捣烂,用纱布过滤;然后将芝麻与姜汁混合搅拌均匀后静置片刻;最后将芝麻从姜汁中取出下锅炒熟,离火放凉后加冰糖水、蜂蜜、充分混合,搅匀后装瓶待用。每日早、晚各 1 汤匙,温开水冲服。连服 7 天为 1 疗程。

【功效】平喘止咳,强心润肺。适于肾虚型哮喘病人服用。

胎盘或脐带粉

【用料】动物或人的胎盘或脐带。

【做法】将动物或人的胎盘或脐带,洗净焙干研末待用。每晚吞服 3 克,如在临睡前再配伍生姜 1~3 片、核桃仁 1~2 个嚼食,于每年 8~11 月连续食用。

【功效】有预防支气管哮喘发作的作用。

贝母甲鱼汤

【用料】甲鱼 1 只,贝母 10 克,盐、料酒、葱、姜、味精各少许。

【做法】先烧开水,将甲鱼放入烫杀,然后剖腹去除肠杂,贝母放入甲鱼腹内,随后用葱、料酒、盐、姜、味精码味之后将甲鱼放入炖盅并加水,下锅隔水炖 2 小时左右,直至肉熟软即可。食肉饮汤,日分两次食完,每隔 5 天服 1 次。

【功效】益肾健胃,滋阴补肺,平喘止咳。适于肺虚型哮喘患者服用。

小米羊胎盘粥

【用料】羊胎盘 1 个,小米 50 克,盐、油适量。

【做法】取羊胎盘 1 个,洗净切块入锅,炖煮至烂熟,入小米 50 克煮成粥。放入适量盐、油调味即可。粥、肉同食,每日早、晚各 1 次。

【功效】能补肾纳气。对肾虚哮喘患者,于发病前常食之,有一定的预防作用。

(十)肺炎

肺炎是由肺炎双球菌等细菌感染引起的肺部急性炎症。主要临床症状为寒战、高热、咳嗽、咳铁锈色痰、胸痛和肺部实变体征。病因多是在感染肺炎双球菌后,由于受冷或过度疲劳、手术、外伤、营养不良等抵抗力减弱的情况而发病。治疗一般需卧床休息,加强全身支持疗法。选用敏感的抗菌药物治疗。平时要注意饮食健康,多锻炼身体增强身体的抵抗力。

无花果汁

【用料】无花果 20 克,冰糖适量。

【做法】将无花果洗净,加水与冰糖共煮成汤汁。每天 1 次,连服 10 天为 1 疗程。

【功效】清热,润肺,化痰。

桃仁粥

【用料】桃仁 10 克,粳米 100 克。

【做法】先用水将桃仁浸泡,去内衣,研成汁,和粳米煮粥食用。

【功效】肃肺平喘。

冰糖蔗柑

【用料】广柑 1 只,冰糖 15 克。

【做法】将广柑切下 1 小块,装冰糖在柑内,盖上原皮。以竹签插下固定,放碗内蒸食。

【功效】清热润肺,生津止咳。

金荞麦瘦肉汤

【用料】瘦肉250克,金荞麦100克,冬瓜子200克,甜桔梗150克,生姜2片。

【做法】将瘦肉、金荞麦、冬瓜子、甜桔梗以及生姜洗净放入炖盅内,加开水适量,盖好,隔滚水慢火炖2小时即成。

【功效】清热解毒,排脓化痰。

蔗浆粟米粥

【用料】甘蔗500克,粟米60克。

【做法】将甘蔗切碎捣烂取汁,加入粟米煮成稀粥,任意服用。

【功效】生津止咳,滋阴降火。

梨藕饮

【用料】鲜藕、雪梨各适量。

【做法】上二味共切碎绞汁含服。每次1盅,每日2次。

【功效】生津止咳,清热润肺。

鸭蛋蜜汤

【用料】蜂蜜适量,鸭蛋1个。

【做法】将适量水烧开,待沸后打入鸭蛋,再放蜂蜜煮片刻即可,每日早晚空腹各服1次,吃蛋饮汤。

【功效】补虚润肺。

(十一)慢性胃炎

慢性胃炎是指由不同原因引起的胃黏膜慢性炎症,一般可分为萎缩性、浅表性和肥厚性胃炎。萎缩性胃炎表现为食欲减退、饭后饱胀、上腹部疼痛、贫血、消瘦、疲倦和腹泻等。浅表性胃炎为饭后上腹部不适,有饱胀及压迫感,有时还有恶心、呕吐、泛酸及一时性疼痛,无明显体征。肥厚性胃炎则以顽固性上腹部疼痛为主要表现,疼痛无节律性。本病患者应忌酒、咖啡等兴奋性食物;忌煎烤、烟熏食品及奶酪;少食刺激性食品。可以少量多餐,吃易消化食物。

姜汁黑枣

【用料】黑枣数个,生姜适量。

【做法】将生姜榨取浓汁,或生姜加水煎取浓汁,或用罐头生姜汁,略煮浓缩。

伏天将黑枣放入姜汁内,在烈日下晒干至硬,再添加1次姜汁,淹过枣面,再拌晒,枣吸尽姜汁变干,装入玻璃瓶内封存。至秋分起,每日食用,空腹时食最好,食量视病情酌定。一般每日6~10枚,不宜间断。

【功效】温中健脾。适用于老年慢性萎缩性胃炎。

木瓜姜汤

【用料】生姜30克,木瓜500克,米醋300克。

【做法】将生姜、木瓜、米醋同放入瓦锅中加水煮汤。分2~3次服完。2~3天1次,可常服。

【功效】温中和胃,健脾益气。适用于慢性胃炎属脾胃虚寒型、胃脘隐痛、食欲减退、喜暖喜按、饭后饱胀、神疲乏力等症。

茴香炖黄羊

【用料】小茴香,生姜各10克,桂皮5克,黄羊肉500克,精盐、调料各适量。

【做法】先将黄羊肉洗净,切成小块;生姜切片待用。将黄羊肉、小茴香、姜片、桂皮、盐、调料一起放入砂锅中,加水适量,炖煮50分钟,肉熟出锅。食肉,饮汤。

【功效】散寒止痛,补中益气。适宜于脾胃虚寒之脘腹隐痛、大便稀溏、消化不良、体倦肢冷等病症。

【注意】冬令时节用之进补,尤为适宜。

陈皮鲫鱼羹

【用料】活鲫鱼1尾(约400克),干姜、陈皮各3克,胡椒、葱白、生姜、生粉、细盐各适量。

【做法】将鲫鱼去掉鳃、鳞及内脏,洗净、放入锅中,加水适量,先用武火烧沸,后改为文火煨至烂熟,滗取鱼汤待用,鱼肉另用。把陈皮、干姜和胡椒同碾成细末,生姜和葱白切成碎末,一起放入鱼汤中煮沸5分钟,最后加入细盐、生粉稍煮即可。饮汤,食鱼。每日1~2次,每次1小碗,温热服食,连食7日。

【功效】温中补虚,暖胃散寒。适用于胃痛腹痛、脾胃虚寒、食欲不振、消化不良及虚寒性慢性胃炎、胃和十二指肠溃疡等病症。

生姜枣汤

【用料】生姜120克,大枣500克。

【做法】将生姜洗净切片,同大枣一起煮熟。每日吃3次,每次吃大枣10余枚,姜1~2片,吃时用原汤炖热,饭前饭后吃都行。数次后煮枣汤渐甜,每次服此汤更好。

【功效】健脾温胃。适用于脾胃虚寒型慢性胃炎。

暖胃粉

【用料】黄豆 500 克,糯米 1000 克,干橘皮 30 克,生姜 10 克。

【做法】可将黄豆放入淘米水中,浸泡至发胀,再用清水洗净沥干;粗砂入铁锅中炒热,加入黄豆,翻炒至黄豆发出炸声后,豆皮呈老黄色,离火,趁热筛出黄豆,研成粗粉;生姜、橘皮切成碎粒,烘干,拌入黄豆粉,一同磨成细粉。与黄豆粉和匀后,再磨一次,达到极细,装瓶封存。当点心吃,每次 2~3 匙,日 1~2 次。食用时将粉倒入锅内,加白糖或红糖调味,用水调稀,烧至起泡至糊状。3 月为 1 疗程。

【功效】健脾暖胃、补中益气,宽中下气。适用于慢性胃炎。

【注意】冬、春两季食之最好。

粳米炭粉

【用料】粳米 100 克,生姜 9 克。

【做法】将粳米浸泡后,用麻纸 5~6 层包好,烧成炭,研为细末;生姜切片煎水。用姜汁冲服粳米炭粉末 6~9 克,早、晚各 1 次。

【功效】补中和胃。适用于慢性胃炎。

【注意】服药后 1 周内以流食为主,忌生冷油腻等食物。

(十二)胃下垂

人体内胃的正常位置在腹腔上部,如果向下移位达 4 厘米以上者,称作胃下垂。本病症状为:腹胀、恶心、嗳气、胃痛等,偶尔会出现便秘、腹泻。本病宜吃高蛋白、高热量、高糖食物,不宜吃辛辣刺激性食物。

砂仁炖笋鸡

【用料】笋鸡(童子鸡,母鸡为好)1 只,砂仁、干姜、公丁香各 3 克。

【做法】将笋鸡剥洗干净,保留鸡心、肺、肝,切成丁块,加入干姜、砂仁、公丁香(皆研成细粉)炖煮。分 2 次食用,每 3 天吃 1 只鸡,一般用 2~5 只鸡即可。

【功效】补气益胃。适用于胃下垂。

白汁炖鳜鱼

【用料】鳜鱼 500 克左右,熟火腿 15 克,虾仁 15 克,水发冬菇 15 克,调料适量。

【做法】刮去鳜鱼身上的鳞征,掏去其内脏,投入沸水烫一下捞出,刮出肚内黑衣,用水洗净。熟火腿、冬菇切成小丁;虾仁用盐拌匀,蛋清均匀地粘在虾仁上,洒上适量干淀粉,拌匀,入油锅,断生后及时出锅,颜色白净。把鱼放在浅汤盘中,加入黄酒、盐、葱、胡椒粉、姜、猪油蒸锅,旺火蒸 15 分钟,拣去姜、葱,把鳜鱼蒸下来的卤汁倒入砂锅中,在旺火上加入青豆、冬菇、火腿片、虾仁、猪脚爪,并加白汤 60 毫升,烧滚。加入少量味精调味,少量湿淀粉勾芡,加入鸡油,出锅浇在鱼面上。佐餐食用。

【功效】补气消滞。适用于胃下垂。

五香猪肚卷

【用料】猪肚 1 个,升麻 4 克,砂仁 10 克,炒枳壳 20 克,党参 25 克,柴胡 4 克,胡椒面 5 克,五香粉 30 克,蒜末 10 克,姜末 10 克,精盐 8 克,醪糟汁 30 克,味精 2 克。

【做法】将五味中药去渣、烘干、研末;猪肚洗净切片;将盐、五香粉、中药末、胡椒面、味精、姜、蒜末、醪糟汁拌匀,抹于猪肚片上,从内向外裹紧成卷,用麻绳均匀地捆扎好。将捆扎好的猪肚挂在通风地方烘干或风干,吃时蒸熟,晾凉,切成圆片形。佐餐吃。

【功效】升清气,益脾胃。适用于脾胃气虚所致胃脘饱胀、嗳气、气短消瘦、胃下垂等症。

黄芪鳙鱼

【用料】鳙鱼 500 克,黄芪、党参各 15 克,山药 30 克,料酒、姜、盐适量。

【做法】鱼去磷及内脏;黄芪、党参装入纱布袋内、扎紧口,共煮至肉烂熟,去药袋,经调味即可。食肉,饮汤。

【功效】益气补虚升阳。适用于脾虚之气短、食后腹胀、食欲不振,胃下垂、脱肛和子宫下垂等症。

枳壳黄芪炖带鱼

【用料】带鱼 1000 克,炒枳壳 15 克,黄芪 50 克,盐、姜、葱、味精、食盐、料酒各适量。

【做法】将炒枳壳、黄芪洗净碎细,用白纱布包好,扎紧;将带鱼去头,除内脏,切成 5 指长的段,洗净,放入油锅中略煎,再放入药包及姜、葱、料酒、盐,注入清水适量,加入味精调好味即可。佐餐食。

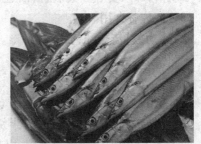

带鱼

【功效】补五脏,和中开胃,温养脾胃,固护卫阳,补气生血,升举脾阳。适用于脱肛、胃下垂、子宫下垂、久泻等中气下陷病患者食用。

参芪蒸羊肉

【用料】熟羊肋条肉 500 克。水发香菇 1 个,玉兰片 3 片,党参、黄芪各 15 克,葱、姜、花椒、精盐、味精、胡椒面、鸡汁各适量。

【做法】羊肉切成 6 厘米长、3 厘米宽的片;水煮党参、黄芪两次,将药液浓缩至 30 毫升。在碗内将玉兰片摆成尖朝外的三角形;香菇里面朝上,放于当中;羊肉整齐地码在上面,加姜、葱、精盐、花椒、味精、胡椒、鸡汁、参芪浓汁、清汤等,用盘扣住,武火上笼蒸 30 分钟取出。揭出盘子,余汁倒入锅内,加添清汤,撇去浮沫,浇在羊肉上。分次佐餐食用。

【功效】温中益气,健脾利湿。适用于气血不足、脾胃虚弱、身倦乏力、久泻、食少、胃下垂、子宫下垂、小便频数等症。

黄芪补胃枣

【用料】蜜炙黄芪 60 克,橘皮 10 克,黑枣 1000 克,猪油、白糖、黄酒适量。

【做法】将黑枣洗净,与橘皮、黄芪同放入大瓷盆中,加白糖 3 匙、黄酒 2 匙、猪油 1 匙搅匀,用旺火蒸 3 小时即成。每天午、晚饭后吃黑枣 5 只,喝汤半匙,3 月为 1 疗程。

【功效】健脾行滞,补气益胃,强心固表。适用于气虚倦怠、自汗等症。

黄酒炒田螺

【用料】田螺 600 克,食油 15 克,黄酒 40 克,盐、酱油、胡椒粉、葱、姜适量。

【做法】将洗净的田螺用剪刀剪去尖部。锅中加油烧热,下田螺翻炒,炒至盖子脱落,加入姜、葱、黄酒、酱油、盐同炒几下,再加适量水焖 10 分钟,加胡椒粉翻匀即可。佐餐食用。

【功效】清热涩精,除湿解毒。适用于胃下垂。

荷叶蒂莲子粥

【用料】鲜荷叶蒂 4 个,莲子 60 克,白糖适量。

【做法】将荷叶蒂洗净,对半切开;莲子洗净,用开水浸泡 1 小时,剥衣去芯。把两者倒入锅内,加冷水 2 大碗,以文火慢炖两小时,加白糖 1 匙,略炖片刻。当点心或佐膳服食。

【功效】健胃消食,补益心脾,升举清气,消暑止血。适用于脾虚气陷、胃虚食滞之胃下垂者常食。

中药炖牛肚

【用料】炙黄芪、党参、茯苓各 15 克,白术、当归、半夏、柴胡、木香、陈皮各 10

克,炙甘草、砂仁各 6 克,大枣 5 枚,黄牛肚 800 克,猪骨数块,葱姜等佐料各适量。

【做法】将上述中药放入清水中煎煮取汁;黄牛肚刮净后再加醋、盐反复揉洗净,经众沸水后切成长条待用。将砂锅放在旺火上,先加几块猪骨垫底,再加入牛肚条及鲜汤,沸后撇去浮沫,加中药汁、葱、姜、大枣、花椒、绍酒,改用文火炖至熟透,加味精、精盐、胡椒粉调味。食肉饮汤。

【功效】温补脾胃,益气养血。适宜于脾胃阳虚之嗳气恶心、胃脘冷痛、胃下垂等症。

牛肚荷叶汤

【用料】牛肚 1000 克,鲜荷叶 2 张,生姜 10 克,胡椒 2 克,黄酒 10 克,盐 10 克,茴香、桂皮适量。

【做法】牛肚先洗一次,后用盐、醋半碗,反复擦洗,再用冷水洗净。将鲜荷叶垫于砂锅底,放入牛肚,加水浸没,旺火烧沸后文火炖 30 分钟,取出后切小块放回砂锅,加桂皮、黄酒、茴香,小火煨 2 小时,加盐、姜、胡椒粉,继续煨 2~3 小时,直至肚熟烂。每次饮汤 1 小碗,每日 2 次,牛肚佐膳服食。

【功效】健脾消食,补中益气,适用于胃下垂、脘腹闷胀、食欲不振等症。

海参猪肉汤

【用料】猪瘦肉 250 克,海参 30 克,食盐、料酒、味精、姜片各适量。

【做法】将猪肉切成丝;海参洗净、切丝,与猪肉丝共加水适量,放入姜片、料酒、盐、味精同煲汤服食。每天 1 次,3~5 天为 1 疗程。

【功效】滋阴通便润肠,可辅治胃下垂、脱肛。

黄芪粳米粥

【用料】炙黄芪 30~60 克,人参 3~5 克,粳米 100~150 克,白糖少许。

【做法】人参、黄芪切成薄片,放入冷水中浸泡半小时,放入砂锅煮沸,后改用文火煎取二汁,去渣,药汁合并,粳米加水适量熬煮成粥,加白糖少许调味。每日早、晚将药汁与粥调匀食用。

【功效】补中益气。适用于胃下垂。

鸡内金炒粉

【用料】炙鸡内金 30 只,糯米 1000 克,白糖适量。

【做法】鸡内金研成粉。糯米浸泡 2 小时,捞出晒干蒸熟,再烘干(或晒干),磨成细粉。二粉混合,再磨 1 次,筛粉装瓶封存。日服 2 次,每次 2 匙,加白糖半匙,冲开水适量,拌匀,放入铝锅煮沸作点心吃。3 个月为 1 疗程。

【功效】健胃消食、补中益气，化石止泻。适用于胃下垂并可防治胆石症。

黄芪枳壳粉

【用料】黄芪、枳壳适量。

【做法】将黄芪、枳壳研成细末。每日 3 次，每次 10 克，饭前 1 小时以枳壳煎水送服。

【功效】升提中气，补益脾气。适用于胃下垂、食后腹胀，伴有重坠和牵引感。

猪肚白术汤

【用料】猪肚 1 个，白术 250 克。

【做法】将猪肚洗净，正面朝外；将用水浸透后的白术，塞入猪肚内，两端用线扎紧，放入大砂锅内，水煮至烂熟时，再将猪肚内的白术取出晒干，研成末。空腹用米汤或蜂蜜送服，每次 5 克，1 天 3 次，5 次为 1 疗程。

【功效】益气健脾，补中升提，可辅治胃下垂。

枳壳砂仁猪肚

【用料】猪肚 1 个，炒枳壳 20 克，砂仁 10 克。

【做法】将猪肚洗净，塞入二味中药，扎紧，加水煮熟。趁热食肚饮汤，分 4~6 次用完。

【功效】温中和胃。适用于胃下垂的辅助治疗。

何首乌炖鸡

【用料】制首乌 30 克，母鸡 1 只，食盐、生姜、料酒各适量。

【做法】将制首乌研为细末，备用。将母鸡宰杀后去毛桩及内脏，洗净；用布包装入首乌粉，纳入鸡腹内，放入瓦锅内，加水适量，煨熟。从鸡腹内取出制首乌袋，加食盐、生姜、料酒调味。吃肉、喝汤，每天服 2 次。

【功效】滋养益精，补肝养血。适用于血虚、肝肾阴虚所引起的头昏眼花、胃下垂、失眠、子宫脱垂等症。

枳芪炖鲫鱼

【用料】鲫鱼 3 条（约 500 克），黄芪、生姜各 15 克，炒枳壳、精盐、胡椒粉各 2 克，葱 10 克，料酒 30 克，味精 1 克，化猪油 70 克，精醋 4 克，白糖 5 克，酱油 6 克。

【做法】将鲫鱼去鳞、鳃及内脏，两面各剖四刀，用清水洗净；生姜洗净切片；葱洗净切花；黄芪、枳壳洗净用纱布包好，水煎两次，每次 15 分钟，留汁。锅中加入猪油，待油烧至六成热时下姜片，煸出香味，放入精盐、酱油、胡椒粉、醋、鲫鱼、料酒、白糖,注入清水约 500 毫升,加入药汁,中火烧开,改用小火慢炖至鱼熟时,加味精调味,收汁盛盘食用。佐餐服食。

【功效】补气健胃。适用于脾虚、食欲不振、消化不良、便溏泄泻及气虚气短乏力、脱肛、胃下垂等。

豆米猪肠

【用料】绿豆 60 克,糯米 30 克,猪大肠 300 克。

【做法】猪大肠洗净备用;绿豆、糯米用水浸泡约 30 分钟,然后把绿豆、糯米塞入大肠内并加适量水,肠两端用线扎紧,放入砂锅内加水煮 2 小时左右即可。隔天 1 次,连服 7~8 天为 1 疗程。

【功效】清热解毒,补中养气,通便止痢。适用于湿热下痢、便血、痔疮初起、胃下垂、脱肛等症。

陈醋煮枣

【用料】陈醋 250 克,大枣 120 克。

【做法】将大枣洗净,同陈醋煮,待煮至醋干即可。分 2~3 次将枣吃完,每日 1 次。

【功效】散瘀,解毒,益气。适用于久治不愈的胃下垂、肛脱等。

枳壳龟肉汤

【用料】乌龟肉 250 克,炒枳壳 20 克,盐或酱油适量。

【做法】将乌龟肉切成块,加炒枳壳共煮熟,去药,加酱油或盐适量调味。食龟肉,饮汤,每日 1~2 次。

【功效】补气益脾胃。适用于胃下垂、子宫脱垂。

枳砂牛肚汤

【用料】牛肚(牛百叶) 250 克,炒枳壳 9~12 克,砂仁 3 克,葱、生姜、精盐、胡椒、胡椒面各适量。

【做法】将洗净的牛肚放入沸水锅余透,捞出用凉水冲洗干净,切成细条;将砂仁、炒枳壳研为细末备用。将牛肚条放入砂锅内,摆上姜片、葱节,注入清水适量;先放在武火烧沸,后改为文火炖 30 分钟,拣去葱节、姜片,加入炒枳壳末、精盐、砂仁末,略煮至沸。食肉,饮汤。

【功效】消痞除满,补气健中。适宜于脾胃虚弱、食后脘腹胀满以及胃下垂等症。

鳝鱼薏米汤

【用料】黄鳝 1 条,薏米 60 克,姜片、葱末、盐、味精、料酒各适量。

【做法】将鳝鱼宰杀,去内脏,切碎,与薏米同煮,加料酒、姜片、葱末、盐、味精调味。每天 1 次,5~7 天为 1 疗程。

【功效】补中益气,健脾祛湿。适用于体虚、胃下垂、脱肛等。

黄芪炖羊肉

【用料】黄芪 15 克,羊肉 250 克,山药 10 克,面粉、咸韭菜花末适量。

【做法】将山药切段;羊肉洗净切片;黄芪切片。将上三味一同放砂锅内,加水、黄酒,同炖,至肉熟加面糊勾芡,吃时可撒上腌咸的韭菜花末。每日分两次服用。食肉饮汤。

【功效】滋阴补虚,益气健胃。适用于体质虚弱、中气下陷之胃下垂、脱肛、子宫下垂等症。

马齿苋猪肠汤

【用料】猪直肠一段,马齿苋适量。

【做法】将直肠洗净后塞满马齿苋,扎紧两端,炖至熟烂。空腹 1 次吃完,每天 1 次,3~5 天为 1 疗程。

【功效】清热解毒通便。适用于脱肛、胃下垂的辅助性治疗。

黄芪炖鲫鱼汤

【用料】黄芪 15 克,鲫鱼 250 克,生姜 3 片,精盐、味精适量。

【做法】将鲫鱼去鳞及内脏,洗净切块。黄芪入砂锅中水煎两次,去渣,合汁 1 碗,同鲫鱼块、生姜、精盐共煮至熟烂,调以味精。食肉,饮汤。

【功效】补气升阳,益胃健脾。适用于气虚所致的脱肛、子宫脱垂及胃下垂等气短乏力等。

茯苓香菇米饭

【用料】茯苓 10 克,大米 700 克左右,干香菇 10 个,油豆腐 3 块,青豌豆 30 克左右,另备葡萄酒适量。

【做法】将茯苓放入水中,浸泡 1 小时,待其柔软后,制成粉状;干香菇水发后切成细丝,油豆腐切成小丁待用。大米淘洗干净后置锅内加适量食盐、酱油、葡萄酒及清水,再放入茯苓粉、香菇、油豆腐拌匀,上锅煮至水将干时撒入青豌豆。作三餐食用。

【功效】补中益气。适用于胃下垂。

核桃肉蚕蛹汤

【用料】核桃肉 100~150 克,蚕蛹 50 克。

【做法】将核桃肉和蚕蛹放入砂锅,加水适量,隔水炖服。每日 1 次。

【功效】适用于胃下垂、气短疲乏、形体消瘦。

蚕蛹粉

【用料】蚕蛹 500 克,白酒 50 克。

【做法】将蚕蛹与白酒合炒焦,研成粉。每次 10 克,温开水冲服,每日 2 次。

【功效】适用于胃下垂、体虚疲乏。

(十三)溃疡病

该病主要因胃液中的盐酸、胃蛋白酶的消化等作用,对胃黏膜造成损伤所致,也称胃溃疡或消化性溃疡,其症状为:上腹疼痛、反酸、流涎、恶心、呕吐等。胃溃疡的疼痛多发于餐后 0.5~2 小时,十二指肠溃疡则多发生于餐后 3~4 小时。溃疡病患者宜吃的食物有:鸡蛋、牛奶、豆浆、豆腐脑、南豆腐、鸡肉、鱼肉、瘦肉等;不宜吃的食物有如咖啡、巧克力、可乐饮料、汽水、含酒精饮料等。

红糖海螵粉

【用料】海螵蛸也称乌贼鱼(墨鱼)骨 500 克,红砂糖 1000 克。

【做法】将海螵蛸洗净,焙干,研为细末,加入砂糖混匀即成,贮瓶待用。每日 3 次,每次 15 克,温开水送服。儿童也可用,量酌减。连服 10 日为 1 疗程。

【功效】固肾,平喘,止咳,止血。适于肾虚型哮喘病人服用。同时海螵蛸还有促使愈合胃肠消化道溃疡和调经作用。

清明菜蒸糕

【用料】鼠曲草嫩苗、米粉(或玉米粉)、白糖各适量。

【做法】鼠曲草嫩苗生用或以水略煮,与面粉、白糖加水和匀,做成糕团,蒸熟食用。可做主食服食。

【功效】和胃调中。适用于胃与十二指肠溃疡。

甜菜枣粥

【用料】甜菜(糖萝卜)500 克,大枣 10 枚,小米 30 克,水适量。

【做法】将甜菜洗净,削皮后切成细丝;甜菜和大枣,用旺火煮沸后再加入小米并改为中火熬至枣、米熟软即可。1 日 2 次,早、晚趁热温服。连服 7 日为 1 疗程。

【功效】具有和胃益肝、促进溃疡愈合之效。其中甜菜中还含有丰富的抗溃疡因子维生素 C,适用胃、十二指肠溃疡患者食用。

姜韭牛奶羹

【用料】生姜 25 克,韭菜 250 克,牛奶 250 毫升(或奶粉 2 汤匙,加水适量)

【做法】切碎韭菜、生姜,放入洁净纱布内绞取汁液,然后倒入锅内,再加入牛奶,加热煮沸即成。每日早、晚趁热顿服。

【功效】温胃健脾。适用于胃寒型胃溃疡、胃脘痛、慢性胃炎、呕吐等病症。

黄鱼炖鱼肚

【用料】黄鱼肉 250 克,干黄鱼肚 150 克,熟火腿末 25 克,熟猪肥膘 30 克,葱末、花生油、肉汤、料酒、精盐、味精、胡椒粉各适量。

【做法】将黄鱼肉洗净,斜刀切片;猪肥膘切片待用。锅中下花生油烧热,放入干黄鱼肚,约 2 分钟捞起(能折断即可),入冷水中浸至回软,再入沸水锅略氽片刻,捞起,洗净,切块待用。锅内加猪油,放入鱼片略爆片刻,加料酒、葱、肉汤和盐少许,再把鱼肚、肥膘倒入,煮沸。加入味精、淋上香油,盛入汤盆,撒上火腿末、胡椒粉和葱末即可。食肉饮汤。

【功效】填精,大补元气,调理气血,止血,息风,抗癌。适用于消化性溃疡、肺结核、肾结核、再生障碍性贫血、肿瘤等症。

冬菇大枣汤

【用料】红枣 15 枚,干冬菇 15 个,生姜、熟花生油、料酒、食盐、味精各适量。

【做法】红枣洗净,去核;先将干冬菇洗去泥沙;然后将清水、冬菇、食盐、红枣、料酒、味精、姜片、熟花生油少量,一起放入蒸碗内、盖严,上笼蒸 60～90 分钟,出笼即可。佐餐食用。

【功效】益气开胃。适用于治疗各种虚证、高血压、食少、冠心病、癌症及胃、十二指肠溃疡等病症。

苡仁扁豆山药汤

【用料】苡仁、白扁豆、山药各 30 克,佛手 9 克。

【做法】将山药洗净切成薄片,与另三味同放入砂锅内,加水三碗煎成一碗即可。每日早晨空腹食用。每次 1 次,7～10 日为 1 疗程。

【功效】清热解毒,化湿健脾,止痛。适用于因脾虚湿热引起的溃疡病,症见上腹疼痛、大便干结、小便赤黄、口臭等。

国学经典文库

中华食疗大全

· 常见病食疗养生 ·

图文珍藏版

卷心菜粥

【用料】卷心菜 50 克，粳米 50 克，食盐、味精各少许。

【做法】将淘洗干净的粳米放入锅内，加适量水。卷心菜切成小方片，洗净，与粳米一起同煮成粥。待粥稠时，加入味精、食盐，拌匀，稍煮热食用。

【功效】卷心菜富含维生素 C，还含有葡萄糖，芸薹素、多种氨基酸和黄酮醇等，对人体骨骼的形成和发育有帮助，对促进血液循环大有裨益。此外，卷心菜含有较多的微量元素钼，可以抑制人体内亚硝酸胺的形成和吸收，因而常吃卷心菜有一定的抗癌作用。

此粥有缓急止痛的功效，适用于胃脘拘急疼痛，对胃及十二指肠溃疡有止痛和促进愈合的功效。

木瓜红枣姜粥

【用料】生姜 30 克，木瓜 500 克，红枣 30 枚，米醋 50 毫升。

【做法】将生姜、木瓜、红枣、米醋一起用瓦锅文火炖熟。每天一剂，分 3 次食用，连服 3~4 次。

【功效】健脾化瘀。适用于胃及十二指肠溃疡。

鲜姜炖猪肚

【用料】鲜姜 250 克，猪肚 1 个。

【做法】将猪肚洗净，装入切成片的鲜姜，扎好，放在砂锅内用文火煨熟。去姜，猪肚切丝。猪肚丝拌酱油及调料吃，并可饮汤。每个猪肚分 3 天吃完，可连吃10 个。

【功效】温中健脾。适用于胃溃疡。

冰姜糖

【用料】肥大老姜 500 克，冰糖 100 克。

【做法】洗净老姜，放入木柴灶心中埋煨，次晨取出，刮除焦皮，不可用水洗，切成薄片，如其中没熟透的可去掉。冰糖研碎，与熟姜混合，盛玻璃瓶中盖好约一周，糖溶化被姜吸入。每自食姜，症状轻者，一个月可愈，最多半年可痊愈。

【功效】健脾散寒。适用于胃及十二指肠溃疡。

生姜莲子炖猪肚

【用料】猪肚 1 个，生姜 250 克，莲子 120 克，酱油适量。

【做法】将猪肚洗净，将生姜和莲子同装入猪肚中，扎紧口，放砂锅内用文火煮熟即可。吃时去姜，调入酱油，吃猪肚，喝汤。每只猪肚吃 3~4 天，连续吃 8~

10 天。

【功效】温中和胃。适用于胃溃疡偏虚寒者。

马铃薯蜜膏

【用料】鲜马铃薯 1000 克,蜂蜜适量。

【做法】将马铃薯洗净,用绞肉机加工捣烂,再用洁净纱布绞取汁,放锅中以旺火烧沸。后改用文火煎熬浓缩至稠粘时,加一倍的蜂蜜,再煎至稠粘如膏状停火,冷却装瓶。每次 1 汤匙,每日 2 次。20 天为 1 疗程。空腹食用。

【功效】和胃调中。可辅治胃、十二指肠溃疡。

【注意】治疗中忌大葱、辣椒、醋、酒等刺激性食物。

陈皮甘草蜜膏

【用料】陈皮、甘草各 100 克,蜂蜜适量。

【做法】洗净甘草、陈皮,加水适量浸泡透发,然后煎煮,每 20 分钟取煎液一次,加水再煎熬浓缩。至成膏时,加蜂蜜一倍再煎,至沸停火,待冷,装瓶待用。每日 2 次,每次 1 汤匙。

【功效】行气健脾,补中益气,适用于胃、十二指肠溃疡。

甘蓝养胃饮

【用料】甘蓝(洋白菜、圆白菜)适量。

【做法】将甘蓝(洋白菜、圆白菜)洗净绞汁即成。每次服半茶杯。

【功效】清热和胃。适用于胃溃疡疼痛等症。

红茶蜜饮

【用料】红茶 5 克,蜂蜜、红糖适量。

【做法】将红茶放入保温杯中,以沸水冲泡,盖上盖子,温浸 10 分钟,再调入红糖与蜂蜜,趁热饮用。每日 3 次,饭前饮用。

【功效】温中健胃,助消化。适用于胃、十二指肠溃疡病。

白及枳壳粥

【用料】枳壳、白及各 15 克,糯米 100 克,大枣 5 枚,蜂蜜 25 克。

【做法】先煎白及、枳壳,取汁去渣,再加入大枣、糯米、蜂蜜同煮至粥熟。每日 3 次,温热空腹食,30 日为 1 疗程。

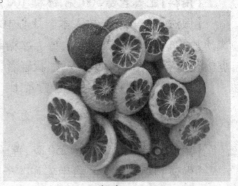

枳壳

【功效】益胃生肌,止血行气,止痛。适用于胃及十二指肠溃疡疼痛、腹胀、上消化道出血、肺结核、支气管扩张等。

【注意】不得与附子粥、乌头粥同吃。

红花蜂蜜茶

【用料】红花5克,蜂蜜与红糖适量。

【做法】将红花5克放在保温杯中,以沸水冲泡;盖住温泡10分钟,再调入红糖与蜂蜜适量。趁热频饮。

【功效】止痛祛疡,和胃利肠。适用于胃与十二指肠溃疡。

老姜汁炖鸡

【用料】鸡1只(重约1000克左右),老姜500克。

【做法】把鸡杀掉后,去毛及内脏,洗净后放入大碗,另老姜捣碎后用纱布包。将姜榨汁,约2小碗(去姜渣),放入鸡腹内,密盖好,放锅中加水适量用文火炖之。约2个小时待鸡熟汁浓即成。将姜汁连鸡及汤均服。分3~4次服完。

【功效】健脾和中。适用于胃、十二指肠溃疡。

黄芪炖猴头

【用料】猴头菌250克,黄芪25克,鸡肉500克,胡椒粉,生姜,葱白,料酒,食盐,味精各适量。

【做法】将鸡肉洗净,剁块;再把黄芪洗净,切片。将猴头菌洗净,用温水泡发好,捞出,洗净,切片,发猴头的水用纱布过滤备用。然后把鸡块、姜片、黄芪、葱节,料酒,发猴头的水和少量清汤放入锅内,先用武火烧沸,后改为文火炖90分钟,加猴头菌片,再煮45分钟,加入精盐,胡椒粉和味精,盛入汤盆即可。常服用。

【功效】猴头菌含有多肽、多糖和脂肪族酰胺等多种抗癌成分,有很好的提高机体免疫功能,对消化道肿瘤有抑制作用。猴头菌性味甘平,具有利五脏,抗癌,助消化等功效。黄芪中含黄酮类、皂甙类、多种氨基酸和多糖,明显地提高白细胞和巨噬细胞系统吞噬功能;能加强干扰素和抗体的作用,增强细胞免疫功能。此汤有利五脏,助消化,补中益气,养血生津作用。适用于消化不良,胃及十二指肠溃疡,慢性胃炎,神经衰弱等症。尤其适用胃癌等消化道癌症的辅助性治疗。

大枣白及粥

【用料】白及粉15克,糯米100克,大枣5个,蜂蜜25克。

【做法】用糯米、蜂蜜、大枣加水煮粥至将熟时,将白及粉放入粥中,改用文火稍煮片刻,待粥汤稠粘时即成。每日2次。温热食,10天为1疗程。

【功效】止血补肺,养胃生肌。适用于肺胃出血病,包括肺结核、支气管扩张、胃及十二指肠溃疡出血等。

【注意】不能与附子粥、乌头粥同食。

旱莲草枣粥

【用料】鲜旱莲草 50 克，红枣 8~10 枚。

【做法】将旱莲草、红枣加清水两碗煎至一碗。去渣饮粥，每日 2 次。

【功效】补肝肾，滋阴补血，止血。对胃、十二指肠溃疡出血，失血性贫血有较好的疗效。

田螺墨鱼骨汤

【用料】大田螺 200 克，猪肉 60 克，墨鱼骨 20 克，蜂蜜 50 克，大贝母 10 克。

【做法】将田螺放入清水中，待将泥吐尽，锤壳取肉，洗净，将螺肉放入砂锅内。将猪肉（以肥为主）与螺肉同煨炖，将墨鱼（乌贼）骨、大贝母（浙贝）同研成细粉，连同蜂蜜一同加入肉汤内煨炖，待肉化成羹状，如胶液即可。空腹时吃 3~5 匙（约 20~25 毫升），连服半月，溃疡多能愈合。

【功效】养胃止痛制酸。适用于胃、十二指肠溃疡的病证。

【注意】胃阳虚、胃酸缺乏者禁用。

甘蓝果蔬汁

【用料】甘蓝菜 50 克，胡萝卜 1/4 根，苹果 1 个，柠檬 1/2 个，蜂蜜适量。

【做法】胡萝卜洗净切小块；苹果去皮去核，切小块；将甘蓝洗净后，切成小片；柠檬挤汁，待用。将所有材料加入适量凉开水，一起放入果汁机中打匀即成。依个人口味，可加入蜂蜜调味。

【功效】甘蓝菜含有多种维生素和微量元素，特别是含有特殊维生素 u 样物质，可治疗胃溃疡。甘蓝中还含有可预防癌症的化合物，对胃溃疡、十二指肠溃疡有神奇的疗效。胡萝卜和苹果中含有丰富的维生素和纤维素，有增强机体新陈代谢和免疫功能的功效。

三珍八宝饭

【用料】赤豆 250 克，莲子 60 克，糯米 500 克，白糖、熟猪油各适量，糖腌红丝、绿丝、桂花各少许。

【做法】将洗净的赤豆放入锅内，加适量冷水，煮至极烂，离火，搅碎成稀泥糊，装入大纱布袋。边拧边加水，进行洗沙，直到袋内倒下渣壳，弃渣。将赤豆水沉淀，约 1 小时后，慢慢倒去上面的清水。起油锅，先放猪油 3 匙，烧热，倒入豆沙，翻炒 3 分钟，再加白糖 5 匙，与豆沙拌匀翻炒 10~20 分钟，白糖开始溶化，豆沙发热、发亮时，离火，盛起。莲子用开水泡胀，糯米用水淘干净，准备小蒸笼一层，垫好纱布，将糯米倒入，均匀推开，旺火蒸20分钟，在瓷盆内涂上猪油少许，撒上红丝、绿丝、桂花，并把莲子放在盆底，均匀推开；将一半量的糯米饭放在上面摊平；用旺火蒸2小时，离火；用大瓷盘覆盖在瓷盆上，将三珍饭倒在盘中食用。作早餐或当点心吃，每次1小碗，不宜过量。

【功效】补肺气，健脾胃，利水湿，固肾气。适用于胃及十二指肠溃疡等症。久病体虚、下肢水肿者，尤为适宜。

土豆蜜粥

【用料】新鲜土豆250克(不去皮)，蜂蜜适量。

【做法】将土豆切碎，加水煮至土豆成粥状即成。服用时加蜂蜜，每日清晨空腹食用，连服半月。

【功效】缓急止痛。适用于胃脘隐痛不适者。

包心菜水煮粥

【用料】包心菜500克，粳米50克。

【做法】先将包心菜水煮半小时，捞出菜后，加米煮粥。日服2次，温热服。

【功效】缓急止痛。适用于胃脘拘急疼痛、胃及十二指肠溃疡等症。

桂花莲子羹

【用料】莲子60克，桂花2克，白糖适量。

【做法】先将莲子放入清水中，浸泡2小时，去芯，放入砂锅中，加水煮一小时。至莲子肉酥烂，加入桂花、白糖，再炖5分钟即可。每日晨起空腹食下，20日为1个疗程。

【功效】温中散寒，补心益脾，暖胃止痛。适用于胃溃疡，症见胸脘胀满、恶心呕吐、食欲不振、上腹疼痛。

(十四)脂肪肝

脂肪肝是由于人体的脂类代谢障碍，使肝内积蓄过多脂肪造成的。人体肝细胞中，正常的脂类含量仅占肝脏的4%～5%，如果超过5%，即为脂肪肝，超过10%～25%则为中度脂肪肝，超过25～50%为重度脂肪肝。脂肪肝的发病原因，多与肥胖症和糖尿病有关，重度肥胖者的脂肪肝发病率，可达60%～100%，因长期食用高脂肪和高胆固醇饮食，食物中缺乏去脂物质和某些维生素，最终导致脂肪肝。

海带脊骨汤

【用料】海带丝、动物脊骨各适量，调料少许。

【做法】将海带丝洗净，略蒸一下；将动物脊骨炖汤，汤开后撇去浮沫，投入海带丝炖烂,加醋、盐、味精、胡椒粉等调料。食海带,饮汤。

【功效】软坚化痰,清热利水。海带含丰富的牛磺酸,可降低血及胆汁中的胆固醇。此汤有很好的降血脂,预防脂肪肝和提高肌体免疫力功效。

枸杞赤豆汤

【用料】枸杞子 10 克,玉米须 60 克,冬葵子 15 克,赤小豆 100 克。

【做法】将玉米、冬葵子水煎取汁,加入赤小豆煮汤,用白糖调味。分两次饮服。

【功效】清热利水,降脂降压。枸杞子有轻度抑制脂肪在肝细胞内的沉积,促进肝细胞新生的作用。经常饮用还可减轻肥胖症、高血糖、高血压症状。

金钱草炖鱼

【用料】金钱草、车前草各 60 克,砂仁 10 克,鲤鱼 1 尾,盐、姜各适量。

【做法】将鲤鱼去鳞、鳃及内脏,同金钱草、车前草、砂仁入锅加水同煮,鱼熟后加盐、醋、胡椒粉、味精等调料即成。

【功效】降脂减肥、清热利水。此品有很好的补充营养和防治脂肪肝功效。

山楂燕麦粥

【用料】山楂 25 克,薏米 20 克,赤小豆 20 克,燕麦片 15 克,粳米 50 克。

【做法】先将薏米用清水浸泡至胀,与赤小豆一起放入锅里加水适量,大约煮30 分钟至七八成熟,再放入粳米,先用武火煮沸,后用文火熬煮,待赤小豆、薏苡米、粳米熟软,最后放入燕麦片,再煮 15 分钟即可。早晚温热服食,每周 2 次。

【功效】山楂主要含有山楂酸、脂肪分解酸、柠檬酸、维生素 C、黄酮等成分,具有扩张血管,改善微循环,降低血压,促进胆固醇排泄而降低血脂的功效。薏米含有薏苡仁脂、薏苡仁素等,有健脾祛湿,降脂降压和减肥作用;赤小豆清热利水,消肿降压;燕麦具有降胆固醇和降血脂的作用。因含热量低,既有利于减肥,更适合脂肪肝者经常食用。可以消除体内和肝脏堆积的多余脂肪。

【注意】由于山楂是酸性物质,长期食用,会出现返酸、胃部不适或胃痛等症状。胃酸高者和胃、十二指肠球部溃疡的患者,不要在空腹时食用。

当归芦荟茶

【用料】决明子 30 克,当归 15 克,芦荟 30 克,茶叶少许。

【做法】先用水浸泡,然后将上述四味同加水一起煎煮,后再沸煎 20~30 分钟,一天喝两次。

【功效】降脂减肥。可有效改善营养过剩状况,增强体质。

山楂龙井茶

【用料】龙井茶 10 克,生山楂 30 克。

【做法】开水冲服,代茶。

【功效】生山楂具有降低血脂、降胆固醇功效。山楂的降脂作用是脂质的清除,有利于血糖的同化和肝糖代谢,适宜脂肪肝患者经常食用。

菊杞乌龙茶

【用料】决明子 20 克,杭菊花 3 克,枸杞子 10 克,乌龙茶 2 克。

【做法】将决明子、杭菊花、枸杞子以及乌龙茶用水浸泡 10 分钟,然后同加水一起煎开,沸后再煎 20~30 分钟,一天喝两次。

【功效】决明子含有大黄素、芦荟大黄素等成分,有清热明目、润肠通便、降血脂、降血压作用。枸杞子含有甜菜碱,有轻度抑制脂肪在肝细胞内的沉积,促进肝细胞新生的作用。杭菊花有降低血脂的效能,而且还可以预防动脉粥样硬化及降低血压。

(十五) 肝硬化

肝硬化是在各种病因的持续作用下,肝脏失去了柔软的本性,质地变硬。肝硬化的直接危害是使具有正常功能的肝细胞变小、肝脏的结构发生改变,血流状态异常,引起入肝血流的阻力增大,导致门静脉压力升高。肝硬化早期症状较轻,缺乏特异性,仅有食欲不振、恶心、腹胀、腹痛等症状,随着病情加重,会出现黄疸、腹水、消化道出血、昏迷乃至死亡。引起肝硬化的原因很多。如酒精中毒、药物中毒、营养不良、代谢障碍、肝脏循环阻滞及胆道阻塞、充血性心力衰竭及多种感染等。因此,预防本病,要多锻炼身体,合理搭配饮食。

黑豆黑鱼汤

【用料】黑鱼 1 条(约重 1000 克),黑豆 500 克,甘草 20 克,黄酒、白糖各适量。

【做法】黑鱼活杀,去腮、鳞及内脏,留肝,切块待用;黑豆除去杂质,洗净,倒入大砂锅内,用冷水浸没,约半小时。用旺火将黑豆汤烧开,改用小火煮 1 小时,倒入黑鱼块,加黄酒、甘草一匙,白糖四匙。继续慢煨 2 小时,至鱼、豆均酥烂。空腹每次 1 小碗,吃时弃甘草渣。每日 2 次,分 5~6 天吃完。

【功效】益五脏,健脾胃,补肝肾,消肿毒。适用于肝硬腹水、慢性迁延性肝炎等症。

莲子山药甲鱼汤

【用料】山药 50 在,莲子(去心)20 克,甲鱼 1 只,调料适量。

【做法】先将甲鱼洗净,放沸水中,使其排尿后,剖腹去其内脏,放入砂锅,加入莲子、山药、调料等,再加清水适量,用文火炖煮约 50 分钟即可。食肉,饮汤。

【功效】软坚散结,补脾益气。适用于脾气不足之消化不良、食欲不振、腹胀水肿、大便泻泄等症。最宜于慢性肝炎、肝硬变之肝脾肿大兼上述症状者，也适用于老年人进补之用。

益肝汤

【用料】黄芪、葛根各 30 克，枸杞子、桔梗各 12 克，瓜蒌、丹参各 20 克，白芍、山楂各 15 克，蒲黄、灵脂各 10 克，三七面 1.5 克，水牛角粉 2 克。

【做法】先将前十味加水煎取汁，再冲入三七面、水牛角粉即可。饮服。每日 1 次。

【功效】疏经通络，益肝理脾。适宜于慢性活动性肝炎、早期肝硬变患者服用，防止肝炎硬变、癌变。

枸杞炖鲜鱼

【用料】新鲜鲤鱼 1 尾（重约 500 克），枸杞子 15 克，料酒、食盐、葱、姜、胡椒粉、味精、香菜各适量。

【做法】将鲤鱼去鳞及内脏后洗净，用葱末、姜末、盐、料酒、胡椒粉、香菜末腌半小时。将锅中注入清水适量，放入枸杞子、鲤鱼、盐、料酒、葱、姜，先用武火烧沸，后用文火炖 45 分钟，用胡椒粉、香菜末调味。佐餐吃。

【功效】利尿消肿，安胎通乳，清热解毒，止咳下气。适用于水肿小便不利等症，亦可作为肝硬变腹水患者的辅助性食疗。

鸡骨草炖田螺

【用料】鸡骨草 30~60 克，田螺 500 克。

【做法】先将田螺在清水盆内养 1 天，常换水以除去污泥，然后将螺壳斩掉少许，加水与鸡骨同炖熟成汤。饮汤，食肉。

【功效】疏肝散瘀，清热利湿。适用于黄疸型肝炎、急慢性肝炎、早期肝硬变等症。

白萝卜牛肉汤

【用料】肥瘦牛肉 2000 克，白萝卜 1000 克，葱 2 节、精盐、黄酒、植物油各适量。

【做法】将萝卜洗净，削皮，切成滚刀块，牛肉洗净，沥干，切成大块待用。锅内放植物油 2 匙，以旺火烧热，放入牛肉，翻炒 5 分钟，加黄酒 4 匙，焖烧 10 分钟，盛入砂锅内，一次加足冷水将牛肉浸没，用旺火烧开，加葱及黄酒 1 匙，改用小火慢炖约 3 小时，至牛肉熟透时，加入萝卜及适量精盐（宜淡），再用慢火炖 1 小时，至牛肉、萝卜都酥烂。撇去浮油，佐膳食用，或饭前空腹食。

【功效】利水湿，补脾胃。适用于肝硬变腹水初起时脾胃虚弱、腹部胀满等症候。

冬瓜赤小豆炖乌鱼

【用料】鲜黑鱼250克,冬瓜连皮500克,赤小豆100克,葱头3枚。

【做法】鲜黑鱼去鳞、肠杂洗净,葱头切丝,冬瓜连皮切片。将以上各料放入锅内,加清水适量,共炖煮至烂熟,不加调料。吃鱼喝汤,每日2次。

【功效】利水消肿。适用于肝硬化。

泥鳅粉

【用料】活泥鳅2000克。

【做法】先把活泥鳅放清水中养一天,使其排净肠内废物,次日再把它放入干燥箱内烘干或焙干,研末装瓶。每日3次,每次10克,温开水送服。15天为1疗程,最多不超过4个疗程。

【功效】解毒,温中益气。适用于肝炎、肝硬化。

桂圆山药炖甲鱼

【用料】山药片30克,桂圆肉20克,甲鱼1只(约重500克)。

【做法】杀掉甲鱼后,去其内脏,然后洗净,连甲带肉注入适量水,与山药片、桂圆肉清炖至熟。吃肉喝汤。

【功效】散结消肿,滋阴潜阳,补阴虚,清血热。适用于慢性肝炎、肝硬化、肝脾肿大患者。

牛脾仙人掌

【用料】黄牛脾90克,仙人掌90克。

【做法】将仙人掌纵切成2片(不切断),夹入牛脾,以木炭火烤熟即可。1天1次。

【功效】补脾消肿。适用于肝炎、肝硬化腹水。

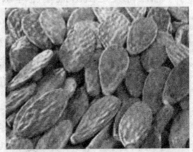

仙人掌

地耳草鸡蛋

【用料】鲜地耳草200克,鸡蛋2个。

【做法】地耳草、鸡蛋共煮。蛋熟后去壳略煮片刻即可。每日1次,吃两个鸡蛋。

【功效】活血消肿。适用于肝硬化。

红枣鳖甲汤

【用料】鳖甲15克,红枣10枚,米醋2匙,白糖半匙。

国学经典文库

中华食疗大全

· 常见病食疗养生 ·

图文珍藏版

【做法】将红枣洗净;糖放醋中,使糖溶化待用。锅烧红,以小火炒鳖甲,5分钟后倒入糖醋,迅速翻炒,汁将干时盛起,倒入砂锅中,加大枣及冷水1大碗,小火煨1小时,至枣酥烂时去鳖甲。喝汤,吃枣。2个月为1疗程。

【功效】清热利湿,疏肝软坚。适用于肝硬化变初期。

大蒜炖黑鱼

【用料】黑鱼400克,大蒜100~150克。

【做法】黑鱼除肠杂,大蒜剥皮,放砂锅内注入适量水,隔水炖至烂熟,不加调料。每日或隔日一次。

【功效】利水消肿。适用于肝硬化。

枸杞虫草蒸老鸭

【用料】老公鸭1只,虫草10克,枸杞15克,姜、料酒、盐适量。

【做法】取老公鸭1只,去毛及内脏,入沸水中略煮,捞入冷水中洗净。然后将枸杞、虫草塞入鸭腹,缝严。将鸭放入炖锅内,加肉汤少许后封盖,入屉蒸约120分钟即可。取出虫草、枸杞咀嚼,去渣。鸭汤1次饮毕,将鸭肉切片调味后分次食用。

【功效】可填精保肝消瘀。适用于肝硬化患者。

(十六)急性肾炎

急性肾炎是由溶血型链球菌感染所致,其发病急,症状多表现为血尿、浮肿、高血压,患者常有头痛、头晕、发热、乏力、恶心、呕吐、厌食、少尿等体征表现。对本病的食疗:轻型者可稍限制蛋白质和食盐。中度和重度患者,初期应严格限制蛋白质,每日平均20~40克,尽量供给优质蛋白质,病情好转后逐步增加,同时应限制钾盐、钠盐和入液量以减轻肾脏负担。

荠菜粳米粥

【用料】鲜荠菜90克,粳米100克。

【做法】将鲜荠菜挑拣洗净,切成2厘米长的段,将粳米淘洗干净,放入锅内,加适量水,荠菜放入,用武火煮沸,用文火熬煮至熟。每日2次,温热服食。

【功效】明目止血,补虚健脾。适用于慢性肾炎水肿及肺、胃出血、目赤目暗、便血、尿血、视网膜出血等症。

山药茯苓粥

【用料】茯苓、干山药片各30克,糯米50克。

【做法】山药、茯苓、糯米加适量砂糖同锅煮粥。温热服食,供四季早、晚餐食用。

【功效】补脾胃,滋肺,补肾固精。适用于慢性肾炎及脾虚腹泻、肾虚遗精、虚劳咳嗽、慢性久痢、气血不足、口干喜饮、纳食不香、大便秘结。

枸杞米饭

【用料】枸杞25克,糯米500克,干贝5个,大虾10克,火腿肉50克,姜粉、黄酒、酱油各适量。

【做法】糯米放入水中,浸泡3小时左右,枸杞子用凉水浸软。把泡好的糯米和枸杞沥去水,与煮软做好的干贝丝、火腿片、虾粒一起入锅,加适量的水和盐;用武火煮沸后,再加入姜粉少许,酱油和黄酒各一匙,文火焖熟出锅食用。每日1~2次,代饭食。

【功效】养阴,补肝肾。可辅治慢性肾炎。

向日葵丝瓜蛋汤

【用料】老丝瓜1条,向日葵盘1只,鸡蛋1个。

【做法】将向日葵盘、丝瓜放入锅中,加水1000毫升,用火煎至400毫升时,去渣,打入鸡蛋至熟。食蛋,饮汤。

【功效】消肿利尿。可辅治慢性肾炎、水肿。

大蒜炖鳖肉

【用料】大蒜100克,鳖肉300克。

【做法】先将鳖肉洗净,放入大蒜和适量白糖、白酒一起炖熟。每日1次,分2次服完,连服10~15天。

【功效】固肾涩精,平肝潜阳。适用于肝肾阴虚型慢性肾炎。

冬瓜豆汤

【用料】冬瓜500克,红小豆100克。

【做法】把冬瓜洗净切块,与淘洗干净的赤小豆一同放入砂锅内,加适量水炖烂。饮汤,食瓜、豆。每日2次,30日为1个疗程。

【功效】利水消肿。适用于急性肾炎。

葱白炖青头鸭

【用料】青头雄鸭一只,粳米适量,葱白3茎。

【做法】青鸭肉切细煮至极烂,再加葱白、米同煮粥;或用鸭汤煮粥。每日2次,空腹温热食,5~7天为1疗程。

【功效】利水消肿,补益脾胃,滋阴血。适用于一切水肿病人。

【注意】阴虚脾弱大便泄泻病人不宜食用。

逐水消肿方

【用料】老姜 300 克,黑丑、白丑各 63 克,红糖 120 克,大枣 60 克。

【做法】将老姜洗净捣碎,用纱布压榨取汁,再将枣洗净,煮熟,去皮、核,捣成泥状;黑、白丑除去杂质用锅炒至发爆破声后取出,研成细末;红糖、黑、白丑末在姜汁中调匀成糊状,先蒸半小时,取出捣匀后继续蒸半小时。干后制成丸药;每料等分为 7 份。1~3 日服 1 料,饭前 2 小时开水送服。

【功效】逐水消肿。适用于慢性肾炎肾病型。

菠萝茅根速溶饮

【用料】鲜茅根 250 克,鲜菠萝汁 500 毫升,白糖 500 克。

【做法】鲜茅根放入锅中,加水适量,水煎 30 分钟,去渣,用文火煎煮浓缩至将要干锅时,加入鲜菠萝汁,再加热至稠粘时,停火,晾温。拌入干燥的白糖粉把煎液吸净,混匀,晒干,压碎,装瓶待用。每次 10 克,以沸水冲化、顿服。每日 3 次。

【功效】清热利湿。适用于肾炎。

车前叶粳米粥

【用料】鲜车前草叶 30~60 克,葱白 1 茎,粳米 50~100 克。

【做法】将车前叶洗净,切碎,加入葱白煮汁后去渣,然后放粳米煮粥。每日 2~3 次。5~7 天为 1 疗程。

【功效】明目,利尿,清热,祛痰。适用于患有小便不通、尿血、水肿等症的急性肾炎患者。

【注意】患有遗精、遗尿的病人不宜服食。

大蒜炖绿头鸭

【用料】独头紫皮大蒜 150 克,3 年以上的绿头鸭 1 只(重约 1500 克左右)。

【做法】将绿头鸭去毛剖腹弃内脏。大蒜剥去外衣,将蒜瓣填入鸭腹,用线缚好,放入锅内炖至烂熟,加佐料(不加盐)。1 天分数次食,数天 1 只。

【功效】利尿消肿,滋阴补中。适用于慢性肾炎肾病型。

薏冬炖鲫鱼

【用料】薏米 30 克,冬瓜皮 50 克,活鲫鱼 1 尾。

【做法】鲫鱼去鳃与内脏洗净,放入锅内加清水与薏米、冬瓜皮同煮,不要加盐,鱼熟出锅。饮汤,食鱼肉。

【功效】行水,利尿,健脾,消肿。适用于各种急慢性水肿的辅助食疗,对于急性肾小球肾炎所引起的水肿其效果尤佳。

【注意】忌与羊、鸡、狗肉同食。

赤豆冬瓜粥

【用料】冬瓜500克,赤豆30克。

【做法】将冬瓜、赤豆加水适量共煮成粥。不加盐或少加盐。食瓜,喝粥,每日2次。

【功效】消水肿,利小便,解热毒,止消渴。适用于急性肾炎浮肿尿少者。

葫芦双皮汤

【用料】葫芦壳50克,冬瓜皮、西瓜皮各30克,红枣10克。

【做法】葫芦壳,冬瓜皮,西瓜皮,红枣加水400毫升,煎至约150毫升,去渣留汤。服汤,每日1次,至浮肿消退为度。

【功效】健脾、利湿,消肿。适用于慢性肾炎。

葱白灯芯丝瓜汤

【用料】葱白3根,丝瓜150~200克,灯芯草50克。

【做法】将丝瓜洗净,切成小丁块,同葱白、灯芯草加水3碗,共煎至半碗。随意服食。

【功效】通阳利水,清热解毒。适用于火热蕴肾型急性肾炎,浮肿不甚明显,腰痛甚、面色苍白、咽痛口干、心烦、小便红等。

莲茸糯米团

【用料】糯米粉250克,薏米150克,白莲子100克,冬瓜糖30克,白糖250克。

【做法】糯米粉加白糖50克酌加水揉成糯米粉团。薏米加水在炒锅中焖至熟透盛起待用。白莲子加水蒸熟捣成茸,加白糖100克搅成馅;冬瓜糖剁成小粒放入馅料中。糯米粉团作坯,莲茸作馅,包成汤团大的丸子;白糖100克加热溶成糖液,丸子涂糖液滚沾一层薏米仁,放盆中入蒸笼中蒸15分钟即可。随意服食。

【功效】健胃利尿,补中益气,治肾性水肿。

黄芪豆粥

【用料】生黄芪、生苡仁各30克,赤小豆15克,鸡内金末9克,金橘饼2枚,糯米30克。

【做法】先将黄芪倒入小锅内,加水600毫升,煮20分钟捞出药渣;再加入赤小豆、生苡仁煮30分钟,最后加入鸡内金末和糯米,煮熟至粥。以上为1日量,分2次温热服食,每次服后吞金橘饼1枚。连服2~3月。

【功效】健脾,补气。适用于小儿慢性肾炎。

【注意】小儿急性肾炎不宜食用。

蚕豆壳冬瓜粥

【用料】新鲜连皮冬瓜80~100克，或冬瓜子干的15克，新鲜的30克，蚕豆壳20克，粳米适量。

【做法】先将蚕豆壳煎煮，取汁去渣，再将冬瓜洗净，切成丁块，同粳米适量一同煮成粥，然后兑入蚕豆壳汁即可；或用蚕豆壳、冬瓜子一并煎水，去渣和米煮粥。每日2次，10~15日为1疗程，经常食用效果更好。

【功效】消水肿，利小便，清热毒，止烦渴。适用于急慢性肾炎水肿胀满、小便不利，及肝硬变腹水、脚气浮肿、口干作渴、肺热咳嗽、痰喘。

栗茸糯米糊

【用料】栗子250克，糯米100克，糖桂花、白糖各适量。

【做法】栗子煮熟去壳，制成茸。糯米洗净，用文火煮粥至熟，调入栗茸、白糖，再煮5分钟，撒上糖桂花。作点心或作早、晚餐。

【功效】益肾补虚。适用于肾气不足、小便不利、腰膝酸软、尿频尿痛等症，尤宜于老年人肾虚者。

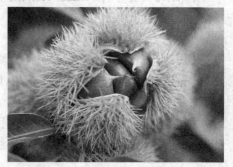

栗子

冰糖葫芦粥

【用料】陈葫芦粉（越陈越好）10~15克，粳米50克，冰糖适量。

【做法】粳米、冰糖放入有500毫升水的砂锅内，煮至，加水500毫升水将熟时，加陈葫芦粉，略煮片刻，粥稠即可。每日2次，温热顿服，5~7天为1疗程。

【功效】利水消肿。适用于肾炎及脚气水肿、心脏病水肿等。

车前叶玉米须粥

【用料】玉米须、鲜车前草叶各30克，葱白1茎，粳米50~100克。

【做法】将车前叶洗净，切碎，同葱白、玉米须煮汁后去渣，然后放入粳米煮成粥。每日2~3次，5~7日为1疗程。

【功效】清热利尿。适用于小便不通、水肿、尿血、等症的急性肾炎患者。

【注意】患有遗精、遗尿的病人不宜选用。